"博学而笃志，切问而近思。"

（《论语》）

博晓古今，可立一家之说；
学贯中西，或成经国之才。

贾守梅，女，43 岁，医学博士。复旦大学护理学院高级讲师，硕士生导师。1997 年毕业于原上海医科大学护理学专业，获医学学士学位；2004 年获复旦大学护理学院医学硕士学位；2013 年获复旦大学公共卫生学院医学博士学位。从事护理教学与科研工作 10 余年，长期承担《精神科护理》《精神健康护理学》课程负责人，长期参与《健康评估》《内科护理学》《老年护理学》《高级健康评估》等课程的教学。先后参与了 15 本护理专业规划教材的编写，并承担《精神科护理学》《精神科临床护理思维与实践》《社区护理学》等 5 本教材的副主编。主要研究方向为精神科护理与心理护理。目前主持 CMB 课题 1 项，参与国家自然科学基金项目 1 项。此外，历年承担各类科研项目 8 项，并参与了 10 余项相关的护理研究。在国内外专业核心期刊上共发表论文 30 余篇，SCI论文 2 篇。此外，兼任《上海护理》《中国护理实用杂志》《护理研究》等期刊编委；担任美国心脏协会 BLS 培训导师、复旦大学 Joanna Briggs 循证护理合作中心核心研究员。曾获上海市护理学会优秀论文三等奖、上海市护理科技二等奖等。

郭瑛，女，1962 年 5 月生。复旦大学护理学院高级讲师，护理实践教学中心主任。1984 年毕业于华东师范大学生物学专业，2005 年获华东师范大学心理学硕士学位。从事教学30 余年，承担《精神健康护理》《护理心理学》《护理人际沟通》《生理学》等课程的授课任务。主编、副主编《生理学》《护理心理学》等国家级规划教材。主要研究方向是护理心理、人际沟通、护理教育等，曾主持护士工作压力应对与职业倦怠研究、护理专业大学生入学适应的质性研究、护理大学生学习风格与在线学习行为的关系研究等课题。在国内核心期刊发表论文多篇。曾获得上海市教学成果奖、复旦大学精品课程、复旦大学教学成果奖等。

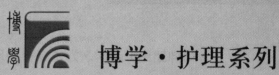

博学·护理系列

JLIXILIE · JINGSHEN JIANKANG HULIXUE   HULIXILIE · JINGSHEN JIANKANG HULIXUE   HULIXILIE · JINGSHEN JIANKANG HULIXUE

精神健康护理学

主　　审　王君俏（复旦大学护理学院）

主　　编　贾守梅　郭　瑛

副 主 编　施忠英　付艳芬

编　　委（以姓氏笔画为序）

付艳芬（大理大学护理学院）

衣桂花（青岛大学医学院）

李　萍（上海市普陀区精神卫生中心）

陈　丽（复旦大学护理学院）

杨晓莉（复旦大学附属华山医院）

赵　缨（复旦大学护理学院）

赵秀荷（上海市杨浦区卫生学校）

施忠英（上海交通大学医学院附属上海市精神卫生中心）

贾守梅（复旦大学护理学院）

郭　瑛（复旦大学护理学院）

曾丽芳（南方医科大学护理学院）

学术秘书　陈　丽（复旦大学护理学院）

復旦大學出版社

内 容 提 要

　　《精神健康护理学》为本专科护理专业教材，全书共分为22章，主要内容涉及心理学基础知识、精神健康问题的评估与诊治原则、临床各科患者与心身疾病患者的心理护理，以及各种类型精神障碍患者的护理。目的是帮助学生深刻理解心身之间的互相影响，掌握精神健康与疾病的基本知识与理论方法，为有效地维护个体的精神健康、预防精神疾病以及促进精神障碍患者的康复打下坚实基础。每章后面都设置了思考题或者案例与思考题，以启发学生对课程内容的深入理解、思考和应用。

  随着科技进步与社会发展,人们的生活节奏逐渐加快,心理社会压力日益增加,随之而来的各种精神健康问题也更加突显。只有生理健康、心理健康及社会适应良好者,才能接受时代的挑战,适应社会环境的变化。在此背景下,本教材结合精神卫生发展与护理学专业的新进展,以现代护理观为指导,以培养适应当代医学发展和临床实践要求的高级护理人员为目标,围绕人的精神健康这个中心,以护理程序为框架,培养学生的整体护理意识,在掌握精神健康与疾病的基本知识与理论方法基础上,能有效地维护个体的精神健康,预防精神疾病,促进精神障碍患者的康复。

  本书主要介绍了心理学基础知识,临床各科患者、心身疾病患者及各种类型精神障碍患者的护理。全书内容共分为22章,主要包括心理学基础知识和理论、心理发展、心理应激、临床各科患者的心理特点与心理护理、临床心理评估、心理咨询与心理治疗、精神障碍的护理基本技能、危机状态的防范和护理、药物治疗及躯体治疗的护理、各种常见精神障碍患者的护理。本书不是简单地将护理心理学与精神科护理简单地组合在一起,而是尝试将精神健康与精神疾病有机、系统地联系在一起,既避免两者知识点的重复,又希望通过学习能帮助学生更加深刻地理解心身之间的互相影响,辩证地认识精神健康与疾病间连续、动态的变化过程。

  本书在每一章末都附有思考题或者案例思考题,以启发学生对课程内容的深入理解和思考,提高其对所学内容进行灵活应用的能力。

  本书可供护理专业本科、专升本、专科生教学使用,也可供护理专业各种类型成人教学及教学参考。

  在本书的编写过程中,得到了参编院校领导和同事的大力支持与帮助,各位编者在此过程中也付出了辛苦的劳动,在此一并致以衷心的感谢!

  由于本学科尚处于发展阶段,加上编者能力水平与编写经验有限,书中难免存在疏漏和错误之处,恳请同行专家与各位读者不吝指正,提出宝贵意见和建议。

贾守梅 郭 瑛

2017 年 2 月

目录

第一章

绪 论

精神健康是指以积极有益的教育与措施,维护和改进人们的心理状态,以适应当前和发展的社会与自然环境。精神健康不仅探讨精神障碍的防治,还注重人群心理健康,以及减少和预防各类心理和行为问题的发生。1930年,在华盛顿成立的国际心理卫生委员会的宗旨为:"完全从事于慈善的、科学的、文艺的、教育的活动,尤其关心世界各国人民精神健康的保持,促进对心理疾病、心理缺陷的研究、治疗和预防,增进全人类的幸福"。1961年,《国际心理卫生展望》对精神健康的目标提出:"在生物学、心理学、医学、教育学和社会学等最广泛的方面,使居民的精神健康达到尽可能高的水平"。

第一节 精神健康和精神障碍

一、精神健康

(一)精神和精神健康的概念

精神(psyche)即心理,是人脑的功能,客观世界在人脑中的主观反映。精神是通过精神活动表现出来的。人脑由近千亿个高度分化的神经细胞构成,它是产生精神活动的物质基础。如果由于某种原因破坏了脑部结构及其代谢功能,精神活动就会随之发生障碍。但是,仅有健全完善的脑组织结构,而没有外在客观世界各种信息的刺激,人的精神活动也无法产生,所以外界客观环境是产生精神活动的源泉。精神活动的表现形式一般按照心理现象划分为心理过程与人格两个部分。心理过程是指感觉、知觉、记忆、思维、情感、意志等表现形式;人格是指在人的心理过程中表现出来的具有个人特点的稳定的心理倾向与特征。

精神健康(mental health)又称心理健康,或精神卫生。不同国家的学者对精神健康的观点不尽相同,到目前为止,精神健康尚没有一个全面而确切的定义。1946年召开的第三届国际心理卫生大会提出:"所谓精神健康,是指在身体、智能以及情感上与他人的精神健康不相矛盾的范围内,将个人心境发展成最佳状态。"《简明不列颠百科全书》将精神健康解释为:"精神健康是指个体心理在本身及环境条件许可范围内所能达到的最佳功能状态,但不是十全十美的绝对状态。"精神健康既是一种状态,也是一个过程。精神健康不是指无失败、无烦恼、无焦虑、无痛苦,而是指能在这些情境中有效调整自己,不影响正常的工作、学习和生活。综合起来,精神健康可定义为:以积极有效的心理活动与平稳正常的心理状态,对自身和不断发展的社会环境具有良好的适应能力和调控能力。简而言之,是指人的心理活动和社会适应良好的一种高效而满意的持续的心理状态。

(二) 精神健康的标准

由于受时代、民族、文化等因素的制约,精神健康的标准是相对的。精神健康与不健康是一个连续的过程,难以划出非常明确的界限。国内外心理工作者对精神健康的判断标准提出了不同的观点,但精神健康的标准至今尚无统一的模式。

1. **国外的标准** 美国人本主义心理学家马斯洛(Maslow)和密特尔曼(Mittelmann)提出的 10 条精神健康标准获得了认可:①有充分的自我安全感;②能充分地了解自己,并对自己的能力作恰当的判断;③生活目标能切合实际;④不脱离周围现实环境;⑤能保持人格的完整与和谐;⑥善于从经验中学习;⑦能保持良好的人际关系;⑧能适度地发泄情绪和控制情绪;⑨在不违背集体意志的前提下,有限度地发挥个性;⑩在不违背社会道德规范的情况下,个人基本需求能恰当满足。

世界心理卫生联合会提出的精神健康标准为:①身体、智力、情绪十分调和;②适应环境,在人际关系中彼此谦让;③有幸福感;④在工作和职业中,能充分发挥自己的能力,过着有效率的生活。

2. **我国的标准** 我国的心理学家从智力、情绪、意志、人际交往、社会适应等方面阐述了精神健康的标准,主要集中在以下几点。

(1) 智力发展正常:智力正常是个体正常生活、学习、工作的基本心理条件,是人适应周围环境、谋求自我发展的心理保证,因此是衡量人们精神健康的首要标准。

(2) 情绪乐观稳定:情绪良好是精神健康的核心。精神健康者愉快、开朗、满意等积极情绪体验占优势,善于从生活中寻找乐趣,对生活充满希望。虽然有悲伤、忧愁等消极情绪体验,但其情绪反应和现实环境相适应,并善于从不良情绪状态中调整过来。

(3) 意志品质健全:意志是个体的重要精神支柱。精神健康者的意志品质表现为:①行动目的明确,独立性强;②在复杂的情况中能迅速有效地采取措施,当机立断;③意志坚定,从不动摇对既定目标的执著追求;④具有良好的心理承受力和自我控制能力。

(4) 人际关系和谐:和谐的人际关系是精神健康的必要条件,也是获得精神健康的重要途径。人际关系和谐表现为:①善于和人交往,既有知己,又有广泛而稳定的人际关系;②在人际交往中能保持独立而完整的人格,有自知之明,不卑不亢;③能客观评价别人,取长补短,宽以待人;④在交往中能以尊重、信任、友爱、宽容和理解的态度与人友好相处;⑤能与他人合作共事,并乐于助人。

(5) 适应社会环境:能否适应发展变化的社会环境,是判断一个人精神健康与否的重要基础。精神健康者能与社会广泛接触,对社会现状有较清晰正确的认识,其心理行为能顺应社会变化的趋势,勇于改造现实环境,达到自我实现与社会奉献的协调统一。

(6) 人格健全完整:精神健康的最终目标是保持人格完整,培养健全的人格。人格健全完整的主要标志为:①人格的各个结构要素都不存在明显缺陷和偏差;②具有清醒的自我意识,了解并接纳自己,客观评价自己,生活目标与理想切合实际;③具有积极的人生观和价值观;④有相对完整统一的心理特征。

(三)精神健康的判断原则

精神健康不是偶然短暂的心理现象,而是较长时间内持续存在的心理状态,并具有较为稳定的习惯性行为。精神健康的判断原则主要有以下几个方面:①统一性原则,精神健康者的心理活动与客观环境、内隐心理与外显行为应统一协调。②整体性原则,心理活动的各个过程应协调一致,这种整体性是个体保持正常社会功能的心理学基础。如果整体性受到破坏,知情意行不一致,说明心理和行为偏离了正常轨道。③稳定性原则,人格一旦形成就具有相对的稳定性。如果一个安静、沉稳内向的人,突然变得狂躁不安、喋喋不休,就要考虑是否出现了精神异常。

二、精神障碍

(一)精神障碍的相关概念

1. **精神障碍**(mental disorder) 又称精神疾病(mental illness),是人体在生物、心理、社会等多种因素的影响下,大脑功能活动紊乱,导致认知、情感、意志与行为等精神活动不同程度的异常,不能适应社会,可伴有生理功能障碍。

2. **精神病**(psychosis) 属于精神障碍范畴,是重型精神障碍。精神病是指具有幻觉、妄想及明显的精神运动性兴奋或抑制等"精神病性症状"的精神障碍,最典型的精神病是精神分裂症、重度心境障碍。

3. **精神病学**(psychiatry) 属于临床医学的一个分支,是研究各种精神障碍的病因、发病机制、临床表现、疾病发展规律、治疗和预防及康复的一门科学。精神病学的生理基础是神经科学,心理基础与心理学、社会学等密切相关。

4. **精神科护理学**(psychiatric nursing) 又称精神障碍护理学(mental disorder nursing),是以临床精神医学为背景,以护理学理论为基础,结合精神障碍的具体特点,从生物、心理、社会3个方面研究和帮助精神障碍患者恢复健康,以及健康人群预防精神障碍的一门应用性学科。

5. **精神健康护理学**(mental health and psychiatric nursing) 是指应用护理学、心理学、精神病学专业知识与技能,从生物、心理、社会等方面研究和帮助精神障碍患者恢复健康、健康与亚健康人群保持与恢复精神健康,以及预防精神障碍的一门综合性应用学科。

精神健康护理学与精神科护理学存在着以下差别(表1-1):①精神健康护理学的研究范畴扩大,由单纯重视重型精神障碍防治的研究,扩展为兼顾重型精神病、轻型精神障碍、心身疾病防治的研究;②精神健康护理的服务对象扩展,由精神障碍患者扩展至所有精神健康、亚健康和精神障碍的全体人群;③精神健康护理的工作内容与方法更新,由传统的诊断、治疗为主,扩展为除诊断、治疗外,以预防、健康教育为主;④精神健康护理的场所改变,由单纯的医院服务,扩展至社区和家庭;⑤精神健康护理人员的角色也随之发生了变化,由单纯的治疗者、管理者,扩展为治疗者、管理者、辅导者、教育者、咨询者、协调者、父母替代者。

表 1 - 1　精神科护理与精神健康护理的比较

项目	精神科护理	精神健康护理
研究范畴	重视精神病防治研究	兼顾精神病、精神障碍、心身疾病防治的研究
服务对象	精神障碍患者	精神健康、亚健康和精神障碍患者的所有人群
工作内容	以诊断、治疗为主	除诊断、治疗外,以预防、健康教育为主
工作场所	主要以医院为主	医院、社区、家庭
护士角色	治疗者、管理者	治疗管理者、辅导咨询者、协调者、父母替代者

(二) 正确认识精神障碍和患者

长期以来,由于人们对精神障碍广泛存在的耻辱感,更愿意使用"精神卫生"描述各种精神障碍的预防和矫正,以及维护和增进人们精神健康的相关治疗和服务。这种用法导致了精神卫生与精神障碍概念的混淆。

精神障碍患者的某些怪异言行,常使人们感到恐惧和危险,从而出现厌恶和躲避行为,使患者及其家属感到羞耻和困扰。护理人员应该摒弃错误的观念,正确认识精神障碍患者,帮助其获得和促进精神健康。

1. 精神障碍患者具有同等社会价值　　不管精神障碍患者言语和行为表现如何令人难以理解和接受,都应该维护其尊严,不能歧视、侮辱和虐待患者。精神障碍患者与正常人一样具有喜、怒、哀、乐等情绪,以及同样的需求,应该予以接纳和照顾。

2. 精神障碍患者只是部分精神活动偏离正常　　精神障碍患者的精神活动并非全面异常,只是部分偏离了正常,往往是正常与异常精神活动交织在一起同时存在。

3. 精神障碍患者会发生危害自己或他人的行为　　急性期患者在某些幻觉、妄想等症状影响下,会发生自杀、自伤、毁物,甚至伤人等行为。因此,护理人员需掌握哪些症状可能会导致不良后果,应及时采取防范措施,保证患者及自身的安全。

4. 精神障碍患者的行为具有特定目的和意义　　精神病学家阿道夫麦尔认为,精神症状是患者试图用来适应现实环境的一种尝试,有其自身的目的和意义。护理人员应通过患者的行为,了解其对现实环境的曲解,以及由此产生的恐惧、不安和愤怒,采取恰当的护理措施,帮助患者克服困难,避免以道德的标准来衡量患者的此类行为。

5. 精神障碍患者的行为是通过学习获得的　　华生(Watson)认为,精神障碍患者的异常行为是为适应环境而习得,同样可应用学习的方法进行矫正,从而获得正常行为。如系统脱敏疗法、代币治疗等都是运用学习理论来帮助患者进行矫正。

6. 精神障碍患者对环境的感受相当敏感　　精神障碍患者在精神症状的影响下,常缺乏安全感,以敏锐的感觉观察周围环境中人和事物的变化,然后采取自己认为合理的行为来保护自我。护理人员应对此有所察觉,避免使患者感到周围环境对其不利。如在关系妄想症患者面前避免窃窃私语,以免引起其疑虑。

(三) 精神障碍的病因

精神障碍患者的精神活动与其遗传、生化及内分泌改变、躯体疾病等生物学因素有关,也与其个性特征、家庭、社会文化、生活事件等心理-社会因素有关。一般认为,精神障碍的发生是生物、心理与社会因素共同所致。

1. 生物学因素

（1）遗传因素：是造成精神活动异常的重要因素之一。家系研究表明,精神分裂症、情感障碍、儿童孤独症、神经性厌食症、注意缺陷与多动障碍（儿童多动症）、焦虑症、阿尔茨海默病等,都具有明显的家族聚集性。目前,绝大多数精神障碍都无法用单基因遗传来解释,而是多基因相互作用,使患病风险增加,结合环境因素的作用,从而导致疾病的发生。血缘关系越近,发病率越高。

（2）器质性因素：各种器质性疾病如感染、颅脑疾病、躯体疾病等都会导致精神障碍的发生。

1）感染：全身感染、中枢神经系统感染及其他系统感染,均会导致精神障碍。常见的有流行性感冒、败血症、肺炎、脑炎等。

2）颅脑疾病：颅脑外伤、颅内肿瘤、脑变性疾病等会引发精神障碍。

3）躯体疾病：一些躯体疾病影响到脑功能时会导致精神障碍。常见的有肝性脑病、肾性脑病、糖尿病、系统性红斑狼疮等疾病伴发的精神障碍。

4）化学物质导致的精神障碍：某些对中枢神经系统有害的化学物质进入体内会导致精神障碍。常见的有海洛因、大麻等成瘾物质;乙醇、镇静催眠药物、阿托品等医用药物;苯、有机汞等工业毒物。

（3）神经生物化学改变：研究显示,精神分裂症患者的阳性症状与多巴胺功能亢进有关;抑郁症患者的抑郁心境、失眠、焦虑不安等,可能与脑中去甲肾上腺素及5-羟色胺功能活动降低有关;躁狂症患者的症状与5-羟色胺功能增高有关;月经前紧张不安与垂体催乳素分泌过多有关;更年期及产后发生的抑郁症,可能与雌激素和黄体酮的失衡有关。

（4）性别和年龄因素：精神障碍的发生率在不同性别人群中有明显差异。女性受月经、妊娠、分娩等影响,易罹患抑郁症、焦虑症等;男性则多见于躁狂抑郁症、恐惧症、精神活性物质依赖、反社会人格等。

不同年龄人群其精神障碍有不同表现。儿童缺乏控制情感和行为的能力,易出现情感和行为障碍,与其精神和躯体未发育成熟有关;青春期儿童性发育逐渐成熟,但自主神经系统尚不稳定,对外界刺激表现敏感,不易控制情绪,容易出现强迫症、癔症、神经衰弱等。躁狂抑郁症、精神分裂症亦好发于该年龄阶段;中年期因生活紧张、工作强度大,易罹患心身疾病;更年期的精神症状以情感脆弱为主,常表现为易激动、多疑、敏感等;老年期则容易患脑动脉硬化性精神障碍、帕金森病、阿尔茨海默病和其他脑退行性疾病伴发的精神障碍。

2. 心理-社会因素 研究显示,心理-社会因素对精神障碍的发生、发展及转归均有重要作用。

（1）个性特征：个性是先天的禀赋素质和后天环境共同作用下形成的。病前个性特征与精神障碍的发生密切相关,不同性格特征的个体易患不同的精神障碍。研究表明,30%～50%精神分裂症患者病前具有分裂样人格,表现为孤僻少语、过分敏感、回避依赖、缺少进取心、情感冷淡等。而具有强迫性格的人,如做事犹豫不决、按部就班、追求完美、事后反复检查、穷思竭虑,对己过于克制、过分关注,所以易焦虑、紧张、苦恼,遇到心理压力就易患强迫症。

（2）精神应激因素：精神应激是指生活中某些事件引起个体精神紧张和感到难以应对而造成的心理压力。精神应激与精神障碍的关系可看成一个致病谱,一端是直接的致病作用,某些强烈的精神应激如地震、火灾、战争、亲人突然离世等,可引起应激相关精神障碍;另一端,精神应激在疾病的发生中作用较小,仅为诱发因素,如精神分裂症、情感性精神障碍等。

(3)家庭因素:家庭作为组成社会的最小单位,家庭氛围、家庭关系、家庭互动模式、父母行为方式对孩子的榜样作用等,均会影响家庭成员的心理状态和行为模式的建立,与家庭成员的精神健康密切相关。

(4)社会因素:包含自然环境和文化环境,如环境污染、噪声、人口居住的密度及居住方式、社会变革、社会动荡、移民等因素,均可能增加个体的精神压力,诱发精神障碍。不同文化环境、亚文化群体的风俗与信仰及社会规范等均可影响人的精神活动,进而诱发疾病,使其精神障碍刻上相应文化烙印。如来自农村的精神分裂症患者,幻觉与妄想内容简单、贫乏,常与迷信内容有关;城市患者的幻觉与妄想常与电波、电子、卫星、物理性仪器遥控等有关。某些特定的民族可出现一些特殊的精神障碍,如恐缩症多见于东南亚国家;冰神附体多见于日本冲绳岛、加拿大森林地区等。

因此,生物学因素和心理-社会因素在精神障碍的发生、发展中起着重要的作用,各种影响因素相互作用、相互影响,无法截然分开。

(四)精神障碍的分类

精神障碍的分类,是指将各种精神症状根据其症状发生、临床特点、病程和转归的内在规律性,按一定的标准和目的给予分类和整理,形成标准的诊断分类系统,利于临床工作和学者间的交流。现代精神病学的奠基人 Emil Kraepelin 将精神障碍分为精神分裂症(早发性痴呆)、躁郁症、妄想狂等疾病。1948 年,世界卫生组织(WHO)颁布的《国际疾病分类手册(第 6 版)》(ICD-6),首次将精神障碍单列为一章。目前,国际通用的精神障碍诊断分类标准有:WHO 编写的《国际疾病分类(第 10 版)》(ICD-10)、美国精神病学学会编撰的《精神障碍诊断与统计手册(第 5 版)》(DSM-V)。中国精神障碍分类与诊断标准第 3 版工作组,于 2001 年完成了《中国精神障碍分类与诊断标准(第 3 版)》(CCMD-3)的编制。鉴于接轨国际疾病分类系统的学科发展趋势,我国目前已不再对 CCMD 系统进行修订。

1. **国际精神障碍分类系统** WHO 编写的《疾病及有关健康问题的国际分类》(international statistical classification of diseases and related health problems, ICD),简称国际疾病分类。1948 年,WHO 颁布的《国际疾病分类手册(第 6 版)》(ICD-6)中,首次将20 余种精神障碍单列为"精神障碍分类"一章。由于其内容简单,缺乏实用价值。之后,ICD约每 10 年修订一次,1978 年的第 9 版(ICD-9)中,对每种精神障碍进行了描述性定义。1992 年,出版了更加规范的《国际疾病分类(第 10 版)》(ICD-10)。ICD-10 包括各科疾病,全书共 21 章,其中第五章为"精神与行为障碍",编码为 F,汇聚了 52 个国家 700 多名精神病专家的阐述。ICD-10 为目前官方的全面的精神障碍分类系统,在世界范围得到广泛应用。ICD-11 是 WHO 在 ICD 系统使用的基础上,针对目前精神病学的发展推出的新一代诊断系统,预期将于 2017 年出版。

2. **美国精神障碍分类系统** 称为《精神障碍诊断与统计手册》(diagnostic and statistical manual of mental disorders, DSM),是世界上具有影响力的精神障碍分类系统。美国精神病学会最早于 1952 年出版的 DSM-Ⅰ,与 ICD-6 相适应。之后对该分类系统不断修订,分别于 1968、1980、1987、1994、2000 和 2013 年颁布了 DSM-Ⅱ、DSM-Ⅲ、DSM-Ⅲ-R、

DSM-Ⅳ、DSM-Ⅳ-TR 和 DSM-Ⅴ。2013 年最新版的 DSM-Ⅴ 希望与后续的 ICD 系统保持一致性,重塑 DSM 系统简洁的操作性,更加兼顾各种人群(DSM-Ⅴ 的对象不仅是精神科医生,很大比例是非精神科医生),尊重医学客观依据性,建立神经、基因等相关的生物学备用诊断模型。

DSM-Ⅴ 定义精神障碍是以临床显著的个体认知、情感调节或行为紊乱为特征的一种综合征,它反映了个体心理、生理、发育过程中相关的精神功能障碍,常与社会、工作或其他重要活动中的重大困扰或功能损害相关。DSM-Ⅴ 分为 5 个部分:①精神障碍基础分类结构,分类反映了疾病间神经科学交叉研究的最新证据;②疾病的诊断标准和编码,共 157 种;③测量方法与模型,主要包括评估方法、文化构成、DSM-Ⅴ 中可选的人格障碍模型和进一步研究的因素;④附录;⑤索引。

3. 中国精神障碍分类系统　我国精神障碍分类系统为《中国精神障碍分类与诊断标准》(chinese classification and diagnostic criteria of mental disorder, CCMD)。我国卫生部于 1958 年在南京召开了第一次全国精神病防治工作会议,将精神障碍分为 14 大类。1978 年成立专家工作小组,编纂《中国精神障碍分类方案与诊断标准》(CCMD),将精神障碍归纳为 10 类,并进一步划分了各类精神障碍的类型与亚类。此后分别于 1989 和 1994 年修订推出《中国精神障碍分类方案与诊断标准(第 2 版)》(CCMD-2)及其修订版(CCMD-2-R)。2001 年,进一步修订发表了《中国精神障碍分类与诊断标准(第 3 版)》(CCMD-3),该版基本参照国际疾病分类(ICD-10),将精神障碍分为 10 大类:①器质性精神障碍(包括躯体疾病所致精神障碍);②精神活性物质或非成瘾物质所致精神障碍;③精神分裂症和其他精神病性障碍;④情感性精神障碍(心境障碍);⑤癔症、应激相关障碍、神经症;⑥心理因素相关生理障碍;⑦人格障碍、习惯与冲动控制障碍、性心理障碍;⑧精神发育迟滞与童年和少年期心理发育障碍;⑨童年和少年期的多动障碍、品行障碍和情绪障碍;⑩其他精神障碍和心理卫生情况。

由于多数精神障碍的病因与发病机制尚不明了,目前对精神障碍的分类和诊断方法仍停留在症状学水平,而非像其他内、外科疾病一样,按照病因或病理学特征分类。各种诊断标准主要依靠精神症状间的组合、病程的演变及病情的严重程度等特点制定。

第二节　精神健康护理学的发展简史

精神健康发展史是人类认识与防治精神健康问题的历史。回顾精神卫生发展历史,人们对精神健康问题的认识,不仅取决于当时的基础医学与临床医学科学水平,还取决于当时的社会生产技术水平、政治经济状况,与当时占统治地位的意识形态、哲学和宗教的影响密切相关。

一、精神医学的发展简史

(一)国外精神医学的发展
古代精神医学是作为医学的一个部分随之发展,直至近 100 年前,精神医学成为独立的医学分支学科,才走向较快的发展道路。

史前时期为迷信期,人们将精神行为异常归于超自然现象。古希腊罗马时期,伟大的医学家希波克拉底(Hippocrates)提出了体液学说:人体内存在血液、黏液、黄胆汁和黑胆汁4种体液。这4种体液正常混合人体则健康,当某种体液过多或过少时就可产生疾病。同时他认为脑是思维活动的器官,精神现象是人脑的产物而非鬼神作祟。对精神障碍的治疗,主张等待疾病的自然痊愈,不宜过多干预疾病。这些理论至今对现代精神医学仍产生深远的影响,因此希波克拉底被认为是精神病学之父。同时代的哲学家柏拉图(Plato)也主张精神障碍患者应在家里受到亲属很好的照顾,而不应让他们在外游荡。

中世纪是精神医学处于倒退、黑暗的时期。医学被神学和宗教控制,认为精神障碍患者是魔鬼附体、灵魂出窍,或冒犯了上帝与神灵,而非患有疾病。患者常常被送进寺院囚禁,并使用驱鬼、符咒、祷告等方法进行"治疗",或以捆绑、鞭打甚至火烧等折磨手段驱神赶鬼。

17世纪后,随着工业革命兴起,医学开始摆脱中世纪宗教神学的束缚。精神医学出现了重大转折。从此,精神障碍被认为是需要治疗的一种疾病,精神障碍患者也受到应有的尊重。18世纪末法国大革命后,法国精神病学家比奈(Pinel)首次提出要人道地对待患者,并去掉精神障碍患者身上的铁链,这是精神医学的首次革新。

19世纪末,德国著名的神经精神病学家克雷丕林(Kraepelin)在总结前人研究的基础上,经过长期的临床实践及大量病案分析,将内、外科疾病分类方法运用于精神障碍的分类,创立了"描述性精神医学",明确地区分了两种精神病,即躁狂忧郁性精神病(情感性精神障碍)和精神分裂症(早发性痴呆)。因此,克雷丕林被称为现代精神病学之父。

奥地利弗洛伊德(Freud)创立的精神分析学派,利用自由联想和梦的解析了解人类的心理症结,奠定了动力精神医学的基础,将精神医学带入"心因性病因论"的研究范畴,引起精神医学的第二次革新运动。精神医学的第三次革新运动是社区精神卫生运动的开展,英国仲斯(Jones)推行治疗性社区,以缩短患者与社区间的距离。在西欧及英、美等发达国家,先后制定了《精神卫生法》,以维护精神障碍患者的权益。1953年精神药物的发现,使精神障碍的预防、治疗、康复有了突破性进展,生物精神医学的发展成为精神医学的第四次革新运动。

(二)我国精神医学的发展

我国医学远在殷代甲骨文中就有心疾、首疾的记载,公元前11世纪的《尚书·微子》中即有"我其发出狂"的文字记录。中医经典《内经》,将人的精神活动归结于"心神"活动的功能,并对情志与精神障碍进行了详细的论述,如"怒伤肝,喜伤心,虑伤脾,忧伤肺,惊伤肾"等。在《素问》《灵枢》《难经》《伤寒论》《金匮要略》等医学名著中,对诸多精神症状进行了详细描述,并将其归类于"狂""躁""谵妄""癫""痫"等;同时指出"邪入于阳则狂","重阳者狂,重阴者癫"。此后1500多年,我国精神医学基本沿此思路缓慢向前发展。

19世纪末开始,国外精神病学开始传入我国。一些教会相继在我国设立精神病院和收容所,1897年在广州建立了我国第一所精神病医院。其后,各大城市相继建立了精神病医疗和教学机构。新中国成立后,我国精神障碍的防治工作主要由卫生行政部门、民政部门和公安部门管理,防治重点是建设一批精神病医院,收容和治疗无家可归或影响社会治安的精神障碍患者。至20世纪50年代,除西藏自治区因当时条件所限外,21个省市先后新增精神病医院62所。至1985年,全国共有精神病医院348家。20世纪80年代以来,我国精神医学取得了长足进步,精神卫生服务已基本覆盖全国各地,上海、北京的精神健康三级防治网络逐步推广,与国际精神医学界的交流逐渐增多。

二、精神健康护理的发展简史

精神健康护理学是随着精神卫生事业和护理学而逐步发展起来的。1814 年,美国希区(Hitch)在精神病疗养院聘请受过专门训练的女性照顾精神障碍患者。1860 年,南丁格尔(Nightingale)在英国伦敦开设第一所护士学校,由此开创了专业性护理工作。南丁格尔在《人口卫生与卫生管理原则》一书中强调:注意患者的睡眠与对患者的态度,防止精神障碍患者伤人、自伤,要求护理人员在临床医学各科工作中不能忽视对精神问题的关注。1873年,美国琳达·理查兹(Linda Richards)主张,精神病患者应该与内科疾病患者一样得到完善的护理与照顾,同时制订了一整套精神科护理的基本模式。由于理查兹的贡献和影响,确定了精神科护理的基础模式,因此她被誉为美国精神科护理的先驱。

1882 年,美国麻省马克林医院建立了第一所培养精神科护士的学校,它包含了 2 年的课程,主要学习保护患者和管理病房的技巧,精神科方面课程很少。尽管这一时期的主要工作依然是照顾患者的躯体各项功能和改善其生活环境等,却为精神健康护理的发展奠定了良好的基础。20 世纪 30~40 年代,随着精神医学的进步,深度睡眠疗法、胰岛素休克疗法、药物痉挛和电抽搐疗法、精神外科疗法,以及精神药物治疗等多种方法的出现,从根本上改变了精神障碍治疗手段的缺陷。精神科护理的职能也得到拓宽,护理人员已可协助医生观察精神症状、运用护理技术协助对患者进行治疗等。

1954 年,苏联医生普普金撰写的《精神病护理》一书,详细阐述了精神障碍患者的基础护理和症状护理,强调尊重患者、爱护患者、改善患者的生活条件、废除约束、组织患者的工娱治疗等,由此开始了以对症护理为主的精神科护理工作。1963 年以来,在社区精神卫生运动的推动下,精神健康护理从封闭的医院内护理,逐步走向家庭、社区,护理人员开始更多地关注精神障碍的预防保健和康复。

新中国成立前,我国社会经济落后,精神障碍的防治与护理得不到应有的重视和发展,精神病医院数量少、设施差、专业队伍不成规模。新中国成立后,在各大、中城市相继建立了精神病专科医院,一大批受过专业训练的护理人员加入精神科护理队伍。不仅为患者创造了能获得良好治疗的住院条件,而且还制订了整套保证治疗、安全和生活舒适的管理制度与护理常规,患者权利得到了社会的尊重和保护。1990 年,中华护理学会成立了全国精神科护理专业委员会,定期举行全国性精神健康护理工作的学术交流,显著促进和推动了我国精神健康护理的发展。进入 21 世纪,随着人们对精神健康的要求不断提高,精神健康护理功能发生了较大变化,其工作范围从医院护理扩大到社区精神健康护理,以及精神障碍患者的家庭治疗和康复护理;工作内容从对精神障碍的防治扩展到预防和减少心理疾病及异常行为问题的发生;工作对象也扩展到一般的心理障碍者和健康人群。

三、精神健康护理的发展方向

1. 社区-家庭化护理发展趋势 发展社区精神卫生,使精神障碍患者回归社会,回归家庭,以帮助患者改善精神症状,提高社会交往能力,掌握生活技能,促进其精神康复。当前精神医学与精神健康护理事业发展的方向必须面向社会,贯彻预防为主、防治结合的原则。

2. 实行开放式护理发展趋势　随着医学模式的转变,强调人与周围环境的协调和社会适应。封闭式治疗与管理会影响精神障碍患者的心身健康,因其长期住院而与社会隔离,造成社会功能减退,阻碍他们重返社会。开放式护理即指精神障碍患者在住院期间根据病情状态不同,可实行自由进出病区,或周末、节假日回家等,与社区接触和家人团聚,因而增加患者与社会的联系,促进其社会功能的恢复和精神康复。

3. 精神健康护理会诊-联络发展趋势　这是一种护理业务模式,是指由专业护理人员对有特殊需要的单位提供协助,以解决该单位所面临的精神健康问题。当综合性医院患者存在精神健康问题,在护理工作上面临困难时,可主动邀请与其有持续合作关系的精神科资深护理人员协助解决问题。

4. 精神健康护理成为独立学科的发展趋势　随着精神医学和现代精神健康护理的进步,人们对精神健康的重视和社会需求的增加,将促使精神健康护理的不断发展,并使之成为一门独立的学科。

第三节　精神健康护理的工作内容与要求

一、精神健康护理的工作范围与任务

(一) 精神健康护理的工作范围

1. 健康教育工作　主要针对社区居民的精神健康需要,应用心理学、社会学、精神医学及公共卫生知识开展社区精神卫生工作,为社区人群提供精神卫生预防、精神健康教育、心理咨询等技术服务,增进社区人群精神健康水平,防止和减少精神障碍的发生。

2. 治疗护理工作　主要为心身疾病和精神障碍等患者提供护理服务,此项工作通常在精神病专科医院或综合医院进行。主要职责是通过专业的精神健康护理,为患者提供良好的治疗环境,采取积极有效的护理措施,尽可能缩短病程,减轻和消除患者痛苦。

3. 康复护理工作　配合医生,指导和帮助精神障碍患者,培养和恢复其生活技能、社交技能和工作技能,使患者回归社会、独立生活并尽可能提高生活质量。此项工作可分别在医院、家庭和社区中进行。

(二) 精神健康护理的任务

(1) 研究和实施对社区公众开展精神健康的宣传教育工作,积极开展社区精神健康保健事业。

(2) 研究和实施与临床各科患者交流沟通的技巧,为临床各科患者提供科学的全面的精神健康护理的方式和方法,开展心理护理,确保患者安全、舒适、愉快、健康。

(3) 探讨接触和观察各类精神障碍患者的有效途径,密切观察患者的病情及做好详细记录,协助诊断与治疗,防止意外事件的发生,为医疗、科研、教学积累资料,为法律和劳动鉴定提供参考。

(4) 研究和实施对精神障碍患者的具体护理方案,包括药物治疗护理、心理治疗护理、

工娱与康复治疗护理等。研究和实施对精神障碍患者和家属开展康复教育,争取患者早日康复,尽可能减少复发。

(5) 研究和实施精神卫生伦理、道德和法律,维护精神障碍患者的利益和尊严,使其拥有正常生活和权利,防止一切不利因素给患者带来身心痛苦。

二、精神健康护理人员的角色与要求

(一)精神健康护理人员的角色

1. 治疗者 因精神健康问题治疗方法的多样性,以及需要与多学科人员共同协作完成治疗的特点,在治疗过程中,护理人员承担多重任务,既是执行者、协作者,又是治疗者。护理人员应掌握相关的理论知识及技能,参与患者的药物治疗、心理治疗和家庭治疗等,与其他精神健康专业人员共同完成治疗任务。

2. 管理者 精神健康护理人员作为管理者,一方面为患者提供清洁、舒适、安全的治疗性环境;另一方面需制定和落实规章制度,实施对患者的组织管理,以保证治疗和护理工作正常运转。

3. 辅导者 精神健康护理的重要内容之一是帮助患者矫正其病态行为,恢复正常生活和社会交往能力。护理人员在此承担辅导者角色,通过训练患者料理个人卫生、增进人际交往,促使患者日常生活能力和社会适应能力的提高。

4. 教育者 护理人员一方面要对患者及其家属进行疾病知识宣传教育,使其掌握有关精神健康问题的预防和处理应对,提高自我管理能力;另一方面要定期和不定期地参加社区精神卫生宣传教育活动,通过多种形式向社区人群介绍精神健康知识,促进社区人群的精神健康。

4. 咨询者 随着工作范围的扩展,精神健康护理人员应掌握一定的心理咨询基本知识与技能,随时为患者、家属、公众解答有关精神健康方面的问题。

5. 协调者 精神健康问题的预防和治疗,需要不同专业人员的共同配合与协作,护理人员需要组织协调医生、心理治疗师、社会工作者以及家属等,围绕患者的问题相互配合,使药物治疗、心理治疗、社会治疗等相辅相成,达到最佳预防和治疗效果。

6. 父母替代者 部分患者在患病期间不能料理个人日常生活,不能保护自己的安全,对住院感到恐惧、焦虑。需要护理人员如同父母一样为患者提供个人卫生、饮食、睡眠,特别是安全等多方面的生活照顾。安慰和鼓励患者消除焦虑和恐惧,使其获得信任感和安全感。

(二)精神健康护理人员的要求

目前,护理模式由传统的功能制护理向生物-心理-社会整体护理发展,精神健康护理已逐渐发展成为一门独立学科。为了适应这种发展,精神健康护理人员应具备以下要求。

1. 心理素质 精神健康护理人员必须具有敏锐的观察能力和分析能力,善于发现患者复杂多变的病情变化;努力保持健康、积极、稳定的情绪,增强患者和家属的安全感;具有坚强果断的意志和慎独精神,能根据情况变化立即做出果断的决定,采取积极有效的防范措施,以保证患者和自身的安全。

2. 专业素质 精神健康护理人员既要掌握精神医学和一般医学专业的基础理论知识,还应掌握心理学、社会学及行为学等多学科知识,不断通过继续教育中提升专业知识;在精神健康护理实践中,要努力探索促进心身障碍、精神障碍患者康复,以及预防人群精神健康问题发生的新方法、新途径和新措施。

3. 职业道德素质 精神健康护理人员要热爱本职工作,具备敬业及奉献精神,正确认识患者因精神健康问题所造成的异常言行,充分理解患者的痛苦,尽力维护患者的尊严,保护患者的利益,取得其信任与合作,建立良好的护患关系,促进患者早日康复。

第四节 精神健康相关的伦理与法律问题

国际社会和各国政府对精神医学护理中相关的伦理与法律问题均非常重视,1978 年,联合国开始关注精神障碍患者的人权问题,通过调查发表决议,指出精神卫生立法要注意保护精神障碍患者的权益,重视促进社区化精神卫生服务。目前世界上已有 100 多个国家相继制定和修改了《精神卫生法》。我国 2012 年 10 月全国人大常委会通过了《中华人民共和国精神卫生法》,并于 2013 年 5 月 1 日起正式实施。

一、精神障碍患者的权利

1. 医疗保健权 禁止歧视、侮辱、虐待、遗弃精神障碍患者,每位精神障碍患者都有权利得到最佳的精神卫生保健护理。

2. 拒绝住院的权利 精神科工作人员应尽一切努力避免非自愿住院。但是,由于病情严重、判断力受损等情况,不入院可能导致患者病情恶化,可以采取非自愿住院方式。非自愿住院应有必要的手续,如必须经过两位精神科医师诊治同意住院治疗,住院后还要求有上报、审查等手续或措施,以保护精神障碍患者的权益。

3. 人身自由和人格尊严 任何精神障碍患者的人格都有权受到尊重,有权受到人道主义待遇,不受任何形式的有辱人格或其他方式的虐待,不得有任何基于精神障碍的人格歧视。禁止非法限制精神障碍患者的人身自由,不得对住院的精神障碍患者进行人体束缚,或采用非自愿的隔离措施,除非为了保护精神障碍患者的权利,或使其身心得到发展而必须采取的特别措施,以及对精神障碍患者本人有危险或对他人的安全构成威胁而进行的约束。

4. 隐私权 未经本人或其监护人同意,任何单位或个人不得公开精神障碍患者及其家属的姓名、住址、工作单位、肖像、病史资料,以及其他可能推断出其具体身份的信息。未经精神障碍患者或其监护人、近亲属书面同意,不得对其进行录音、录像、摄影,或播放与该精神障碍患者有关的视听资料。非法侵害精神障碍患者隐私权的,应当依法承担相应的行政责任、民事责任,构成犯罪的,依法追究刑事责任。

5. 学习和劳动就业的权利 精神障碍患者病愈后,依法享有入学、应试、就业等方面的权利。在劳动关系存续期间或者聘用合同期内,精神障碍患者病愈后,其所在单位应当为其安排适当的工种和岗位,在待遇和福利方面不得歧视。同时,精神障碍患者也有权参加各种形式的职业技能培训,提高就业能力。

6. 知情同意权 精神科工作人员要以患者能够理解的语言告知精神障碍患者的疾病诊断,治疗方案的选择和可能后果等情况,并取得患者的同意。如未经患者的同意,不能对

12

患者实施治疗。精神障碍患者及其监护人或近亲属有权要求医疗机构出具疾病的书面诊断结论，了解病情、诊断结论、治疗方案及其可能产生的后果。

7. 通信及会客权 住院治疗的精神障碍患者享有通信、受探视权利。因病情或治疗等原因需要限制住院精神障碍患者上述权益时，医师或护士应将理由告知该精神障碍患者或者其监护人、近亲属，并在病史上记录。

8. 诊断复核权 对被诊断患有精神障碍的患者，医疗机构应当按照国家现行的医学标准，或参照国际通行的医学标准进行诊断复核。对经诊断复核未能确诊或对诊断复核结论有异议的，医疗机构应当组织会诊。

二、精神健康护理伦理的特殊要求

1. 有效的专业技术支持 护理人员应与患者建立相互信任、相互尊重的护患关系，提供有效的方式使精神障碍患者不再遭受病痛的折磨，并尽量选择对患者不良影响最少的方式。不可参与对精神障碍患者造成生理或心理伤害的任何活动。允许患者有自主决定的权利，任何护理措施的实施都不能违背患者的意愿，除非拒绝该措施可能会给患者或其周围人带来生命危险。

2. 保护精神障碍患者的隐私权 隐私权是精神障碍患者的基本人权。相关的法律、法规规定，即使家庭成员也无权获得患者的治疗信息（未成年人除外）。精神健康护理人员不得向媒体公布任何人可能存在精神障碍的信息，不得因个人原因、商业或学术利益使用患者的信息。当隐私涉及内容会威胁患者或他人利益时，临床工作者有义务和责任向特定的机构透露相关信息，如自杀、暴力倾向等。

3. 尊重精神障碍患者的知情权 知情同意是精神科医疗护理工作中必不可少的伦理和法律规定的行为准则。疾病某些阶段，一些患者因精神障碍的影响，其正确决定的能力会受到损害。因此，患者在接受医疗护理或参与医学科学研究的知情同意过程中，需要注意两点：第一，具备做决定能力的精神障碍患者，应由自己完成知情同意过程；第二，没有做决定能力的精神障碍患者，知情同意过程应由其合法代理人来完成。合法代理人的等级一般为：配偶、父母、其他直系亲属、一般亲属等。有些国家认可患者指定的代理人，如律师、雇主等。

患者对知情同意过程有无做决定的能力，可从以下 4 个方面判断：①能否正确地理解相关信息；②能否明了自己的状况；③能否理性分析接受医疗过程的后果；④能否正确表达自己的决定。在临床工作中，通常依据精神科医生的临床判断来评估，患者行为牵涉法律问题的除外。

三、精神障碍患者的法律问题

精神障碍患者可能在幻觉、妄想等精神症状的支配下，出现冲动、伤人、毁物等违法行为，以精神分裂症、情感性精神障碍、精神发育迟滞、反社会性人格障碍患者引起的法律问题相对较多。此时需要对患者进行鉴定，明确患者需要承担的相应法律责任，此称为精神医学司法鉴定。若鉴定结论为患者无责任能力，为保障社会安全，需对其进行危险性评估，并提出治疗和监护方案。

世界各地对精神障碍患者、智力残疾者出现违法行为有减免刑罚的规定，一方面充分体现了人道主义；另一方面对其实施刑罚客观上达不到惩戒的效果。精神障碍患者在民事行为中往往不能对自己的行为负责，因此有必要对其行为能力进行鉴定，评估其是否有民事行为能力，并依据法律宣告其行为是否有效，使患者合法权益免受侵害。

（贾守梅）

案例与思考题

1. 如何理解在促进精神健康、防治精神障碍的过程中，护理人员的角色与任务。

2. 张女士是某外企单位销售主管，平时工作压力非常大，近期因经济环境不佳和销售业绩差，渐渐出现了抑郁情绪。其母亲有心境障碍病史。试分析张女士出现抑郁的原因。

第一章

心 理 过 程

日常生活中人们经常使用的感觉、注意、记忆、思维、性格、焦虑、郁闷等词汇,都属于对心理现象的描述。心理是与物质相对的概念,是指人的精神活动。心理学(psychology)是研究人的心理现象及其规律的科学。心理学一般把心理现象划分为既相互联系又相互区别的两个部分,即心理过程和人格。

心理过程,是指人的心理活动过程,通常把认知、情绪情感和意志过程视为最基本的心理过程。在人的心理活动过程中,认知、情绪情感和意志并非彼此独立。认知过程是最基本的心理活动,是情绪情感和意志过程产生的基础;情绪情感和意志过程可影响认知过程的发生、发展。心理过程是人们共同具有的心理活动,由于每个人的先天素质不同,以及受后天环境的影响,使心理过程总是带有自己的特征,从而形成了不同的人格。

第一节　认 知 过 程

认知过程,是指人认识客观事物的过程,或指对作用于个人感觉器官的客观事物进行信息加工的过程,包括感觉、知觉、记忆、思维和想象等过程。注意是伴随心理活动过程的一种心理特性,以保证人的各项活动顺利进行。

一、感觉和知觉

(一) 感觉和知觉的含义

1. 感觉(sensation)　是指人脑对直接作用于感受器的客观事物个别属性的反映。外界的刺激如物体的形状、大小、颜色、声音、气味、软硬、温度等属性,可分别通过人的眼、耳、鼻、舌、身等相应感受器作用于人脑,经过加工产生相应的视觉、听觉、嗅觉、味觉、皮肤觉等。同时,人脑也能接受身体内部的刺激,觉知身体内部状况及其变化,引起运动觉、平衡觉和机体觉(又称内脏感觉,如饥饿、干渴、疼痛、恶心、便意等)。感觉有助于人类的生存,是人们认识活动的开始。感觉剥夺实验证实,感觉的丧失不仅严重影响人的认知过程,进而波及人的情绪和意志,甚至会导致严重的心理障碍。

2. **知觉**（perception） 是指人脑对直接作用于感受器的客观事物各个属性的整体反映。知觉以感觉为基础，是人脑对感觉信息进行选择、组织和解释的过程，即把来自感受器的信息转化为有意义对象的心理过程。当刺激同时呈现多种属性并作用于人的感受器时，人脑倾向于有选择地输入信息，把感觉信息整合和组织起来，形成稳定而清晰的完整印象。例如，当葡萄呈现在眼前时，人们不仅能感知其外形、香味、颜色和酸味等个别属性，还能利用已有的经验对这些信息进行加工，从而形成对葡萄的整体印象。个体对人的知觉称为社会知觉，其他各种知觉则称为物体知觉。根据知觉对象的特性不同，可把物体知觉分为空间知觉、运动知觉、时间知觉等。

感觉和知觉是其他心理活动的基础，没有感觉和知觉，不可能形成记忆、思维、想象、意志等复杂的心理活动，因此感觉和知觉是维持人正常心理活动的必要条件。从感觉到知觉是一个连续的过程，两者之间很难划分界线。感觉是认知的初级阶段，知觉在感觉基础上产生，但不以现实刺激为限，还牵涉记忆、思维等多种心理活动，知觉是高于感觉的认知阶段。

（二）感觉的基本规律

1. **感受性与感觉阈限** 感受性，是指人对客观事物的感觉能力。在心理学中，感受性的高低以感觉阈限的大小来衡量。感觉阈限可分为绝对感觉阈限和差别感觉阈限。客观事物必须达到一定刺激强度才能引起人的感觉，这种刚刚能引起感觉的最小刺激量称为绝对感觉阈限，可用以度量人的绝对感受性。在一定条件下，人的感觉阈限很低。例如，晴朗的深夜，人能看到约 48 km 远的一支烛光；安静的房间内，能听见 6 m 外手表的滴答声；能闻到一滴香水扩散至三室一厅套房内的香味。但是，绝对感觉阈限是理想状态下测量的结果，由于日常生活中各种干扰因素的存在，人往往感受不到绝对感觉阈限的刺激量。在已有感觉的基础上，若改变刺激量，必须达到一定的数量才能被察觉。刚刚能引起差别感觉的两个客观刺激之间的最小差异量称为差别感觉阈限，可以度量人的差别感受性。例如，在 100 g 重物基础上增加 1 g，人们一般难以察觉其重量的变化。但增加至 3 g 以上时，就能感觉到重量的变化了。

2. **感觉的适应现象** 感觉适应是客观事物持续作用于感受器而使感受性发生变化的现象，可能是感受性提高，也可能是感受性降低。所有感觉均存在感觉适应现象，但各种感觉适应出现的时间快慢、表现方式各不相同。通常人的视觉、嗅觉、味觉和触压觉等感觉适应比较明显。"入芝兰之室，久而不觉其香；入鲍鱼之肆，久而不闻其臭"，正是嗅觉适应的体现；视觉适应最为复杂，常见的有暗适应和明适应；痛觉适应最难发生，因而痛觉可成为个体遭遇危险的报警信号，具有一定的保护意义。环境中的刺激信息变化多样，感觉适应能使人更快地注意新信息，进而调整自己的行为。

3. **感觉的相互作用**

（1）感觉对比：是指不同性质的刺激作用于同一感受器而产生相互作用，使感受性发生变化的现象。根据刺激呈现时间的不同，把感觉对比分为同时对比和继时对比。例如，肤色较白的人穿深色衣服会显得更白，这是衣服和皮肤颜色造成感觉同时对比的效果。又如，吃糖果后紧接着吃橘子，感觉橘子特别酸；吃了苦药后紧接着喝白开水，觉得水有点甜，这是先后两种味道产生感觉继时对比的效果。

（2）联觉：是指一种感觉兼有另一种感觉的心理现象，它是感觉相互作用的一种特殊表现。常见的有颜色和温度的联觉，如红、橙、黄等颜色似与太阳关联，易引起温暖感；绿、蓝等颜色易与海水关联,则引起凉爽感。此即"暖色调"与"冷色调"的由来。听觉和视觉也有联觉现象,即人在声音作用下可产生某种视觉形象,此即欣赏音乐的心理基础。音乐治疗正是利用视听联觉效果,达到改善人们心境的目的。

(3)感觉补偿:是指某种感觉受损或缺失后,促使其他感觉发展予以相互补偿的现象。如盲人通过脚步声或拐杖探路回声的辨识等"看"路行走;聋哑人以目代耳,学会"看话"等。

(三)知觉的基本特性

1. **知觉的整体性** 知觉的对象多由不同的部分组成,各具不同属性,但人们感知的过程却总把对象知觉为一个有组织的整体,此特性即知觉的整体性或知觉的组织性。知觉的整体性按照一定的原则将各个部分有机组织起来,主要包括闭合性、接近性、相似性、连续性、良好图形等原则(图2-1)。此外,知觉整体性还受到人的主观状态、原有知识经验的影响。

2. **知觉的选择性** 周围环境的事物多种多样,人们总是根据其当前需要,有选择地把物体的某一部分作为知觉对象,其他部分作为知觉背景,此即知觉的选择性。知觉对象突出于背景前,具有鲜明、完整的形象,使人们对其知觉更清晰。知觉背景则处在陪衬地位,虽也可被知觉,却较模糊。知觉的对象和背景可相互转换(图2-2):若以深色部分为知觉对象,可看到两个人脸的侧面影像,浅色部分则为其背景;若以浅色部分为知觉对象,可看到花瓶,深色部分即为其背景。影响知觉选择性的因素很多,包括人的需要、兴趣、爱好、任务、经验等主观因素,以及刺激物的变化、对比、位置、运动等客观因素。

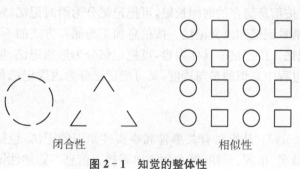

闭合性　　　　　　　相似性

图2-1　知觉的整体性

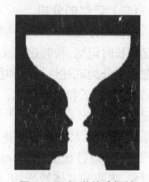

图2-2　知觉的选择性

3. **知觉的理解性** 人们知觉事物时总是用已有的知识与经验去加工处理,并用语词加以命名或归类,赋予对象一定的意义,此即知觉的理解性。

现代心理学认为,知觉加工过程是"自下而上的加工"和"自上而下的加工"一起作用的结果。即人们知觉客观世界时,同时发生两种相互联系的加工方式。自下而上的加工,是指知觉者从环境中一个个细小的感觉信息开始,将其以各种方式加以组合,即形成了知觉,主要是处理知觉对象的基本特征;自上而下的加工,则是指知觉者的知识、经验、期望和动机,引导其知觉过程中的信息选择、整合和表征的建构。因此,知觉是积极主动的过程,知觉的印象并不总是客观地反映事物本身,而往往带有主观性(图2-3)。如医生、护士对患者的观察通常比一般人更全

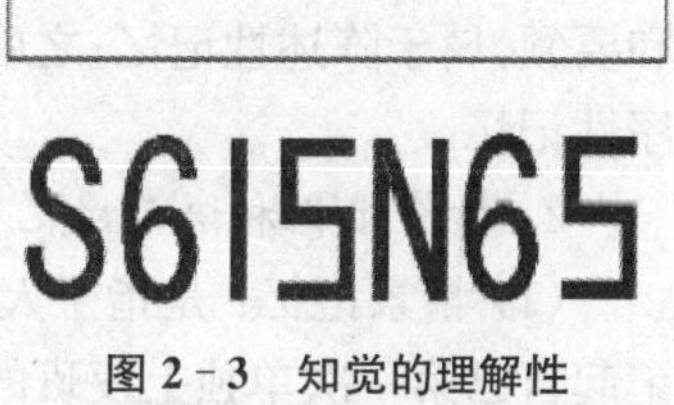

SCIENCE

S6I5N65

图2-3　知觉的理解性

面、深刻,即与其知觉加工过程密切关联。

4. 知觉的恒常性　当知觉的客观条件在一定范围内发生改变时,知觉的映像仍保持相对稳定,这种特性即知觉的恒常性。人在知觉某对象时,会利用过去的知识与经验解释其感知映像,反映物体的固有特性。如远处开来的一辆车看似很小,但其大小恒常性仍然能使人们知觉到其大小足以承载数人或数十人,因车辆的距离为人们提供了它的大小线索。除有大小的知觉恒常性外,还有亮度、颜色、形状和方向的知觉恒常性。

二、记忆

(一) 记忆的含义

记忆(memory)是人脑对过去经验的保存与再现的心理过程。以信息加工的观点表述,记忆是人脑对外界信息的编码、储存和提取的过程。人们在生活实践中感知过的事物、思考过的问题、体验过的情感、练习过的动作等,都会在头脑中留下不同程度的印象,此即"记"的过程;一定条件下,储存在人脑中的印象又被唤起,参与当前活动、再次得到应用等,此即"忆"的过程。

记忆作为基本心理过程,对保证人们的正常生活具有极其重要的作用。通过记忆,人类的心理活动得以在时间上延续,从而最终实现人的心理发展、知识积累和人格形成。没有记忆,个体的心理活动将永久停留在新生儿水平,也不可能有个体心理的正常发展。

(二) 记忆的分类

记忆的分类可以有不同的标准。按信息储存的时间长短,可把记忆分为瞬时记忆、短时记忆和长时记忆;长时记忆又可分为情景记忆和语义记忆。按信息加工与储存方式的不同,可把记忆分为陈述性记忆和程序性记忆。按记忆的具体内容,可把记忆分为形象记忆、情绪记忆、逻辑记忆和动作记忆。按记忆过程中意识的参与程度,又可把记忆分为内隐记忆和外显记忆。

1. 陈述性记忆和程序性记忆

(1) 陈述性记忆(declarative memory):是指对有关事件和事实性知识的记忆,包括认知对象、事物的具体特征,以及人名、地名、单词、日期、概念和定律等静态信息。陈述性记忆涉及"是什么"(what)和"为什么"(why)的知识,可用言语和符号表达,即在需要时可陈述记得的事实。

(2) 程序性记忆(procedural memory):是指具有先后顺序活动的记忆,是对具体事物操作的记忆,包括知觉技能、运动技能、认知技能等,又称技能记忆。程序性记忆涉及"如何做"(how to do)的知识,通常需要经过多次尝试和练习才能获得。如弹琴、游泳、开车、踢足球时的动作,包含一系列复杂的动作过程。一般无法用语言清楚表述,而是以动作表达。

护生学习静脉注射技能时,通过听课、阅读专业书籍、观看操作示范,记住该技能的程序和要领,属于陈述性记忆;之后经过不断操练,将知识转变为相关注射技术的记忆,则属于程序性记忆。

2. 情景记忆和语义记忆

(1) 情景记忆:是指个人对其在特定时空情景中发生各种事件的记忆。如有的护士能记起自己第一次单独上夜班的情景、记起自己第一次上手术台的情景等,即属于情景记忆。

（2）语义记忆：是指对知识的记忆。人们既有对各种物体名称、时间表达、春夏秋冬等一般知识和事实的记忆，也有对概念、定律和公式等概括化知识的记忆，但其一般与特定事件无关。

3. 内隐记忆和外显记忆

（1）内隐记忆（implicit memory）：是指未被意识到的记忆。即个体在信息提取过程中无需进行有意回忆，已储存的经验在提取中自动发挥作用。如人们行走在路边，无需思考就会躲避与其相向的汽车，这种自动操作的技能就储存在内隐记忆中。此现象最先发现自遗忘症的患者，因出现外显记忆受损而内隐记忆正常的记忆分离现象。1854 年曾有英国医生报道，一位因溺水昏迷而患上遗忘症的女性，虽已完全忘记其曾有过学做衣服的经历，但不久后在学习裁剪衣服时，却无意中表现出某些裁剪技艺的记忆痕迹。目前已开始内隐记忆在临床应用的研究，尤其在记忆损伤患者的康复及护理、麻醉后知晓的预防等方面具有重要意义。

（2）外显记忆（explicit memory）：是指被意识到的记忆，即人们有目的或有意识地记忆信息的现象。当人们试着回忆其以前曾经历的人物、事件时，即在搜索其外显记忆。

（三）记忆过程

记忆是主动的过程，包括识记、保持、回忆与再认 3 个环节。

1. 识记　为记忆的开始阶段，是保持、回忆与再认的前提。识记是指人通过识别与记住事物以获得知识和经验的过程。识记具有选择性，环境中的各种事物只有被人们注意到才能被识记。从信息加工观点看，识记是信息的编码，人们会自动而迅速地将当前事物与已有知识经验建立联系，从而形成其知识网络。

2. 保持　为记忆的第二个基本环节，保持基于识记，也是回忆和再认的基本条件。保持是储存和巩固其识记的知识经验的过程，保持的效果可以通过回忆和再认加以检验。但是，随着时间的推移，保持的信息会发生内容和数量的变化。人们会依据个人的知识经验剔除可忽略的细节，选择保留有显著特征的重要内容，从而使记忆内容简略、概括并合理化。英国心理学家巴特莱特采用图画复绘法测验记忆变化的情形。第一个被试者看刺激图形，然后凭记忆将图绘出，后续者依次看前面被试者所绘图形，随后凭记忆复绘（图 2-4）。结果显示记忆内容发生了很大变化。就记忆数量而言，其内容会日趋减少，其中部分内容会无法提取或提取。

3. 回忆与再认　为识记和保持过程后的结果，是恢复经验的过程，即提取信

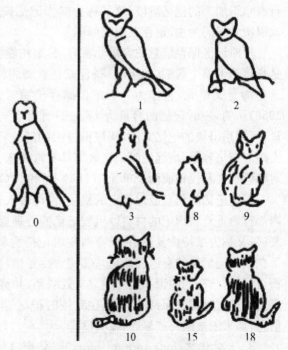

图 2-4　保持中的信息加工

注：左边为刺激图形；右边为不同被试者凭记忆绘出的图形；数字为测试顺序。

息。回忆是指过去经验的事物不在面前,能在头脑中重新呈现并加以确认的过程;再认是指经历过的事物再次出现,感到熟悉并能识别确认的过程。例如,考试中运用学过的知识解答论述题,即要求回忆;毕业后多年未见的同学,重聚时依然能相认,即再认的结果。回忆和再认不是原先识记材料的简单再现,而是经历重建和重整的过程。两者没有本质区别,但再认比回忆简单、容易。

(四) 记忆系统

记忆的信息加工过程可分为感觉记忆、短时记忆和长时记忆 3 个阶段,三者在信息输入、存储时间、信息容量、信息提取等方面存在明显差异,但是它们也有紧密的联系,共同构成完整的记忆系统。

1. 感觉记忆(sensory memory) 又称为感觉登记或瞬时记忆。此记忆在感觉基础上产生,是感觉刺激作用后保持的瞬间映像,是外界刺激以感觉后像的形式在感觉通道内的登记,具有鲜明的形象性,犹如刺激的复制品。一般把视觉的感觉记忆称为图像记忆,听觉的感觉记忆称为声像记忆。

感觉记忆的容量很大,保留时间很短,一般认为图像记忆持续<1 秒,声像记忆为 5～10 秒。若感觉记忆中登记的信息受到特别注意,就会转入短时记忆,否则信息会很快衰退或消失。

2. 短时记忆(short term memory) 是指在感觉记忆的基础上,对信息进行加工、编码、短暂保持且容量有限的记忆。短时记忆内容清楚,能理解,但记得快也忘得快,信息保持时间一般<1 分钟。如人们临时查询一个电话号码,能立刻根据记忆去拨号,但过后便很难再记起。人们通常意识不到感觉记忆和长时记忆中的信息,短时记忆则是人们唯一对信息进行有意识加工的记忆阶段,故又称为操作记忆或工作记忆。短时记忆对刺激信息的编码方式以听觉编码为主,也存在视觉编码。

短时记忆保存信息的容量非常有限,组块能够有效扩大短时记忆的容量。组块(chunk)是指将若干单个刺激(如字母)联合成有意义的较大信息单位(如词汇)的过程。因此,组块又称为意义单元,它作为一个单位储存于短时记忆。美国心理学家米勒(George Miller,1956)认为,短时记忆的容量为 (7±2) 个单元,且该数量相对恒定。为扩大短时记忆的容量,可采用组块的记忆方法,即根据过去的经验将信息组合成熟悉的有意义的单元,这对扩大短时记忆容量,增强短时记忆效率具有重大意义。如排列"THANKYOU"8 个英文字母,对熟悉英文者仅构成两个单元"THANK"和"YOU",而对完全不识英文者则视为 8 个单元。

短时记忆的信息经过特定的复述,便可转入长时记忆系统储存。复述(rehearsal),即用内部言语重复新识记的材料以巩固记忆的心理操作过程。复述有两种主要类型:①机械性复述,又称为维持性复述,它没有对短时记忆材料的分析、理解,只是采用简单重复的方法,旨在减少记忆量的衰退和遗忘。②精致性复述,又称为整合性复述,需要对记忆材料进行分析,将其与已有的知识和经验建立有效联系,并努力整合到长时记忆的认知结构中。精致性复述既是短时记忆保持的条件,也是短时记忆进入长时记忆的重要方法。进入短时记忆的信息,如果未被编码或复述,就会遗忘。

3. 长时记忆(long term memory) 是指信息经过加工在人脑中可长久保持并具有巨大容量的记忆。长时记忆信息一般源自对短时记忆信息的复述加工,但也可因印象深刻、意义重大等特点,一次性直接储存成功。长时记忆中的信息编码有两类:①语义编码,用语词对信息进行加工,按材料的意义加以组织的编码;②表象编码,主要是加工非言语对象和事件的知觉信息。

长时记忆的信息保持时间在 1 分钟以上,乃至终生。一般认为,长时记忆中出现遗忘现象,主要是由于干扰使信息提取过程发生困难所致。长时记忆的容量无论信息种类或数量都是无限的,是一个庞大的信息库。长时记忆既可以保持当下的信息以备将来使用,又可提取过去储存的信息用于当前。长时记忆的信息若非有意回忆,不被人们意识,只有在需要借助已有的知识和经验时,长时记忆储存的信息被提取到短时记忆中,才能被人们意识。

(五) 遗忘

遗忘是指人对已经识记的材料不能或错误地回忆或再认。从信息加工的观点分析,遗忘是指已经识记的信息提取不出或提取发生错误。德国心理学家艾宾浩斯(Hermann Ebbinghaus)率先对人类记忆和遗忘现象进行实验研究。他通过对无意义材料的研究发现,人的遗忘进程是不均衡的,识记内容在最初一段时间(约 20 分钟至 2 天内)遗忘最快,之后遗忘的速度渐慢,最后稳定在一定水平(图2-5)。

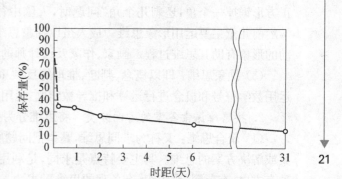

图 2-5 艾宾浩斯遗忘曲线

关于遗忘的原因,不同理论有不同解释,大致可归纳为编码缺失、记忆痕迹衰退、干扰、提取失败等原因。人们之所以遗忘,可能是最初就没注意到刺激,从而造成记忆在编码环节的缺失。如每天经过校园林荫道的学生,若被问及林荫道两旁有多少棵树,却可能答不上来,此即编码缺失所致。记忆痕迹衰退理论,则假设学习新材料会出现记忆痕迹,遗忘是记忆痕迹随时间推移得不到强化而逐渐减弱、消退的结果。干扰,是指新记忆对提取和恢复旧记忆造成障碍,最明显的是前摄抑制和倒摄抑制。前摄抑制,是指先前的学习与记忆对后继的学习与记忆的干扰作用;倒摄抑制,是指后继的学习与记忆对先前学习材料的保持与回忆的干扰作用。遗忘,还可能是缺乏恰当的提取线索以激活记忆信息,导致信息提取失败。如巧遇久违的老同学,一时想不起对方名字,聊过一些往事后(提取恰当的线索)方记起对方姓甚名谁。研究表明,遗忘的主要原因是干扰和提取失败。

三、思维

(一) 思维的含义

思维(thinking)是人脑借助言语、表象或动作实现对客观事物本质特征的间接和概括的反映,是以感觉、知觉为基础的更复杂、更高级的认知过程。与感觉、知觉不同,思维反映客观事物共同的、本质的属性与特征和内在联系。

思维的基本特征是间接性和概括性。间接性,是指思维以已有的知识经验为基础,对客观事物进行间接的反映,即通过一定的媒介反映客观事物。概括性,是指思维反映了客观事物的一般特征,以及事物的内在联系。如医护人员经体检发现患者体表有红、肿、热、痛等症状和体征,借助其对疾病概括的认识,可间接地判断患者的局部感染病灶。一切科学的概念、定理、法则等,都是概括地认识事物的结果。

（二）思维的分类

1. **按思维活动的性质、内容和解决问题的方式分类**　将思维分为动作思维、形象思维和抽象思维。

（1）动作思维:即通过实际操作解决直观具体问题的思维形式。在个体心理发展过程中,3岁前幼儿主要采取此类思维方式,如幼儿掰着手指数数。

（2）形象思维:即凭借事物的具体形象和已有表象解决问题的思维形式。如解答"一个正方形锯掉一个角,还剩几个角"问题时,人脑中往往会呈现正方形锯掉一个角后的表象。学龄前儿童主要运用形象思维。成人虽以抽象思维为主,但是在解决较复杂问题时,鲜明生动的形象有助其思维过程。画家、作家及设计师的艺术创作,更多运用形象思维。

（3）抽象思维:即以概念、判断、推理等反映事物本质特征和内在联系的思维。如学生运用数学符号和概念进行运算和推导数学题,运用公式、定理解答物理题的思维等。

2. **按思维探索答案的方向分类**　将思维分为聚合思维和发散思维。

（1）聚合思维:又称为求同思维,是指把问题所提供的各种信息聚合后得出一个正确答案或解决方案的思维。其主要特点是求同,是利用已有知识经验或传统方法解决问题的一种有方向、有范围、有组织、有条理的思维形式。

（2）发散思维:又称为求异思维,是指从一个目标出发,沿着各种不同途径思考,探求多种答案的思维。其主要特点是求异与创新,如学生采用多种方法解答同一道数学题的过程。

3. **按思维的创新性程度分类**　将思维分为常规性思维和创造性思维。

（1）常规性思维:是指人们运用已有知识经验,按现成的方案和程序解决问题的思维。如学生运用已学会的物理公式解答同一类题目的思维。

（2）创造性思维:是指重新组织个体已有知识经验,沿着新的思路,提出新方案或新程序,有创造想象参与的思维。如人们从事文艺创作、科学研究、技术发明等创造性活动的思维。

（三）思维的过程

思维的过程主要包括分析与综合、比较与分类、抽象与概括及体系化与具体化,其中分析和综合是思维的基本过程。

1. **分析与综合**　分析是将客观事物整体分解为各个部分、各个属性的思维过程。综合是将客观事物各个部分、各种属性或个别关系总和起来形成整体的思维过程。分析与综合是同一思维过程中紧密联系,且方向相反的两个方面。

2. **比较与归类**　比较是人脑确定客观事物之间的异同及其关系的思维过程。归类是根据客观事物的异同将其区分为不同类型的思维过程。比较是归类的基础,通过比较了解客观事物的共同点和差异点,据此进行归类。

3. **抽象与概括**　抽象是从同类客观事物中抽取本质属性,舍弃个别、非本质属性的思维过程。概括是把抽象出来的客观事物共同本质属性综合起来,并推及同类事物的思维过程。抽象与概括是更高级的分析与综合,是概念形成的重要基础。

4. **体系化与具体化**　体系化是人脑将知识的各个要素分门别类,构成一个有机的、层次分明的系统思维过程。具体化是把抽象化和概括化的一般原理应用于具体对象的思维过程。

（四）问题解决

问题解决的过程是一系列复杂的心理活动，包括认知过程、情绪和意志活动，其中思维活动最关键。

1. 问题解决过程　从提出问题到解决问题，包含 3 个阶段。

1）准备阶段：首先甄选问题所包含的信息，其次是理解信息、认定问题性质，最后是明确需要解决问题的目标。

2）生成阶段：需选择各种可能的问题解决策略。最基本的方式是通过试误解决问题，如爱迪生发明电灯泡，尝试了数千种材料才成功。解决复杂问题常需要运用手段目的分析的策略，即先针对需要解决的问题，确定一系列子目标，然后不断比较问题当前状态和目标状态的差距，再逐步缩小差距，以达到问题的最终解决。

3）判断阶段：评估问题解决方案能否满足目标需要，是否完全解决问题。

解决一般问题，通常可按上述 3 个阶段依次进行，若遇到复杂问题时，可能会在 3 个阶段间多次反复循环，交互进行。

2. 影响问题解决的心理因素

（1）问题情景与认知结构：问题情景，是指个人面临所要解决问题的客观情景或刺激模式。认知结构是指个人对问题的认识、看法、印象等心理反应。个体处于问题情景时，自然地先以个人认知结构加以试探。若问题情景与其认知结构完全符合，仅靠经验即可解决；若问题情景远超个体的认知结构，其解决问题就会有困难。例如解决 9 点方阵问题（图 2-6），看似简单，其实不易，原因是人们受到原有认知结构的限制。此时，人们只有调整甚至重组认知结构，才能顺利解决问题。

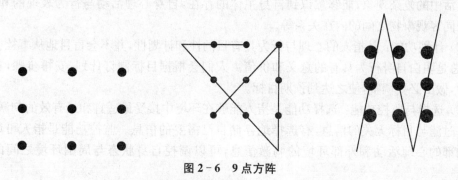

图 2-6　9 点方阵

注：用一笔画的方式贯穿全部 9 个点，并小于 4 条直线。

（2）动机水平与情绪状态：人在解决问题过程中，会伴随一定动机。研究表明，适中的动机水平有利于问题的解决，过强或过弱的动机水平不利于问题的解决。当动机水平超过一定限度时，会使人处于高度紧张状态，反而使其易忽视解决问题的重要线索；若动机太弱，心理积极性不高，则容易被无关因素所吸引。情绪对问题解决的影响具有积极或消极的两面性。良好情绪状态可提高思维活动的积极性，推动问题解决；消极情绪状态则会干扰问题解决的进程。

（3）心理定势与功能固着：心理定势是一种思维框架，是指运用先前解决相似问题的方式解决新问题的倾向。定势常不被人们所意识,通常在相似情境中,定势有助于问题的解决;但在变化情境中,定势则可能妨碍问题的解决。功能固着,是指一个物体因常被用于某种用途,使人们将此功能牢固地赋予该物体的现象,这是一种特殊的心理定势。如用钥匙开锁、用粉笔在黑板上写字等,都是相应物体的固着功能。功能固着会妨碍人们以新的方式使用旧工具实现问题解决,因为现实情景中,许多事物并不像一把钥匙开一把锁那样简单,人们能否摆脱事物的固有功能以适应新的问题情景,是解决问题的关键。

(4) 酝酿效应:当反复探索某个问题的解决出现一筹莫展、毫无结果时,不妨尝试将问题搁置一段时间,让其处于酝酿阶段。酝酿期间人们无需有意地思考该问题,但人的潜意识仍在断断续续加工。通过酝酿,可能激活对问题的新看法,弱化心理定势的效应,使问题得以顺利解决。

四、意识

(一) 概述

1. 意识的含义   意识(consciousness)是人类特有的心理反应形式,是以感觉、知觉、记忆、思维等心理活动过程为基础的系统整体,是对自己身心状态与外界环境变化的觉知。意识活动内容包括:①对外部事物与周围环境的觉知,如对昼夜更换、季节交替的觉察;②对身体内部变化的觉知,如感到心跳加快、肌肉紧张、肚子饱胀等;③对自我的觉知,如对自己心理活动状态的觉知。

2. 意识的功能   意识具有觉知、计划、选择与监控功能。

(1) 觉知功能:是指人能意识到客观事物的存在,包括自然界中的各种现象,以及人类社会生活中的复杂现象;能够意识到自身主体的存在,自身心理活动与行为表现的和谐,以及自身同客观事物之间的内在关系等。

(2) 计划功能:是指人的心理与行为具有目的性和计划性,并不会盲目地从事社会实践活动,总是明白自身行为具有的意义和价值。人们会根据目标制订计划、安排步骤,在活动进程中,做出必要调整,使之达到预期目标。

(3) 选择与监控功能:选择功能是指人能够在环境中接受最适宜和最有效的刺激信息,限制并过滤与目标无关的信息,有选择地存储自己需要的信息。监控功能是指人可以监视自己内部的心理活动和外部环境的刺激信息,可以调控自身状态与周围环境之间的相互关系。

(二) 意识水平

反映人在某一时间对自身活动及其状态的觉知程度。由于在不同时间和空间内注意程度的不同,意识具有不同的水平。

1) 焦点意识:是指个体全神贯注于某个刺激时所得到的明确清楚的意识。如考试集中注意答题时所产生的意识。

2) 边缘意识:是指对注意范围边缘刺激所获得模糊不清的意识。如学生注意听老师讲课时,周围人的行为便处于其边缘意识水平。

3) 下意识:是指在不注意或只略微注意的情况下所得到的意识。如人在拥挤的公交车上,周围很吵以致听不到电话铃声,但是若远处突然有人叫自己的名字,马上会引起注意。

4）非意识：是指个体对内在或外在环境中的一切变化无感知的状态。如人们无法觉知身体内部的血压变化。

5）前意识：为存在于记忆中的经验或信息，平时没有被觉知，在需要或注意时才复现或被提取而觉知。

6）潜意识：是指隐藏在意识层面下的情感、欲望、恐惧等复杂经验，因受到意识的控制与压抑，使个体没有认识到或毫无觉知。

（三）意识状态

意识包括很多不同的状态，不同意识状态下的个体，其生理活动、行为表现有所不同。

1. 觉醒的意识状态 一种清晰的、有组织的、正常的意识状态，人们能够清晰地觉知外部世界的光和声，自己的思维、情绪和知觉。

2. 变更的意识状态 睡眠和做梦是在日常生活中自然发生的意识状态变化；催眠和冥想则是通过诱导有意识地改变人的意识状态；服用一些精神药物如吗啡、海洛因、大麻、乙醇、咖啡因等，能够改变人的意识体验，甚至引发异常的意识状态。

五、注意

（一）概述

注意（attention）是指人的心理活动对一定对象的选择和集中。人在同一时间内只能感知环境中的少数对象，要获得对事物的清晰、深刻和完整的反映，需要使心理活动有选择地指向有关对象。

注意有两个基本特征：①指向性，是指人在每一瞬间的心理活动总是选择某个对象，而忽略另一些对象；②集中性，是指心理活动停留于被选择对象的强度或紧张度。如人们在剧院里看戏，其心理活动选择舞台上演员的表演，就会忽略其邻座观众；医生做手术时，会高度集中于手术过程，而不在意手术之外的人和事，即"全神贯注"。通常所谓"没注意"，只是指人们未注意其应指向的事物，却注意了其他无关的事物。

注意并不是独立的心理过程，而是一种心理状态，是伴随一切心理活动共同的心理特性。注意对心理活动起着选择、维持、调节和监督作用。日常生活中，注意可提高人的感受性，使知觉清晰、思维敏捷、行动准确及时。

（二）注意的品质

1. 注意稳定性 又称为注意持久性，是指对同一对象或同一活动注意所能持续的时间。影响注意稳定性的因素有两个方面：①主体因素，个体对所从事活动的意义理解越深刻、越有浓厚兴趣，态度越积极，注意力就越容易保持稳定；②对象因素，内容丰富比内容单调的、活动比静止的对象更容易使人保持长时间注意。如果注意对象过于复杂，可能会出现疲劳，注意力也易减弱。与注意力稳定性相反的是注意力的分散（又称为分心），由无关刺激的干扰或单调刺激的长期作用所引起。

2. 注意广度 又称为注意范围，即个体在同一时间内能觉察或知觉到的对象数量。注意广度的影响因素主要有 3 个：①知觉对象的特点，知觉对象越集中、排列越有规律、越能构成相互联系的对象，被注意的范围就越大。如字母排列成行比其分散状态的被注意数目多；颜色、形状相同的图形被注意的范围更大。②个人知觉的任务，同样的对象，可因个体知

25

觉活动的任务不同,其注意的范围有差异。知觉活动任务多或复杂,注意范围就小;反之则大。③知识经验,一般知识经验丰富的人注意范围大,相反则较小。

3. 注意分配 是指个体在同一时间内把注意指向两种或两种以上的对象或活动。如学生在课堂上一面听课,一面记笔记;歌手在台上边弹奏边唱歌,都是注意分配的现象。较好的注意分配需要一定的条件,首先是同时进行的两种活动必须有一种活动是人们较熟练掌握的,如上述的学生记笔记;其次是活动之间必须有紧密的联系,否则很难形成注意分配。注意分配的能力主要在实践活动中锻炼提升,如经长期训练,飞行员在战斗中"眼观六路,耳听八方",即为协调的注意分配状态。

4. 注意转移 是指个体根据一定目的主动把注意从一个对象或活动转移到另一个对象或活动上的过程。注意转移不同于注意分散,虽然两者都是变换注意对象,但转移是有目的、有意识的活动,它符合当前任务的需要;分散则是不自觉的活动,会干扰人们完成当前任务。注意转移的快慢和难易,一般取决于原先注意的强度、引起注意转移的新事物性质、个人神经过程的灵活性。原先注意的强度越高,新的事物或活动不符合人的兴趣和需要,注意转移也就越困难和缓慢。

(三) 注意的种类

1. 根据功能分类 注意可分为选择性注意、集中性注意和分配性注意。

1) 选择性注意:是指个体在同一时刻只对有限的信息给予注意而忽视其他信息,如人们可因专注地观看电视节目而无视周围环境的吵闹。

2) 集中性注意:包括警觉和搜索。警觉是指个体在相对较长时间内可对某种特定刺激保持集中性注意,如追捕逃犯的警察可持续数十小时处于高度警觉状态。搜索则是主动、积极地寻找目标,如人们在网上找寻需要的信息。

3) 分配性注意:是指个体可在同一时段关注几项不同的任务。如训练有素的司机可以一边驾车,一边对话、听音乐。

2. 根据目的性和意志努力分类 注意可分为无意注意、有意注意和有意后注意。

1) 无意注意:是指预先没有目的、无需意志努力的注意,因外界事物引起的不由自主的注意。如学生正在听课,忽然有人推门进来,大家都不由自主地转头看他。引起无意注意,既与刺激物的强度、新异性、活动性、对比关系等有关,也取决于人的需要、兴趣、情绪等内部状况。

2) 有意注意:是指服从于预定目的并需要意志努力的注意。有意注意主动地服从于既定的活动任务,受人的意识支配和调节,为人类所特有,是实践活动的必要条件,可以控制活动向着一定的目标和方向进行。

3) 有意后注意:在有意注意基础上发展而来,是指事前有预定目的,但无需意志努力的注意。如人们初学骑自行车时特别需要有意注意,经过一段时间后熟练掌握了车技,即不再需要以特别的意志努力,其有意注意就发展为有意后注意。

第二节 情意过程

情意过程包括情绪情感和意志过程。情绪情感过程是指人对客观事物是否满足自身物质和精神需要而产生的态度体验。意志过程是指人自觉地确定目的,克服困难,力求实现预定目的的心理过程。人的意志体现是其与动物的本质区别。

一、情绪

(一) 情绪的含义

情绪(emotion)是指人们反映客观事物与主体需要之间关系及所持态度产生的内心体验。它是一种复杂的心理活动,包括生理唤起、认知解释、主观感受和行为表达4种成分。如一条发怒的狗,狂叫不止冲向路人,他被这条气势汹汹的狗吓坏了,身体的自主神经系统和内分泌系统会引发心跳加速、呼吸急促等相应的生理变化,他会觉察到情况很危险,感到恐惧并产生相应的表情,同时可能发生自卫(战斗)或逃跑的行为。

心理学还经常使用"情感"一词。情绪与情感都是对需要满足状态的心理反应,属于同一类别而不同层次的心理体验。情绪可用于人类,也用于动物,通常是在生理需要获得满足与否的情况下产生。情感是在情绪的基础上形成,通常仅限于人类,与人的社会需要相联系。

情绪不同于认知过程。首先,认知过程是人对客观事物本身的反应,情绪则反映客观事物与人主观需要之间的关系,具有独特的主观体验。其次,依需要是否获得满足,情绪有积极和消极之分。凡能满足需要或能促进需要获得满足的事物,便可引起满意、愉快、喜爱、赞叹等积极情绪反应;反之,则引起不满意、苦闷、哀伤、憎恨等消极情绪反应。

(二) 情绪的功能

1. 适应功能 情绪是个体生存、发展和适应环境的重要手段。如危急情况下,人的情绪反应使机体处于高度紧张状态,通过自主神经系统和内分泌系统的活动,调动机体能量,可助人与威胁搏斗,也可经呼救求得他人帮助。在社会生活中,表情的发展是情绪的适应功能发展的标志。人们用微笑表示友好,用示怒表示反对;人们还可通过察言观色了解对方的情绪状态,以利其决定相应对策,维护良好的人际关系等。婴儿的情绪随其逐渐适应社会环境而发展,最初婴儿用哭声表示其身体不适、饥饿;随着婴儿表达内容增加、活动范围扩大,可学会用主动微笑等情绪反应与成人交流,有助于获得长辈的爱抚。

2. 动机功能 人的需要是行为动机产生的基础和主要来源,而情绪是需要满足与否的主观体验,它能激励人的行为,改变行为效率,故情绪具有动机作用。良好情绪状态是行为的积极诱因,起正向推动作用;不良情绪状态则起消极诱因作用,可干扰人的行动,甚至起反向阻碍作用。

3. 组织功能 情绪是监督心理过程、心理活动的组织者。积极情绪具有协调和促进作用,消极情绪则有干扰和破坏作用。情绪可影响人的记忆,喜好可影响记忆的效率,人们容易记住喜欢的事物,记忆不喜欢的事物则会感到吃力。情绪还可影响人的行为表现,人处于积极情绪状态时,易关注事物美好的一面,态度变得和善,更乐于助人,勇于承担重任;人处于消极情绪状态时,看问题易悲观,懒于追求,容易产生攻击性行为。

4. 信号功能 情绪在人际间具有传递信息、沟通思想的功能。情绪的信号功能通过表情得以实现,如微笑表示友好、点头表示同意等。表情还与个体的健康状况有关,医生常把表情作为疾病诊断的重要参考。如中医的"望、闻、问、切"中的"望",即含表情观察。表情既是人们心理活动的信号,又是言语交流的重要补充手段,在信息交流中发挥重要作用。从发生的时间来看,表情的交流先于言语的交流。

(三)情绪体验的维度

情绪体验是指个体情绪发生时的主观感受。情绪总是在一定的情境中产生,人类所处的情境变化无穷,因此情绪体验的分析非常复杂。以下主要从情绪的强度、紧张度、快感度和激动度4个维度分析情绪体验的性质。

1. **强度** 情绪体验呈现由弱到强的不同等级变化。喜,可从惬意、愉快到欢乐、大喜、狂喜;哀,可从伤感到难过、悲伤、哀痛、惨痛;怒,可从轻微不满、生气、愠怒、激愤到大怒、暴怒;惧,可从害怕、惧怕、惊恐到惊骇。情绪的强度越大,整个自我被情绪卷入的程度就越深。情绪体验的强度,取决于事件对个体的意义、人的自我要求和需求状态。如食物的气味对饥饿者和饱食者,所产生情绪体验的强度截然不同。

2. **紧张度** 紧张的情绪体验通常与活动的紧要关头、有决定性意义的时刻相联系。考试、讲演、运动比赛前,人们都可体验到颇具紧张度的情绪。活动过程中,越临近关键时刻,情绪越紧张;活动成败对人越重要,情绪越紧张。一旦关键时刻过去后,则可体验到轻松或紧张的解除。适度紧张一般有助于动员精力和集中注意,可对活动产生有利影响;但过度紧张可使动作失调,妨碍活动的正常进行。

3. **快感度** 情绪体验在快乐或不快乐程度上的差异。欢喜、骄傲、满意等为显著快乐的感受,悲伤、羞耻、恐惧等为显著不快乐的感受。至于怜悯、惊奇则显得十分模糊,既非明显的快乐,亦非明显不快乐。快感度体验与需要是否满足相关。人的需要获得满足,就会产生快乐的体验;反之,就会引起不快乐的体验。

4. **激动度** 情绪体验有激动和平静两极。激动是指极短时间里猛烈爆发的情绪反应,伴有明显的表情动作。如在狂喜、暴怒、酷爱、恐惧等情绪支配下,人们可伴有相应的行为反应。情绪激动对人的影响较复杂,既可催人奋进,推动人的行为,如激情有助于创作;也可令人沮丧,阻碍人的活动,如因愤怒而失去理智。平静的情绪体验多表现为安静、平稳、适度、理智,如欣喜、不安、微愠等,是人们日常学习、生活和工作中不可避免的必然体验。

(四)情绪分类

1. **基本情绪的分类** 基本情绪与生俱来,为人类和动物共有,主要有快乐、悲哀、愤怒和恐惧4种。

(1)快乐:是指盼望的目标达到后、紧张解除时产生的情绪体验。快乐的程度与达到目标的容易程度和概率、激动水平及意外程度有关。目标越难达到,一旦达成后的快乐体验就越强烈;当人的愿望在其意想不到的时机、场合得到满足,也会产生较大的快乐体验。快乐可依其程度分为满意、愉快、欢乐和狂喜。

(2)悲哀:是指个人失去所盼望、追求的事物时产生的情绪体验。悲哀的强度取决于失去的事物对主体心理价值的大小,失去的事物越珍贵,价值越大,引起的悲哀越强烈。悲哀可依其强度分为遗憾、失望、悲伤和哀痛。

(3)愤怒:是由于外界事物或对象干扰,使个人愿望得不到满足,且实现愿望的行为一再受阻而逐渐积累的情绪体验。愤怒的程度取决于干扰的程度和次数、遭受挫折的大小。若挫折起因明确,个体会对致其挫折的对象表达愤怒反应;若挫折由不合理原因或被人恶意造成,最易引发个体愤怒。愤怒常导致个体出现攻击性行为,易伤害他人或自己,需及时有效宣泄愤怒。愤怒可依其程度分为生气、愠怒、愤怒、大怒、狂怒等。

（4）恐惧：是个体企图摆脱、逃避某种威胁或预期的有害刺激时所产生的强烈情绪体验。当恐惧产生时，个体常有缩回或逃避的动作并伴随极度不安的表现，如心慌、惊叫、惊恐的表情和姿势等。引发恐惧的刺激，通常是熟悉的环境发生意外变化，如突然出现奇怪、陌生、危险的事物，身体突然失去平衡等。但是，引起恐惧的关键因素是个体缺乏应对可怕情境的力量或能力。恐惧具有传染性，人处于恐惧状态时的表情、动作和声音，也会令其他人感到害怕。

在4种基本情绪的基础上，可形成许多复合情绪，包括情绪的各种变化及混合情绪。如愤怒、厌恶和轻蔑组合的复合情绪可称为敌意；由恐惧、内疚、痛苦和愤怒组合的复合情绪可称为焦虑；悔恨、羞愧等复合情绪可能包含不愉快、痛苦、尴尬、愧疚和悲伤等多重因素。复合情绪可随个体认知的成熟而逐渐发展，并随着文化背景的不同而变化。

2. 情绪状态　是指特定时间内情绪活动在强度、紧张水平和持续时间上的综合表现。典型的情绪状态有心境、激情、应激。

（1）心境（mood）：是指一种较微弱而持久、具有渲染性的情绪体验状态，如喜悦、忧虑等。心境是缓和而微弱的，有时当事人并不察觉。心境不是对某一事物的特定体验，而是一种非定向弥散性的情绪体验状态。心境与人们常说的"心情"相似，处在某种心境中的人，往往以同一情绪状态看待一切事物。例如"人逢喜事精神爽"，即反映心境的情绪状态。心境的持续时间可以数日、数月，甚至更长的时间，期间心境可影响人的各方面行为。影响心境的因素很多，如工作顺逆、事业成败、人际关系、健康状况、环境舒适与否等都可引起人的某种心境，主观认识、人格特征对心境的引发和持续也具有十分重要的作用。

（2）激情（intense emotion）：是指一种强烈、爆发式、短暂的情绪状态。激情具有强烈的力量，通常由特定对象引起，有明显的指向性和冲动性，持续时间不长。激情多由与个体有关的重大事件引起，如重大成功的狂喜、惨遭失败的沮丧和绝望、亲人突然辞世的极度悲伤等均为激情状态。此外，对立意向的冲突、过分抑制和兴奋，也极易引发激情。激情具有明显的生理反应和外部行为表现，如狂怒时暴跳如雷、大喜时手舞足蹈、悲痛时号啕大哭等。处在激情状态下，人的认识范围变得狭窄，仅指向与体验有关的事物；分析能力和自我控制能力降低，行为可能失控。人们要学会防卫激情的消极影响，将危害性减到最低限度。当然激情并非都是消极的，它也可以成为激励个人积极活动的巨大动力。

（3）应激（stress）：是指出乎意料的紧迫情况所引起的急速而高度紧张的情绪状态，表现为人对意外环境刺激所作出的适应性反应。如司机在行驶过程中突发危险情景时、人们突然遭遇巨大自然灾害时，均需根据以往的知识经验，迅速判明情况，果断作出抉择，此时人的身心处于高度紧张的情绪状态。应激有积极和消极之分。积极反应表现为头脑清楚、急中生智、动作准确和及时摆脱困境；消极反应表现为惊慌失措、意识狭窄、行为紊乱及处事能力大幅度下降。应激状态下人们主要通过机体生理功能变化、适应性防御调节，应付突如其来的外界刺激和高度紧张的环境。若应激状态长期持续，机体的适应能力将受到损害，可导致疾病的发生。

（五）情绪表达

人与人相互交往时都在不断地表达其情绪，同时观察并解释对方做出的表情。人类的表情主要包括面部表情、身段表情和言语表情。

1. 面部表情　是指主要通过面部肌肉和五官变化所表达的各种情绪。面部表情可精细、准确地反映人的情绪活动，是人类表达情绪的最主要表情动作。美国心理学家艾克曼证实，人脸各部位具有不同表情作用。如眼睛对表达忧伤最为重要，口部对表达快乐与厌恶最为重要，前额能提供惊奇的信号，眼睛、嘴和前额等对表达愤怒最为重要。研究表明人类具有的7种基本表情：高兴、惊奇、生气、厌恶、恐惧、悲伤、轻蔑，已被全世界各种文化的人群识别。

2. 身段表情　又称为肢体语言，是指除面部之外身体其他部位表达情绪的动作，如高兴时手舞足蹈、悔恨时顿足捶胸、惧怕时手足无措、羞怯时扭扭捏捏等。手势是身段表情中的重要表达形式，人们在其语言表达时常需手势的辅助，有时无法借助言语时，手势就发挥其独特的不可替代的作用。心理学家认为，手势表情通过学习获得，且受制于不同的社会环境和文化传统而存在差异。如被多数文化背景认同的"OK"手势，却在少数文化背景条件下代表截然不同的含意。

3. 言语表情　是指情绪在言语的音调、节奏和速度等方面的表现。如快乐时语调高昂，节奏轻快；悲哀时语调低沉，节奏缓慢；愤怒时语调升高，急促严厉等。有时同一句话，可因说话的音调、节奏、速度与语气等不同，而表现为完全不同的含义。前苏联教育家马卡连柯指出，同样一句话如"到这里来"，可用15～20种语调表现其各自不同的含意。

尽管表情具有传递信息的功能，但有时并非是人们内在体验和情感的真实反映。如生活中有人会以"强颜欢笑"掩饰其内心的悲伤，有人则会以"不动声色"掩盖和隐匿其慌乱、复杂的动机冲突。因此，了解他人真实的体验和情绪，除观察其表情动作，还应关注其一系列行为表现。

二、意志过程

（一）意志的含义

意志（will）是指人们自觉地确定目的，根据目的支配和调节自己的行动，克服困难以实现预定目的的心理过程。意志是人的意识能动性的集中表现，人类特有的心理现象。有无意志是人和动物最本质的区别之一，只有人能预先设定目的，以此指导自己的行动，并有组织地逐步实现这一目的。人类可通过这种自觉的意志活动改造自然。动物虽然也能够改变环境，但并不是自觉的意识能动性的表现，而是偶然、无意发生的。

（二）意志与认知及情绪的关系

意志的产生以认知为前提，人在确定目的、制订计划的过程中，必须通过感觉、知觉、记忆、思维和想象等认知活动才能实现。意志过程对认知活动也有很大影响，人的认知活动可能会遇到一定困难，通过意志努力方能克服困难，使认知活动深入而持久。情绪可激励或阻碍人的意志过程，当某种情绪对人的活动具有推动作用时，即成为意志行动的动力，如良好情绪状态对学习或工作具有促进作用；当某种情绪对人的活动起阻碍作用时，即成为意志行动的阻力，如高度焦虑的情绪会妨碍个体意志行动的执行，阻碍预定目标的实现。意志亦能调节和控制情绪，个人在学习或工作中面对困难而产生消极情绪时，可通过意志努力加以调节和控制，使自己的行动服从理智的要求。

（三）意志行动的特征

意志与行动密不可分，意志调节支配行动，又必须通过行动而体现。意志行动具有以下

3 个基本特征。

1. **明确的目的性** 意志行动的目的性是人与动物的本质区别。自觉的目的性是人意志行动的前提,在从事活动前,人们总是先深思熟虑,对行动目的有充分认识,冲动、盲目的行动是缺乏意志的行动。

2. **以随意动作为基础** 随意动作,是指在意识调节和支配下后天学会的有目的的动作。随意动作是意志行动的基础,没有随意动作,意志行动不可能产生。如学生上课认真听讲、积极思考等。一系列的随意动作构成人的整体意志行动。

3. **以克服困难为核心** 这是意志行动重要的特征。在人们的活动中,只有与克服困难相联系的行动,才属于意志行动。如行走对正常人而言轻而易举,但是骨折后进行康复锻炼的患者,每走一步需要克服很多困难。此时随意动作就转变为人的意志行动。

(郭 瑛)

案例与思考题

1. 运用心理学知识分析你在护理专业学习时所涉及的有关心理活动。

(1) 新知识学习过程中的知觉基本特性及其知觉加工过程。

(2) 在护理技能操练学习和考核过程中的记忆类别及记忆信息加工过程。

(3) 你的认知结构、动机水平、情绪状态对临床实习中问题解决的影响。

2. 人的 3 种情绪状态各有什么特点?如何通过表情动作识别患者的情绪状态?

人　格

人格(personality)又称为个性,是指一个人区别于他人、相对稳定的、影响个体行为模式的心理特征总和。人的心理过程与人格是密切联系的整体。人格并非独立存在,是通过心理过程形成和表现出来,没有对客观事物的认知、产生一定的情绪体验和积极改造客观事物的意志行动,人格便无法形成。已经形成的人格也可反过来影响和制约人的心理过程。

第一节　概　述

一、人格的心理结构

人格的心理结构包括相互联系的两个方面。

1. 人格倾向性　即人格的动力结构,是人格结构中最活跃的因素,是人们进行活动的基本动力。人格倾向性决定个体对现实的态度、对认识活动对象的趋向和选择,主要包括需要、动机、兴趣、理想、信念和世界观。

2. 人格心理特征　即人格的特征结构,集中反映个体心理面貌的独特性。具体是指一个人身上经常、稳定地表现出来的典型心理活动和行为,主要包括气质、性格和能力。

人格倾向性和人格心理特征并不是彼此孤立的,而是相互渗透、相互影响、错综复杂地交织在一起。人格心理特征受人格倾向性的调节,人格心理特征的变化也在一定程度上影响人格倾向性。

二、人格的特征

(一) 整体性

人格是统一的整体结构,是人的整个心理面貌。美国心理学家奥尔波特指出,人格是有组织的整合体,在整合体中各个成分相互作用、相互影响、相互依存,如果其中一部分发生变化,其他部分也将发生变化。尽管人格可分解成多项维度或多个特质因素,但正常个体的人格表现是统一的整体,其各种人格特质应该基本一致,即整体性。若个体的人格特质不和谐

（解体、分裂、变态），则会发生人格障碍。

（二）稳定性

人格的稳定性表现为两个方面：一是，人格的跨时间持续性；二是，人格的跨情境一致性。个体在行为中的偶然表现不能表征其人格结构，只有比较稳定、行为中经常表现的心理倾向和心理特征才能表征其人格。如某个体一向处事谨慎稳重，偶尔表现出冒险、轻率的举动，不能认定他具有轻率的人格特征。"江山易改，本性难移"，即人格稳定性最形象的表述。人格具有稳定性，并不意味着在人的一生中一成不变，随着年龄增长、环境变化、教育作用等，人格会发生一定程度变化，尤其是在儿童时期。正因为人格具有可塑性，才能培养和发展个体的人格。因此，人格是稳定性和可塑性的统一。

（三）独特性

人格的独特性是指人与人之间的心理和行为各不相同。由于人格结构组合的多样性，每个人的人格都有其自身特点。"人心不同，各如其面"，即反映人格的独特性。即使是同卵双生子，他们在遗传方面可能完全相同，其人格特征却有所区别，因为人格发展受到遗传、环境、成熟和学习等许多因素的影响。人格具有独特性，并非指人与人之间在人格上毫无相同之处。人格包含人类共同的心理特点、民族共同的心理特点等，因此人格的独特性主要反映其共同性的质与量的差异。

（四）社会性

人格在个体遗传和生物基础上形成，受个体生物特性的制约；同时人格也在社会交往中逐渐形成和发展，社会生活条件对人格的形成和发展起决定作用。生物因素给人格发展提供可能性，社会因素使其可能性转化为现实。因此，人格是在先天遗传素质的基础上及人类社会的影响下形成，每个人的人格类型都存在其成长社会环境的"烙印"。

三、人格形成与发展的影响因素

人格的形成和发展，是先天遗传因素和后天环境因素相互作用的结果。遗传因素是人格形成和发展的自然基础，环境因素是影响人格形成和发展的决定因素，包括家庭、学校和社会文化环境等。以下主要阐述环境因素的影响。

（一）家庭

家庭对个体的人格形成和发展具有重要深远的影响。家庭除传递遗传基因给后代外，还是儿童成长的最初社会环境。从出生至5～6岁是人格形成最主要的阶段，儿童多数是在家庭为单位的环境中生活，在父母的爱抚下成长。心理学家认为，论教育的顺序，首先是家庭教育，其次才是学校教育。

1. 亲子关系与教养态度

（1）亲子关系：是指父母与其子女之间的交往关系，是儿童最早建立的人际关系。亲子关系不仅直接影响儿童的身心发展，而且对儿童的人格形成与发展具有深远的影响。前苏联教育家克鲁普斯卡娅指出："母亲是天然的教师，她对儿童特别是幼儿的影响最大。"亲子关系中的母爱，是儿童的人格形成和健康发展的必要条件，缺乏母爱的儿童可导致不合群、孤僻、任性和情绪冷漠等不良人格特征；父亲对儿童性别角色发展的作用不可或缺，父亲为男孩提供模仿同化的榜样，为女孩提供与异性成人交往的经历。幼年时与父母亲接触匮乏

33

的儿童,其性别的社会化方面往往不完全。

(2) 父母教养态度:深刻影响儿童的人格形成和发展,主要有以下几个方面。①父母较民主,尊重孩子,孩子则自立、活泼,善于交往,富于合作;②父母过于严厉,经常打骂孩子,孩子则易顽固,冷酷无情,倔犟或缺乏自信及自尊;③父母过于溺爱、放纵孩子,孩子则任性、自私、野蛮、无礼,情绪不稳定,缺乏独立性,无责任感;④父母过于保护,凡事包办代替,孩子则被动、依赖、缺乏主见、沉默,社会适应能力差;⑤父母过于支配,孩子易消极、顺从、依赖,缺乏主动性,或走向强烈反抗、冷酷、残暴等另一极端。

2. 家庭结构　随着社会的发展,当代家庭结构发生很大变化,主要有核心家庭、大家庭、特殊结构家庭 3 种结构。

(1) 核心家庭:由父母、子女两代人所组成的家庭,是我国现阶段幼儿家庭的主要形式。在此类家庭中,父母需承担教育孩子的全部责任。父母接触子女机会多,了解深入和全面,对子女施行教育比较顺利,一般不受外界干扰,有教育的自觉性和迫切感。但是,有些年轻父母或因缺乏管教孩子的经验和耐心,或因双职工缺少与孩子的沟通时间,时而放纵自流,时而管教过严。

(2) 大家庭:由三代或三代以上成员组成的家庭,是现阶段幼儿家庭的另一种重要形式。在此类家庭中,祖辈可替孩子父母弥补教育时间少、精力不足的缺憾,给孩子更多的关心、照顾。由于代际差异,常导致对孩子的教养方式、教育观念产生分歧,易出现隔代溺爱,进而形成家庭矛盾,甚至使孩子对不同管教方式无所适从。此类家庭结构也可对儿童的人格发展造成一些不利影响,或致其性格的两面性,或形成其焦虑不安、恐惧等不良人格特征。研究表明,核心家庭的幼儿在独立性、自制力、敢为性、自尊心、文明礼貌、行为习惯等方面的人格发展优于大家庭的幼儿。但在与人相处、关注亲情等方面则不及大家庭中成长的儿童。

(3) 特殊结构家庭:是指只有父母一方与孩子组成的离异或单亲家庭,因特殊原因父母与子女分居异地的离散家庭。在此类家庭中,或因父母角色的暂时或长久缺失,或因社会舆论的不良影响,或由父母长期的不良情绪影响及不当教育方式,使孩子情绪波动较大,比完整家庭的儿童更易形成愤怒、恐惧、悲观、冲动、好说谎、自卑、孤僻等不良人格特征,其同伴关系、自我控制能力较差,行为问题较多。研究表明,父母离异比父母亡故对孩子人格的影响更大。若此类家庭的孩子能获得良好的教育,也可形成良好的人格特征。

3. 家庭氛围与父母榜样　家庭成员之间,特别是父母之间的相互关系会造成家庭特有的气氛,这种氛围可直接影响儿童人格的形成。和睦、尊重、理解、宁静、愉快的家庭气氛,使孩子在家里有安全感,生活乐观,信心十足,待人和善,能很好地完成学习任务;家庭成员间争吵、隔阂、猜疑、不和睦的关系所致紧张的家庭气氛,对孩子的人格会产生消极影响,使孩子缺乏安全感,情绪不稳定,容易紧张和焦虑,常担心家庭悲剧将要发生,从而不信任他人,易发生情绪与行为问题。

父母是孩子的第一任教师、早期社会学习的榜样,孩子的社会信仰、规范和价值观等,首先通过父母的"过滤"传授给子女。父母的一言一行均潜移默化地影响孩子的人格发展,孩子也随时随地模仿和学习父母的行为,故子女与父母的人格往往有诸多相似。

(二) 学校

英国思想家欧文认为:"教育人,就是要形成其人格。"学校不仅为学生传授文化科学知识,施以人生理想教育,还可促进学生人格的形成和发展。优质的学校教育,有助于学生形成良好的人格,顺利地走向社会,适应社会生活。若学校教育的某个环节不当,可造成学生日后的社会适应不良。学校教育对学生人格形成和发展的影响,主要体现在以下4个方面。

1. **课堂教学**　学生通过课堂教学接受系统的科学知识,既掌握大量科学文化知识,亦形成正确的世界观,对学生发展良好的人格具有重要作用。学生经历的艰苦学习过程,有利其发展坚持性、自制性、主动性和独立性等良好的人格特征。

2. **班级集体**　作为学校的基本组织形式,其特点、要求、舆论、评价等,对学生都是无形的巨大教育力量。马卡连柯指出,要通过集体教育,使每个学生都在其班级里处于一定地位,在活动中扮演各种角色,其角色地位必然影响学生的人格发展。学生在班级这个集体中参加学习、劳动、各种文艺、体育及兴趣小组等活动,与同学之间相互交往,可增强其责任感、义务感、集体主义感,学会互相帮助、团结友爱、尊重他人、遵守纪律,也培养其乐观、坚强、勇敢、向上等优良的人格特征。优秀的班级集体,可促进学生形成良好的人格,改变学生一些不良的人格特征。

3. **教师**　教师在学生人格的形成与发展中的作用至关重要,对小学生的影响更为显著。首先,是教师的榜样作用,教师在学校的言行易为学生效仿,可潜移默化地影响学生的人格发展;其次,师生关系也可影响学生的人格发展。研究发现,喜欢教师的学生说谎少,易形成诚实的人格特征;不喜欢教师的学生则经常说谎。

4. **同龄群体**　小学生最初以家长和教师为其效仿榜样,随着年级增高,长者的影响力逐渐下降,同龄伙伴的影响力日渐增强。美国心理学家哈塔普认为:"接近同伴,得到同伴的接纳并开展积极的相互影响,对儿童的发展非常必要。"同龄群体对学生人格形成的影响,在独生子女的成长过程中尤其重要。独生子女较易受同龄伙伴的影响,且随着年龄增大。教师应为学生树立其群体的优秀学生榜样,优秀同龄学生较其他学生更具有影响力。

(三) 社会实践

社会实践对人格培养和发展的作用更多是通过家庭、学校来影响青少年的。当个体完成学校教育,从家庭、学校到走上社会,其反复学习适应新角色、新职责应有的行为方式及对事物所持态度的同时,也形成和改变其某些人格特征。如参加登山活动可锻炼个体的顽强性,参与救护活动可锻炼个体的机敏性,从事公益活动可使个体更多地体验和学习互相关爱等。

个体长期从事某种特定职业,必然根据社会对其职业要求不断强化自身的角色行为,故职业实践亦可促使个体形成某些相应的人格特征,如教师的言传身教、诲人不倦;文艺工作者的富于想象、感情丰富;科技工作者的创新求实、严谨缜密;医护工作者的耐心细致、富于同情等。

第二节　人格理论

人格理论是心理学家对人格所作的系统性、理论性解释。下面主要介绍影响较大的4种人格理论。

一、特质理论

特质理论认为,人格由一组稳定的特质所构成(如依从性、进攻性等);特质(trait)是构成人格的基本单位,决定个体的行为;人格特质在时间上具有稳定性,在空间上具有普遍性;通过评估人格特质,可预测个体的行为。

(一) 奥尔波特的人格特质理论

美国心理学家奥尔波特是特质理论的创始人,他首先把特质分为共同特质和个人特质。共同特质是指同一社会文化形态下人们共有的特质,它们在共同的生活方式下形成,普遍存在于每个人身上。如"母爱",就是存在于所有母亲的共同特质。个人特质是特定个体所具有的特质,代表个体独特的人格倾向。个人特质分为 3 个方面:①首要特质,是个人最典型、最具概括性的人格特质,处于人格结构中的支配地位,主导人的整个行为倾向。如"同情心"被认为是南丁格尔的首要特质;"创造力"被认为是爱迪生的首要特质。②核心特质,由多个特质组合构成,代表个体人格的一些主要特征。每个人通常有 5~10 个核心特质。如林黛玉的清高、聪明、孤僻、抑郁、敏感等,均属于其核心特质。③次要特质,个人无足轻重的特质,只在特定场合出现。

(二) 其他特质理论

美国心理学家卡特尔把人格特质划分为表面特质和根源特质。①表面特质,是指表面上看到的与行为相关联的特质,它们直接与环境接触,常随环境而变化,是外部可观察到的行为。②根源特质,是指决定行为的内部特质,是人格结构中最重要的部分。它们隐蔽在表面特质的后面,深藏于人格结构的内层,是制约表面特质的潜在基础和人格的基本因素,是建造人格大厦的基石。卡特尔采用因素分析法确定了 16 种根源特质(亦称人格因素),并据此编制了卡特尔 16 种人格因素问卷(16PF)。

英国学者艾森克也使用因素分析法建立了人格特质模型,包括 3 个基本人格维度,即内外向性、神经质和精神质。内外向性,是指社交性的水平;神经质又称情绪性,是指情绪稳定与否;精神质又称倔强性,是指与精神病理有关的人格特征。所有人身上都可有不同程度地表现。著名的 EPQ 人格问卷,就是艾森克依此理论编制而成(参见本书第七章相关内容)。

目前,较具影响力的特质理论由 5 个维度组成,简称"大五"人格因素模型,包括开放性、责任心、外倾性、宜人性和情绪稳定性。"大五"模型在不同群体中呈现出较好的一致性,包括儿童、大学生、成年人,以及使用不同语言的人群。美国、德国、芬兰、菲律宾等不同国家的跨文化研究,也支持该模型的构成。我国心理学家王登峰教授探索了中国人的人格结构,提出了针对我国人格特点的人格七因素模型,包括外向性、善良、行事风格、才干、情绪性、人际关系、处世态度。

特质理论将人格研究引至可操作的方向,具有很强的实用性,但实际的人格形成与发展远比理论揭示的更为复杂。特质理论因未着眼于人格形成的起因和影响因素,有一定的局限性。

二、精神分析理论

人格理论中影响最深远的当属弗洛伊德创立的精神分析理论,人格结构、人格动力和人格发展是该理论的核心内容。以下简介其人格结构和人格发展的主要论点。

（一）人格结构

弗洛伊德认为,人格结构由本我、自我和超我3个独立且相互作用的部分组成。

1. 本我(id) 是指人格中与生俱来的最原始部分,是人格形成的基础。本我包括许多原始动机,其中以性及攻击冲动为主。本我受"快乐原则"支配,表现为即刻减轻紧张,使满足感最大化。新生婴儿处在本我状态,一旦感到饥饿时就立即要求吃奶,不会考虑母亲此时有无困难。长大成人后,个体的"本我"大部分处于潜意识状态,人们较难察觉。

2. 自我(ego) 是从本我中逐渐分化而来,介于本我和超我之间,是人格结构中的管理和执行部分。自我遵循"现实原则",但是受到"超我"的观察、评判和监督,如果违背"超我"就会受到惩罚而产生自卑感或罪恶感。自我的主要功能是保持个体心理的完整性,协调人格结构各个部分之间的关系,以及个体与环境的关系,缓冲和调节本我的冲动。

3. 超我(superego) 即人格结构的最后一个部分,从自我中逐渐分化和发展而来。超我受"道德原则"支配,代表是非标准、价值观和社会理想,也是父母、老师及重要他人所教导和示范的内容。超我包括良心和自我理想两个部分,良心是衡量自我为"恶"的尺度,指出自我不该做什么;自我理想是衡量自我为"善"的尺度,指引自我应该做什么。

人格的3个部分不是孤立的,而是相互作用构成的整体。若能保持平衡,人格就得到正常发展;但因三者的行动原则各不相同,彼此的冲突无法避免。当人格3个部分的平衡关系遭到破坏时,个体多产生焦虑,导致精神病或人格异常。

（二）人格发展

弗洛伊德认为,人格由童年经历的一系列阶段所形成,先后主要经历5个阶段。

1. 口唇期(0~1岁) 人格发展的第一个阶段。此时婴儿的大部分活动以口唇为主,如吮吸、摄入、含住、撕咬、吐出、紧闭等口唇活动,都能使其获得满足和快乐。这些口唇活动都将成为其人格的原型。例如,含住是坚韧和决心的原型,紧闭是拒绝和抗拒的原型。若个体口唇期的需要得到满足或被限制,就会形成某种人格特征。

2. 肛门期(1~3岁) 此时幼儿以排泄大、小便获得满足,得到快感。如厕训练是此期的关键,也是社会规则内化的重要时期。若训练过分放纵或严格,可能导致肛门期固着,并表现相应的人格特征。

3. 性器期(3~6岁) 此期儿童开始注意自身的性器官,通过换衣服和沐浴,儿童开始了解两性器官的差异,并以触摸自己的生殖器而获得快乐和满足。此阶段的儿童会爱恋异性父母,体验"恋父情结"或"恋母情结",并对同性父母产生敌对、嫉妒。这一时期对儿童性别特征形成及成人后的性生活非常重要。日后恋父(母)情结化解后,儿童的人格才能继续发展。

4. 潜伏期(6~12岁) 儿童6岁后,一方面由于超我的发展;另一方面由于活动范围的扩大,儿童对性器官的兴趣进入潜伏期。此期,儿童开始注意学校的学习、游戏、运动及同性伙伴的友谊等,直到青春期才有所改变。

5. 生殖期(青春期~成年) 人格发展的最后阶段。随着性器官的成熟,个体由儿童进入青春期,开始对异性产生兴趣。此期的重点关注是成熟,以及成人的性渴求,且持续时间最长。

弗洛伊德的人格理论,首次提出了个人的早期经验对其人格形成的重要作用,开创性地按阶段划分人格的发展过程,对其后的人格研究影响很大,尤其是对一系列人格障碍治疗方法的创立贡献巨大。但是,弗洛伊德的人格理论忽略了社会环境对人格发展的作用,且其理论无法得到科学验证。

三、行为主义理论

人格的行为主义理论认为,人的各种行为模式都是通过学习形成的,故人格的本质是个体习得行为的总和;人格形成依赖于社会环境,并随社会环境而变化。

美国心理学家斯金纳认为,人格在后天的社会生活中逐步学习形成,个体的不适宜行为和适宜行为都可通过强化习得。在人格形成过程中,环境中是否给予强化和激励,是影响某种人格特征形成与否的重要因素。当个体在情境中先出现某种自发的行为反应,之后若获得奖赏,其行为便得到强化,随之会继续表现其行为反应;反之,若未获得奖赏,个体的某种行为将逐渐消退。

班杜拉的社会学习理论则认为,个体无需亲身经历而习得某种行为,只要通过观察他人的行为表现方式及行为后果,就可获得与亲身经历者同样的经验。班杜拉指出,行为可通过主动地观察学习与模仿而形成,人格正是在反复观察他人行为的过程中得以发展。

行为主义人格理论比较重视人格形成与改变的环境因素,相对忽略个别差异、遗传及生理因素对个体行为及人格的影响。该学说运用量化及实验的方法加以验证,与其他人格理论相比更严谨、更合乎科学研究的要求。

四、人本主义理论

以马斯洛和罗杰斯为代表的人本主义论者,提出了更为积极的人格理论。该理论主张人在困境中的自由和主动,强调人的潜能,认为人具有趋向完善的倾向,可使人格健康发展,达到自我实现。

(一) 马斯洛的自我实现理论

马斯洛认为人人都有自我实现的需要。自我实现,是指个体以自身特有的方式发挥其最大潜能的一种状态,趋向完美、趋向实现、趋向自我的保持和高度的倾向。自我实现是激发个体行为和发展的基本动力,但对大多数人只是一个目标或希望,很大程度上不一定能够完全达到。因而人格的自我实现,只有少数人才能做到。但是,追求自我实现是人的最高动机,高层次的自我实现具有超越自我的特征。

(二) 罗杰斯的自我理论

罗杰斯认为自我概念是人格形成、发展和改变的基础,是人格能否正常发展的重要标志。自我概念,是指个人经验中一切有关自己的知觉、认识和感受,在个体与环境互动过程中形成。如果一个人的行为方式作用于环境事物,产生的直接经验与间接经验相一致,就会顺利形成自我概念。按照罗杰斯的理论,个体在形成自我概念时,对他人怀有一种强烈寻求积极关注的心理倾向,即被他人所爱和尊重的需要。若对成长中的个体,提供无条件的积极关注,可使之有机会改善,促进其认知和产生情感,也使其有机会形成更切实际的自我概念,从而奠定自我实现的人格基础。

人本主义理论以人为中心,关心人的自尊水平和自我实现对成功的影响程度,提供了较全面的动机观。虽然该理论有些观点较笼统,忽略了人格的早期经验等影响因素,但仍有许多值得重视和借鉴之处。

<h2 style="text-align:center">第三节 需要与动机</h2>

人格倾向性主要包括需要、动机、兴趣、理想、信念和世界观等,较少受生理因素的影响,主要在个体后天的社会化过程中形成。人格倾向性的各个成分相互联系、相互影响并相互制约。需要是人格倾向性乃至整个人格积极性的源泉,动机、兴趣和信念等都是需要的表现形式,世界观居于最高层次,制约个体的整个心理面貌。

一、需要

(一)需要的含义

需要(need)是指个体生理或心理的某种缺乏或不平衡状态的反应,表现为个体的生存和发展对客观条件的依赖性,是其行为的动力源泉。如血糖水平下降,会产生饥饿求食的需要;生命财产得不到保障,会产生安全的需要;孤独时会产生交往的需要等。一旦个体的需要获得满足,其内部的某种缺乏或不平衡状态便随之消除。

需要是一个人认识活动的内部驱动力。人从饮食、学习、劳动到创造发明等各种活动,都源于其需要的推动。需要可激发人的行动,使之朝着一定方向,追求一定的对象,以求得自身满足。需要越强烈、越迫切,引起的活动动机就越强烈。情绪是反映人的需要是否满足的标志,人的需要得到某种程度的满足时,会产生愉悦的情绪情感;反之,则产生消极的情绪情感。

(二)需要的分类

1. 生理需要和社会需要 按需要的起源可将其分为生理需要和社会需要。

(1)生理需要:是指个体维持生命和繁衍后代所产生的需要,如进食、饮水、睡眠、觉醒、运动、呼吸、排泄和性生活等。生理需要是人类最原始、最基本的需要,为人和动物所共有。但人与动物的生理需要有本质区别,人类不仅以周围环境的自然物作为满足需要的对象,而且主要靠社会劳动生产满足需要,会根据外部条件和行为规范有意识地调节自身需要。因此,人的生理需要也具有一定的社会性。

(2)社会需要:是指人类在社会生活中形成,为维护社会的存在和发展而产生的需要,如劳动生产、社会交往、文化学习、实现理想的需要等。社会需要基于生理需要,在社会实践和教育的影响下发展而来。当个体认识到某些社会要求对其自身的必要性时,社会要求即可转化为其个人的社会需要。

2. 物质需要和精神需要 按需要的对象可将其分为物质需要和精神需要。

(1)物质需要:是指个体对物质对象的需求,包括对衣、食、住、行等有关物品的需要,对劳动工具、文化用品、科研仪器等的需要。在人的物质需要中,既有生理需要的内容,也有社会需要的内容。

（2）精神需要：是指个体对社会精神生活及其产品的需求，为人类所特有，如知识、文化、艺术、科学、交往、道德、审美和创造等需要。人类最早形成的精神需要，是劳动和交往的需要。随着社会生产力的发展，人类新的精神需要不断发展，日趋丰富。

（三）马斯洛的需要层次理论

人类的需要是复杂的系统结构，马斯洛对其进行了卓有成效的研究，提出了分为 7 个层次的需要层次理论。该理论认为人类的需要从低到高依次为：生理需要、安全需要、归属和爱的需要、尊重需要、认知需要、审美需要和自我实现的需要。马斯洛将需要分为基本需要（匮乏性需要）和成长性需要（发展性需要）。匮乏性需要是一个人不可或缺的普遍的生理和社会需求，包括生理需要、安全需要、归属和爱的需要、尊重需要。若此类需要得不到满足，个体将出现疾病或危机。发展性需要是一个人自身的成长和自我实现趋向所激励的需求，包括认知需要、审美需要和自我实现的需要。当此类需要得到满足时，人会产生愉悦的体验。

二、动机

（一）概述

1. 动机含义　动机（motivation）是指为实现一定目的激励人们行动的内在原因。动机可以是有意识或无意识的。它能产生一股驱动力，引起人们行动，并维持其行动朝向一定目标。引起动机必须有内在条件和外在条件的共同作用。

（1）内在条件：即需要。如人们求职需要学历，且学历越高求职越容易，人们的求职需要就会引发其再学习、再深造的动机。

（2）外在条件：即诱因，是指能引起动机并满足个体需要的外部刺激。诱因可以是物质或精神的，如饥饿者，食物是其物质诱因；好学上进的学生，学校的奖励和老师的表扬是其精神诱因。

2. 动机与需要的关系　动机是在需要的基础上产生，不存在离开需要的动机。只有机体需要的欲望很强烈、满足需要的对象存在时才能引发动机。动机与需要不同，需要是人们对某种目标的渴求或欲望，主要与人们的主观愿望相联系；动机基于需要产生，主要与人的行动相联系。需要并不能直接引发人的行动，必须先产生动机才能引起人的行动，动机是需要与行动的中间环节。

（二）动机的功能

1. 引发功能　是指动机能激发人产生某种活动，对行为起着始动作用。例如，一个学生想掌握计算机的操作技术，他就读的学校或周围又有计算机设备，他就会在其动机驱动下，产生相应的行为。

2. 指引功能　是指动机不仅能唤起行为，且能使行为具有一定的方向，朝着预定的目标前进。动机是引导行为的指示器，促使个体行为具有明显的选择性。例如，在成就动机的支配下，人们可以放弃舒适的生活条件到艰苦的地方去工作，近年出现的"大学生当村官"现象或属此例。

3. 维持和调节功能　是指动机能使个体的行为维持一定的时间，对行为起着续动作用。当活动指向个体追求的目标时，其相应的动机便获得强化，会促使其某种活动持续下去;相反,当活动背离个体追求的目标时,会降低其活动的积极性或使活动完全停止。需要强调的是,将活动结果与个体的原定目标加以对照,是人们实现动机的维持和调节功能的重要条件。

(三)动机的分类

人类的动机相当复杂,种类繁多。根据动机的影响范围和持续时间,可分为长远的概括动机和暂时的具体动机;根据动机对活动的作用,可分为主导动机和辅助动机;根据动机的意识程度,可分为意识动机和潜意识动机;根据引起动机的原因,可分为外在动机和内在动机等。但多数学者依据动机的起源,将动机分为生理性动机与心理性动机。

1. 生理性动机(physiological motives) 是指以个体生理性需要为基础的一类动机,与生俱来,又称为原始性动机。如饥饿、干渴、性、母性、睡眠、解除疼痛等动机,对维持个体的生存和发展的作用极其重要。

(1)饥饿动机(hunger motive):即驱使个体引发求食活动的饥饿感。产生饥饿感可能与机体的血糖水平、胃充实与否等因素有关,其中影响饥饿的最重要因素是机体血糖水平的变化。研究表明,葡萄糖是一种控制饥饿感的物质。机体下丘脑可监控葡萄糖水平,并通过其摄食中枢和饱食中枢调节人的摄食行为。此外,许多外部因素也影响个体的求食活动,如食物的色、香、味,个人进食习惯,社会习俗等。

(2)干渴动机(thirst motive):是指由于体内水分不足而驱使个体产生饮水活动的驱动力。研究表明,细胞脱水和血容量减少可刺激下丘脑,引起干渴而思饮。水维持机体生命的作用比食物更重要,人连续禁食 10~20 天,仍可维持生命;但若短期内不喝水,极易引发疾病,甚至死亡,故干渴比饥饿对个体行为的驱动力更大。

(3)性动机(sexual motive):与饥、渴相比,性虽非维持生命所必需,却是维持种族繁衍所不可或缺。随着机体性器官的成熟,分泌的性激素可促使个体产生性动机并引发其性行为。激发人类性欲的因素非常复杂,原始的性动机并非起主要支配作用,更重要的是受个体经验和以往学习的影响。

(4)瞌睡动机(drowse motive):睡眠是个体的内在需要,是神经活动的抑制过程在脑部扩散的结果。个体出现睡眠需要时,会引发其瞌睡动机,使其他活动趋于停止。研究表明,强行剥夺睡眠等机体的基本生理性需要,可影响其工作效率和身体健康。

2. 心理性动机(psychological motives) 是指以社会文化需要为基础的动机,由后天习得,个体差异很大,也称社会性动机或继发性动机。心理性动机主要包括成就动机、交往或亲和动机、权利动机、利他动机等。

(1)成就动机(achievement motive):是指个体努力追求卓越,以期达成更高目标的内在动力和心理倾向。每个人的成就动机内容不同,强度也因人而异。阿特金森认为,成就动机包含两种彼此抵消的心理作用,即希望成功和避免失败。一个人的成就动机越高,其希望成功的动机就越强于其避免失败的动机,为获得成功后的快乐,更倾向于选择较困难的工作;反之,个体的成就动机越低,为避免失败的痛苦,只选择较容易的工作。

成就动机对个人发展和社会进步具有重大作用,如同一台强大的"发动机",激励人们努力向上,不断获得成功。例如,成就动机高的学生,学习成绩相对较好;成就动机高的职工,工作中相对容易取得成功。成就动机还会影响个人对其成功与失败的归因。成就动机低者,往往将其成功归因于任务容易或运气好,将其失败归因于能力差;成就动机高者,则将其成功归因于自身的能力强,将其失败归因于自己不努力。归因倾向的差异,最终使成就动机高者始终维持其动机的高水平,成就动机低者则处于较低的动机水平。个人成就动机的高低主要取决于父母的家庭教育、教师言行与教育方式。此外,是否经常参与竞赛、学习工作顺利与否、人格因素等都会影响个人成就动机的形成。

(2) 交往动机(affiliation motive):是指个体需要与人亲近的内在动力,是基本的社会动机,亦称亲和动机。个人在社会生活中需与他人亲近、交流,以获得他人的关心、理解、合作并发展友谊。当个体的亲和行为得以顺利进行时,会感到安全、温暖、有信心;当亲和行为受到挫折时,个体会感到孤独、无助、焦虑和恐惧。归属的需要也是交往需要的表现,人们常愿意把自己看成一个家庭、班级集体、学校或某团体的成员,此种群体成员的资格感、隶属于某群体的意愿即归属需要。个体是在与他人的交往中生活和学习,人际交往是个体心理正常发展的必要条件。

(四)心理冲突

心理冲突(mental conflict)又称动机冲突,是指两种或两种以上不同方向或相互抵消的动机同时出现,因不能同时获得满足而产生的矛盾心理。心理冲突与动机的区别在于,动机由需要产生,而心理冲突则由两个以上动机争斗所引起。心理冲突以动机为基础,有冲突必定有动机;但有动机却并非有冲突。心理冲突是导致人们心理失衡、产生挫折感的重要缘由。

1. 双趋冲突(approach-approach conflict) 是指个体对两个同时并存的目标都有需要且引发同等强度的动机,但因客观条件的限制,两者不可兼得且难以取舍的心态。如同时播放的电视剧和球赛对某青年具有同样强烈的诱惑力,该个体易陷入两难选择的冲突。典型的双趋冲突,通常多发生在个体选择专业、职业和配偶时。

2. 双避冲突(avoidance-avoidance conflict) 是指个体同时面对两个威胁、两者必择其一时易陷入进退维谷的窘境。个体面对两个均可使其产生强烈回避动机的目标,必须接受一个才能避免另一个,动机冲突激烈可伴随痛苦等负性情绪。如某癌症患者,在必选其一的治疗方案中,既拒绝手术也不想化疗,若为延续其生命必须在两者间作痛苦抉择。

3. 趋避冲突(approach-avoidance conflict) 是指个体对同一目标产生既想接近、又欲回避的两种互相排斥的动机,因必须抉择取或舍而产生的心理冲突。此类动机冲突在日常生活中非常多见,如某患者既想通过手术根治其胃病,同时又担心手术引起的疼痛、出血,甚至生命危险;某学生既想参加学校篮球队的系统训练,但是又怕耽误学习。

4. 多重趋避冲突(double approach-avoidance conflict) 是指个体同时面对两个或两个以上目标,每个目标分别具有吸引和排斥两个方面的作用,易使人产生左顾右盼、难以抉择的心理冲突。如某人择业时有两个单位可供选择,而两个单位又利弊相当,极易陷入此类冲突而举棋不定。

第四节 气质和性格

人格心理特征主要包括能力、气质和性格。在个体发展过程中,心理特征形成较早,且在不同程度上受生理因素的影响,构成人格结构中比较稳定的成分。本节主要阐述气质和性格。

一、气质

（一）气质的含义

气质（temperament）是指一个人心理活动和行为方面的典型、稳定的动力特征。心理学的"气质"概念与人们常说的"禀性"、"脾气"、"性情"等含义相近。在现实生活中，有人生来好动，有人生来好静；有人脾气温和，有人性情暴躁；有人动作麻利，有人行动缓慢等，人们的这些差异即为不同气质所致。

个体心理活动和行为的动力特征，主要表现为：①心理活动的速度，如知觉速度、思维灵活度、情绪和动作反应的快慢；②心理活动的强度，如情绪体验的强弱、意志努力的程度；③心理活动的稳定性，如注意持续时间的长短、情绪的起伏变化；④心理活动的指向性，即心理活动倾向于外部事物，还是内部体验。

气质一般不受个人活动目的、动机和内容的影响，具有较强的稳定性，使人的心理活动染上个人独特的色彩。如一个情绪稳定、内向的学生，即使在紧张的环境、热闹的场面、感兴趣的活动中，都会显现其不易激动、较稳重、不张扬等特点。气质受遗传影响较大，主要决定于个体的生物学因素。研究表明，新生儿已具有气质差异，如有的新生儿喜吵闹、好动、反应灵活；有的却平静、安逸、反应迟缓。但气质也可因生活环境和教育的影响发生一定程度的变化，如受团队人际氛围的影响，情绪易冲动的学生，可因顾及他人感受学会自控；军事化集体生活，可促使一向行动拖沓的学生，变得雷厉风行。

（二）气质的生理基础

气质的生理基础十分复杂，不仅与神经系统的活动有关，还与内分泌腺的活动有关。一般认为，高级神经活动类型与气质的关系较为直接和密切。

巴甫洛夫认为，高级神经活动有兴奋和抑制两个基本过程，这两个过程具有 3 个基本特性，即强度、平衡性和灵活性。①神经活动过程的强度：是指神经细胞能接受刺激的强弱程度及持久工作的性能。②神经活动过程的平衡性：是指兴奋和抑制两个过程之间的强度相当与否。有平衡和不平衡之分，且不平衡又有兴奋或抑制占优势两种情况。③神经活动过程的灵活性：是指对刺激的反应速度及兴奋与抑制过程相互转化的难易程度。

神经过程 3 个基本特性的不同组合，构成高级神经活动的 4 种主要类型：①强而不平衡型（兴奋型）；②强而平衡灵活型（活泼型）；③强而平衡不灵活型（安静型）；④弱型（抑制型）。

（三）气质的心理特性

1. 感受性　即人对外界刺激的感受能力，是神经过程强度特性的表现。可根据人们产生心理反应所需要的外界刺激的最小强度加以判断。

2. 耐受性　是指人在接受外界刺激作用时，在时间和强度上可经受的程度，也是神经过程强度特性的表现。具体表现在人们长时间从事某项活动时注意力的集中性，对强烈刺激（如疼痛、噪声、过强或过弱的光线）的耐受性，长时间的思维活动仍能保持优越效果的坚持性等方面。

3. 反应敏捷性　是指一般的心理反应和心理过程进行的速度，主要是神经过程灵活性的表现。敏捷性包括注意转移的快慢和难易、言语和记忆的速度、思维的敏捷和灵活程度、动作的灵活迅速程度等。

4. 可塑性 是指人们根据外界事物的变化而改变自己行为以适应环境的难易程度,也是神经过程灵活性的表现。迅速适应环境、行动果断的个体具有较大的可塑性,可塑性小者则表现为刻板性或惰性。

5. 情绪兴奋性 是指以不同速度对微弱刺激产生情绪反应的特性,不仅表现神经过程的强度,也表现平衡性。情绪兴奋性包括情绪高低和情绪向外表现的强烈程度两个方面。

6. 指向性 是指人的心理活动、言语与行为反应表现于外部还是内部的特性,即外向性和内向性的总称。外向性由神经活动兴奋过程占优势;内向性由神经活动抑制过程占优势。

(四) 气质的类型

气质类型是指某一类人共有的或相似的心理活动特征的有规律结合。根据气质特性的不同结合,可将气质分为以下 4 种类型。

1. 胆汁质 此类个体的典型表现是精力旺盛,反应迅速,情绪发生快而强,易冲动,但不持久;直爽热情为显著外向性,但急躁易怒;意志坚强,果断勇敢,但缺乏耐心;思维具有一定的灵活性,但经常粗枝大叶;注意稳定而集中,但较难转移。

2. 多血质 此类个体的典型表现是活泼好动,富有朝气;思维敏捷、灵活;情绪发生快而多变,表情丰富,但体验不深;具有明显的外向特点,容易适应新环境,兴趣广泛但易变化;注意力易转移,缺乏忍耐性及毅力不强。

3. 黏液质 此类个体的典型表现是安静、稳重,反应较慢;思维、言语及行动迟缓,注意稳定、持久且不易转移;行为和情绪都显现其内向特点,有较强的自制力;具有耐性,办事谨慎细致,但较难适应新环境、新工作,感情比较淡漠。

4. 抑郁质 此类个体的典型表现是对刺激敏感,善于观察他人不易觉察的细微事物,行为相当缓慢,柔弱,多愁善感;内心体验相当深刻,且隐晦而不外露,有明显的内向特点,不善交往、孤僻,遇到困难或挫折时易畏缩,但对力所能及的工作表现为坚忍的精神。

在人群中仅少数个体是 4 种气质类型的典型代表,多数人是两种或两种以上的中间型或混合型。判断个人的气质时,不宜硬性将其划归为某种类型。

(五) 气质的意义

气质是人格赖以形成的条件之一,体现人格的生物学内涵。气质本身无好坏之分,只表明个体心理活动的动力特征,不涉及心理活动的方向和内容。任何类型的气质都有其利弊,如多血质个体的优点是情感丰富、工作能力强,易适应新环境;缺点是多变、精力分散、无恒心。胆汁质个体的优点是生气勃勃、热情、勇敢;缺点是急躁与易冲动。黏液质个体的优点是自制力较强、坚毅、冷静;缺点是对周围事物冷淡、固执等。抑郁质个体的优点是情感深刻、观察力敏锐、办事认真;缺点是易陷于个人体验和过度沉默,易致孤僻等。个体虽无法选择其气质类型,但可认识自己的气质类型及其利弊,针对自身气质类型扬长避短,成为自己气质的主人。

气质无法决定个体活动的社会价值和成就高低,在社会活动家、科学家、作家等卓越人物中均有各种气质类型的典型代表。据分析,俄国有 4 位著名文学家即为 4 种气质的典型代表:普希金有明显的胆汁质特征,赫尔岑有典型的多血质特征,克雷洛夫属于黏液质类型,果戈理则属于抑郁质的典型。由此可见,任何气质类型的个体都可充分发挥自己的才能,对社会有所贡献。

气质在人的实践活动中虽不具有决定作用,但可在一定程度上影响人的活动效率。不同职业对个体的气质要求不同,选择职业时考虑气质因素十分重要。实践表明,多血质、胆汁质的个体,易适应迅速灵活的工作;黏液质、抑郁质的个体,易适应持久细致的工作。仅以运动员为例,胆汁质者易兴奋,较适合中短跑、跳高、拳击、球类等要求爆发力强的项目;多血质者适应性强,可塑性大,对艺术感受较快,可选择体操、跳水、击剑等项目;黏液质者较适合棋类、登山等耐受性要求较高的项目;抑郁质者不适合从事专项体育运动。又如飞行员、宇航员、潜水员等特殊职业,执行任务需经受高度的身心紧张考验,对个体的气质特性有特定要求,必须经心理测评并施以严格的选择和训练,以确保其胜任角色。

二、性格

(一) 性格的含义

性格(character)是指人对客观现实的稳定态度,以及与之相适应的习惯化的行为方式方面所表现的人格心理特征。

性格主要表现在稳定的态度和惯常的行为方式两个方面。态度是个体对社会、集体、他人和自己的心理倾向,包括对事物的评价、好恶和趋避等。人对现实的态度不是孤立存在,而是自觉地渗透至生活和行为方式中。如"孔融让梨",反映其谦让、利他的性格特点;"守株待兔",反映其懒惰、愚顽的性格特点。个体对事物的态度一旦在生活经验中得以巩固,便成为其在一定场合中习惯的行为方式,某种态度和行为方式便构成了一个人的性格特征。

性格具有独特性和稳定性。性格独特性是指某种性格特征为某人所独有,世界上没有性格完全相同的两个人。即使两个人的性格中同样具备勇敢、豪爽等特征,但两人的态度或行为方式却可不尽相同。性格稳定性是指某些一时、情境性、偶然的表现,不能代表一个人的性格特征。如不能依据某人偶然表现的胆怯行为,就认定其具有怯懦的性格特征。性格必须是经常出现、习惯化、从本质上最能代表一个人人格特征的态度和行为方式。但性格还有一定的可塑性,可通过社会实践活动,在与现实环境相互作用的过程中形成和发展。

性格是最具核心意义的人格心理特征,体现人的本质属性。一方面,性格与个体需要、动机、信念和世界观密切联系,是个体道德观和人生观的集中体现,受社会行为准则和价值标准的评判,故性格有好坏之分,具有直接的社会意义。另一方面,性格制约能力和气质的发展方向,影响能力和气质的表现。总之,良好的性格能使个体最大限度地发挥其聪明才智,适应现实生活。

(二) 性格与气质的关系

1. 性格与气质的区别　①气质受个体高级神经系统活动类型的制约,主要是先天的,更多体现人格的生物属性;性格受社会生活条件的制约,主要是后天的,更多地体现人格的社会属性。②气质表现的范围狭窄,局限于人的情绪和行为活动中的动力特征,无好坏之分;性格表现的范围广泛,几乎囊括人在社会、生活各方面的心理特点,具有社会道德含义,有优劣之别。③气质可塑性极小,变化很慢;性格可塑性较大。

2. 性格与气质的联系

(1) 气质以动力方式影响性格,使个体性格具有独特的色彩。如同样具有勤劳的性格特征,多血质的人表现为精神饱满,精力充沛;黏液质的人则表现为踏实肯干,认真仔细。同样具有友善的性格特征,胆汁质的人表现为热情豪爽;抑郁质的人则表现为温柔婉转。

(2) 气质影响性格形成与发展的速度。当某种气质与性格具有较大一致性时,有助于性格的形成与发展;反之,有碍于性格的形成与发展。如胆汁质的个体易形成勇敢、果断、主动性的性格特征;黏液质和抑郁质的个体更易形成自制力、沉稳、坚韧性的性格特征。

(3) 性格在一定程度上可弥补和改造气质,使气质服从或适应于生活实践的要求。如外科医生必须具有冷静沉着、耐心细致等性格特征,经过长期的职业训练和临床实践,职业性格特征的形成和发展就可弥补或改造胆汁质个体易冲动、急躁的气质特征,或改变多血质个体缺乏耐心的气质特征。

(三) 性格的特征结构

性格是许多特征组成的复杂心理结构,主要可从以下 4 个方面分析其特征结构。

1. **性格的态度特征** 是指人对现实环境稳定态度中显现的个别差异,是性格特征中最重要的组成部分,具体分为 3 个方面。

(1) 对社会、集体、他人的态度特征:表现为关心社会、热爱集体、具有社会责任感与义务感;乐于助人、待人诚恳、正直等;或表现为对社会与集体漠不关心,自私、虚伪等。

(2) 对学习、劳动和工作的态度特征:表现为认真细心、勤劳节俭、富于首创精神;或表现为马虎粗心、拈轻怕重、奢侈浪费、因循守旧等。

(3) 对自己的态度特征:表现为严于律己、谦虚、自强自尊、自信等;或表现为放任自己、骄傲、自卑、自以为是等。

2. **性格的理智特征** 是指人在认知活动中表现出来的个别差异。

(1) 感知方面:有人注意细节,有人关注整体和轮廓;有人快速感知,有人精确感知;有人主动,有人被动。

(2) 思维方面:有人善于独立思考,有人喜欢人云亦云;有人善于分析、抽象,有人善于综合、概括。

(3) 记忆方面:有人记忆敏捷,过目成诵,有人记忆较慢,需反复记忆方能记住;有人善于形象记忆,有人善于逻辑记忆。

(4) 想象方面:有人现实感强,有人富于幻想;有人想象丰富、奇特,有人想象贫乏、狭窄。

3. **性格的情绪特征** 即人在情绪表现方面的心理特征。

(1) 强度:是指人的情绪对工作和生活的影响程度及情绪受意志控制程度。有人情绪强烈、明显及易受感染;有人微弱、隐晦及不易受感染。

(2) 稳定性:是指情绪的起伏和波动程度。有人情绪波动大,变化大;有人情绪稳定,心平气和。

(3) 持久性:是指情绪对人身心方面影响的时间长短。有人情绪产生后很难平息;有人情绪稍现即逝。

(4) 主导心境:反映主体经常性的情绪状态。有人终日精神饱满、乐观开朗;有人经常愁眉苦脸、郁郁寡欢。

4. **性格的意志特征** 是指人对自身行为的调节和控制水平上显现的个别差异。

(1) 行为目的明确程度:如独立性或依从性,目的性或盲目性,纪律性或散漫性。

(2) 行为的自觉控制:如自制或任性,善于约束或盲动。

（3）做出决定的贯彻执行：如有恒心与毅力、坚忍不拔，或见异思迁、半途而废。

（4）应对紧急或困难情况：如勇敢或怯懦，果断或优柔寡断，镇定或紧张等。

性格结构的 4 个方面相互联系，相互影响，在每个人身上构成独特的统一体。了解一个人，应全面分析其性格的各个方面，个体的态度特征和意志特征在其性格结构中占主导地位。

（四）性格的类型

性格类型是指一类人共有的某些性格特征的独特结合。按一定原则和标准把性格加以分类，有助于揭示个体性格的主要特点和实质。

1. **以心理功能优势分类** 心理学家培因和李波特依据理智、情绪、意志 3 种心理功能在性格中所占优势的不同，把性格分为 3 种类型：①理智型，以理智评价周围发生的一切，并以理智支配、调节和控制自己的行动，处世冷静；②情绪型，用情绪评估一切，言谈举止易受情绪左右，不善于思考；③意志型，行动目标明确，主动、积极、果敢、坚定，有较强的自制力。

2. **以心理活动倾向分类** 心理学家荣格根据人的心理活动倾向于外或内，把性格划分为外向型和内向型两大类：①外向型，个体的心理活动倾向于外部世界，活泼开朗，活动能力强，不拘小节，善于交际，易适应环境变化。②内向型，个体的心理活动倾向于内部世界，处世谨慎，深思熟虑，珍视自己内心的体验，交际面窄，适应环境能力差。在现实生活中，多数人是兼有内、外向型的中间型。国外学者已于 20 世纪将此类性格划分应用于教育、医疗等实践领域。

3. **以独立性程度分类** 心理学家威特金等根据认知方式的场依存性和场独立性的特点，将人的性格分为顺从型和独立型两类：①顺从型（场依存性占优势），即个体倾向于把外在参照物作为认识事物的依据，易受环境的影响与干扰。此类个体能照章办事，按他人旨意勤奋工作。但独立性差，多无主见，有盲目接受他人的暗示或影响的倾向。在紧急和困难情况下，常表现得张皇失措，生活上多无头绪。②独立型（场独立性占优势），即个体习惯于利用内在参照（即自己的认识），不易受环境的影响和干扰，凡事有主见，具有独立判断事物和解决问题的能力。此类个体不易接受暗示，不轻易听取他人的意见，有时会把自己的意见强加于别人。善于处理困难和意外情况，生活自理能力强。

4. **以生活方式及价值观分类** 心理学家斯普兰格根据人的生活方式及价值观，将性格分为 6 种类型：①经济型，追求财富、获取利益为个人生活目的，如实业家；②理论型，探求事物本质为最大价值，如哲学家；③审美型，感受事物美为人生最高价值，如艺术家；④宗教型，信仰宗教作为生活的最高价值，如神学家；⑤权力型，掌握权力为最高价值，如领袖人物；⑥社会型，爱社会和关心他人为自我实现的目标，如慈善家。

5. **以职业兴趣分类** 美国学者霍兰提出"性格-职业匹配理论"，将人的性格分为 6 种类型：①社会型，爱社交、友好、慷慨、乐于助人、易合作，适合从事社会工作、教师、护士等职业；②调查型，好奇、善于分析、精确、思维内向、富有理解力，适合从事自然科学、电子学、计算机编程等职业；③实际型，直率、随和、重实践、节俭、稳定、坚定，适合从事农业、制图、机械操作等职业；④艺术型，感情丰富、想象力强、富有创造性，适合从事文学创作、雕刻、音乐等职业；⑤贸易型，外向、乐观、健谈、爱社交、好冒险、喜欢支配人，适合从事经理、营业员、推销员等职业；⑥传统型，务实、有条理、友好、拘谨、保守，适合从事办公室管理、秘书、会计等职业。

（郭　瑛）

1. 试分析父母、教师、同学对你的人格形成和发展过程有哪些影响？
2. 需要、动机和冲突之间有哪些关系？并请结合自己的学习过程进行阐述。
3. 4 种气质类型有哪些典型的心理特点和行为特点？请分析你自身的气质特征。
4. 请描述在性格结构中，你具备哪些态度特征和意志特征？

48

第四章

心理应激与心身疾病

第一节 心理应激

一、心理应激的概念与理论模式

应激(stress)或称为压力,是个体察觉各种刺激对其生理、心理及社会系统威胁时的整体现象,所引起的反应可以是适应或适应不良。应激是多学科关注的概念,医学、心理学、社会学、人类学均以此为重要研究课题。下面简要介绍应激概念发展过程中的里程碑事件和重要的理论模式,并对工作应激理论进行简单介绍,以便理解护理工作相关的应激。

(一)应激概念的发展

1. 坎农的稳态与应急 20 世纪 20 年代,美国哈佛大学著名的生理学家坎农(Cannon)提出了稳态学说和应急概念。他发现有机体可通过各种自我调节机制,在变化着的内外环境中保持动态平衡,这个过程称为内稳态或自稳态。当机体遇到严重的内外环境干扰性刺激使其自稳态被打破时,机体的交感神经-肾上腺髓质系统就会被激活,因交感神经兴奋使各个器官系统产生整体性的生理反应。坎农将此时所出现的整体反应称为应急(emergency)反应,即战或逃(fight or flight)反应。坎农的稳态与应急概念显示了其对环境与健康之间关系的系统论认识特征,与后来的各种应激研究息息相关。

2. 塞里的"一般适应综合征"与应激 1936 年,加拿大著名病理生理学家塞里(Selye)提出了著名的"一般适应综合征"和应激概念,标志着现代应激研究的开始。塞里经过观察不同患者和大量的动物实验发现,许多处于不同疾病状态的个体都会出现食欲下降、体重降低、乏力等全身不适症状,因而认为在每一种疾病或有害刺激下机体均会出现这种相同的特征性和涉及全身的生理病理反应过程。在各种不同的严重干扰性刺激下,机体会通过一些非特异性反应过程来进行适应,而与刺激的种类无关。塞里将机体在不同刺激作用下出现的一系列非特异性的适应反应称为应激,并将这种非特异性的变化称为一般适应综合征(general adaptation syndrome, GAS),并提出 GAS 是机体通过下丘脑-垂体-肾上腺轴(H-P-A 轴)对有害刺激所作出的防御反应的普遍形式。塞里将 GAS 分为警戒期、阻抗期和衰竭期 3 个阶段。

（1）警戒期（alarm stage）：是机体为了应对有害刺激而唤起体内的整体防御功能，也称动员阶段。机体察觉威胁，激活交感神经系统和 H-P-A 轴，引起体内的应急反应和应激反应。

（2）阻抗期（resistance stage）：如果有害刺激持续存在，机体通过提高体内的结构和功能水平以增强对应激原的抵抗。此期机体仍试图去适应所受到的挑战，但其所需的生理资源可能逐渐趋向枯竭。

（3）衰竭期（exhaustion stage）：如果有害刺激持续时间太久，或者有害刺激过于严重，机体则丧失所获得的抵抗能力而转入衰竭阶段。此期间用来对抗应激的生理、心理能量已被耗竭，机体需要得到休息与补充能量。若机体不再有可供动员的能量储备来对抗不良刺激，则可导致严重疾病，甚至死亡。

塞里的工作在应激研究历史上具有重要地位，此后许多应激研究都是在此基础上进行修正、充实和发展的。

3. 拉扎勒斯的应激、认知评价和应对　20 世纪 60～80 年代，认知理论越来越被人们所关注，以拉扎勒斯（Lazarus）为代表的心理学家提出认知评价和应对方式在应激中具有重要的中介作用。拉扎勒斯指出，应激的发生并不伴随着特定刺激或特定反应，而是发生于个体察觉或评估一种有威胁的情境时。应激刺激或生活事件虽然是应激原，但应激反应是否出现以及如何出现，却取决于当事人对事件的认识。此后，拉扎勒斯等又进一步研究了"应对方式"在应激中的中介作用，从而将应激研究引向了应激（应激原和应激反应）、认知评价和应对方式等多因素之间的关系。

（二）应激的理论模型

应激的理论模型是用来解释应激发生、发展过程的理论体系。借助理论模型，可以更好地理解应激的概念。

1. 应激反应模型　应激反应模型（response-based model of stress）强调不同应激刺激引起共同的应激反应，包括生理、心理、行为反应，而对引起应激反应的其他因素关注不多。具有代表意义的是塞里的一般适应综合征。

2. 应激刺激模型　应激刺激模型（stimulus-based model of stress）强调引起应激的不同刺激，特别是心理社会刺激，包括探讨刺激物的性质、种类及作用机制等，而对应激刺激导致的应激反应，特别是对生物反应的关注不多。

3. 应激心理模型　强调个体的认知评价及应对策略在适应应激情境中的重要性。在众多的应激心理模型中，具有代表性的是认知-现象学-交互作用模型（cognitive-phenomenological-transactional，CPT）。该理论倡导者多是一些心理学家，代表人物是 Lazarus 和 Folkman。CPT 模型有 3 个重要观点：①认知观点，强调个体的经验，以及所体验到的事件意义。此为决定应激反应的主要中介和直接动因，即应激是否发生以及怎样发生，都依赖于个体的认知评价。②现象学观点，强调与应激有关的特定时间、地点、事件、环境，以及人物的具体性。③相互作用观点，强调应激是通过个体与环境之间存在的特定关系而产生，只有个体认为自身无力对付环境需求时才会产生应激体验。

在 Lazarus 等的应激理论基础上，我国学者姜乾金等结合自身和国内相关研究结果，提出了应激过程模型（图 4-1），对于更好地理解应激具有重要作用。根据过程模型，心理应激（psychological stress）被定义为：个体在应激原作用下，通过认知、应对、社会支持和个性特

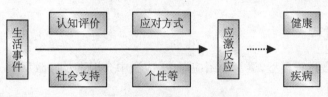

图 4 - 1　心理应激过程模型

征等中间因素的影响,最终以心理-生理反应表现出来的多因素作用的适应过程。这一定义把应激看作是个体对环境威胁或挑战的一个连续的适应过程,既不是简单的刺激,也不是简单的反应,而是受多种中介因素如认知评价、应对方式、社会支持和个性特征影响的动态过程。从生物-心理-社会医学模式的角度,应激过程模型的认识论更接近"整体观"和"系统论"。该定义也有助于对某些疾病发生的病因做出解释。

（三）工作应激理论

工作应激又称为职业应激(occupational stress),是指在工作环境中,在威胁工作行为的应激原长期持续作用下,个体产生的一系列生理、心理和行为反应的过程。良性应激能有效激发人们的行为,有助于个体身心潜能的调动,提高工作效率;不良应激是令人不愉快的、超出个人承受能力的长时间高水平的应激,使人的心理与行为活动发生紊乱。目前,对护理工作良性应激的研究较为有限,因此本节所指的护理工作应激主要是指后者。有关工作应激的理论主要有以下 3 种。

1. 传统理论　该理论是从社会水平上对各个独立的与应激有关的概念进行确认和测量,把引起应激的环境条件和个性特征看作是分离的、静态的。如 Holt(1982)根据该理论,把引起应激的环境条件分为工作负担、角色模糊、角色冲突、工作单调、缺乏对工作的控制等因素。该理论忽视了环境与个性之间的交互作用。

2. 个体-环境匹配理论　是工作应激研究领域中运用最多的理论之一。该理论认为,引起应激的因素不是单独的环境因素或个人因素,而是个人与环境相联系的结果。工作应激是由于个体能力与工作要求不匹配引起的,只有当个人与环境相匹配时,才会出现较好的适应能力。个体-环境匹配理论将引起应激的工作环境和个人特点结合起来考察,相对以前的理论无疑是一个巨大进步,能更全面更准确地解释工作应激产生的原因。但是,Lazarus(1995)指出,个体-环境匹配理论还是过于简单,即使是与环境匹配很好的个体,在特殊情况下也会产生应激。例如被人误解、职位或薪水等得不到提升等。

3. 工作需求-控制模式　工作需求-控制模式由 Karasek(1979)提出,亦属于工作应激研究中应用最广泛的理论之一。该理论认为,有两种工作环境影响了工作者的健康水平和工作质量,它们分别是工作需求和工作控制。工作需求包括工作量和工作时间,工作控制包括个人的决策力量和技巧运用。工作应激来源于两者之间的联合作用和交互作用。工作者在高需求-低控制的工作环境中应激最大,而在低需求-高控制的工作环境中应激最小。高需求-高控制的工作是积极的工作,低需求-低控制的工作则是消极的工作。但是,该理论忽略了应激产生过程中的一些中介因素。Karasek 和 Theorell(1990)对该模式进行了重新定义,加入了社会支持变量,形成了工作需求-控制-社会支持模式。该理论认为,工作者在高需求、低控制、低社会支持的工作环境下,工作应激最大。

二、心理应激过程

根据心理应激过程模型,逐一介绍应激原、应激中介因素及应激反应。

(一) 应激原

能够引起个体产生应激的各种因素均称为应激原(stressor)。简而言之,应激原就是各种生活事件,即人们在日常生活中面临的各种各样问题,如家庭成员的死亡、人际冲突等。

1. 应激原的分类

(1) 根据应激原来源分类

1) 内部应激原:是指产生于有机体内部的各种需求或刺激,包括生理方面的如头痛、发热、肢体伤害等,以及心理方面的如追求完美、悔恨、矛盾冲突等。

2) 外部应激原:是指产生于有机体外部的各种需求或刺激,包括自然环境和社会环境两个方面。前者如空气污染、噪声、天气炎热等,后者如人际关系紧张、工作不顺心、夫妻感情不和等。

(2) 根据应激原属性分类

1) 躯体性应激原:是指直接作用于躯体引起应激的刺激物,包括理化因素、生物因素和疾病因素等,例如冷、热、噪声、机械损伤、病毒、细菌、放射性物质等均属于躯体性应激原。

2) 心理性应激原:主要是导致个体产生焦虑、恐惧和抑郁等情绪反应的各种心理冲突和心理挫折。心理冲突(mental conflict)是一种心理困境,是由于个人同时有两种或两种以上动机而无法同时获得满足而引起的。动机冲突的形式常见的有双趋冲突、双避冲突和趋避冲突(详见第三章)。心理挫折是指个体在从事有目的的活动过程中遇到无法克服的障碍或干扰,致使个人动机无法实现,个人需要不能满足的一种情绪状态。如因患重病而不能工作、婚事遇到父母反对、经济困难不能上学等。

3) 社会性应激原:是人类生活中最为普遍的一种应激原,日常生活中各类大小事件,诸如战争、动乱、天灾人祸、亲人亡故、子女生病、家庭冲突等都属于社会性应激原,与人类的许多疾病有着密切的关系。

4) 文化性应激原:是指一个人从熟悉的环境到陌生的环境中去,由于生活方式、语言环境、价值观念、风俗习惯等的变化所引起的冲突和挑战。文化性应激原对个体的影响是持久且深刻的。

(3) 根据个体对应激原的认知评价分类

1) 丧失性应激原:是指危害已经发生,并使个体丧失原所有物的应激性事件,如残疾、退休、丧偶等。

2) 威胁性应激原:是指对个体构成威胁,可能造成伤害或丧失的应激性事件,如汽车迎面驶来、即将手术等。

3) 挑战性应激原:是指被认为有利于个体成长发展的应激性事件,多伴有愉快的情绪体验,如结婚、生育、升职等。

对应激原的认知因人而异,如乔迁新居对多数人而言是愉快的,属于挑战性应激原;有的人却因乔迁使生活方式改变而感到焦虑,此时乔迁新居便转为威胁性应激原。

2. 护理工作中的应激原 国内、外许多研究表明,由于护理工作负荷大、责任重、工作中人际关系错综复杂等,属于工作应激高发的职业。护理工作中的应激原与其工作环境和工作经历有着重要关系。一般而言,在重症监护病房(ICU)、急诊科和心血管病房,由于患者住院时间较长、效果缓慢、病情复杂多变等,使护士工作负荷加重,紧张程度高,从而面临更多的工作应激原;刚工作不久的护士,由于缺乏工作经验,在工作中时常遇到挫折,从而会面临更多的应激原;对于工作经历较长的护士,工作负荷加重、责任较大,以及工作与家庭之间的冲突可能是其面临的主要应激原。

3. 应激原与健康的关系 应激原(或生活事件)是造成心理应激并可能损害个体健康的主要刺激物。其对个体心身健康的影响早已被人们关注,并且在某种程度上促进了医学模式的转变。国内、外许多研究都报道了应激原(或生活事件)与某些疾病的发生、发展和转归的相互关系。研究发现,个体在经历社会环境和人际关系的挫折时,往往会出现各种类型的疾病,且负性生活事件,尤其是丧偶、家庭成员的死亡等与健康和疾病的关系尤为密切。

(二) 应激过程的中介因素

应激原是否能引起应激反应与刺激因素的强度和类型有关,也与个体的认知评价、应对方式、社会支持和个性特征等应激过程的中介因素有关。

1. 认知评价(cognitive appraisal) 是指个体根据自身情况对应激原的性质和意义做出的推断与评估。Lazarus 和 Folkman(1984)将个体对应激原的认知评价过程分为初级评价和次级评价。初级评价是个体在某一事件发生时进行的认知活动,主要是判断该事件是否与自己有利害关系。当应激原被个体认为是无关或良性刺激,就不会引起应激反应;反之,则会引起反应。如晋级考试对渴望晋升的人来说是应激性事件,对于不想晋升的人来说则是无关事件。一旦做出有关系的判断,随即对事件是否可以改变做出判断,即对个人能力的评估,就是次级评价。伴随着次级评价,个体会同时进行相应的应对活动。当个体认为某个应激原是可以控制的时候,多采用问题式应对方式来处理应激原;反之,多采用情感式应对方式来面对应激原。认知评价在心理应激的发生和强度方面发挥着重要作用,同样的应激原,由于认知评价不同,引起的应激反应可以截然不同。

此外,认知评价并非完全独立的中介因素。一方面认知评价受到诸多因素,特别是人格特征和社会支持的影响;另一方面认知评价又影响着其他因素,其中应对方式受认知评价影响较为明显。由于对应激原的认知评价直接影响个体的应对活动和心身反应,因而是应激反应过程中的关键中介因素之一。

在护理工作应激的研究中,需要进一步探讨护士对于工作应激的认知评价,从自身角度去积极应对应激原,减少应激反应。

2. 应对(coping) 又称应付,是影响应激反应和健康的重要应激中介因素。20 世纪,心理学家将"应对"从一个适应过程、一种行为的观点,提升为人的认知活动和行为的综合体。目前一般认为,应对是个体对生活事件,以及因生活事件而出现的自身不平衡状态所采取的认知和行为措施。

(1) 应对方式的分类:应对是多维度的概念,应对方式有多种不同的分类方法。

按应对的主体角度不同,应对方式可分为心理活动应对(如再评价)、行为操作应对(如回避)和躯体变化应对(如叹气放松)3 类。目前,多数检测应对的量表兼有这几个方面的应对条目内容。

按应对是否有利于缓解应激的作用,从而对健康产生有利或不利的影响,应对方式可分为积极应对和消极应对两类。

按应对的指向性不同,应对方式可分为问题关注应对(problem-focused coping)和情绪关注应对(emotion-focused coping)(表4-1)。前者指向应激原,针对事件或问题,倾向于通过有计划地采取行动,寻求排除或改变应激原所致影响的方法,以处理导致应激的情境本身。后者指向自身,针对自身的情绪反应,倾向于采用过度进食、用药、饮酒、远离压力原等行为回避或忽视应激原,以处理由应激所致的情感问题。目前,多数检测应对的量表兼有这两方面的应对条目内容。

表4-1 应对方式分类

情绪关注应对	问题关注应对
希望事情会变好	努力控制局面
进食,吸烟,嚼口香糖	进一步分析研究所面临的问题
祈祷	寻求处理问题的其他办法
紧张	客观地看待问题
担心	尝试寻求解决问题的最好办法
向朋友或家人寻求安慰和帮助	回想以往解决问题的办法
独处	试图从情境中发现新的意义
一笑了之	将问题化解
置之不理	设立解决问题的具体目标
幻想	接受事实
做最坏的打算	与相同处境的人商议解决问题的方法
疯狂,大喊大叫	努力改变当前的情境
睡一觉,认为第2天事情就会变好	能做什么就做什么
无需担心,任何事情到头来终究会有好的结果	让他人来处理这件事
回避	
干些体力活	
将注意力转移至他人或他处	
饮酒	
认为事情已经无望,而听之任之	
认为自己命该如此而顺从	
埋怨他人	
沉思	
应用药物	

不同的应对方式对应激反应的产生和发展起着促进或限制的作用,从而影响个体的心身健康。在实际生活中,人们在面对应激时,往往同时采用多种类型的应对方式。如果面对众多的应激原能够采取适当而有效的应对方式,就能够降低个体的应激水平,增进健康;如果应对无效,就会产生各种应激反应,进而损害个体的心身健康。

(2)应对与应激的关系:与应激相关的应对研究,近十余年被国内所重视。但是,有关应对概念、与其他心理社会因素的关系、在应激过程中的地位和作用等问题尚无统一认识。姜乾金等通过对国际上各种应对问卷的综合分析,发现应对的内容非常丰富,涉及从生活事件到应激反应的全过程;且应对概念与其他应激因素如认识、社会支持等概念相互交叉、相互影响。

图 4-2 是姜乾金(2002)以应激过程模型为基础,以国外应对量表中出现的各种因子为分析对象,描绘出应对活动所涉及应激作用过程的各个环节。

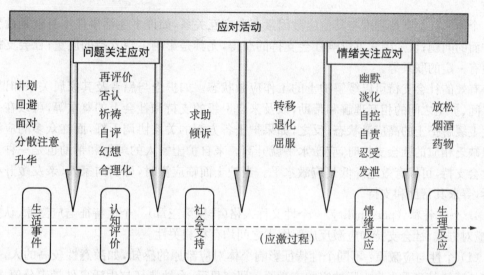

图 4-2 应对与应激过程的关系

应对受其他应激相关因素的影响,生活事件属性的不同会影响应对方式,如连续的负性生活事件可能使个体的应对方式倾向于消极。认知评价也会影响应对方式,从图4-2可以看出,认知评价直接决定个体采用问题关注应对还是情绪关注应对,且个体的认知策略如再评价本身就是一种应对策略。社会支持在一定程度上可以改变个体的应对方式,如路遇歹徒袭击时,是否有强大的同伴伴随可以影响个体的应对策略。个性特征在一定程度上决定应对活动的倾向性即应对风格。不同个性特征的个体在面临应激时采用不同的应对策略,如完美主义者在"再评价"应对中可能做出更多的不良推理和消极判断,具有暴发性人格特质的人在紧急事件面前可能容易失去有效的应对能力等。应激反应同样影响应对方式,如长期慢性应激可使个体进入无助状态,失去积极应对环境的能力,此时任何细小的生活事件刺激,都可能使其因失去应对能力而产生严重后果。此外,应对方式还与个体的性别、年龄等特征有关。

护理工作应激的相关研究表明,如果护士能够采取一些较为积极的应对方式,如主动与别人讨论问题、向他人寻求帮助、多着眼于问题解决、多想事情积极有利的一面等,其工作应激水平会较低;反之,如果习惯采取一些消极的应对方式,如回避问题、否认问题存在、自责、幻想、嗜好烟酒、怨天尤人,只考虑事物消极的一面,其工作应激水平会较高。当然,偶尔采取回避问题、否认问题等应对方式,也会暂时降低应激水平。

3. **社会支持**(social support) 是指个体与社会各方面包括亲属、朋友、同事和同伴等社会人,以及家庭、单位、党团、工会等社团组织所产生的精神和物质上的联系程度。人总是生活在一定的社会环境中,与社会环境的接触、交流及获得的社会支持,对于个体的成长、生存等均有重要意义。一般认为社会支持能为个体提供精神与物质等多方面的支持,是应激过程中个体"可利用的外部资源",具有减轻或缓冲应激的作用。在众多的社会联系中,配偶及家庭成员是个体社会支持最重要的来源,其次是朋友和同事。社会支持以感知到的主观感受与体验为主,尽管感知到的未必就是真的,但仍能够对遭遇应激的个体起到积极作用。研究表明,个体感知到的社会支持与实际获得这些社会支持所能达到的效果是一致的。

个体的社会支持程度与其他应激因素存在交互关系,如许多生活事件本身就是社会支持方面的问题;认知因素可影响社会支持的获得,尤其是影响主观支持的质量;社会支持与个性有一定的联系等。

有效的社会支持可以缓解护士的工作应激状态。如护士与患者及其家属关系和谐,医护之间、护士之间的相互理解和帮助,以及来自上级的支持和社会上的尊重等,可以在一定程度上缓解护士的高应激状态;反之,如果护士各方面的关系协调不好,面临众多的应激原而又缺乏相应的社会支持时,应激水平就升高。来自护士家人的理解和帮助也是一种重要的社会支持,可以有效地降低其应激水平。当护士面临应激时,可以向家人、亲友敞开心扉倾诉,寻求其帮助和支持。

4. 个性特征(personality) 个性又称人格(详见第三章)。个性特征与应激原、认知评价、应对方式、社会支持和应激反应等因素之间均存在相关性。

(1) 个性与应激原:不同个性特征影响个体对应激原的感知,如敌意性较高的人,往往更多地感知其遭受来自人际冲突的应激原。研究显示,个性特征与生活事件量表分值之间,特别是产生主观事件的频度,以及对负性事件的判断方面存在相关性。

(2) 个性与认知评价:个性特征可影响个体对应激的认知评价,如态度、价值观和行为准则等个性倾向性,以及能力和性格等个性心理特征因素,都可以不同程度地影响个体在应激过程中的初级和次级评价,从而间接地影响应激反应。例如特质焦虑水平很高的个体,容易将一些正常情境评价为一种威胁或挑战。

(3) 个性与应对:不同个性特征的个体具备不同的应对风格,即在一定程度上决定个体在面临应激时其应对活动的倾向性。

(4) 个性与社会支持:个性特征可间接影响客观社会支持的形成,同时也影响其主观感知到的社会支持,以及对社会支持的利用度水平。如性格外向的人往往拥有更多的社会支持网络,并且自信地认为社会支持网络会为其提供所需要的支持;而神经质性较高或者富有敌意者,多对自己能够得到所需要的帮助不抱希望。

(5) 个性与应激反应:个性特征差异会对个体应激反应的形成和程度产生影响。同样的生活事件,对于不同个性的个体可以引起完全不同的心身反应结果。针对护士的相关研究表明,A型性格的护士往往会产生更多的应激反应。性格外向的护士倾向于主动寻求新颖、变化的活动,对单调、重复性的护理工作缺乏耐心,容易产生应激反应;性格内向的护士倾向于回避变化较多的活动,较易忍受单调、重复性的护理工作,因此不易出现应激反应。另外,好胜心强的护士往往会由于期望值过高,以及害怕暴露自己弱点与缺陷而遭遇更多的应激原。

(三) 应激反应

应激反应(stress reaction)是指应激原引起的机体非特异性适应反应,包括生理、情绪、认知和行为等方面的反应,通常称为应激的心身反应。应激通过各种心理和生理反应等影响个体的健康水平。

1. **应激的生理反应**　应激的生理反应以神经解剖学为基础，通过神经系统、内分泌系统和免疫系统等途径，即心身中介机制（psychosomatic mediating mechanism），对全身各个器官和系统产生影响。这3条中介途径其实是一个整体，如过强的应激原长期持续地作用于人体，则可引起持续严重的生理功能紊乱，最终发生心身疾病。

（1）应激反应的心理-神经中介机制：主要通过交感神经-肾上腺髓质轴进行调节。机体在急性应激状态时，应激刺激被中枢神经接受、加工和整合，后者将神经冲动传递到下丘脑，使交感神经-肾上腺髓质轴激活，释放大量肾上腺素和去甲肾上腺素，使中枢兴奋性增高，从而导致心理、躯体和内脏的功能改变。具体表现为：心理上的警觉性和敏感性增强；骨骼肌系统的兴奋导致躯体张力增强；交感神经兴奋，引起一系列内脏生理变化，如心率加快、心肌收缩力增强、心排血量增加、血压升高、瞳孔扩大，血液重新分配，使心、脑和肌肉获得充足的血液，肝糖原分解、血糖升高，脂类分解加强、血液中游离脂肪酸增多等，为机体适应和应对应激提供充足的功能和能量准备。必须指出，如果应激原刺激过强或持续时间太久，可造成副交感神经活动相对增强或紊乱，表现为心率缓慢、心排血量减少、血压下降、血糖降低，造成眩晕甚至休克等。

（2）应激反应的心理-神经-内分泌中介机制：通过下丘脑-腺垂体-靶腺轴进行调节。塞里曾用GAS来概括下丘脑-腺垂体-肾上腺皮质轴被激活所引起的生理反应，描述了GAS 3个不同阶段的特点。当应激原作用强烈或持久时，冲动传递到下丘脑引起促肾上腺皮质激素释放因子（CRH）分泌，通过垂体门静脉系统作用于腺垂体，促使腺垂体释放促肾上腺皮质激素（ACTH），进而促进肾上腺皮质激素特别是糖皮质激素的合成与分泌，从而引起一系列生理变化，包括血糖升高、抑制炎症、蛋白质分解、增加抗体等。此外，应激刺激还可以通过下丘脑-垂体系统激活甲状腺和性腺等激素系统。

实验表明，应激状态下分解代谢类激素，如肾上腺皮质激素、髓质激素、甲状腺激素和生长激素的分泌都增加，而合成代谢类激素如胰岛素、睾丸素等分泌减少，而恢复阶段的变化正好相反，从而为机体适应环境提供了一定的物质基础。

（3）应激反应的心理-神经-免疫中介机制：目前已认识到，免疫系统并非一个功能自主的单位，在应激反应过程中，免疫系统与中枢神经系统进行着双向性调节。一般认为，短暂而不太强烈的应激不影响或略增强免疫应答，中等强度的应激可增强免疫应答，高强度的应激则明显抑制细胞免疫功能。但是，长期较强烈的应激会损害下丘脑，造成皮质激素分泌过多，使内环境严重紊乱，导致胸腺和淋巴组织退化或萎缩，抗体反应抑制，巨噬细胞活性下降，嗜酸性粒细胞减少和阻滞中性粒细胞向炎症部位移动等一系列变化，最终造成免疫功能抑制，降低机体对抗感染、变态反应和自身免疫的能力。

2. **应激的心理行为反应**　可以涉及心理现象的各个方面，但与健康和疾病关系最直接的是应激的情绪反应。这里重点介绍应激的认知反应、情绪反应和行为反应。

（1）应激的认知反应：应激引起的认知反应可以分为积极性和消极性两种。适当的应激水平可以引起个体积极的认知反应，包括警觉水平提高、注意力集中、观察更加细致、记忆效果更佳、思维更加敏捷等。如果应激水平较高或长时间处于高应激状态下，就会引起个体消极的认知反应，包括注意力范围缩小，注意力更容易分散，难以较长时间地保持聚精会神的状态；短期和长期记忆力减退，记忆范围缩小，对非常熟悉事物的记忆和辨别能力下降，经常遗忘正在思考或谈论的事情;反应速度变得无法预料,实际的反应速度降低;组织能力和长远规划能力退化,错觉和思维混乱增加,客观公平的评判能力降低等。消极的认知反应可能促使个体产生动机冲突,挫折增多,激发不良情绪,形成负性情绪与认知功能下降的恶性循环。长期陷于其中会影响个体的自我评价,导致其自我价值感降低,表现为自卑、悲观、不自信,忧虑、多疑、缺乏自我控制和自我调节能力,应用不成熟的心理防御机制,通过歪曲现实改变认知。

(2)应激的情绪反应:个体在应激时产生的情绪反应及其强度受很多因素的影响,且差异很大。应激常见的情绪反应如下。

1)焦虑(anxiety):是个体预期将要发生危险或不良后果时所表现的紧张、恐惧和担心的情绪状态,是最常出现的情绪性应激反应。适度的焦虑可以提高人的警觉水平,激活交感神经系统,提高人对环境的适应和应对能力,是一种保护性反应。而过度或不适当的焦虑是有害的,会削弱个体的应对能力。

2)恐惧(fear):是个体面临危险,企图摆脱已明确、有特定危险对象和情景时的情绪状态,通常产生回避行为。恐惧时,伴有交感神经兴奋,肾上腺髓质激素分泌增加,全身动员。因个体感到没有信心和能力战胜危险,只有回避或逃跑。过度或持久的恐惧会对人产生严重的不利影响。

3)抑郁(depression):是一组消极悲观的情绪状态,常与"丧失"有关,表现为悲观失望、无动力、无活力、无精力、无兴趣,自我评价降低,自责,失眠,食欲障碍,绝望,严重者可有自杀企图和行为。

4)愤怒(anger):是与挫折和威胁有关的情绪反应。个体由于有目的的活动受到阻碍,自尊心受到伤害,为了排除这种阻碍或恢复自尊,常可激起愤怒。愤怒时交感神经兴奋,肾上腺素分泌增加,出现心率和呼吸加快,血压上升,心排血量增加,肝糖原分解,并多伴有攻击行为。

应激情绪反应有积极和消极之分。适度的应激水平可使人保持适度的紧张和焦虑,有助于任务的完成。但应激水平过高,身体和心理的紧张迅速增加,人变得非常焦虑和恐惧,甚至出现抑郁状态,导致疑病症增加,自我评价迅速降低,无能力、无价值感增强等。

(3)应激的行为反应:伴随应激的心理反应,机体在外观行为上也会发生改变,这是为缓解应激对个体自身的影响、摆脱紧张状态而采取的应对行为策略,以顺应环境的需要。应激常见的行为反应如下。

1)逃避与回避:是个体为了远离应激原而采取的行为。逃避(escape)是指已经接触到应激原后又采取远离应激原的行动;回避(avoidance)是指事先知道应激原将出现,在未接触应激原前就采取行动远离它。目的均为摆脱情绪应激,排除自我烦恼。

2)退化与依赖:退化(regression)是个体受到挫折或遭遇应激时,放弃成年人应对方式,而使用幼儿期的方式应付环境变化或满足自己的欲望。退化行为主要是为了获得别人的同情、支持和照顾,以减轻心理压力和痛苦。退化行为必然会伴随产生依赖的心理和行为。依赖(dependence),即事事处处依靠别人的关心和照顾,而不是靠自身努力去完成本应自己去做的事。退化和依赖多见于病情危重经抢救脱险后的患者,以及慢性病患者。

3)敌对与攻击:其共同心理基础是愤怒。敌对(hostility)是内心有攻击的欲望,表现为不友好、谩骂、憎恨或羞辱别人。攻击(attack)是在应激刺激下个体以攻击方式做出反应,攻击对象可以是人或物,也可以针对别人或自己。如某个孩子不愿意服从父母的安排,表现为掐自己的胳膊或拍打自己的头部等。

4) 无助与自怜:无助(helplessness)是一种无能为力、无所适从、听天由命、任人摆布的行为状态,通常是个体经反复应对不能奏效、无法控制应激情境时产生,其心理基础包含一定的抑郁成分。无助使人不能主动摆脱不利的情境,对个体造成伤害性影响,必须加以引导和矫正。自怜(self-pity),即自我怜悯、惋惜,其心理基础包含对自身的焦虑和愤怒等成分。自怜多见于独居、对外界事物缺乏兴趣者,其遭遇应激时常常独自哀叹、缺乏安全感和自尊心。倾听他们的倾诉并提供适当的社会支持,可改善其自怜行为。

5) 物质滥用:个体在心理冲突或应激情况下会以习惯性的饮酒、吸烟,或是服用某些药物等行为来转换其对应激的行为反应方式。尽管明知物质滥用对其身体无益,但仍希望借此达到暂时麻痹自己、摆脱烦恼和困境之目的。

3. 护理工作相关的应激反应　处在应激工作环境下的护士会出现各种应激反应。国外调查发现,处于应激状态下的护士除缺勤较多、工作满意度下降外,还表现为在工作中缺乏自信、敏感多疑、紧张、焦虑、抑郁、情绪不稳定,以及与同事间关系紧张等,并容易出现生理功能障碍,如胸闷、血压升高、头痛、胃肠道症状,以及睡眠紊乱等。如果长期处于高应激工作状态下,护士可能产生职业倦怠(job burnout)现象。职业倦怠是美国临床心理学家弗鲁顿伯格(Freudenberger)在20世纪70年代研究职业压力时提出的概念,描述助人行业的工作人员长期工作压力得不到有效缓解,因而产生的心理与生理上的疲惫、工作能力下降、工作热情丧失、对他人日益冷漠、工作成就感低等一系列消极表现。因此,需要政府、社会、医疗机构,以及护士自身的共同努力,从合理配置护理人力资源、降低护士工作负荷、改善工作环境、给予社会心理支持、提高护士应对能力等方面综合管理,以降低护士的应激水平,提高身心健康水平。

4. 应激反应与健康的关系　应激反应与健康的关系可从以下两个方面来理解。

一方面,应激反应是机体为应付外界环境的挑战做出的一种适应性改变,具有积极意义。当应激原出现时,机体通过提高交感神经兴奋性、增加激素分泌、加快能量代谢、提高心跳频率、升高血压等方式来应对应激原带来的挑战。当外界威胁不存在时,机体的各种应激反应会自然解除,各项生理功能指标可恢复至正常水平。另外,通过对应激原及时做出反应的锻炼,使人形成健康的体格和积极的人格,从而有益于对各种环境的适应,但仅适用于急性应激原,且应激强度不是很大的情况。

另一方面,当突然面对超强的刺激或持久的劣性刺激时,个体的健康就会受到损害。超强刺激是指一些个体无法预料且突发的、难以承受的高强度社会生活事件,如亲人突然亡故、发生强烈地震等。个体面对突如其来的超强刺激时会产生强烈的情绪反应,并伴随极其剧烈的生理变化。若超过个体所能承受的极限,机体就会丧失适应能力,进而发生内部器官的器质性变化,罹患心身疾病。持久的劣性刺激会引起个体不良的情绪反应,如果不良情绪长期得不到疏导和宣泄,可导致个体的身心状态长期失衡,继而造成其神经系统特别是自主神经功能失调,久之导致身体器官或组织的病理性改变,诱发心身疾病。此外,应激状态的持续存在和发展还会导致个体出现应激相关的心理障碍,如急性应激障碍、创伤后应激障碍或适应障碍等。

第二节 心 身 疾 病

一、心身疾病的概念和分类

心身疾病(psychosomatic diseases)或称心理生理疾病(psychophysiological diseases)，是指一些与心理、社会因素密切相关疾病的总称。此类疾病的发生、发展和转归均程度不同地受到心理-社会因素的影响，临床表现以躯体症状为主，伴有病理学改变。国内调查发现心身疾病约占各种疾病患者的 1/3 左右，患病率从青年期到中年期呈上升趋势，年龄＞65 岁及年龄＜15 岁的人群患病率最低，女性患病率高于男性。

(一) 心身疾病的概念

1818 年，德国精神病学家 Heinroth 提出了"心身概念"。1980 年，美国心身医学研究所将心身疾病定义为：由环境心理应激引起或加重躯体病变的疾病称为心身疾病。目前，心身疾病的概念分为广义和狭义两种。广义的心身疾病是指心理-社会因素在发病、发展和转归过程中起重要作用的躯体器质性疾病和躯体功能性障碍。狭义的心身疾病仅指躯体器质性疾病，如原发性高血压、溃疡病等。而躯体功能性障碍，则被称为心身障碍(psychosomatic disorders)，如神经性呕吐、偏头痛等。可见广义的心身疾病包括了狭义的心身疾病和狭义的心身障碍(图 4-3)。本节主要阐述狭义概念的心身疾病。

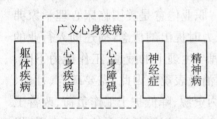

图 4-3　心身疾病定位示意图

心身疾病是以躯体症状为主的一类疾病，需要与心理障碍、单纯性躯体疾病相区别：①心身疾病不是心理障碍，心理障碍通常是指神经症、人格障碍、精神分裂症等各种精神障碍，其病因与心理因素有关，但无明显的躯体症状和阳性体征，更无组织形态学等病理改变；②心身疾病亦非单纯性躯体疾病，虽然心身疾病以临床躯体症状为主要表现，且伴有病理学改变，但单纯性躯体疾病的病因均较明确，与心理因素无直接相关。

(二) 心身疾病的分类

心身疾病种类甚多，分布于全身各系统，主要为受自主神经支配的器官与系统。关于心身疾病的分类，国内外学者意见不一，目前较常用的分类方法如下。

1. **按器官系统分类**

(1) 消化系统：胃和十二指肠溃疡、溃疡性结肠炎、肠道激惹综合征、神经性厌食、神经性呕吐等。

(2) 心血管系统：原发性高血压、冠心病、心律失常、心脏神经症等。

(3) 呼吸系统：支气管哮喘、过度换气综合征等。

(4) 皮肤：神经性皮炎、荨麻疹、瘙痒症、湿疹、斑秃、银屑病、多汗症等。

(5) 内分泌代谢系统：甲状腺功能亢进、突眼性甲状腺肿、糖尿病、低血糖症、肥胖症、更年期综合征等。

(6) 神经系统：紧张性头痛、偏头痛、抽搐、痉挛性斜颈、自主神经功能失调等。

（7）泌尿与生殖系统：遗尿症、激惹性膀胱、月经失调、经前紧张综合征、功能失调性子宫出血、性冷淡、不孕症等。

（8）骨骼肌肉系统：类风湿关节炎、肌痛、颈臂综合征、腰背部肌肉疼痛等。

（9）其他：癌症、术后肠粘连、口腔炎等。

2. 按躯体病变状态分类　采用此分类方法的学者认为，躯体病变状态主要分为躯体功能性病变和器质性病变，故心身疾病也可依此分为两大类。

（1）心身症：是指由心理-社会因素引起躯体功能性改变的一类临床疾病。此类疾病虽以功能性病变为主，但亦有躯体症状和一定程度的病理生理改变，基本处于心身病临界状态。常见心身症包括心脏神经症、冠状动脉痉挛、偏头痛、贲门或幽门痉挛、神经性厌食、心因性呼吸困难、心因性胸痛、过度换气综合征等。

（2）心身病：主要是指由心理-社会因素引起、伴有明显躯体器质性病理改变的一类疾病，如原发性高血压、冠心病、消化性溃疡、过敏性结肠炎、甲状腺功能亢进、糖尿病、原发性青光眼、神经性皮炎等。

持此分类观点的学者认为，在一定条件下，功能性病变为主的心身症可演变为躯体器质性病变为主的心身病。

61

二、心身疾病的发病机制

心身疾病的发生、发展是社会、心理、生理等致病因素在不同程度和时间上相互作用的结果，其发病机制仍处在学说或理论阶段，目前主要的代表理论包括以下几个方面。

（一）心理动力理论

该理论以精神分析学说为基础，强调个体在潜意识层面对压力的处置通常是转换，通过防御机制将压力改头换面，以心理或生理症状重新表现。Alexander 早期认为，个体特异的潜意识动力特征决定了心理冲突引起特定的心身疾病。如哮喘发作被解释为是试图消除被压抑的矛盾情绪（如与母亲隔离引起的焦虑），而以躯体症状来表达；原发性高血压是源于患者对自己攻击性潜意识的压抑等。后期经修正提出心身疾病发病三要素：未解决的心理冲突、身体器官的脆弱易感倾向、自主神经系统的过度兴奋。Dunbar 则认为人格类型与心身疾病具有特殊关系，并推断具有奋力工作、紧张和雄心勃勃人格特征的个体易患冠心病。后来一些研究者证实了 A 型行为与冠心病的因果关系。

（二）心理生理学理论

该理论受 Cannon 和 Selye 等生理学家的影响颇深。根据心理生理学研究，心理-神经、心理-神经-内分泌和心理-神经-免疫学是心理-社会因素造成心身疾病的 3 个心理生理中介机制。不同个体可对心理-社会因素产生不同的生物学反应，而不同生物反应过程涉及不同器官组织，故不同疾病可能存在不同的心理生理中介途径。同时，心理生物学研究经观察与分析，认为不同心身疾病也可能与特定的心理-社会因素相关。而心理生物学研究还注意到心理-社会因素对不同遗传素质个体的致病差异，并确认个体素质易感性在疾病发生中的重要作用。

（三）学习理论

该理论以行为学习理论为基础，认为某些社会环境刺激可引发个体习得性心理和生理反应，心身疾病是获得性学习的结果，如情绪紧张时呼吸加快、血压升高等。因个体素质、特殊环境因素的强化或泛化,可使人们的习得性心理和生理反应稳固而演变成症状和疾病。紧张性头痛、过度换气综合征、高血压等心身疾病都可用此理论解释。虽然学习理论对疾病发生机制的解释缺乏较详尽的具体研究证据,但此理论对指导心身疾病的治疗与康复具有重要意义。

三、心身疾病的诊断和治疗原则

(一) 心身疾病的诊断

心身疾病的诊断,是指综合评价人群躯体和心理两个方面健康状况的过程,对患者实施一般临床诊断的同时,还需要全面地评定其心理状态。

1. 心身疾病的诊断要点　目前心身疾病的诊断标准和方法不尽相同,按照生物-心理-社会的医学模式,人类任何疾病均受这 3 个方面因素的影响,故心身疾病的诊断需要兼顾个体的躯体、心理和社会 3 个方面。在《国际疾病分类》第 10 版(ICD-10)中,将传统的心身疾病分别纳入不同分类,归为"神经症性、应激相关及躯体形式障碍"(F4),还有一些内容分散在"伴有生理紊乱及躯体因素的行为综合征"(F5)及其他分类中。心身疾病作为整体概念,各疾病之间也有共同的诊断要点,主要包括以下几个方面。

(1) 存在明确的心理-社会刺激因素:这一点对于心身疾病的诊断尤为重要。在心身疾病的发生、发展过程中,一定要有心理-社会因素的刺激,这种刺激要么时间较长,要么强度较高,或者两者兼备,其长期作用最终导致了心身疾病。

(2) 心理-社会刺激与个体疾病的发生有密切的时间关系:一般来说,应该是先有不良刺激,然后才有心身疾病的发生。

(3) 心身疾病的演变过程与心理-社会刺激因素呈现为正比关系,即刺激因素越强烈,持续的时间越久,心身疾病的表现就会越重。

(4) 个体具有一定的遗传素质、性格特点或心理缺陷:这类个体因为自身的特点,造成心理状态不稳定,容易受到外界刺激的影响。

(5) 个体可能有童年的特殊心理体验。

2. 心身疾病的诊断程序

(1) 病史评估:除采取与临床各科病史采集相同的方式,还应注意收集患者的心理、社会资料,如个体的心理与行为特点、个性特征、人际关系、家庭支持等,并分析其中与心身疾病发生和发展相关的因素。

(2) 身体评估:除基本的体格检查,还应注意患者在体检过程中的心理行为反应方式,如是否过分敏感、拘谨等。

(3) 心理评估:对初步疑为心身疾病者,应结合其病史资料,采用访谈、行为观察、心理测量及其他必要的心理生物学检查方法,对其进行较系统、全面的检查,以确定心理-社会因素的性质和内容,以及在疾病发生、发展和转归中的作用。

(4) 综合分析:依据上述各项患者评估结果,结合心身疾病阳性体征,判断其是否为心身疾病、何种心身疾病、哪些心理社会因素具有重要作用,以及可能的作用机制等。

(二) 心身疾病的治疗原则

心身疾病的治疗应采取综合防治的原则,即在躯体治疗的同时,重视心理治疗的应用,坚持身心同治的原则。心理治疗的目标主要是协助患者消除心理-社会刺激因素,改变认知模式和生活方式,缓解躯体症状。

1. **躯体治疗** 躯体治疗是心身疾病的基本治疗,包括各类疾病的药物治疗、手术治疗和物理治疗等。鉴于躯体治疗在临床各科中已有详尽论述,这里不作具体介绍。

2. **心理治疗** 多种心理治疗方法都对心身疾病具有较好的疗效。行为治疗在现代临床医学中广泛用于治疗各种心身疾病。例如,生物反馈疗法在治疗原发性高血压病、溃疡病、支气管哮喘等心身疾病具有显著疗效;系统脱敏疗法、放松疗法可帮助患者消除或减轻焦虑与紧张情绪。精神分析治疗用于治疗某些心身疾病,如支气管哮喘、功能性胃肠功能紊乱、心脏植物神经症、持续躯体形式疼痛障碍等,能够减少或减轻临床症状;认知疗法适用于多种心身疾病;森田疗法、气功疗法也是失眠、慢性疼痛、性功能障碍等的重要治疗手段之一。

3. **精神药物治疗** 精神药物治疗的目的在于减轻患者焦虑、抑郁等心理症状,调节自主神经系统功能,为心理治疗提供较好的条件。常用抗焦虑药物包括地西泮、氯氮等;常用抗抑郁药物有多塞平、阿米替林、百忧解等;调节自主神经功能可用谷维素等。

4. **环境治疗** 是指利用环境调整和有利的环境因素,促进心身疾病患者病情好转和巩固的治疗方法。与患者的心身疾病密切相关的心理社会因素往往来自周围环境,如家庭、单位或邻里等,环境的改变和调整,可使冲突缓解,关系协调,从而有效改善患者的心身症状。

四、常见的心身疾病及其心理社会特征

心身疾病的病因学研究证实,人们的个性特点与行为方式既是其发病原因,又可影响其疾病转归。故掌握常见心身疾病患者的人格特征、行为方式和社会环境特点,对防治疾病十分重要。

(一) 冠心病

冠心病是最常见的心身疾病,是目前成人死亡的第一大原因。大量研究表明,人格特征、心理应激及生活方式等心理-社会因素,在冠心病的发生、发展过程中具有重要影响。

1. **人格特征** Friedman 与 Rosenman(1959)首先提出 A 型行为类型者易患冠心病,其后许多大样本前瞻性研究也证实,冠心病患者中 A 型行为者 2 倍于 B 型行为者。A 型行为与冠心病病情加剧也有关系,研究结果表明患冠心病的 A 型者继发心肌梗死的可能性约 5 倍于非 A 型冠心病患者。

A 型行为(TABP)者主要特点如下:①过分的抱负与雄心勃勃;②过高的工作标准,常对自己的工作成就不满;③富于感情,情绪易波动;④有闯劲和进取心,且表现好斗;⑤过分的竞争性和好胜性;⑥时间紧迫感与匆忙感;⑦变幻不定的敌意;⑧习惯做紧张的工作,休息时间也难以得到放松;⑨不耐烦,急于求成;⑩常同时进行多种思维活动和工作安排。此外,言语与动作的节奏感快等。

2. **生活事件与心理应激** 社会生活中的各种应激因素,如亲人死亡、人际关系不良等,常被视为冠心病的重要病因。有研究表明,与冠心病相关的常见应激原包括夫妻关系不和睦、与子女关系紧张、工作不顺心、事业受挫与失败、离婚、丧偶等。近期研究表明,强烈持续

63

的心理应激可伴机体儿茶酚胺过量释放,心肌内钾离子减少,血压升高,局部心肌供血下降,使有冠心病素质或原有心肌供血不足者发生冠心病。

3. 生活方式　吸烟、饮酒过量、运动不足、高脂与高胆固醇饮食、过食、肥胖等,既为冠心病的易感因素,也是冠心病预后不良、治疗困难的主要因素。

4. 社会环境　冠心病发病率与社会环境中不同的社会结构、社会分工、经济条件、社会稳定程度均有一定相关。有研究表明,社会发达程度高、脑力劳动强度大、社会稳定性差等均为冠心病高发的原因。

了解冠心病病程中心理-社会因素的影响,对防治冠心病的发生和发展具有重要意义,有利于医护人员为冠心病患者采取综合性医护措施。如指导患者改变严重影响疾病转归的行为方式,提高其对心理应激的应对能力和承受能力;帮助其调整不当的生活方式和饮食习惯等,促进患者的康复。

(二) 原发性高血压

原发性高血压是最早被确认的一种心身疾病,近年来发病率呈上升趋势。目前普遍认为,此病由综合性因素所致,心理、社会与行为因素与其发生有着密切关系。

1. 人格特征　一般认为,容易激动、具有冲动性、求全责备、刻板主观、不善表达情绪、压抑但又难以控制情绪者易患原发性高血压。有研究认为,具有此类人格特征者遇到慢性应激性刺激时,常压缩自己的情绪,但又难以自控其情绪,导致长期的心理不平衡,伴随着机体自主神经系统功能紊乱,易促使高血压发生。此外,A 型行为者也易发生原发性高血压。

2. 生活事件与心理应激　长期慢性应激性事件刺激更易引起原发性高血压,失业、离婚、长期生活不稳定、在噪声环境中生活的个体发病率较高。研究发现,在应激情绪反应中,焦虑时以收缩压升高为主,愤怒和敌意时以舒张压升高为主。愤怒发泄时,可致血中去甲肾上腺素浓度升高,而强制压抑敌意或愤怒,血液中去甲肾上腺素和肾上腺素浓度更为增高,因此压抑敌意或愤怒情绪可能是个体原发性高血压发生的重要原因。此外,经常情绪不稳定可使血压反复波动,最终形成原发性高血压。

3. 生活方式　研究证明,原发性高血压发病与高钠饮食、超重、肥胖、缺少运动、吸烟、酗酒、生活不规律等因素有关,而这些不良行为因素又直接或间接地受心理-社会因素的影响。

4. 社会环境　流行病学调查发现社会结构变化、社会环境,以及生活方式的变化等均与原发性高血压的发生有关。随着工业化、都市化进程的提高,原发性高血压呈现增加趋势。从事注意力高度集中、精神紧张而体力活动较少,以及对视、听觉形成慢性刺激的职业人群,容易发生原发性高血压。

针对原发性高血压,除酌情用药外,心理行为治疗也具有明显疗效,尤其对于临界或轻型高血压患者,心理行为治疗可作为其基础治疗。心理行为治疗主要包括以下两个方面。

(1) 情绪宣泄:及时帮助患者宣泄愤怒、敌意等情绪,切忌强行压抑,指导患者保持心情开朗,避免过度喜怒,尽量回避可能使血压升高的应激情绪。

(2) 放松治疗或生物反馈疗法:帮助患者掌握身心放松和自我控制血压的方法,以提高机体对各种紧张状态的耐受力。

此外,协助患者调整观念,增强其自身社会适应能力,保持情绪平和,对其疾病的治疗也十分有益。

(三) 消化性溃疡

消化性溃疡也是一类常见的心身疾病。消化性溃疡特别是十二指肠溃疡与心理-社会因素的密切相关早已被人们所认识。

1. 人格特征 国外应用艾森克人格问卷进行严格配对的研究表明,消化性溃疡患者更多具有内向(E 分低)和神经质(N 分高)的特点,表现为保守、依赖、顺从、过度自我抑制及不能表达自己的敌对情绪等。患者遇到挫折时情绪易波动,特别容易愤怒或忧郁,但又惯于克制,不良情绪虽然被其压抑,却可致更强烈的自主神经系统反应,是消化性溃疡的重要诱发因素。

2. 生活事件与心理应激 研究发现,溃疡病患者经历了较多的生活事件,主要包括以下几个方面:①严重的精神创伤,尤其是在毫无心理准备的情况下,遭遇失业、丧偶、离异、自然灾害或战争等重大生活事件或社会环境的改变;②持久的不良情绪反应,如长期家庭矛盾、人际关系紧张、事业发展不利等所致失落感;③长期紧张刺激,如不良工作环境、缺乏休息等。有学者认为,个体出现应激反应时可使胃酸分泌增加,从而抑制黏膜上溃疡面的愈合过程,产生胃、十二指肠溃疡。近年有研究发现,消化性溃疡患者发病前血液中胃蛋白酶原水平较高,并被视作发生十二指肠溃疡的重要生理始基,具有高胃蛋白酶原血症的个体,在心理、社会因素"扳机"作用的激发下,比普通个体更容易发生溃疡病。

治疗消化性溃疡,需要采取包括心理治疗在内的综合治疗措施。采用认知治疗方法,帮助患者分析不利其疾病治疗的心理-社会应激因素,帮助其改变固化的不良认知方式,建立正确的自我观念,适度宣泄不良情绪。运用生物反馈治疗等方法帮助患者自我放松,消除心理压力。指导患者调整不良的生活方式与饮食习惯,建立规律的生活习惯,避免过度劳累。溃疡病患者若伴有抑郁症状,可用抗抑郁药物治疗消化性溃疡。

(四) 支气管哮喘

支气管哮喘较早被列入经典的心身疾病。虽然近年来支气管哮喘的"变态反应机制"逐步被阐明,但心理-社会因素仍被认为是诱发或加重其发作的重要影响因素。

1. 人格特征 患者的人格特征表现为顺从、随和、工作有恒心负责,其心理防御机制不成熟的一面表现为被动、敏感、懦弱。哮喘患儿多表现过分依赖,希望受人照顾。有学者认为,母亲对孩子要求过高或过分保护的不良母子关系,可致此病的形成或发作。此外,因哮喘病程较长,发病时患者体力支出过度致体质虚弱,影响其正常的学业和社交活动,使患者易产生抑郁或自卑情绪,因而表现敏感、多疑、冲动等行为特点。

2. 生活事件与心理应激 研究发现,半数以上患者可找到引起其哮喘发作或加重的心理社会应激事件,如心爱玩具被破坏、亲子关系冲突、家庭不和、亲人死亡、意外事件、环境突然改变等。实验证明,心理应激可引起支气管平滑肌收缩和哮喘症状,暗示和条件反射也可影响气管阻力的增减,如由花粉所致的外因性哮喘患者,仅看见花粉图片时即可出现哮喘发作。

早在 100 多年前人们就已认识心理治疗对支气管哮喘的作用,催眠疗法治疗支气管哮喘已使用多年;系统脱敏治疗可减轻哮喘的发作程度(症状);放松训练治疗也能减轻发作症状或减少用药剂量;生物反馈治疗可控制呼吸道的阻力,缓解发作症状;使用安慰剂等暗示疗法同样叮有效缓解支气管哮喘。

(五) 癌症

癌症的病因十分复杂,尚未完全明了。近年来已有研究证实心理-社会因素在癌症的发生和转归中具有一定作用。

1. **人格特征** 研究表明,过分谨慎、细心、忍让、追求完美、情绪不稳而又不善于宣泄负性情绪等个性特点,易使个体在相同的生活环境中遭遇生活事件,在相似的应激事件中也易产生更多的失望、悲伤、忧郁等情绪体验。此个性特点近年来被证实与癌症的发生有关,行为医学界概括其为 C 型行为,有人称其为"癌前性格"。

2. **生活事件与心理应激** 大量研究证实,负性生活事件与癌症的发生有关。癌症患者发病前的生活事件发生率较高,丧偶、近亲死亡、离婚等家庭不幸事件尤为显著。这些生活事件的发生可刺激机体出现心理应激,影响心血管系统、神经系统、内分泌系统、免疫系统等,进而影响癌症的发生和发展。此外,不良情绪可抑制人体的免疫功能,影响免疫系统识别、消灭癌细胞的"免疫监视"作用。

另外,某些心理行为特征也会影响癌症患者的生存期。Stoll(1982)研究发现,平均生存期显著延长的癌症患者具有以下心理行为特点:①始终抱有希望和信心;②及时表达或发泄负性情感;③积极开展有意义、有快乐感的活动;④能与周围人保持密切联系。

因此,结合癌症患者的心理行为反应,及时给予患者情绪支持和心理行为治疗,帮助患者增强信心,对改善心身反应过程和提高其生活质量具有重要意义。

案例与思考题

1. 吴某,男性,75 岁,退休干部,老伴 2 个月前被检查出癌症晚期,半个月前病逝,随后吴某则出现高血压、心律失常等表现。近 2 周用药后症状仍未缓解,不仅血压居高不下,心脏期前收缩(早搏)频繁,同时还有食欲减退、体重下降、噩梦不断等表现,情绪较为低落,不愿与他人交流。

(1) 根据对应激原的认知评价分类,吴某遇到了何种应激原?

(2) 吴某出现了哪些应激反应?

2. 张某,男性,62 岁。病前性格较为急躁,情绪易激动,容易与他人产生矛盾。胸闷、心悸反复发作 1 年,1 个月前因劳累,又遇情绪恼怒,突发胸闷、心痛、心悸、短气。心电图检查:ST 段改变,心肌供血不足。诊断为冠心病。给予硝酸甘油片、异山梨酯、复方丹参片等药物治疗。

(1) 该患者具有何种人格特征?

(2) 除以上治疗措施外,还应给予何种治疗?

(衣桂花 赵秀荷)

第五章

各年龄阶段的心理发展和心理健康

个体心理发展是指个体从出生到成熟、衰老、死亡的整个过程中心理的发生和发展,是个体心理按照一定顺序和可预测方式变化的过程。人的一生要经历新生儿、婴幼儿、童年、少年、青年、中年、老年各个发展阶段,每个发展阶段都有其典型的心理发展特点和特定的发展主题,并相互关联和影响,形成个体特定的心理发展史。每一阶段各有其特殊的问题需要解决、目标需要完成,若某阶段问题和目标未能解决和达成,常会影响到下一阶段甚至以后的发展。掌握人类个体心理发展的基本规律,了解各年龄阶段个体的心理发展和常见心理问题,有助于个体心理健康的维护。

第一节 心理发展理论

不同的理论流派强调心理发展过程的不同方面,其中对发展心理学有重大影响的有埃里克森的心理社会发展理论、皮亚杰的认知发展理论和维果斯基的文化-历史发展理论等。本章着重介绍前两种理论。

一、埃里克森的心理社会发展理论

埃里克森修正和扩展了弗洛伊德的性心理发展理论,认为心理的发展是贯穿一生的,并将人类的心理发展划分为 8 个阶段,强调每个阶段的个体需要完成相应的心理社会性任务。如果顺利完成任务,个体则可发展形成一种积极品质;反之,如果自我受到损害,则整合为消极品质。

1. 婴儿期(0~1 岁) 为信任对不信任的发展阶段。其主要任务是满足生理上的需要,发展信任感,克服不信任感,体验希望的实现。

2. 儿童早期(1~3 岁) 为自主感对羞愧和怀疑的发展阶段。儿童试图通过利用新的心理功能和活动技能为自己做选择、做决定。如果父母允许合理的选择,不强迫及不羞辱孩子,自主感就能够培养起来。

3. 学前期(3~6 岁) 为主动感对内疚感的发展阶段。其主要任务是获得主动感和克服内疚感,体验目的的实现。父母对孩子新的目的感给予支持,主动感(即感到有雄心、责任感)就会得到发展;父母要求的自我控制过多,则会引发过度的内疚。

4. 学龄期(6～12岁) 为勤奋感对自卑感的发展阶段。其主要任务是获得勤奋感,克服自卑感,体验能力的实现。在此阶段,成功的心理社会发展会使儿童的社会交往能力、学习技能及各个方面的能力都有所发展;相反,如果无法克服此阶段的困难,将产生失败感和不适应感。

5. 青年期(12～18岁) 为自我认同感对角色混乱感发展阶段。其发展任务是建立自我认同感和防止角色混乱,体验忠实的实现。青年人通过探索价值观念和职业目标,形成个人的自我认同;消极的结果是其对未来成人角色的认识含混不清。

6. 成年早期(18～25岁) 为亲密感对孤独感的发展期。其发展任务是获得亲密感,建立深厚的友谊,避免孤独感,体验爱情的实现。

7. 成年中期(25～50岁) 为繁殖感对停滞感的发展期。其发展任务是获得繁殖感,避免停止感,体验关怀的实现。男女两性建立家庭,将关怀延续到下一代。繁殖主要是指建立指导下一代成长的需要。缺乏这种体验的人会沉浸于对自己的关注中,从而产生停滞感。

8. 老年期(50岁～死亡) 为完善感对失望感的发展时期。其发展任务是获得完善感和避免失望感,体验智慧的实现。人生进入最后阶段,如果对自己一生获得最充分的肯定,则会产生完善感,包括人生经历中产生的智慧感和人生哲学,并有与下一代生命周期融为一体的感觉;否则就会产生失望感,从而惧怕死亡。

二、皮亚杰的认知发展理论

在发展心理学中,最著名的应属皮亚杰的认知发展理论。该理论将个体的认知发展分为4个主要阶段,即感知运动阶段、前运算阶段、具体运算阶段和形式运算阶段。皮亚杰指出,这4个阶段的差异不仅表现在信息获得的数量上,还表现在知识与理解方面质的改变。当个体达到某种成熟水平并且有相关的经验时,就能进入下一个发展阶段。值得注意的是,在童年期儿童发生了巨大的认知变化。也就是说,约在青春期前,儿童的认知能力迅速发展,随后只有较小的变化。

1. 感知运动阶段(0～2岁) 儿童对世界的理解基于触摸、吸吮、咀嚼、摇头和操控物体。在此阶段,儿童无法用形象、语言或其他心理符号进行推理。因此,婴儿缺乏皮亚杰所称的客体恒常性,即外界客体不依据自己的知觉而永久存在的观念。

2. 前运算阶段(2～7岁) 在此阶段,发展的主要任务是语言的使用。儿童逐渐使用内部表征系统来描述人、事件和情感,能使用符号来做象征性的游戏,如把一本书当作小汽车在地板上推着玩耍。虽然儿童具有符号思维的能力,但这种思维仍与成人的思维存在质的差别。该阶段儿童经常使用自我中心思维,即从自我的角度出发来观察世界,认为别人的观点和看法与自己的一样。"非逻辑"方式,常常是前运算认知的特性。此阶段的儿童还不能理解守恒原则,即数量与物体的物理特性和位置毫无关系。

3. 具体运算阶段(7～11岁) 在此阶段,儿童发展了逻辑思维能力,开始克服前运算阶段的自我中心,并逐步理解守恒原则。此阶段学到的另一个重要原则是可逆性,如他们可以理解把球状黏土揉成香肠形状,把动作倒着再做一遍就能恢复球状。虽然此阶段儿童在逻辑推理方面有很大进步,但其思维还是存在局限性,即很大程度上要依赖具体的物质实体,对抽象、假设本质的理解还有困难。

4. 形式运算阶段(11 岁后)　在童年期结束时,大多数个体都进展到完全同于成人的认知阶段,能掌握一种抽象、形式和逻辑的新思维。无需再依靠实物,可以用逻辑思维去解决问题。

第二节　儿童期的心理发展与心理健康

儿童期包括胎儿期、婴儿期、幼儿期和童年期。胎儿期是指从受孕到出生这段时间,婴儿期是指 0～3 岁的时期,幼儿期是指 3～7 岁的时期,童年期是指 6、7～11、12 岁的儿童时期。

一、儿童期的心理发展

(一) 胎儿期的心身发展

此期胎儿生长发育迅速,内脏器官形成后其视觉、听觉、味觉、触觉的感知能力开始发育。妊娠末期的胎儿已具有初步的听觉记忆能力,能对语言进行初步的听觉分析和储存,可接受言语、音乐等外界刺激。胎儿所获得的经验,对其出生后的行为可产生明显影响。胎儿因具备了一定程度的感知能力、记忆能力和语言能力,故具有了接受教育影响的可能性。

(二) 婴儿期的心理发展

婴儿期是儿童生理发育和心理发展最迅速的时期。婴儿的动作发展可改变其与周围环境的关系,进而促进婴儿的心理发展。

1. 言语发展　婴儿不仅能理解成人的语言,也能够运用语言与成人进行有效交流,词的概括作用和对行为的调节作用也开始发展。

2. 知觉和注意力发展　婴儿开始产生初步的空间知觉。1 岁前婴儿的注意属于不随意注意,从第 2 年起能够较长时间地注视某一事物。由于语言的作用,出现了有意注意的萌芽。

3. 记忆发展　婴儿的记忆以无意识记忆为主,有意识记忆开始萌芽。1 岁后的记忆范围开始扩大,不仅能再认识数周前的事物,而且还具有了再现能力,到 3 岁时能再现数周前出现的事物。

4. 思维和想象发展　婴儿期思维的主要特点是知觉行动性,即只有在对物体的直接感知、直接活动中才能进行思维。一旦脱离对当前物体的直接感知与直接活动,便无法进行思维。

5. 意志发展　2 岁后,婴儿开始能在自己言语的调节下有目的地进行或抑制某些行动,产生了意志的萌芽。但是不能在较长的时间内控制自己,行动有显著的冲动性。

6. 情绪发展　婴儿出生时就会表现满足、兴奋和痛苦,这些情绪反应是遗传本能,尚无表达情绪的作用。出生 5～6 周后,婴儿的情绪逐渐分化,以最初的社会性微笑(即婴儿在看到一个人的脸时会微笑)表达对人的特别兴趣和快乐,逐渐开始了情绪的表达。

69

7. 社会性发展 婴儿主要体现在依恋和同伴交往两个方面。依恋是婴儿与主要抚养者(通常是母亲)间最初的社会性联结,是情感社会化的重要标志。通常表现为婴儿将微笑、咿呀学语等行为更多地指向母亲,同时喜欢和母亲在一起,遇到陌生人时有恐惧感等。依恋对婴儿整个心理发展具有极其重要的作用,婴儿是否与母亲形成依恋及依恋的性质,将直接影响婴儿的情绪情感、社会性行为、人格特征和人际交往的基本态度。

8. 自我意识发展 1岁婴儿开始意识到自己的存在,2～3岁时通过语言交流掌握"我的"和"我",这标志着自我意识的出现。自我意识的发展也是婴儿社会性发展的体现。

(三) 幼儿期的心理发展

幼儿期是儿童生理和心理发展非常迅速的时期。此阶段儿童的心理发展具有以下6个基本特点。

1. 生理发育 幼儿能较好地控制自己的身体和动作,大运动技能和精细运动技能得到发展,如学习舞蹈、钢琴、体操等技能,能掌握穿衣戴帽、系鞋带、扣纽扣等自我服务技能。这个时期精细运动技能发展最受关注的是绘画技能。

2. 语言 此期是个体一生中词汇量增长最快的时期。幼儿已能使用各种词汇自由地与人交谈,言语表达逐渐由连贯性言语取代情境性言语,从对话言语发展为独白言语。

3. 思维与智力 由于心理和语言的发展,幼儿对周围世界充满了好奇,喜欢提问,喜欢探索周围事物。幼儿通过与他人的互动,以及与周围人们的交往逐渐发展其智力。

4. 游戏 是幼儿的主导活动与生活内容。幼儿比婴儿更会玩游戏,游戏的内容和水平均有助于智力的提高。游戏可促进儿童对社会、对自然界的认识,同时促进对生活的热爱。

5. 开始形成最初的人格特点 除先天的气质特点外,幼儿的人格萌芽已经受到外界环境的强烈影响。幼儿在与成人和同伴的交往中自我意识有所发展,已经有了初步的自我评价,如认为自己是漂亮的、聪明的、强有力的,或是丑陋的、笨拙的、无能的等。这一发展时期个体心理特征雏形的初步形成,使其出现了一定的对人、对事、对己的态度和一整套的行为习惯。这一时期幼儿有了特殊的兴趣和爱好。

6. 社会认知 幼儿已形成了初步的社会认知和社会化行为。幼儿期性别化认同、审美感知、道德情感与认知、对他人心理的洞察,对游戏规则、对家庭成员间关系的理解与掌握等,均标志着已开始逐步进入人类社会。

(四) 童年期的心理发展

儿童进入童年期后,学校学习成为此阶段的主导活动,并促进了儿童的心理过程和社会性的全面发展。童年期的儿童具有如下心理发展特点。

1. 思维 逻辑思维迅速发展,初期以形象逻辑思维为主,在发展过程中完成从形象逻辑思维向抽象逻辑思维的过渡。这种演变过程构成了此期儿童思维发展的特点。

2. 记忆 有意识记忆超过无意识记忆,成为记忆的主要形式;意义记忆在记忆活动中逐渐占主导地位,抽象记忆的发展速度逐渐超过形象记忆的发展速度。

3. 注意 有意注意有较大的发展,无意注意仍在起作用。

4. 语言 此期儿童语言发展的主要任务有2个:①口头语言中语用能力的发展,主要表现在对自己见解的表达、会话策略的运用、会话含义的理解,以及对会话活动的维持;②书面语言中读写能力的发展,主要表现在识字和阅读能力提高,以及写作能力的逐渐发展。

5. 自我意识 童年期的自我意识发展迅速,其认知发展出现了反省思维,开始能站在别人的立场上思考其对自己的看法。由于学校经常用社会比较的方式来评价学生的学习成绩和操行表现,使小学生逐渐学会用"社会比较"方式来思考自身,能够自发地、仔细地将自己的各种特征与同伴的相关特征进行比较,从而认识自己的长处和短处。随着自我认识能力的提高,自我控制能力也有显著的飞跃。

6. 情感和社会性　儿童对成人权威的认知发生转变,从盲目的服从转向批评性的思考,亲子关系从家长控制阶段转移到家长与孩子共同控制阶段。随着年龄的增长,由临时性和不稳定的同伴关系逐渐发展为紧密和亲密的同伴关系,交往的范围逐渐扩大。此阶段儿童高级的社会情感得到较大的发展,理智感、荣誉感、友谊感、美感、责任感在学龄儿童身上有明显体现;对道德概念的理解从直观的、具体的、肤浅的认识到较抽象深刻的认识,对道德行为的评价从只注意行为的后果过渡到较全面地考虑动机和效果的统一。

二、儿童期心理发展中的常见问题

(一)婴幼儿期心理发展中的常见问题

1. 陌生人焦虑与分离焦虑　婴儿期的依恋状况直接关系到个体以后的心身发育。根据精神分析理论,由依恋导致的内部情感及安全感对心理发展的各个方面都有重要影响。体验到母亲或照料者的爱抚、有安全感的婴儿,到幼儿期与同伴的交往充满自信,也比较会获得成功。反之,到幼儿期很容易出现社会关系方面的困难。

陌生人焦虑是婴儿对其不认识的人的警觉,分离焦虑是熟悉的照料者离开后的痛苦。这是婴儿期情绪和认知发展的重要里程碑,反映了婴儿对母亲的依恋。主要表现在 6 个月后的婴儿对陌生人的消极反应,与亲人分离时的大声哭闹和紧抓着亲人不放等。

2. 社会性发展缺陷　是孤独症的儿童在婴儿期所表现的社会行为异常。主要表现为婴儿不能进行眼对眼的线索跟踪,不能做出对他人的表情动作,不能与他人分享感情;缺乏依恋行为,不黏人;对亲人和陌生人的反应无显著差别,看见陌生人不害怕,几乎无反应;表现出对"人"不感兴趣的特征。

3. 过度依赖　是指婴幼儿期在行为、情感、活动上独立性不足,出现过分依靠父母或他人的行为。过度依赖行为在婴幼儿期可达 21%,部分女孩的症状可持续到成年后,男孩的过度依赖行为持续时间较短。随着年龄的增长,独立性逐渐发展,依赖性逐渐被克服。

4. 语言问题　婴幼儿期是语言发展的关键时期。这一时期语言问题表现为言语发育迟缓、发音不清等。孤独症的儿童言语发展通常是滞后的,50%的孤独症儿童没有沟通性的言语。有言语的孤独症儿童,也常表现出模仿言语、答非所问、声调缺乏变化等。言语交流时不能使用眼神传达信息或感情目光常飘忽不定等。

5. 情绪问题　在婴幼儿阶段,由于神经系统发育不完善,其情绪反应往往具有不稳定、容易诱发和外露及不容易自控等特点,表现为易哭闹、难哄劝等。幼儿的情绪问题主要为焦虑和恐惧。焦虑的儿童烦躁不安,担心害怕,好哭,无故生气,常伴有食欲下降、夜惊、多梦、尿床、呼吸增快、心悸、腹痛等表现。焦虑对儿童的人格形成会产生影响,使之变得过分敏感、谨小慎微、依赖、自卑、退缩、不受同伴欢迎等。幼儿的恐惧情绪常以表情、动作和生理反应表现出来。幼儿多害怕陌生人和环境,害怕某些动物和昆虫,害怕黑暗、电闪雷鸣等。如果恐惧感持续,会产生回避、退缩等行为,影响正常生活。

6. **感觉统合失调** 是指儿童大脑对人体各种感觉器官如眼、耳、皮肤等传来的感觉信息不能很好地进行分析和综合处理,造成整个身体不能和谐有效地运动。由于存在感觉统合失调,其智力水平没有得到充分的发展,在学习能力、运动技能、社会适应能力等方面存在严重问题。几乎80%的感觉统合学习是在婴幼儿期进行的,因此婴幼儿期的感觉统合训练对预防此症具有重要作用。

7. **退缩行为** 退缩的幼儿在人际交往过程中表现为过分胆怯、孤独,不愿与小朋友一起玩,躲避人群,对小朋友的友好表现为反应淡漠,言语少;不敢去陌生环境,对新环境不适应,极为害怕;自卑胆小,自信心不强,特别在意老师的批评,常常哭泣。这些退缩的行为反映了儿童的早期社会性发展存在问题,如不及时矫正,会给其成年后的社会行为和心理状态带来严重的不良影响。

(二) 童年期心理发展中的常见问题

1. **入学适应困难** 对入学新生来说,学校环境陌生、老师和同学陌生、学习生活不习惯等都可能造成入学适应困难。适应不良的儿童表现为害怕、焦虑不安、注意力不集中、对学习无兴趣、不能约束自己等。

2. **学习技能发育障碍** 主要表现在阅读技能、拼写技能、计算技能等学习技能的获得与发展障碍。

3. **注意缺陷多动障碍** 是学龄期儿童常见的心理问题。主要表现为注意力集中困难、活动过度、任性冲动、情绪不稳、学习困难。

4. **学校恐惧症** 学习失败、受到批评、受到挫折常为诱发因素。表现为害怕上学,逃学,宁可待在家中学习,不愿与老师、同学在一起。可有头痛、腹痛、恶心、呕吐、腹泻、尿急等躯体表现。

5. **学习疲劳、厌学** 学习过分紧张、学习压力大、学习习惯不好、作业过多都会导致学习疲劳,表现为疲劳、烦躁、记忆力下降、反应迟钝、注意力不集中、上课困倦、学习成绩下降等。

三、儿童期的心理健康维护

1. **胎儿期的心理卫生** 主要通过孕妇的心理行为调节来实现。孕妇要保持愉快的心境,注意营养和适当的运动;戒除烟酒,避免其他有害因素的影响;科学地进行胎教。

2. **婴儿期的心理卫生** 主要包括:①口头言语训练,婴儿期言语中枢已发育成熟,父母要多陪伴婴儿,鼓励婴儿多说话,创造口头言语交流的机会。②运动技能训练,手的抓握动作和独立行走对心理发展具有重要意义。如选择搭积木、装拆玩具等活动训练手的抓握技能,通过训练走、跑、跳、攀等动作,发展独立行走技能。③培养良好的习惯,个体在婴儿期养成的习惯,对其以后的发展和社会适应性具有重要影响。因此,要注意培养婴儿的饮食和睡眠习惯,训练大、小便的控制和排泄等卫生习惯。

3. **幼儿期的心理卫生** ①鼓励幼儿多做游戏,游戏过程对幼儿的智力开发和性格塑造有重要作用。与同伴的游戏过程中学会规则,形成一定的交往能力,使情感得以发展。②强化幼儿的性别意识,在幼儿的穿着打扮、举止言行上,应该与性别身份相一致。③幼儿正处在人格开始形成阶段,家庭成员对幼儿的态度、幼儿在家庭中形成的地位,都会对其性格产生重要的影响。④营造温暖和睦的家庭环境。在尊老爱幼、相互关心的和睦家庭中,可唤起幼儿愉快的心境,使其通过观察、模仿,学习很多家庭中的适应行为,对其以后处理人际关系、婚恋关系、家庭关系等产生积极影响。⑤正确对待幼儿的过失与错误。幼儿在错误和过失中可不断通过学习得以成长,期间需要引导儿童认识错误,吸取教训,避免挫伤儿童的积极主动性。⑥对幼儿不要过分保护。过分保护是指包办代替和控制。包办代替影响孩子独立做事能力和技巧的培养,其直接后果是剥夺了儿童在解决问题、面对困难时锻炼成长的机会。控制是父母将孩子严格限制在规定的范围内活动,必须按其旨意生活。长期受到过分保护的幼儿容易形成不良的心理品质。

4. **童年期的心理卫生**　①帮助学龄儿童尽快适应学校环境,如尽快熟悉学校制度、课程安排、老师和同学,从品德行为、课堂纪律、学习方法、体育锻炼、劳动卫生等方面引导儿童对自我进行约束和规范。②按照儿童的心理发展规律安排教学内容和方法,培养儿童广泛的学习兴趣。减轻学习负担,实施素质教育,保障儿童的心身健康。③发现儿童的心理问题应及时解决,关心爱护儿童;善于觉察儿童的情绪反应,及时疏导不良情绪,可教导儿童用转移注意力、忍让、自我暗示、记录情绪日记等方法排遣不良情绪。④营造良好的家庭氛围。⑤利用有利条件和主导文化培养儿童的价值观、时间观念、竞争意识、自强自立精神,拒绝不良社会风气和不健康的文化侵蚀。

73

第三节　青少年期的心理发展与心理健康

青少年期又称青春期,一般是指 12～18 岁,是介于儿童和成年之间的成长时期,是从不成熟走向成熟的过渡时期,是生理变化最明显、具有强烈的独立性和自觉性,又有极大的依赖性和幼稚性的时期。

一、青少年期的生理与心理发展

(一)青少年期的生理发展特点
青少年期的标志是迅速的生长发育、性征的发展等。身高和体重快速增长,肌肉变得发达;在性激素的作用下,第二性征相继出现,性功能开始成熟。男性表现为喉结出现、声音低沉、生长胡须、出现遗精等;女性出现声音变尖、乳房发育、皮下脂肪沉积、月经来潮等。这个时期,脑和神经系统发育基本完成,第二信号系统作用显著提高。

(二)青少年期的心理发展特点
青少年期的认知活动具有一定的精确性和概括性,意义记忆增强,抽象逻辑思维开始占主导,思维的独立性、创造性、批判性有所发展,逐渐学会了独立思考问题。但思维仍具有一定的表面性和片面性,需要逐步克服。同时,自我意识存在矛盾。一方面,青少年逐渐意识到自己已长大成人,希望独立,强烈要求自作主张,不喜欢老师、家长过多的管束,好与同龄人为伍;另一方面,由于阅历浅、实践少,在许多方面还不成熟,经济上不能独立,从而出现独立性与依赖性的矛盾。想象力丰富、思维活跃、容易理想化,出现理想与现实的矛盾。可塑性大,易受外界的影响,情绪容易波动。性意识开始觉醒,产生对异性的好奇、关注和接近倾向。由于社会环境的制约,出现性意识与社会规范之间的矛盾。

二、青少年期心理发展中的常见问题

由于青少年自身的生理和心理处于不平衡状态,受到来自家庭和社会诸多因素的影响,在成长过程中容易产生一些心理问题,更有甚者逐渐发展成为心理障碍或精神疾病。因此,对青少年的心理问题要及早发现,及时疏导和干预。

1. 自我意识问题 自我意识是个体对自身的认识和理解,包括自我认识、自我评价、自我控制。当青少年缺乏综合认识自我的能力时,会过分依赖外界评价,不能对自己形成稳定的认识。因而可出现自主性差,依赖成人和其他环境因素的要求和控制,不能独立自主地制定目标、计划和持续实现目标等问题。当自我评价出现问题时,青少年会过高或过低评价自己。自我评价过高会导致自负,做事冒险鲁莽;自我评价过低可能会使其放弃尝试,逃避困难,丧失发展和锻炼的机会。

2. 情绪问题 相较于儿童期和成年期,青少年体验到更多情绪的变动,更极端的积极或消极情绪。情绪高亢时,充满热情和激情,富有朝气;情绪低落时,意志消沉,悲观消极。青少年的情绪特征决定其更可能出现窘迫感、笨拙感、孤独感、紧张感和被忽视感。

3. 行为问题 青少年的行为问题是指在精神状态正常的情况下,表现出不符合社会期望和规范,且妨碍适应正常社会生活的行为。青少年常见的不良行为有说谎、偷窃、打人、骂人、抽烟、喝酒、考试作弊、离家出走、逃学、赌博、网络成瘾等。

4. 人际关系问题 青少年的社会交往和人际关系在成长过程中至关重要,其处理人际关系的能力对心理健康水平可能产生直接影响。人际关系问题主要表现为:①亲子关系问题,如孩子与父母的敌对、疏远、过分依赖等。②师生关系问题。③同伴关系问题。如因青少年易产生不良情绪,影响其与同伴交往;因不能正确处理同伴间竞争与合作的关系而影响人际交往;因青少年自身孤僻退缩,而被同伴忽视,继而影响人际交往;因缺乏交往技能,不善与他人沟通,影响其同伴关系的维持。

三、青少年期的心理健康维护

1. 加强性知识教育 青少年获得科学的性知识可促进其性心理的健康发展,改变对性愚昧无知的状况,为生理和心理的进一步成熟打下良好基础。教育部门一方面在中小学有系统和分层次地进行青春期性教育;另一方面开展心理咨询工作,解决一些特殊的问题。

2. 学会接受自我 青少年期是自我探索、自我意识发展的时期,这个阶段可能在理想和现实之间产生矛盾。因此,在尊重青少年独立愿望的基础上,可帮助其正确认识自我,对现实情况要用客观的标准去衡量;鼓励他们多参加集体活动,并从中发挥自己的潜能,自我发展,自我实现;帮助他们确定切合实际的奋斗目标,正确对待失败和挫折,并能从中吸取教训和经验。

3. 引导情绪发展 要引导青少年学会驾驭自己的情绪,使其学会用多维、客观、发展的观点看待周围的事物,逐渐纠正其偏激的认识,使青少年的情绪趋于成熟。

4. 纠正不良行为 首先,让青少年认识到不良行为对自己、对家庭,以及对社会的危害;其次,教会青少年增强自控能力,学会控制自己的行为;第三,向青少年提供积极健康的活动机会和场所。

5. 重视人际交往 人际关系是心理健康的一个重要内容,青少年喜欢社交,渴望建立良好的人际交流,但由于语言、气质、外表、知识水平、过去经验等因素的影响,可能会造成一些个体社交困难。首先,青少年在社交中要树立信心,创造机会参加社交活动,多学习社交技能。同时,与人交往要遵循平等原则,乐于助人,善意待人,要避免结交不良朋友。

第四节 青年期的心理发展与心理健康

青年期又称为成年初期,是个体毕生发展过程中走向成人的第一个时期,该时期的年龄界定为18~35岁。从这个阶段开始,个体应成为一个有能力承担社会责任和义务的真正意义上的社会人。

一、青年期的生理与心理发展

1. 生理发育成熟 青年期人体各组织器官的生长发育趋于成熟。这一时期人体的骨骼骨化完成,身高增长逐渐停止,身体内部各系统功能指标趋于平衡,生殖系统功能成熟,已具有良好的生殖能力。

2. 认知思维发展成熟 青年期的认知发展表现为,以思维为核心的智力方面的发展。个体的思维优势主要表现在理解能力、分析问题能力、推理能力,以及创造性思维能力等方面。这个时期的个体已具有较为稳定的知识结构和思维结构,并积累了许多经验,思维品质趋于稳定;思维方式以辩证逻辑思维为主,是个体创造性思维的重要表现时期。青年期的智力特点体现在对知识的应用上,由于知识的获得及应用形成了良好的结合,使个体的智力结构得以向高一级水平发展。在记忆方面,青年期是个体一生中逻辑记忆能力发展的高峰时期。

3. 情绪情感丰富强烈但不稳定 青年期个体的情感体验进入最丰富的时期,友谊与爱情的社会性情感占主导地位,同时情感的内容愈发深刻且带有明显的倾向性。青年人在不断接受新鲜事物的同时,情绪出现强烈但不稳定的特征,有时呈现明显的两极性。随着年龄的增长,其情绪情感的自我控制能力会逐渐提高。

4. 意志发展迅速 青年期是个体意志力发展相当充分的时期。具体表现在自觉性与主动性的增强,遇事常常愿意主动钻研,而不希望依靠外力。随着知识与经验的增加,行为的果断性有所增强,动机斗争过程逐渐内隐快捷。由于神经系统功能,尤其是内抑制过程的发展,以及动机的深刻性和目的水平的提高,自制力与坚持精神都有所增强。

5. 人格逐渐成熟 青年期是人格形成与成熟的重要时期,虽然其人格还会受到内、外因素的影响而发生变化,但已相对稳定。①表现为自我意识趋于成熟。一方面对自身能进行自我评价、自我批评和自我教育,做到自尊、自爱、自强、自立;另一方面也懂得尊重他人的需要,评价他人的能力也趋于成熟。②青年期人生观、道德观已初步形成,表现为对自然、社会、人生和恋爱等有了比较稳定而系统的看法。对自然现象的科学解释,对社会发展状况的基本了解,对人生的认识与择偶标准的逐步确定,均表明其社会化的程度显著加快。③能力不断提高,兴趣与性格趋于稳定。青年人各种能力发展不一,但观察力、记忆力、思维力、注意力等均先后达到高峰。兴趣基本稳定,持久性也在提高,性格已初步定型。

二、青年期心理发展中的常见问题

1. 社会适应问题　青年期的自我意识迅猛增长,成人感与独立感、自尊心与自信心越来越强烈,期望个人的见解能得到社会与他人的尊重。与此对照,个人社会成熟度的发展则显得相对迟缓,在社会生活中常常会遇到各种挫折与人际关系的矛盾。青年期是自我摸索、自我意识发展的时期,当个人对客观事物的判断与客观现实相统一时,就能形成自我认同;否则,就会产生心理冲突,重者发展为自我拒绝。青年期也正是社会实践深化的阶段,社会交往开始向高层次发展,例如交往过程中呈现了选择性、自控性等特点。但是,由于各种原因,有些青年人不能很好进行社会交往,甚至形成社交障碍,为此而感到苦闷、自卑,以至影响其心身健康。

2. 情绪情感问题　青年人富有理想、向往真理、积极向上。但是,由于认识上的局限性和尚处于走向成熟阶段,易产生某些误区。如青年人常常认为"凡是需要的都是合理的",若不能满足需要则引起强烈的不满情绪;青年人容易在客观现实与想象不符时遭受挫折打击,以至消极颓废,甚至萎靡不振,强烈的自尊也会转化为自卑、自弃;青年人虽然懂得一些处世道理,却不善于处理情感与理智之间的关系,以至不能坚持正确的认识和理智的控制,而成为情感的俘虏,事后又往往追悔莫及,苦恼不已。

3. 性的困惑问题　青年期是发生性及其相关心理卫生问题的高峰期。这可能与诸多因素有关,如青年人的性生理成熟提前与性心理成熟相对延缓的矛盾、性的生物性需求与性的社会性需求的冲突,以及整个社会的性心理氛围是否健康等。青年人的性心理卫生问题主要有以下几个方面。

(1) 对性的好奇与敏感:青年人对性的好奇与性知识的需求是其人生发展的必然现象,既非可耻,亦非罪恶与下流。但是,在现实生活中,一方面,青年人对性的自然属性了解不多,常常产生对性的神秘感、可耻感与禁忌感。另一方面,青年人对性的社会属性知之甚少,因而常发生对性的随便、越轨与不负责任。

(2) 性需求与性压抑:在青年期,由于性生理的成熟,常伴有强弱不同的性冲动,这是男女青年生理心理的正常反应。在部分青年中发生的性幻想、性梦与手淫,均属于青年人的性自慰活动,适当的发生对其缓解性的紧张与冲动是有益的。但是,由于谈性色变的保守观念依然影响着当代青年,有些青年强迫自己否认、回避性需求,长期处于紧张焦虑的状态,形成严重的性压抑。一方面,性压抑表现为对身体的正常性反应感到困惑和厌恶,内心不安、焦虑、矛盾冲突剧烈;另一方面,性压抑还可表现为对性恐惧和性敏感。诚然,适当的抑制是符合社会需要的,是成熟的反映。但严重的性压抑有害健康,导致性欲畸变,性能量退化,引发性扭曲。更有甚者,表现为窥视、恋物等心理行为异常。

(3) 异性交往问题:对异性的兴趣、异性交往的渴求、恋爱、结婚,这是一个人必须经历的生理、心理和社会行为的发展变化过程。青年人和异性交往的愿望非常强烈,属于正常的心理表现。现实中,许多人羞于与异性交往,常常拒异性于千里之外;在异性面前表现得非常紧张、不自然、脸红、心跳加快、说话语无伦次。缺乏或不善于与异性交往是青年烦恼的主要原因,社交恐惧症中部分是异性恐惧症者。

三、青年期的心理健康维护

1. 针对社会适应问题 维护心理健康的方法有:①使青年人正确认识自我,了解自己的长处与不足,这是自我评价的前提。学会辩证的思维,对现实用客观的标准去衡量,这是自我肯定的必要步骤。②帮助青年人确定切合实际的奋斗目标,避免不必要的心理挫折和失败感的产生,同时正确对待失败和挫折,并能从中汲取教训和经验。③使青年人了解相互交往的重要性,在封闭自我和开放自我中选择后者。帮助青年人增加交往的途径,提供更多参加交往的机会。

2. 针对情绪情感问题 情绪情感调节方法如下:①期望值适当。有的青年把自己的抱负定得过高,一旦未能实现或受到嘲讽,则易郁郁寡欢。如果目标定在自己的能力范围内,自然心情就会舒畅。同时,对他人的期望也不宜过高。②增加愉快体验。每个人的生活中都包含各种喜怒哀乐的生活体验,对于一个心理健康的人来说,多回忆积极向上、愉快生活的体验,有助于克服不良情绪。③适当表达情绪。人在情绪不安与焦虑时,不妨找好朋友诉说,或找心理医生咨询。甚至可以一个人面对墙壁倾诉胸中的郁闷,把想说的说出来,心情就会平静许多。④行动转移法。用新的工作、新的行动去转移不良情绪的干扰。贝多芬曾用在军队服役来克服失恋的痛苦。

3. 针对性困惑问题 主要采取以下应对措施:①对性有科学的认识。对性有正确的知识和态度是性心理健康的首要前提,性既不神秘、肮脏,也并非自由、放纵。②正确理解性意识与性冲动。对性冲动的认识,首先要接受其自然性与合理性。越是不能接受、越压抑、越矛盾,性冲动有时会表现得越强烈,甚至表现为病态。③增进男女正常交往。缺乏异性交往是性适应不良的原因之一。两性正常、友好交往后,往往会使男女青年更稳妥、更认真地择偶,会在交往中加深了解,逐步发展,减少空虚无聊,而且恋爱的比例、婚姻的成功率也会更高。

第五节 中年期的心理发展与心理健康

中年期又称为成年中期,一般是指35~60岁这段时期。中年期自青年期而来,向老年期奔去,它是夹在青年期和老年期之间漫长的发展阶段。

一、中年期的生理与心理发展

1. 生理功能逐渐衰退 中年期,特别是中年后期(50~60岁)人的心血管系统、呼吸系统、内分泌系统等各脏器系统的功能开始减退。这个时期是生命过程中由生长、发育、成熟到逐渐衰老的转折期,也是各种主要疾病容易发生的时期。

2. 心理能力继续发展 中年期心理能力的发展主要表现为以下几个方面。

（1）智力发展到最佳状态：中年期，知识的积累和思维能力都达到较高水平，善于联想，善于分析并作出理智的判断，具有对社会经验和各种知识进行思考后的洞察力，具有独立解决复杂问题的能力。成人智力发展的最高境界就是创造力的发展，中年期是创造力表现最好的时期，是最容易出成果和在事业上获得成功的主要阶段。

（2）情绪趋于稳定：中年人较青年人更善于控制自己的情绪，较少具有冲动性，有能力延迟对刺激的反应。

（3）意志坚定：中年人的自我意识明确，了解自己的才能和所处的社会地位，善于决定自己的言行，有所为和有所不为。对既定目标，勇往直前，遇到挫折不气馁。同时也能理智地调整目标，并选择实现目标的途径。

（4）人格稳定，特点突出：人到中年，个体在能力、气质、性格等心理特征以及需要、兴趣、信念等人格倾向性上存在着明显的差异。几十年的生活实践，经历了自我意识的建立、改造与再完善的反复锤炼和再社会化过程，稳定的人格表现出每个人自己的风格，有助于其排除干扰，坚定信念，以自己独特的方式建立稳定的社会关系，并顺利完成自己追求的人生目标。

（5）中年期的发展任务：主要体现在职业管理、培养亲密关系、关心照顾他人及家庭管理上，中年人正是在这4项任务的管理和建设中不断成长和发展。

二、中年期心理发展中的常见问题

1. 心理疲劳　人到中年后，由于生活阅历和知识的丰富、技能的成熟，使中年人成为支撑社会的中流砥柱，肩负巨大的社会责任，面临极大的工作压力。同时，在家庭内，他们不仅承担着抚养子女和帮助子女成长、成才的家庭责任，还负有照顾年迈多病的双亲，甚至陪伴祖父母安度晚年的家庭义务。在社会和家庭双重责任下，许多中年人常常陷入角色超载和角色冲突之中。

角色超载是指在有限时间内对同一角色有过多要求和期望所导致的紧张状态。如一位教授在同一时期要在4所不同的大学兼职任教，他要认真对待每所大学的每次讲授，使得他赶场似的奔波，这是"教授"角色的严重超载。角色冲突是指各种不同角色的需求和期望之间相互发生矛盾冲突的情况。例如，医生因为经常加班抢救患者而无法照顾家庭，不能很好地履行丈夫或妻子和父亲或母亲的责任，这时"医生"角色同"丈夫"或"妻子"、"父亲"或"母亲"角色发生冲突。

中年人在这些沉重的责任和压力下，在开创自己的事业、处理复杂的人际关系、扮演多重社会角色的过程中，要不断权衡利弊，常常处于一种思考、焦虑、郁闷、担心的状况，感觉心力交瘁，出现心身疲劳的一系列表现。如记忆力、注意力下降，学习和工作效率降低；情绪不稳定，易冲动，易焦虑，心境不佳；睡眠质量差；全身乏力，食欲减退，周身不适等。心理疲劳的中年人，似乎总在忍受一种精神痛苦的折磨，心中积压着委屈、苦闷、烦恼等负性情绪，他们无奈被动地做着似乎永远做不完的事情。根据临床观察，许多心理疾病的患者，在患病前都有一段较长时间的心理疲劳过程。

2. 更年期综合征　更年期是人类的生殖、生理功能由盛转衰的过渡时期，是一个特殊的生命变更时期，男女有所差异。目前，国际上公认的更年期年龄是：女性40～60岁，男性

45～60岁。更年期综合征的发生与否及症状轻重有极大的个体差异,除与性激素下降的速度和水平有关外,还与遗传因素、身体素质、神经类型、心理状态、健康状况、社会环境等因素密切相关。据不完全统计,有5%～10%的女性会发生更年期综合征,约75%的女性会在更年期出现一些不适的症状,没有自觉症状者约占25%。更年期随着雌激素水平的不断下降,由最初单纯的内分泌功能紊乱,引发出一系列以自主神经功能失调为主的心理和躯体症状。常见的心理症状为焦虑、失落、孤独,甚至个性行为上出现敏感多疑、嫉妒、急躁等。

3. 家庭与婚姻问题 中年人要在事业上有所作为,需要一个安定、和睦的家庭作为后盾。但是,婚姻问题常会成为影响中年人心理健康的重要因素。另外,家庭中父母与子女的关系也是中年人常常遇到的困惑之一,常因此而影响家庭和睦和心理健康。

三、中年期的心理健康维护

中年人的心理健康关系到个体的事业、家庭及躯体的健康,此期的心理健康维护至关重要。

1. 针对心理疲劳 可采取以下心理调适方法:①扩大关注范围,不断提醒自己工作不是生活的全部,工作之余要关注家人的感受、朋友的维系、业余爱好,以及工作之外的社会活动等。要注意生活目标的多样性,给自己创造缓解压力的平台。②留出属于自己的私人空间。③善于抓住工作的重点。④树立正确的成败观,需区分出哪些事情是能力所及的,哪些事情是鞭长莫及的,对自我能力有正确的定位。对于成功和失败都要泰然处之,既不过分地渴求成功,也不过分地责难失败。⑤不要求全。在中年这个特定的发展时期,多重社会角色集于一身,而角色之间时常有冲突,易使许多中年人陷入力不从心、困惑、焦虑的境地。因此,需要适当放弃求全的观念,以缓解自我压力。⑥学会倾诉。当出现心理压力时,应该通过向他人倾诉的方法,或让自己与问题之间保持距离,尽可能冷静地分析、客观地处理问题。

2. 针对更年期综合征 可采取以下心理调适方法:①正确认识更年期的心身反应。认识到更年期是生命周期的规律,因而树立对自己健康状况的信心,减轻精神负担,以乐观的态度对待这一生理过程。②养成有规律的生活习惯。保持日常饮食、睡眠、工作活动等有规律的生活习惯,避免过度紧张和劳累,劳逸结合。③提倡家庭和社会的关心。家庭成员、单位同事、领导应该学习更年期的基本知识,正确地理解更年期妇女的精神脆弱和情绪的不稳定性,尽可能给予多方面的体贴和照顾,建立更好的社会支持系统。④加强自我调节和控制,学会各种放松心情的方法。

3. 针对家庭和婚姻问题 可采取以下心理调适方法:①增进夫妻间的沟通,在互敬互爱的基础上,要多看到对方的优点,对缺点和不足之处要学会谅解。②培养良好的子女养育方式,对待子女的教育,父母应采取比较一致的态度与处理问题的方式,同时也要调整好适度的期望值,不过度保护,也不放纵姑息。③处理好家庭关系,如婆媳等家人之间的关系,培养尊老爱幼、兄弟互尊、妯娌互敬等人伦之道;应主动关心家庭成员的物质和精神生活,促进家庭的和睦。

第六节　老年期的心理发展与心理健康

按国际惯例，老年期是指年龄＞65 的人群，在我国一般是指年龄＞60 岁的人群。进入老年期后，人体的各组织和器官结构、功能都逐渐出现退行性的衰老现象，如感知觉减退、记忆力下降、智力结构改变等。

一、老年期的生理与心理发展

1. 老年期的生理特点　老年人的生理功能处于程度不等的全面衰退状态，既有形态上的改变，又有功能上的下降；既有随着年龄逐步出现生理衰老的特点，又有可能因老年疾病影响而出现病理性衰变。有的衰老直接带来了生活上的不便和身体上的不适，有的则带来了心理上的不安。各大系统的衰退使身体抵御外界刺激的能力下降，自我修复的能力也减退，身体容易患上多种疾病，患病后的治疗康复变得比较困难。

2. 老年期的心理特点　①感知觉能力减退，视觉、听觉、味觉、嗅觉能力减退，皮肤的冷、热、触、痛觉下降。听力减退影响其与他人的言语交流及其与外界的信息交流，给生活带来诸多不便。②记忆能力下降，老年人的近期记忆保持效果差，远期记忆保持效果较好，对往事的回忆准确而生动。从记忆类型而言，老年人机械记忆下降显著，速记、强记困难，但理解性记忆相对保持。③智力的发展与衰退，老年人的液态智力下降明显，晶态智力相对稳定易保持；老年人概念学习的能力下降，推理能力下降，思维的敏捷性和逻辑性逐渐下降，解决问题的能力亦随着年龄的增长而下降。④情绪变化，老年人的情绪趋向不稳定，表现为易兴奋、易激怒、喜欢唠叨，好与人争论，情绪激动后恢复平静需要较长时间，易感到寂寞、孤独、郁闷。⑤人格特征相对稳定，随着年龄增加，老年人的人格特征保持了相对的稳定性。但是，经历非常规事件可直接导致老年人人格特征的改变，如容易多疑、办事固执、刻板、缺少灵活性，或使一些老年人变得自我中心、不合群、懒散、保守。

二、老年期心理发展中的常见问题

1. 权威心理　离、退休是个人社会角色的重大转变，这种转变令不少老年人难以适应。个人的经历和功绩，易使某些老年人尤其是男性产生权威思想，要求小辈听从他们，尊重他们，否则就生气、发牢骚，并因此造成矛盾和冲突。

2. 孤独心理　老年人从工作岗位上退下来后，生活、工作从紧张有序迅即转向自由松散状态。子女离家(或称"空巢现象")，亲友来往减少，信息不灵，与世隔绝，由此感到孤独无助，甚至很伤感，独居老人这种心理更加明显。

3. 恐惧心理　老年人最大的恐惧是面对死亡。老年人通常患有一种或多种慢性疾病，给晚年生活带来痛苦和不便，自然常会想到与"死"有关的问题，而且不得不做好随时迎接死亡的准备。老年人面对死亡的心理表现各有不同，某些患有癌症等难以治愈疾病的老年人，1/4 以上常表现出惊恐、焦虑、不知所措；一些老年人表示并不怕死，最怕久病缠绵，为此四处求医,寻找养生保健之术。

4. 多疑心理　老年人由于认知能力下降,常不能正确理解外界事物与自己的关系。在自我价值感丧失与较高自尊心的交织影响下,常使老年人过分关注家庭成员或其他人对自己的看法,对晚辈间的谈话、做事易起疑心。

三、老年期的心理健康维护

1. 针对权威心理　应采取的措施包括:①善于急流勇退。"长江后浪推前浪",老年人要看到年轻人的长处,扶持年轻人走上领导与关键岗位,让年轻人在自己的实践中不断成长起来。②找回兴趣与爱好。每位老年人都曾有过兴趣爱好,但年轻时"有闲无钱",中年时"有钱无闲",只有到了老年才"有钱有闲",也到了该享受人生的最佳时间。所以离、退休后的老年人,应培养自己的享乐能力,找回自己的兴趣爱好,去体验人生的丰富多彩。③坚持用脑。老年人应遵循"用进废退"的原则,坚持学习、科学用脑,方可减慢心理的衰老进程,且能不断学习新事物,继续为社会做贡献。

2. 针对孤独心理　应采取的措施包括:①认识孤独危害,老年人的孤独与封闭会加快衰老的过程,是造成心身健康损害的一大敌人,认识到孤独的危害是克服孤独的第一步;②加强人际交往,离、退休后老年人应尽可能保持与社会的联系,量力而行,继续发挥余热。只有走出家门,加强人际交往,才能找到生的意义和生的乐趣。

3. 针对恐惧心理　应采取的措施包括:①确立生存的意义。有意识地迎接死亡来临是对老年人的巨大挑战。只有对死亡有思想准备,不回避、不幻想,必要时对死亡做出决断,才能让老年人从容不迫,义无反顾地给自己画上一个完满的句号。②家庭与婚姻的和睦。老年人的生活有子女体贴照料,有病能及时诊治,经济上有保障,父慈子孝,就会使老年人感到温暖。对于丧偶的老年人,除倍加关心外,只要有条件,社会和家庭应支持其再婚。

4. 针对多疑心理　应采取的措施包括:①注重人际关系协调。老年人真挚的感情,和蔼可亲的态度,平易近人、宽大为怀、富于幽默的风格,对人对己能给予恰当评价,能以亲切的态度理解他人,也能以坦率的态度赢得他人的理解,这样必定能营造良好的人际关系,避免猜疑心理的滋生。②保持一定的社会活动和社会参与性,建立老年人的自我价值感。③通过自身学习和训练,发展老年人积极的人格特征,学会互相体贴、互相谦让、互相宽容、互相信任。

5. 树立"积极老龄化"的新观念　WHO 于 1990 年提出实现"健康老龄化"的目标,即老年人群健康长寿,群体达到身体、心理和社会功能的完美状态。1999 年正值国际老人节,WHO 又提出了"积极老龄化"的口号。"积极老龄化"的表达比"健康老龄化"更具有广泛的意思。"积极"一词不仅是指身体活动能力或参加体力活动,而且还是指不断参与社会、经济、文化、精神和公民事物。积极老龄化改变了人们对"老"的看法。传统观点认为"老而无用""衰老＝疾病""老年人是社会的负担"等,是歧视老年人的消极观念。现代观点认为,老年人可独立自主,老年人是宝贵的社会财富,老有所用,其贡献不容忽视,由此老年人也获得自我实现、体现自我价值的机会。由此看来,老年人要保持一个良好的心理状态还需要积极的社会参与。

案例与思考题

1. 小明,6岁,因腹痛、恶心、呕吐,拒绝上学2周而到医院就诊。3周前小明与同龄小朋友一起进入某小学1年级。上学没几天,因作业问题受到批评后,小明就诉说腹痛,由家长接回家休息。第2天上学时拒绝起床,后在父母督促下其起床后,即诉说腹痛,并出现恶心、呕吐表现,不愿上学。去医院检查未见胃肠道疾病。此后连续数日均出现同样情形,目前小明已在家休息2周左右,仍不愿上学。

(1) 小明目前存在什么问题?

(2) 应该如何对小明进行心理健康维护?

2. 李某,女性,50岁,公司会计。平时社会交往不多,先生工作比较忙碌,儿子在读大学很少回家。近2个月来李某心情烦躁,感觉脾气变得暴躁,常为一点小事就发脾气;常感胸部、颈部阵阵发热,继而头晕目眩,全身乏力,夜间睡眠差,经常失眠、多梦,自述半年前月经开始无规律。

(1) 李某可能出现了什么情况?

(2) 应建议李某如何进行心理调适?

(衣桂花)

第六章

临床各科疾病患者的心理反应

患者的心理状态受疾病本身的影响,反过来又会影响疾病的发生与发展。古希腊医学家希波克拉底曾说过:"了解什么样的人患了病,比了解一个人患了什么病更为重要"。因此,在护理工作中不能只关心患者所患疾病,应首先了解患者的概念和患者的角色,充分尊重患者的权利和义务,更应该知晓患者的心理需要,理解患者的心理反应,从而帮助患者尽快战胜疾病,恢复健康。

第一节 患者和患者角色

一、患者的概念

患病的个体即为患者(patient),又称为病人。患病包括机体组织器官的器质性病变和生理功能的损害、个体主观体验的病感,以及社会功能异常3个方面。广义的"患者"概念,是指患有各种躯体疾病、心身疾病、各种心理障碍或神经精神性疾病的人,不论其求医与否,均可统称为患者。狭义的"患者"概念则包括有求医行为、被社会认可和有特定社会文化背景的认同这3个基本条件时,才称为患者。本章患者是指患有疾病,有求医和治疗行为的社会人群。一旦成为患者,便具有了患者的权利,同时也必须履行患者的义务及相应的行为规范。

二、患者的角色

角色(role)源于戏剧术语,本意是指在戏剧表演中,演员在舞台上的言谈举止要符合所扮演者的身份和社会地位。20世纪20年代,美国心理学家Mead首先将角色一词引入社会心理学,称为社会角色(social role),是指与个体的社会地位和身份相一致的行为模式、心理状态,以及相应的权利和义务。个体在生活中要承担多重社会角色,每一种社会角色都有其各自的特征及相应的权利和义务。患者角色(patient role)又称患者身份,是一种特殊的社会角色,是指被医生和社会确认的患病者应具有的心理活动和行为模式。当个体进入患者角色后,便会被期望有与患者角色相应的心理和行为,拥有特殊的权利和必须承担的义务。

1. 患者角色的特征 当个体进入了患者角色后,其原有的社会角色就部分或全部地被患者角色所替代。1951 年,美国著名社会学家帕森斯(Parsons)将患者角色的特征概括为以下 4 个方面。

(1) 免除或部分免除社会职责:即患者可以从常规的社会角色中解脱出来,免除或部分免除其原有的社会责任和义务,免除职责的程度取决于患者疾病的严重程度。

(2) 对陷入疾病状态没有责任:个体患病是不以人的意志为转移的,是超出个人控制能力的一种状态,通常也非患者所愿,患者无需对所患的疾病负责。

(3) 恢复健康的责任:患者有接受治疗和努力康复的义务,需要有尽快恢复健康的动机和行动,努力使自己痊愈,以承担自己的社会角色和义务。

(4) 寻求医疗帮助的责任:很大程度上患者需要依赖他人的帮助才能恢复健康,患者应主动寻求可靠的医疗技术的帮助,必须与医护人员合作,共同战胜疾病。

2. 患者的权利和义务 患者角色享有的特殊权利包括:①享受治疗护理的权利;②对疾病诊治的知情同意权;③隐私保密的权利;④监督自己医护权益实现的权利等。患者角色应承担的相应义务包括:①及时就医;②遵守医嘱;③积极配合医护工作;④遵守医疗机构的规章制度;⑤尊重医护人员等。

三、患者的角色转换和适应

角色转换(transition of patient role)是指个体承担并发展一个新角色的过程,是一个失去原来的社会-心理平衡达到新的社会-心理平衡的艰巨的适应过程。当个体从社会角色转变为患者角色,或从患者角色恢复到正常社会角色的过程中存在一个适应的问题,患者角色的适应情况可影响患者的康复,因此帮助患者适应其患者角色很重要。患者在角色转换过程中,有角色适应和角色适应不良两种类型。

1. 患者角色适应(role adaptation) 患者角色适应,是指患者的心理和行为与患者角色的要求基本符合,表现为比较冷静、客观地面对现实,积极接受治疗,遵行医嘱,主动采取各种措施促进恢复健康,疾病痊愈后能及时地从患者角色再转换到原来的社会角色。患者角色适应的结果有利于疾病的康复。

2. 患者角色适应不良 患者角色适应不良,是指患者不能顺利地完成角色转换的过程;主要表现为患者不能很好地履行与自己角色相应的责任和义务,从而影响疾病的康复过程。常见的角色适应不良主要有以下几个方面。

(1) 角色行为缺如(role scarcity):是指患者未能进入患者角色,表现为意识不到患有疾病,或否认病情的严重程度。某些疾病会影响就业、入学或婚姻等,致使患者处于某种现实矛盾中而不愿接受和承担患者角色;一些癌症患者否认疾病的存在而拒绝接受治疗,这可能由于患者使用了"否认"的心理防御机制,以减轻心理压力。

(2) 角色行为冲突(role conflict):是指个体在适应患者角色过程中与其病前的各种社会角色发生心理冲突而引起行为的不协调,使患者焦虑不安、烦恼,甚至痛苦。冲突的程度随个体的疾病种类及病情轻重而不同。此外,个体原有社会角色的重要性、紧迫性,以及个体的个性特征等因素都会影响其心理冲突的激烈程度和角色转变的进程。

(3) 角色行为减退(role reduction)：是指患者已进入患者角色，由于某些原因，又重新承担起本应免除的社会角色的责任，致使患者角色行为减退。例如，一位患病住院的母亲不顾自己身体尚未康复而毅然出院，去照料患病的女儿；某些需要继续治疗的慢性病患者因为家庭经济拮据，中断治疗去工作等。此时，患者不顾病情而从事力所不及的活动，会影响疾病的治疗和康复。

(4) 角色行为强化(role intensification)：角色强化多发生在由患者角色向正常的社会角色转化时，虽然疾病已渐康复，但患者依赖性加强、自信心减弱，对承担原来的社会角色恐慌不安，安心于已适应的患者角色。这可能是因为患者角色满足了患者的某些心理需要，如受到关注等；某些患者则因惧怕回到充满矛盾和挫折的社会角色中，采用"退化"的防御机制来应对现实环境。

(5) 角色行为异常(role abnormal)：患者对疾病缺乏正确认识，无法承受患病的挫折和压力，表现出厌倦、悲观、绝望、冷漠、拒绝治疗，甚至产生自杀或攻击行为。这种异常行为多见于患不治之症或慢性病长期住院治疗的患者，若不能得到及时有效的疏导，不仅对病情不利，而且可能发生意外事件。

(6) 角色认同差异(role identification difference)：医护人员通常从理性的角度看待患者，强调患者行为要符合患者身份，应该履行患者角色赋予的义务。而患者往往较多地强调自己的权利，忽略其应该承担的义务，因此很容易与医护人员发生冲突。

很多患者都会出现患者角色适应不良的情况，要求医护人员应熟悉和重视，在对患者进行治疗护理的同时，要注意创造良好的治疗环境，促使患者尽快适应角色转变；并且随着疾病的好转，使患者在躯体康复的同时，从心理上同步摆脱这种角色，恢复其正常的社会角色功能。

四、患者角色转换的影响因素

对于患者来说，适应角色转换非常不易，许多患者开始时不安心于患者角色，需要其在病情演变和治疗护理过程中逐渐适应。患者角色的转换和适应受许多因素的影响，主要有以下3个方面。

1. 疾病情况　患者所患疾病的性质、严重程度、病程发展、疗效等都会影响患者角色的转换和适应。明显的疾病症状能够促使患者及时就医，尽早适应患者角色。

2. 患者的社会心理特征　患者的年龄、性别、文化程度、职业、个性特征、医学常识水平、家庭经济状况等也是影响患者角色适应的重要因素。

3. 医疗机构情况　医疗保健机构的情况如医护人员的水平、态度、医疗环境等也会影响患者的角色适应。医院的规章制度对患者也是一种约束，对患者的角色适应也有一定的影响。

了解患者角色转换过程的影响因素，有助于帮助患者尽早适应患者角色，以积极的心理状态和行为方式配合治疗和护理，也有助于医疗部门顺利地开展卫生保健服务，控制和减少疾病对个体、家庭和社会的影响。

第二节　患者的心理需要与心理反应

一、患者的心理需要

患者既有正常人的一般需要,又产生了与疾病相关的各种心理需要。由于患者对自身的生理、安全、爱与归属的关注提升到重要位置,因此其需要的重点与健康者有明显的不同。患者的心理需要会以各种方式表现出来,护理人员若能及时识别并帮助其满足,将更好地改善护患关系,促进患者的康复。患者的心理需要主要包括以下几个方面。

1. 生存的需要　个体的基本生存需要,如饮食、呼吸、排泄、睡眠及躯体舒适感等,在身体健康时都很容易满足,但患病后这些需要的满足则受到阻碍或威胁。疾病的不同种类及严重程度对生存需要的影响程度不同,如吞咽障碍患者对食物需要的满足会受到很大影响。此外,患者生存需要还包括解除疾病痛苦和恢复身体健康。

2. 安全的需要　安全感是患者最普遍、最重要的心理需要。除了疾病本身威胁着患者的生命安全,在诊治过程中,患者还会面临一些影响其安全的因素,如交叉感染、药物的不良反应、手术和有创性检查等,因此患者会格外重视自身的生命安全和医疗过程的安全。医护人员应尽力避免可能影响患者安全感的行为,在对患者实施诊疗护理措施前,应进行耐心细致的解释,以增强其安全感。

3. 尊重的需要　疾病可能导致患者的自理能力部分或全部丧失,生活起居需要依赖别人。患者自感成为别人的负担,自信心降低,自尊受损,因此对尊重的需要增强。此外,患者还希望医护人员在制订和执行医疗护理方案时尊重其个人的自主权,保护其隐私,尊重其人格。如果尊重的需要未被满足,患者会产生自卑感,甚至出现不满和愤怒。因此,医护人员应多与患者交流,平等对待每一位患者,态度亲切,称呼礼貌,尊重患者的知情同意权,保护患者的隐私。

4. 爱和归属的需要　患者患病住院后,脱离了原来的工作和家庭环境,因生活规律和习惯的改变、人际群体的改变,使患者产生极大的陌生感。患者需要尽快地熟悉环境,并与病友沟通,被新的群体接纳和认可,在情感上有归属感。加之疾病的痛苦和折磨,接受各种检查和治疗的担忧等,患者往往比任何时候都渴望得到亲友及医护人员的关心、理解和支持。医护人员应热情接待患者,详细介绍医院环境和科室人员,鼓励患者之间多接触,努力营造温暖、接纳的氛围。

5. 信息的需要　首先,患者患病后需要了解与自身疾病相关的信息,如病因、病程、诊断、治疗方法,以及预后等。如果不能获得这些信息,患者就会感到紧张、焦虑,甚至恐惧。其次,患者还需要获得医院这一特定环境的信息,如医院的规章制度、治疗设备等情况。此外,患者还希望保持和原来环境的接触,了解家人、亲友等方面的信息,以及工作和单位的信息等。总之,患者需要得到来自医院、社会、家庭等方面的信息刺激和情感支持。因此,医护人员应该为患者建立畅通的信息渠道,满足患者对信息的需求,使患者更好地配合治疗。

6. 刺激的需要　患者住院后其生活空间缩小了,一切活动都被限制在病房里,以往的工作、学习、生活和习惯都处于被动状态下,难免产生单调乏味感,出现厌烦情绪。另外,由于疾病的困扰,更易产生度日如年感。因此,患者不仅需要宽松和谐的医疗环境,同时还需要适当的活动刺激,以调节和改善心境。医护人员可根据医院的实际情况,提供必要的获得刺激的条件,如组织和安排恰当的娱乐活动和保健活动等,以丰富患者的业余生活,促进患者的康复。

二、患者常见的心理反应

人的生理与心理是相互联系、相互影响的,患者因疾病导致的生理功能发生改变的同时,其认知、情感、意志行为等心理活动过程也会发生一系列的变化,甚至影响到患者的人格特征。个体由于疾病状态和医疗活动的影响,出现与健康状态下有所不同的心理现象,称为患者的心理反应。患者的心理反应既有个体差异,也有共性的,具有规律性的变化。对这些共性问题的分析将有利于把握患者心理反应的一般规律,从而为心理干预打下基础。患者常见的心理反应有以下几种表现。

1. **认知功能变化**　由疾病引起的生理和心理应激会直接或间接损害患者的认知功能,甚至造成认知功能障碍。例如,许多脑血管疾病患者会出现不同程度的认知功能损害,血糖的波动可直接影响糖尿病患者的注意力、定向力、记忆和思维,隔离室或监护室的重症患者,甚至可出现思维紊乱和幻觉等。

(1) 感知觉异常:患者的注意力从外部世界转向自身的体验和感受,感觉与知觉的指向性、选择性及范围都相应地发生了变化,可能产生以下几种改变。

1) 感觉过敏:患者不仅对正常的声音、光线、温度等外界刺激过于敏感,还会出现与躯体改变程度不相符合的疼痛、牵拉、挤压、肿胀等躯体不适感,甚至对自身的呼吸、心跳、胃肠蠕动等都异常敏感。

2) 感觉迟钝:患者某些感觉的感受性在患病后会降低,如对食物的香味感觉迟钝,食之无味。

3) 时空知觉异常:出现时间感知错乱时,患者会分不清白天和夜晚,或感觉时间过得非常慢,有度日如年的感觉;出现空间感知错乱时,患者感觉床铺摇晃,甚至天旋地转。

4) 幻觉:有些患者甚至会产生幻觉,如截肢后患者出现的"幻肢痛",感到已经不复存在的肢体有牵拉感、疼痛感等异常感觉。

(2) 记忆减退:患者存在着不同程度的记忆力损害。除脑器质性病变所致的记忆力减退外,许多躯体疾病如慢性进行性肾衰竭、糖尿病等都可能伴发明显的记忆减退,患者表现为不能准确回忆病史、难以记住医嘱等。

(3) 思维受损:患者的思维活动会受到一定的影响,表现为判断能力下降,遇事犹豫不决或草率决定,或猜疑心理明显,常影响患者对客观事物的正确判断。如对各种检查敏感,以为自己患有特殊疾病;对治疗敏感,怀疑诊治效果的好坏;对医护人员的举止言行敏感,认为他们对自己病情或其他方面有所隐瞒。

2. **情绪活动变化**　在患者的各种心理变化中,情绪反应是其体验到的最常见、最重要的心理反应。临床上患者常见的情绪反应有焦虑、抑郁、恐惧、愤怒和孤独感等。

(1) 焦虑(anxiety):是个体感受到威胁或预期要发生不良后果时所产生的情绪体验,包括担心、紧张、不安等成分。焦虑是综合性医院患者最常见的情绪反应。患者产生焦虑情绪的原因是多方面的,如疾病初期对疾病的病因、转归、预后不明确;对有一定危险性的检查和治疗(如手术)担心其安全性和可靠性,甚至有些患者对疾病诊治和护理的各个环节都心存疑虑;医院的陌生环境、医护人员的严肃神情或监护室的紧张氛围,尤其是目睹危重患者的抢救过程和死亡情景;与家人分离,牵挂亲人,以及担心家庭经济负担等,这些都易让患者产生焦虑。

适度的焦虑可以使患者关注自身健康,对疾病的治疗和康复具有积极的意义,但严重焦虑或持续性焦虑会影响治疗过程及效果。护理工作的关键是区分患者焦虑的程度,及时识别其高度焦虑或持续性焦虑反应,根据患者焦虑的原因,采取针对性的心理干预措施,减轻患者的心理负担和焦虑程度。

(2)抑郁(depression):是一种由现实丧失或预期丧失而引起的消极情绪,是以情绪低落为主要特征的情绪状态。患者因失去健康或因组织器官或社会功能的损害,而产生抑郁情绪。抑郁情绪多见于危重患者、预后不良或治疗不顺利、不理想的患者;患者的个性、性别、年龄及家庭因素等也会影响抑郁的发生,如女性的抑郁发生率约比男性高1倍;老年患者由于身体衰弱、经济困难,以及缺少社会支持等,其抑郁情绪更加明显。

轻度抑郁可能表现为闷闷不乐、心境不良、悲观失望、自信心降低、兴趣减退等;严重抑郁可表现为睡眠障碍、无助、冷漠、绝望、食欲和性欲减退、兴趣丧失,甚至轻生。长期严重的抑郁状态对患者是不利的,会降低患者的免疫力,影响临床的治疗效果,甚至引发新的疾病。护理人员应评估患者的抑郁状态,为患者提供安全的环境,给予心理支持,提供有希望的治疗信息;通过解释和开导,帮助患者有效应对,树立治病的信心和勇气;鼓励病友之间的接触和交往,改善其社会交往,鼓励家属提供积极的社会支持;严重的抑郁患者需要单独陪护,应请心理或精神科医生进行治疗干预,防止患者发生自杀行为。

(3)恐惧(fear):是个体无力摆脱某种危险,或不良后果时出现的负性情绪。恐惧与焦虑不同,焦虑时危险尚未出现,焦虑的对象不明确或是有潜在威胁的事物,而恐惧有明确的对象,是现实中已发生或存在的人或事物。引起患者恐惧的原因是疾病引起的一系列不利影响,如担心误诊、误治,害怕疾病的不良后果,担心治疗时的痛苦和药物的不良反应、手术的后遗症,以及患病后的工作能力受影响等。临床上最常见的是手术患者和儿童患者易产生恐惧情绪。

恐惧对正常人群是一种保护性的防御反应,但持续时间长、过度的恐惧会对患者的康复产生不利影响。护理人员需识别患者的恐惧情绪,认真分析其恐惧的原因和促成因素,针对患者的具体情况,给予支持性心理治疗;同时向患者提供必要的信息,说明可能给患者带来的痛苦和影响,以减少不必要的猜疑和恐惧,改变患者的认识,减轻其恐惧情绪。

(4)愤怒(anger):是个体在实现目标过程中遇到障碍,受到挫折时所产生的一种情绪反应。引起患者愤怒的原因很多,如个人身体状况差或所患疾病较严重;由于患病阻碍了患者原有的理想、抱负的实现;医疗条件限制导致疗效不佳,认为医护人员服务态度差、技术水平低等。严重的愤怒可导致攻击行为的发生,攻击的对象可能是家人、医护人员,甚至患者自己。防止和消除患者的愤怒情绪,一方面有赖于加强医院的科学管理,提高服务质量和水平;另一方面需要增加医患之间的良好沟通。护理人员应正确对待患者的愤怒情绪,给予适当的引导和疏泄,避免与患者发生争吵;通过关心和耐心解释,平息其愤怒的情绪。另外,还要向家属说明患者愤怒反应的原因,使患者能得到家人和周围人的体谅和关心。

(5) 孤独感(loneliness)：又称为社会隔离。患病使患者离开了熟悉的生活环境,在医院的陌生环境中接受治疗,行为受到各种限制,与外界的联系突然中断,这些都会使患者产生孤独感。此外,住院后由于病房生活单调乏味,各种信息减少,也会增加患者的孤独感。社会信息的剥夺和对亲人依恋的需要无法满足,是患者产生孤独感的主要原因。严重的孤独感可伴有凄凉、被遗弃感,可使老年患者变得冷漠、退缩。护理人员应多与患者交流,帮助患者尽快熟悉医院环境;在条件允许的情况下,允许亲友经常探视或陪护,向患者提供必要的社会信息和适当的文化娱乐活动。

3. 意志行为变化　患者治疗疾病的过程是一个以恢复健康为目的的意志行为活动,期间疾病本身及诊断、治疗带来的不适与疼痛、不良生活方式的改变等,都是对患者意志的考验,患者会产生一系列的意志行为变化。

(1) 意志变化：配合医护人员进行诊断、治疗和康复,改变与疾病相关的不良行为或生活习惯,对患者而言都是挑战,这些挑战可激发许多患者的意志努力,也可能引起一些患者意志的不良变化。在疾病诊疗的过程中,有的患者缺乏坚韧性,遇到困难或病情稍有反复就动摇,失去继续治疗的信心;有的患者缺乏自制力,感情用事、脆弱、易激惹;有的患者对自己的决定和行为缺乏调控性,表现为盲从、被动、缺乏主见,对他人依赖性增加。在患者的意志活动变化中,最显著的是产生依赖心理。如果患者过度依赖,则应积极给予干预。

(2) 依赖行为：依赖是患者进入患者角色后产生的一种退化或幼稚的心理和行为模式。患病后家人、亲友的关心照顾,以及医护人员根据病情对患者活动的限制都会增加患者的依赖性,患者总希望获得更多家庭和社会的支持;有些患者对自己日常行为和生活管理的自信心不足,被动性增加,能胜任的事情也不愿去做,事事都要依赖他人;有些患者因生活自理能力下降,也容易导致其产生依赖行为。过分的被动依赖行为不利于患者主观能动性的发挥。因此在疾病康复过程中,护理人员应鼓励患者增强意志和自信,主动自理,发挥积极主动性。

(3) 退化行为：是指个体重新使用原已放弃的行为或幼稚的行为来处理当前遇到的困难,表现出与年龄和社会角色不相符的行为举止。患病后患者常会出现退化行为,如感觉身体不适时会呻吟、哭泣,甚至喊叫,以引起周围人的关注;高度以自我为中心,认为自己应该是大家关注和照顾的中心;兴趣变得有限,只对与自身有关的事情有兴趣,以及全神贯注于自己的机体功能等。有学者认为,退化行为可以为患者保存能力与精力,有利于疾病的康复。但在病情好转时,护理人员应该引导患者逐步恢复正常的社会行为。

(4) 不遵医行为：医治疾病不仅是医护人员的工作,患者积极主动地配合也至关重要。遵医行为是指患者为了预防、治疗疾病而与医嘱保持一致的行为。与遵医行为相反的便是不遵医行为,不遵医行为会给整个治疗带来困难、产生不良后果,损害患者的健康。年龄大、文化程度低的患者对医嘱理解有偏差,疾病较轻的患者觉得无所谓,医患关系紧张、医嘱复杂等因素都与患者的不遵医行为有关。因此,医护人员与患者应建立良好和谐关系,使患者产生信任,用药前向患者做好解释和说明,向患者提供充分的信息,以提高其遵医率。

4. 人格特征变化　人格是比较稳定的,通常不会随时间和环境而发生变化。但在某些特殊情况下,如罹患难以治愈的慢性疾病、恶性肿瘤、截肢等严重疾病时,可能会导致患者的世界观、人生观和价值观等发生改变,从而引起人格特征的暂时或长久的变化。患者可表现为独立性降低、依赖性增强,被动、顺从、缺乏自尊或自我概念紊乱等。某些疾病因导致严重的体像改变时,患者可能改变其原有的一些思维模式和行为方式,使人格发生明显的改变。

因此,护理人员应帮助患者正确认识和评价自己,提高对自我形象的认识,增强自信,接受患病事实,适应和接纳自身的改变。

三、患者心理反应的影响因素

1. 认知因素　患者往往根据已有的疾病知识和经验,对所患疾病进行认知评价,而认知评价结果在一定程度上决定了其心理反应的性质、程度和内容。当被评价为危及生命的重病时,必然导致患者强烈的心理反应;相反,被评价为轻微疾病时,则其心理反应可不明显。患者对疾病的认知差异与个人知识、社会环境、文化程度等相关。

2. 性格因素　不同性格的个体对待疾病的态度和出现的心理反应不相同,有些人病情轻微,却小病大治,无病呻吟;有的人身患重疾,却能泰然处之。性格开朗、乐观坚强、生活态度积极、意志坚强的个体,患病后能很好地面对现实,积极参与治疗,心理反应较轻,并容易从消极的情绪状态中摆脱出来;反之,性格懦弱、意志薄弱、神经质性格特征的个体,患病后心理反应较重,且持续时间很长。

3. 社会文化因素　个体生活在一定的社会文化环境中,不同的文化背景使其对疾病的反应各不相同。如对于疼痛的反应,英国绅士采取忍受的态度,保持镇静;意大利人则认为疼痛影响他的安宁和正常生理活动,必须立即解除疼痛。此外,医患关系、病友关系、亲友关系良好时,可能会减轻患者的心理反应;反之,将加重其心理反应。

第三节　临床各科疾病患者的心理反应特点

临床各科疾病种类繁多,病因复杂,病情轻重不一,病程长短各异。不同疾病患者的心理反应有不同特点,即使同一种疾病,在不同发展阶段,患者的心理反应也存在很大差异。以下介绍临床常见疾病患者的心理反应特点。

一、慢性病患者的心理反应特点

慢性疾病是指病程>3个月、症状相对稳定、常常缺乏特效治疗的疾病,如原发性高血压、冠心病、糖尿病、慢性阻塞性肺病等。慢性病的发病率在我国呈逐年上升趋势,已经成为危害人类健康的主要疾病。慢性病患者的心理反应特点主要有以下几个方面。

1. 主观感觉异常　慢性病患者常将注意力转向自身,感觉异常敏锐,对自身细微变化感受性明显提高,尤其对疾病症状反应的感受,而对其他事物则很少关心。

2. 抑郁心境　慢性病长期迁延不愈,需要长期治疗和巨大的经济支出,给患者的生活和工作带来了不良影响。使患者感到自己患病给家庭和他人带来负担,由此感到沮丧、失望、自卑和自责,对生活失去热情,对治疗缺乏信心,悲观失望,甚至产生轻生念头。

3. 疑虑心理　慢性病病因复杂、病程长,需要长期治疗,且常常只能对症治疗,难以根治。患者常因对疾病缺乏正确认识,或因疗效不明显而怀疑治疗方案或医生的医疗水平。有些患者病情稍有反复或出现新的症状即胡乱猜测,担心是否又染上其他预后不良疾病,甚至无端怀疑患有不治之症;有些患者会反复要求会诊或改变治疗方案,甚至自行更换药物,从而影响治疗效果。

4. 依赖心理　慢性病患者长期患病治疗和休养,已逐渐习惯于依赖医护人员的治疗和他人照顾。"继发性获益"的机制强化了患者在心理上对疾病的适应,行为上表现出较强的依赖性,强烈地需要他人关注,心理变得脆弱,出现社会退缩,回避复杂的现实问题,使患者角色强化。此时,其患者角色作用便极易成为患者身心康复的巨大障碍,甚至妨碍其疾病的良好转归。

慢性病患者的综合治疗需要一个科学合理的计划。首先,对患者实施健康教育,帮助患者进行自我健康管理,包括学习与疾病有关的常识、饮食管理和运动锻炼等;其次,对患者进行心理健康疏导,对已出现的心理问题加强干预,可给予支持性心理治疗和情绪管理等。

二、急危重症患者的心理反应特点

急危重症可由多种原因引起,如心跳骤停、急性心功能衰竭、呼吸衰竭、肾衰竭、多器官功能衰竭、大出血、休克、脑疝、各种急性中毒和各种意外造成的严重躯体损伤等。急危重症大多起病急、病情危重,需要紧急处理,患者的心理反应往往非常强烈。临床观察表明,不同病种急危重症患者的心理反应有以下共同特点。

1. 焦虑、恐惧　初入院或进入监护室后1~2天,患者大多出现明显的焦虑和恐惧、睡眠障碍。原因包括:①疾病因素,由于起病急骤,病情发展迅速,自觉症状明显,给患者产生了巨大的心理压力,如心肌梗死带来的剧痛,会使患者产生强烈的濒死感而出现对死亡的恐惧,消化道出血患者看到自己大量呕血时精神极度紧张等。②环境因素,患者进入急诊抢救室或重症监护室接受治疗,这个特殊的环境会使其产生很大的心理压力。神志清醒的患者目睹紧张的抢救过程或死亡情景、医护人员严肃的表情、抢救室各种医疗设备等,都会令患者产生恐惧心理。③治疗因素,由于诊断及抢救的需要,患者在短时间内要接受许多不熟悉的医疗护理操作及特殊检查,如血气分析、动静脉插管等,给患者带来痛苦,使其感到紧张和恐惧。

2. 否认　患者进入监护室后第2天即可出现否认心理,第3~4天达到高峰。患者否认自己有病,或仅承认患病事实,但否认入住监护室的必要性。调查显示,约50%的急危重症患者出现否认心理。短期的否认可以缓解患者过度紧张焦虑的情绪,若长期存在否认心理则不利于其适应疾病过程和康复。

3. 孤独、抑郁　约30%的患者在入住监护室的第5天后出现孤独、抑郁等情绪反应。可能的原因有:患者认为病情已成定局,身体状况、社会功能将会受损无疑;与外界隔离,与同室病友间因病情严重缺少交流;医护人员与其交流时间较少,家属探视时间有限等。这些因素均会使患者出现孤独、悲观、沮丧和抑郁心理,有的甚至出现自杀倾向。

4. 愤怒　意外受伤者因感觉委屈而愤怒;患不治之症者抱怨命运不佳而愤怒;持续疼痛者因难以忍受痛苦而产生愤怒情绪。患者可表现为烦躁、敌意、行为失控、吵闹哭泣等。

5. 依赖　有些患者经过精心治疗和护理后转危为安,病情稳定,被允许离开监护室时,却因担心疾病再次复发而不能得到及时救护,或因患者对已经熟悉的监护室环境和医护人员产生依赖,不愿意撤离。

医护人员的心理素质和技术水平对急危重症患者的心理反应起关键作用。医护人员积极、快速和有序地抢救和治疗患者,可减轻或消除患者的紧张恐惧心理,增加患者和家属的安全感。医护人员要理解和尊重急危重症患者的各种情绪和行为反应,耐心安慰和鼓励患者,向其提供相关信息,帮助患者正确对待疾病,积极配合各种检查和治疗。

三、手术患者的心理反应特点

手术是一种有创性的医疗手段,任何手术对躯体都是一种创伤,有的手术危险性还比较大,患者因此会产生各种各样的心理反应。患者的心理活动会影响手术效果及术后的康复,护理人员应及时准确地了解和掌握手术患者共同的心理反应特点,采取积极有效的预防和干预措施,以消除其消极心理。

(一) 手术前患者的心理反应特点

1. 焦虑和恐惧 是手术前患者最常见的心理反应。患者一般表现为紧张不安、忧心忡忡、焦躁、失眠多梦等,严重焦虑者可出现心慌、胸闷、气促、手抖、出汗等。患者术前焦虑、恐惧的原因主要有:害怕术中疼痛,担心手术发生意外,担忧术后并发症、术后疗效、康复等问题。急诊手术和择期手术患者的心理反应不尽相同。严重外伤患者实施急诊手术时,因面临死亡的威胁,患者求生欲望强烈,对手术的恐惧退居次要地位,往往能以合作的态度等待手术;择期手术的患者,会随着手术日期的临近,对手术的恐惧与日俱增,甚至超过了对疾病本身的担心程度。

研究表明,患者术前的焦虑和恐惧将直接影响手术的效果,可能导致失血量大、术后伤口愈合慢、易出现并发症等。Janis(1958 年)认为术前焦虑程度与术后效果存在倒"U"字形的函数关系,即术前焦虑水平很高或很低者,术后的心身反应严重且恢复缓慢;术前焦虑水平适中者,术后恢复效果往往最佳。高水平焦虑患者,因降低其痛阈及对疼痛的耐受性,使患者在术中及术后感受到更强烈的疼痛及心理上的痛苦,导致其对手术效果感觉不佳;术前焦虑水平低或无焦虑的患者,因采取回避或否认的心理防御机制,对手术的危险性、术后可能出现的并发症,以及术后康复的艰巨性缺乏应有的心理准备,从而影响其术后的康复。术前焦虑水平适中的患者,在心理上对手术及其带来的各种问题有正确的认识和充分的准备,能较好地适应手术和术后各种情况,使其术后感觉较好,躯体恢复也较为顺利。

2. 依赖心理 手术是创伤性医疗手段,具有风险性,因此患者把自己的健康寄托到医护人员身上,一切听从医护人员的安排。同时非常渴望能有医疗技术较好的医生为自己做手术,以保证其生命安全,期待护理人员能精心照顾自己,因此对医护人员产生了很强的依赖性。

(二) 手术中患者的心理反应特点

手术中患者的心理反应主要是对手术过程的恐惧和对生命安危的担忧。手术时,患者置身于陌生的环境中,话语不多的紧张气氛、手术中金属器械的碰撞声、对切口及出血情况的想象、内脏牵拉引起的疼痛等,均可使患者紧张和恐惧。局部麻醉和椎管内麻醉的患者,手术过程中患者始终处于清醒状态,对手术过程的各种信息高度关注,并以此来推测自己病情的严重程度,以及手术是否进展顺利。因此,医护人员术中出现的不恰当言语是导致患者不良心理反应的重要原因。

（三）手术后患者的心理反应特点

手术后仍是患者心理问题比较集中的时期。多数患者由于疾病痛苦解除会产生轻松感，即使有躯体不适和疼痛反应，仍然能积极配合治疗和护理。有些患者可因手术创伤引起疼痛和不适、部分生理功能丧失或体像改变、手术效果未达到患者的预先期望等因素的影响，而产生严重的心理反应。一般手术前心理反应水平高的患者，术后仍维持较高的心理反应。

1. 意识障碍　多在术后 2～5 天出现意识混乱或谵妄，持续 1～3 天消失。意识障碍临床表现轻重不一，轻者表现为定向不全、理解困难、应答缓慢、近事记忆障碍；重者出现恐惧、激动不安、错觉和幻觉、被害妄想，甚至可发生意外伤人或自伤。手术所致创伤、失血、电解质紊乱、内分泌障碍、继发感染等均可诱发术后意识障碍的发生。

2. 抑郁状态　一些手术会造成机体生理功能丧失或体像的改变等，使患者产生心理丧失感，多见于乳房、卵巢、子宫、睾丸切除术，截肢、器官移植术等。患者因术后容貌、体像、性功能改变，以及躯体的完整性遭到破坏，而产生沮丧、失落和悲观等心理反应。

3. 烦躁、依赖心理　手术创伤引起患者疼痛和周身不适，不能自主活动等，使其出现烦躁、情绪紧张、心情不佳。有些患者术后则出现依赖性增强、行为退化，表现为不敢活动、对疼痛敏感，反应强烈，不愿自理生活。

四、传染性疾病患者的心理反应特点

急性传染性疾病起病急骤、发展迅速、病情凶猛，对他人和社会构成巨大威胁，患者往往未能安排好工作和家庭生活，就被隔离、治疗和抢救，如急性传染性非典型肺炎（SARS）。慢性传染性疾病具有传染性、迁延不愈、可能恶化等特点，如肺结核病、慢性乙型病毒性肝炎、艾滋病等。因此，这类患者具有特定的心理和行为改变。

1. 恐惧、焦虑　急性传染性疾病传播速度快、病程短、死亡率高，从发病到死亡常常是十余天的时间，而且对身边最亲近的人构成巨大威胁，使患者内心产生巨大的恐惧感。慢性传染病由于疾病长期迁延不愈，对他人的传染性持续存在，患者既担心会传染家人、同事或亲友，也担心疾病的恶化，由此会长期处于慢性焦虑和恐惧之中。

2. 自卑感　由于疾病的"传染性"特点，对他人和社会具有威胁性，患者的很多行为会受到法律和道德的限制，有些患者不能从事自己喜爱的工作，不能参加一些集体活动，甚而招致周围人的回避与歧视等。因此，患者觉得低人一等，陷入深深的自卑情结。如果经常处于被歧视的状态，个别患者可因极度的自卑情结转而对社会的敌视报复。

3. 孤独感　急性传染病因其巨大的传染性，患者被隔离于特定治疗场所，亲人的探视受到严格限制，医护人员需在特殊的保护措施下方能与患者接触，正常的交往渠道几乎被阻断，会使患者感到莫大的孤独。如一位 SARS 患者所言："自从我得病后，家人不敢来看我，朋友也不与我联系了，真的感到很孤独、很沮丧，好像被社会抛弃了。"慢性传染病患者，由于自卑心理或周围人的偏见，使其社交活动显著减少，因此会感到不同程度的孤独感。

五、器官移植患者的心理反应特点

以肾移植为代表的器官移植，开创了医学发展的新纪元，随之肝、心等器官移植也相继获得成功。随着器官移植技术的日趋成熟、高效免疫抑制剂的应用、患者术后生存时间的延长，器官移植已成为治疗器官功能衰竭的有效手段。器官移植术前，患者既存在期待与希望的心理，又存在焦虑、抑郁和恐惧等情绪。器官移植术后，器官接受者可产生生理和心理的排斥反应。患者的心理反应集中表现在对植入器官的心理排斥和心理同化上，可分为 3 个阶段，即异体物质期、部分心理同化期、完全心理同化期。

1. 异体物质期　多见于手术后初期。患者强烈地感觉到有一个原本不属于自己的组织进入了体内，觉得这个器官与自己整个机体功能不协调，自己的体像和完整性遭到破坏，为自身的生命安全担忧，并为失去原有的器官感到失落、悲伤。部分患者的心理排斥反应还受供者与受者关系的影响，如果活着的供者与患者原先有矛盾，有的患者从心理上会厌恶这一器官。有的患者可能因感到依赖别人的器官生存而产生罪恶感。

2. 部分心理同化期　患者逐渐习惯植入的器官，异体印象逐渐消退，减少对其过分的关注。

3. 完全心理同化期　患者已能自然地将植入器官视为身体的一部分，除非被问及或检查，一般不会关注其存在。有报道称，当患者了解到供者的详细情况后，其人格特点可因之发生戏剧性变化。如女性患者移植了男性的肾以后，心理活动变得男性化；反之亦然。有时患者还会出现无意识模仿供者性格特征的倾向。

六、癌症患者的心理反应特点

癌症患者的发病率和死亡率正在逐年上升，已成为当前最主要的死因之一。尽管现代医学对癌症的诊断和治疗有了很大的进步，但是多数癌症仍然因转移和复发而难以治愈，使人们往往谈"癌"色变。研究显示，心理-社会因素和癌症的发生、发展密切相关，且癌症患者的不良心理反应和应对方式对其病情的发展和生存期有显著的影响。当患者得知癌症的诊断后，会出现显著的心理变化，其心理反应大致可分为 4 期。

1. 休克——恐惧期　当患者突然得知自己患癌症时，心理反应剧烈，表现出震惊和恐惧，同时会出现躯体反应，如心慌、眩晕或晕厥等，甚至出现木僵状态。

2. 否认——怀疑期　当患者从剧烈的情绪震荡中冷静下来后，常借助于否认的心理防御机制来应对由癌症诊断所带来的紧张和痛苦。患者开始怀疑医生的诊断是否正确，并到处求医和检查，希望能否定癌症的诊断，期待奇迹的发生。

3. 愤怒——沮丧期　当癌症得到确诊时，患者的情绪变得易激惹、愤怒、暴躁，会出现攻击行为，饮食、睡眠等生活习惯受到破坏；同时，患者又会表现出悲哀、沮丧等抑郁情绪，甚至感到绝望，有的患者甚至出现自杀倾向或行为。

4. 接受——适应期　患病的事实无法改变，患者最终会接受和适应罹患癌症的事实，情绪逐渐平静，但多数患者很难恢复到病前的心境，常陷入长期的抑郁和痛苦中。

癌症治疗过程中所产生的不良反应常会对患者构成暂时或持久的心理冲击。如化疗所致的恶心、呕吐,使患者感到焦虑和恐惧;脱发使患者感到苦恼,自尊下降,从而产生社会退缩,不愿与人接触等。

七、临终患者的心理反应特点

生老病死是人类自然发展的客观规律,临终是生命过程的最后阶段。临终患者由于疾病的折磨,对生的依恋,对死的恐惧,使其心理活动和行为极其复杂。美国精神病学家、著名的临终关怀学创始人罗斯(Ross)在访谈、观察和研究了 400 多名临终患者后,提出了临终患者心理活动的 5 阶段理论。

1. 否认期(denial)　多数患者得知自己的疾病已进入晚期,最初的心理反应就是否认突如其来的"噩耗"。患者不承认、不接受自己患有无法逆转的疾病的事实,表现为怀疑诊断出了差错,存有侥幸心理,四处求医,希望证实先前的诊断有误。这是患者面临严重心理应激时的心理防御机制,有其合理性,暂时的否认可以起到一定的缓冲作用,以免当事人过分痛苦。患者的这种心理反应一般持续数小时或数天,但个别患者会持续否认直至死亡。

2. 愤怒期(anger)　随着病情的发展,疾病的症状越来越明显,当不良信息被证实后,患者会产生焦虑、愤怒、怨恨和自制力下降。患者的愤怒源于其恐惧和绝望感,愤怒的指向可能是怨恨命运的不公、抱怨各种治疗无效果,也可能因各种家庭牵挂而怨恨自己。愤怒的对象通常是家人、亲友和医护人员,患者对周围一切挑剔不满,充满敌意,不配合或拒绝治疗,甚至出现攻击行为。

3. 协议期(bargaining)　患者经历否认、愤怒后,逐渐意识到愤怒、怨恨于事无补,只能加速病程。因此,患者开始接受和逐步适应痛苦的现实,尝试用合作的态度和良好的表现来换取延续生命或其他愿望的实现。求生的欲望促使患者与疾病抗争,此时患者情绪比较平静,积极配合治疗和护理,非常合作和顺从,希望通过医护人员及时有效的救助,疾病能够得到控制和好转,希望能延缓死亡的时间,期待奇迹出现。

4. 抑郁期(depression)　随着身体状况日益恶化,患者逐渐意识到自己生命垂危,产生强烈的失落感和无奈感,加之频繁的检查和治疗、经济负担的压力和病痛的折磨,使患者感到万念俱灰,产生极度的悲哀和绝望,表现为悲伤、退缩、情绪低落,终日沉默寡言,对周围事物漠不关心。此时,患者有一种强烈的孤独感、失控感、忧郁愁闷,希望多见亲戚与朋友,安排好后事,留下遗言。

5. 接受期(acceptance)　这是临终患者的最后阶段。患者已接受死亡即将来临的现实,并努力理解和实现自己生命的意义,不再焦虑和恐惧,表现安宁、平静和淡漠。此刻,患者对死亡已有充分的准备,已经处理好想要解决的事宜,等待与亲人的最终分别。

Ross 关于 5 阶段临终患者的心理理论具有重要价值,突破了人们对于死亡研究的禁忌,使人们开始科学地、理性地研究死亡现象。这 5 个心理反应阶段,因人而异,有些患者可能不会经历上述的某个特定阶段,有些患者可能会交替体验几个阶段,有些患者可能始终停留在否认期。医护人员应该知晓临终患者的心理反应特点,尽力满足临终患者的心理需要,帮助减轻临终患者躯体和心理上的痛苦,提高其生活质量,维护其尊严,使他们安然地度过生命的最后时刻。

案例与思考题

1. 患者,男性,18 岁,2 周前曾出现咳嗽、发热等症状,近日来感觉心悸、乏力、气急、胸闷。体格检查:体温 37.4℃,呼吸 112 次/分,心尖区第一心音减弱。血清柯萨奇病毒 IgM 抗体滴度明显增高。被诊断为急性病毒性心肌炎。医生嘱其急性期卧床休息,患者并不在意,认为自己年轻力壮,身体状况好,休息 2 天就可以和同学一起参加马拉松比赛了。请问:该患者目前角色适应是否良好,处于何种角色模式?

2. 患者,女性,55 岁,近半年出现了头痛、头晕、乏力,严重影响日常生活。经磁共振检查显示其患有颅内脑膜瘤,需要手术治疗。患者非常害怕,一再询问医护人员,手术成功率如何,是否会出现手术意外等。

(1)该患者目前首要的心理需要是什么?

(2)该患者手术前后可能会出现哪些心理反应?

3. 患者,男性,47 岁,某外资企业业务经理,近几个月来感到食欲下降,在当地医院检查后被诊断为胃癌。患者非常震惊,不相信检查结果,又辗转到另外两家肿瘤专科医院诊治,均诊断为胃癌。此时患者情绪变得非常急躁,有时会对家属发脾气,认为命运对自己不公,过后又会特别沮丧,对预后非常担心。请问:该患者目前的心理反应特点是什么?

(贾守梅)

第七章

临床心理评估

第一节 概 述

一、心理评估的含义和方法

(一)心理评估的含义

心理评估(psychological assessment),是指依据心理学的理论和方法,对人的心理特质(如认知、情绪、人格、能力、行为方式等)或状态进行客观描述和鉴定的过程。心理评估由具备心理学或相关专业资格的专业人员实施;采用观察、访谈、测量等方法收集资料,依据资料整合、理论分析,进而形成评价或建议。目前,心理评估已广泛应用于心理学、教育、司法、医学、人力资源管理、军事等领域。医学临床上的应用,被称为临床心理评估(clinical psychological assessment)。

心理评估与心理测量、心理诊断有时可视为同义词,但有区别。心理测量(psychological measurement),是借助标准化测量工具,将人的心理现象或行为进行量化,重点是收集量化的资料。心理评估比心理测量宽松,可通过访谈、观察、调查等方法收集评估对象的相关资料,包括定性或定量、现在或历史的资料。心理测量具有标准化、数量化和客观化的特点,在心理评估中占据重要地位。若需全面描述心理现象,心理测量无法替代心理评估的其他方法。临床上常常采用心理诊断(psychological diagnosis)的概念。“诊断”属于医学术语。心理诊断主要是了解人的心理异常程度和性质,判断有无心理障碍或心理疾病。心理诊断侧重于心理异常与否的判断,心理评估的范畴比心理诊断更广。

(二)心理评估的常用方法

心理评估包括定性评估和定量评估。临床常用的定性评估包括个案法、访谈法、观察法、调查法、作品分析法等。常用的定量评估包括各种心理测验和评定量表,一般称为心理测量。心理测验与评定量表都是量化个体心理行为特征的测量工具,两者无绝对界限。但心理测验更接近于实验室方法,采用标准化的测验手段,严格控制条件,对被评估者的行为进行横断面取样,其标准化程度、信度、效度较高。临床常用的心理测验有智力测验、特殊能力测验、记忆测验、成就测验、人格测验和神经心理学测验等。评定量表是指用一套预先已标准化的测试项目(量表)来测量某种心理品质,一般对被评估者的行为进行纵向取样。量表各项目描述精细,内容全面,信息量大,操作简便,可团体实施。但某些评定量表标准化程度相对较差,其信度、效度未经严格考察。所以,临床应用中应注意量表的选择,保证测量结果的科学性。本章着重介绍观察法、访谈法、心理测验和评定量表。

二、心理评估的一般原则及对评估者的要求

(一) 心理评估的一般原则

为使心理评估结果更加可靠,实施评估需遵守以下原则。

1. **客观性原则** 评估时应实事求是,详细了解情况,不轻易下结论,不掺杂主观看法。评估者必须客观评判,不可带入自身的观念、思想,甚至价值观。

2. **整体性原则** 评估要全面、多角度,避免引发片面的错误结果。若智力测验结果显示为弱智分数,应了解被评估者的学习成绩、老师评价、日常生活表现等,对其进行综合评估。某次测验的分数具有偶然性,依据智商分数判定个体的智力,可能导致错误结论。

3. **保密性原则** 是心理评估的道德标准。首先,心理测验内容、答案及记分方法只有实施人员才能掌握,不得随意扩散,不允许公开发表,否则会影响测验结果的真实性;其次,对被评估者的测验结果必须保密,因其涉及个人隐私,评估者应该保护当事人利益。

(二) 对评估者的要求

心理评估实施者的要求包括专业知识技能和心理素质两个方面。

1. **专业知识技能** 评估者需具备心理学基础、心理测量学等方面的专业知识;经过专业技能训练,掌握心理评估技术,熟悉多种测验手段,具有对结果的分析和应用能力。此外,评估者应具备医学、精神病学有关知识,方可鉴别正常和异常的心理现象。

2. **心理素质**

(1) 敏锐观察力:善于捕捉被评估者的面部表情、语调及姿势的细微变化,根据行为表现推测其心理活动。

(2) 较高智能水准:是评估者不可缺少的心理素质,因心理评估常涉及与认知或智力评估相关的内容,需要评估者做出准确判断。

(3) 自我认知能力:评估者需要正确认识自我,方可更好地认识和评价他人,才能做到客观评估,去除"偏见"。

(4) 良好沟通能力:心理评估中沟通能力及其重要,对被评估者有兴趣、诚恳,善于站在对方角度理解他人,才能成为受欢迎的心理评估者。

三、临床心理评估的任务和作用

(一) 临床心理评估的任务

1. **正确区分正常和异常心理活动** 判断个体心理活动的正常与否有一定难度,两者没有绝对的分界线。异常心理活动受心理状态、客观环境、社会文化、人际关系等因素的影响,

较难形成大家公认的标准;其次,正常心理活动没有通用的绝对标准,心理正常与异常的界限,随着时代变迁与社会文化差异而变化,且允许有不同程度的差异存在。临床上区分心理活动的正常与否可考虑以下标准。

(1) 个人经验标准:其一,根据个人的主观体验和内心感觉,进行自我判断;其二,根据自己的经验判断他人的心理活动正常与否。此标准因人而异,主观性很大。经过专业训练或有丰富临床经验的人,对多数心理障碍可取得较为一致的看法。

(2) 统计学标准:统计学标准源于对正常心理特征进行心理测量的结果。在普通人群中,测量结果通常显示正态分布,大多数人属于正常范围,处于两端的少数人视为"异常"。据此判断个体心理活动的正常与否,由其心理特征偏离均数的程度决定。心理测验常使用统计学标准进行判断。

(3) 生物医学标准:将心理障碍视为躯体疾病。若个体显现病态的心理现象或行为,并找到病理解剖或病理生理依据,可认定其有心理障碍或精神疾病。此标准为临床医师广泛采用,如阿尔茨海默病患者,临床主要表现是记忆障碍和智能障碍,磁共振检查发现脑皮质萎缩等变化,此病理变化是阿尔茨海默病患者心理行为异常的可靠依据。

(4) 心理和社会适应标准:正常个体可以维持生理与心理的平衡状态,依照社会生活的需要适应周围环境,根据社会要求和道德规范行事,表明其行为符合社会常模,属于适应性行为。若个体因器质或功能缺陷使其能力受损,无法按照社会认可的方式行事,导致行为后果对本人或社会产生不适应现象,即其行为不符合社会常模,可视为心理异常。

2. 探寻异常心理的原因 心理异常的原因按性质分为生物因素、心理因素、社会因素3类。临床上单因素致病案例很少,多数心理障碍是综合性因素造成的。通过心理评估方法,在综合因素中可找出主要的、常见的原因,分析和解释主要因素与从属因素之间的关系,对心理治疗具有重要作用。

3. 对异常心理状态作出分类 临床上将心理紊乱分为以下3类。

(1) 心理问题:是指近期发生,内容尚未泛化,局限于引发事件自身,反应强度不甚剧烈的心理紊乱。个体主要在情绪方面产生波动,思维保持严密的逻辑性,人格正常。如挫折、郁闷、焦虑、倦怠、自卑等。

(2) 心理障碍:是指初始反应剧烈、持续时间持久、内容充分泛化,且自身难以克服的心理紊乱。个体情绪方面波动较大,且出现思维逻辑错误,可伴有人格缺陷。

(3) 心理疾病:为心理紊乱最严重的状态,个体有精神异常表现,如注意力涣散、偏执、意志力薄弱、好幻想,自我评价偏离常态,社会交往和人格方面均有改变。

(二) 临床心理评估的作用

临床心理评估是心理干预的重要前提和依据,若无准确或恰当的评估,则无法做出正确干预;心理评估还可判定心理干预的效果。心理评估的具体作用:①心理诊断的主要技术手段;②心理咨询和心理治疗的重要依据;③针对性心理护理和心理健康教育的必要条件;④诊断精神疾病的参考依据;⑤临床心理学研究的重要手段。

第二节 观察法和访谈法

一、观察法

(一) 概述

1. 观察法的含义 是指通过直接(视觉)或间接(摄影、录像等)方式对被评估者的行为进行有目的、有计划的观察,常用于临床辅助诊断或基础研究的资料收集。观察法是心理评估常用的基本方法,可单独使用,或与其他心理评估方法联合使用。

2. 观察法的特点 观察法的优点是实施方便,材料源自日常生活,比较真实可靠,尤其适用于儿童、不合作者、言语交流困难者,以及一些精神障碍患者的心理评估。通过观察,可获得个体不愿意报告或无法清楚报告的行为数据。观察法的局限性在于,观察者较被动,必须等待所观察行为的自然出现;可观察的只是外显行为,对于个体的认知方式、内心想法等信息难以获取;个体的外显行为具有随意性和偶然性,观察结果不易重复及定量分析;评估质量很大程度上依赖于观察者的观察和分析综合能力,若观察时间较短,容易造成其主观臆想。

3. 观察法分类 根据观察情境的自然性,可把观察法分为自然观察与控制观察两类。

(1) 自然观察:是指在自然、不加以控制的情境(如家庭、学校、医院或某些特定场所)下对个体行为表现进行观察。例如,临床心理学家观察某广场恐惧症(害怕空旷的场所)患者离开家后的行为表现、某恐高症患者爬太平梯时的行为表现等。自然观察可收集个体在未受干扰、原本状态下的表现,真实地反映被观察者的实际情况。但自然观察耗费大量的时间和精力,具体实施时存在一定困难。

(2) 控制观察:又称模拟观察或实验观察,是指观察者预先设置一定情境,将被观察者置于该情境中,对其行为改变进行观察。例如,在预先布置的游戏室内,观察儿童面临矛盾冲突时的行为表现;在司法鉴定中采用"单向玻璃室"对犯罪嫌疑人进行观察。控制观察相对较经济。

(二) 行为观察的设计

行为观察的具体内容因目的而异,包括仪表举止、身体状况、沟通风格、言语动作、兴趣爱好、应对方式及行为产生的情境条件等。实施观察法前需充分准备,设计观察方案可考虑以下几个方面。

1. 确定观察的目标行为 首先根据观察目的确定目标行为,即所要观察的行为。例如对经常出现攻击性行为的儿童,攻击行为即为观察的目标行为。临床心理评估为主旨的行为观察,必须紧扣可表征被观察者心理状态的行为特征,如观察抑郁症患者在治疗期间的情绪波动。除了明确目标行为,需要对观察的行为内容进行清楚、完整、客观的描述,以便准确地观察和记录。

2. 选择记录数据的方法 观察者将所观察的行为表现实施记录时,应着重描述目标行为的发生时间、持续时间、频率及强度。记录方法如下。

(1) 间隔记录:常用于观察独立、持续、高频率的行为,记录某个观察时段内目标行为出现的时间间隔个数。如对儿童攻击行为观察 60 分钟,每个观察间隔为 5 分钟,观察者主要记录每个间隔时间内该目标行为是否出现。

(2) 事件记录:观察时段内只注意观察预先选定的目标行为,出现目标行为时,尽可能详细地从头至尾记录整个过程。

(3) 频率记录:常用于观察持续时间固定、具有明确的开始和结束的独立事件,要求在特定的观察时段内,对目标行为出现的次数进行记录。如记录主动开始交谈的次数,以评估被观察者的社交技巧行为。

(4) 持续时间和潜伏期记录:持续时间记录是指测量每个目标行为发生的时间,常用于持续存在、每次持续时间长度差异较大的目标行为(如看电视、打电子游戏)的记录。潜伏期记录是指从做出行为的时机出现,到目标行为真正开始之间的时间间隔。

(5) 评定量表:事先制定行为标准,采用评定量表评估特定行为出现的次数或等级。评定量表使用简便,时间节省,资料分析明确,既可判断特定行为出现与否,亦可判断行为表现程度。为了避免遗漏某些有价值的关键行为,可结合记录方法进行,便于收集更全面的资料。

3. 确认实施观察的方式 明确观察的实施者、实施时机和地点、每次观察持续时间长度非常重要。

(1) 观察者:必须为专业人员,或与被观察者有特定关系,能够在目标行为出现时与其接触的非专业人员,如被观察儿童的家长或老师、被观察患者的护士或医生等。非专业人员必须进行培训,使其能准确辨认、记录目标行为。

(2) 实施观察:需确保可以获得目标行为的代表性样本,以每天观察为宜,选择目标行为最有可能出现的时段进行,每次观察时间长度不宜太短。正式观察前可预先了解目标行为的发生规律,以明确最合适的观察地点。

二、访谈法

(一) 概述

1. 访谈法的含义 访谈法又称"会谈法"、"晤谈法",是指通过访谈者与访谈对象的直接沟通,收集相关信息的方法。访谈法是心理评估中最常用的手段,也是心理咨询和心理治疗的基本技术。访谈法可以是面对面言语交流,也可以借助电话、电子媒介(如 E-mail 等)交流,在特殊情况下(如存在听觉障碍)可通过手语实现。

访谈法与日常交谈有本质差别。首先,访谈需有明确目的,即从访谈对象处了解情况和获取信息为目的,而非泛泛而谈。其次,交谈双方在关系上不同,通常由访谈者控制交谈内容、方式及信息的类型和容量。此外,要求访谈者具有较高的沟通技巧,利于消除访谈对象的防御心理,深入挖掘其内心真实想法。

2. 访谈法的分类 根据访谈形式分为 3 类。

(1) 结构式访谈:又称封闭式访谈,是指按照事先安排的特定程序进行的访谈。结构式访谈所提的问题、提问的次序、记录的方式完全统一。访谈者通常用一份包含所有待询问的问题访谈表格收集信息。此法优点是评估结果便于量化,具有可比性;不足之处是无法全面深入地了解访谈对象。

（2）非结构式访谈：又称开放式访谈，事先无特定的访谈程序和确定的访谈内容，问题重点因人而异，交谈中可依据访谈的具体情况灵活确定内容和方式。此法具有方便、灵活、深入、个体化的特点；不足之处在于耗时长，要求访谈者具备较高的访谈技巧。

（3）半结构式访谈：是结构式访谈和非结构式访谈的交叉结合，可事先准备粗线条访谈提纲，根据评估内容提问，也允许访谈对象积极参与。

（二）有效访谈技巧

1. **建立良好关系** 与访谈对象建立良好的信任与合作关系是访谈的基础，尊重、温暖、真诚及共情是建立良好关系的主要技巧。

（1）尊重：主要体现在充分尊重对方价值观，以平等商量的口吻与对方交谈，不把自己的想法、观念和行为模式强加于人，以礼相待，信任对方，保护对方的隐私等。尊重可使访谈对象感到被接纳，获得自我价值感，从而最大限度地表达自己。

（2）温暖：主要体现在访谈时热情友好的态度和耐心、认真、不厌其烦的行为。温暖可使访谈双方心理距离更近。

（3）真诚：访谈过程中，访谈者以"真正的我"出现，其想法、情感与行为相符，不虚伪，不带假面具。真诚地让访谈对象明白可以袒露自己的软弱、失败、过错而无需顾忌。若不能接受访谈对象的言行时，在不伤害对方的基础上，访谈者会阐述自己的意见。

（4）共情：又称"同感""同理心"，是指访谈者设身处地进入对方内心世界，感受其情绪体验，准确地向对方表达自己的理解。共情可使访谈对象感到被接纳、被理解，促进其自我表达、自我探索，使访谈双方更深入地进行沟通。

2. **有效倾听** 倾听是访谈者的基本功，倾听并非仅仅用耳朵听，更重要的是用心听。有效倾听注重的技巧有：①聚精会神，避免分散注意的动作，保持眼神交流；②距离适当，姿势自然，身体稍前倾；③不轻易打断对方说话；④适时点头、微笑、赞许性话语；⑤仔细观察对方的非语言行为，有助于理解对方真实的想法和情感。

3. **善于提问** 提问是访谈过程中的主要技巧，包括封闭式提问和开放式提问。

（1）封闭式提问：用于收集和解释资料信息。常以"是不是""对不对""要不要"等形式提问，可用"是"或"否"等简单词语给予回答。例如，"你现在心情好吗？""你感到紧张，对不对？"。此类询问可针对性收集资料，澄清事实，获取重点信息，缩小讨论范围。

（2）开放式提问：用于讨论不断深入，推动访谈对象的自我剖析。常以"什么""怎样"或"为什么"开始提问，要求更详细、更广泛的回答。例如，"当事情发生时，你感觉如何？""你能告诉我今天为什么来这里吗？"此类询问较为宽松，常用于访谈开始，使交流更自由和开放，有助于深入讨论，获取更多信息。

访谈过程的启动常以开放式提问进行，有利于缩短双方心理距离，帮助推动自由讨论；访谈进行中可根据访谈目的酌情选择开方式提问或封闭式提问。鉴于封闭式提问会限制个体内心探索及自由表达，因此访谈中不宜多用封闭式提问。

4. **恰当回应** 是指访谈者适时针对对方在交谈过程中的言行做出反应，及时将其态度、意向与感受传递给访谈对象。

（1）鼓励：是指对访谈对象做出的反应，可促其继续表达想法与感受，有利于双方进一步的交流。鼓励的方式可用简短的言语，如"嗯""多告诉我一些"或"所以"等；也可用非言语方式，如点头、微笑、鼓励的目光等。

（2）释义：又称简述语意，是指访谈者把对方的主要言谈、思想稍加整理后，再反馈给对方。以引用访谈对象言谈中最有代表性、最敏感、最重要的词语为宜，表明访谈者正在倾听，并可使访谈对象更容易进行详细描述。

（3）澄清：要求访谈对象对于含糊、模棱两可、意义不清的词语或句子予以详细描述，如"你的意思是""你能否再详细描述一下"等，可使访谈对象提供的信息更准确。

（4）自我暴露：访谈者可适当利用个人情感和信息的透露，帮助建立与协调访谈双方的信任关系，使对方更愿意分享个人体验和情感，透露更多信息。

第三节　心 理 测 验

一、概述

（一）心理测验的定义

心理测验，是指在标准情境下，对个体行为样本进行客观分析和描述的一类方法。它利用标准化的心理测验量表和工具对心理现象进行数量分析，进而研究、判断个体心理差异的程度和性质。

（二）心理测验的要素

心理测验包含 3 个基本要素：行为样本、标准化和客观性。三要素说明了心理测验的本质，即测量的对象和方法。

1. 行为样本　即反映个体行为特征的一组代表性行为。人的心理特质常常是通过多方面的行为表征，心理测验是通过测量人的行为而间接反映其心理特质。对人的所有行为无法做到全面测量，需要选取少数具有代表性的行为进行观察，说明或解释人的相应心理特质。如气质测验，项目"能够长时间做枯燥、单调的工作"即为黏液质气质类型所选择的一个行为样本。

2. 标准化　是指按照统一的标准筛选项目、编制量表、实施测验、评定分数和解释测验结果，是测验编制和实施的重要条件。标准化的目的是尽可能控制无关变量，使所有参加测验的个体均保持测验程序的一致性。

3. 客观性　即测验不受主观支配，其测量方法是可以重复的，测验的实施、记分和解释都是客观的。客观性是心理测验的必要条件，行为样本的代表性和测验程序的标准化都是为了保证测验的客观性。

二、标准化测验的基本要求

心理测验标准化是减少测量误差、使测量结果可靠和有效的必要保证。标准化测验的基本要求：①测验编制需按照一套标准程序设计测验内容，制定评分标准，固定实施方法；②测验工具需具备心理测量学的技术指标，并达到一定标准；③测验施测者需严格按照测验的操作规程执行。

（一）标准化测验的技术指标

1. 常模　是指一种可供比较的标准量数，由常模团体的测量结果计算获得，是比较和解释测验结果时的参照分数标准。测验分数必须与某种标准比较，才能显示其所代表的意义。

(1) 常模团体：制定常模首先要确定常模团体。常模团体是指具有某种共同特征的人组成的群体，或是该群体的代表性样本。为保证常模团体的代表性，取样时需考虑样本的年龄范围、性别、地区、民族、教育程度、职业等因素，采用随机抽样获得常模团体是最理想的抽样方式。常模类别因取样而不同，如年龄常模、地域常模、民族常模、职业常模等。临床评定量表的常模团体取样，应考虑疾病诊断、病程及治疗等情况。使用心理测验时，需考虑被测者与该测验常模背景资料的符合程度，避免导致错误结论。

(2) 常模形式：以标准、规范的分数表示的常模，是提供个体作比较或评价的基础。常模分数主要有 4 种形式：①均数，即标准化样本测验分数的平均值，个体的测验分数（原始分）与之相比较，方能确定其得分高低。临床量表多采用此形式。②标准分，即以标准差（原始分与平均数的距离）为单位表示的量表。因其基本单位是标准差，故称为标准分。标准分有 Z 分、T 分、离差智商（IQ）等形式，共同点是基于统计学的正态分布理论衍化而来。原始分的意义非常有限，不具备可比性，以标准分为常模，是比较差异的一种较好手段。③百分位，是指标准化样本中低于某一测验分数的人数百分比，表示个体在标准化样本中的相对位置。一般从低分开始计算，将被测者成绩与常模比较，若相当百分位 25，表明样本中约 25% 的个体成绩低于他，约 75% 的个体成绩高于他。其他依此类推。此常模形式比标准分通用，无统计学基础的人也容易理解。④划界分，即选用一个具体量数，对评定结果进行划界。在筛选测验和临床评定量表中常用此常模形式，如教学评定用 100 分制时，60 分为合格的划界分；高考录取分数也是划界分；抑郁自评量表（SDS）亦采用划界分，若总分≤40 分，表示无抑郁症状，>40 分，表示可能存在抑郁症状。

2. 信度　是指测验结果的可靠性和稳定性，即采取相同的方法对同一对象重复测量时，其结果相一致的程度。

(1) 信度系数：即同一被测群体所得的两组测验结果的相关系数，心理测验的编制和实施需计算信度系数。信度系数范围为 0～1，若某测验的信度系数越接近 1，表明测验结果越可信；若信度系数越接近 0，表明测验结果越不可信。通常能力与学绩测验信度系数>0.9，人格测验信度系数在 0.8～0.85 或者更高。当信度系数>0.7 时，可用于团体间比较；>0.85 时，可用于对个人作出评估或预测。

(2) 信度估计方法：信度主要有重测信度、复本信度、分半信度、同质性信度和评分者信度 5 种，估计方法有所不同。

1) 重测信度：即同一测验对同一组被测者在不同时间测试两次，其所得结果的一致性程度。反映测验结果经过一段时间后的稳定性程度。重测时间间隔若过短，易因被测者的练习效应造成信度估计偏高。

2) 复本信度：即用两个平行或等值的测验测量同一组被测者，其所得结果的一致性程度。复本信度有效克服了练习效应的影响，是对信度最严格的一种检验。因编制严格的平行测验非常困难，此种方法并不常用。

3) 分半信度：将一个测验分成对等两半（如按项目编号的奇偶数分半）后，所有被测者在两半测验上得分的相关系数，可反映测验内部不同项目间的一致性程度。

4) 同质性信度：同样的测验可有不同的分半方法，据此计算的信度系数差异很大。而理想的方法是计算所有可能的分半信度,用其平均值反映测验内部所有项目间的一致性程度,即同质性信度。目前,各种评定量表常用的同质性信度系数是克伦巴赫 α 系数。

5) 评分者信度:即多个评分者对同一被测者测验结果进行评分的一致性程度。

3. 效度

(1) 效度的含义:是指测验的有效性或准确性,即测验或量表实际能测量心理特质的程度。效度是标准化测验的必要条件,但效度不能简单分为有效和无效,而是一个程度问题。例如,人格测验效度是考察该测验多大程度可测量被测者的人格特质;智力测验效度是考察该测验多大程度可测量被测者的智力水平。

(2) 效度检验方法:常用的包括内容效度、效标效度和结构效度。

1) 内容效度:是指测验实际测得内容与其期望测量内容之间的吻合程度,即测验项目对有关内容或行为范围取样的适当性。常用的检验方法是专家评审,主要在设计测验项目时考虑这一指标。

2) 效标效度:是指测验结果与效标之间的相关程度。效标是指独立于测验之外,用以衡量一个测验是否有效的参照标准。效标因测验的用途、情境、时间而有所不同,选择效标对效度分析尤为重要。例如,智力测验常选用学业成绩作为效标;临床评定量表常选用临床诊断作为效标。

3) 结构效度:是指测验分数能够说明某心理学理论所涉及的抽象概念或心理特质的程度。智力测验、人格测验等工具不适用内容效度,其结构效度更显重要。因素分析是确定结构效度的常用方法。

(二)测验标准化应具备的特征

1. 内容标准化 是测验标准化的第一个要素。首先,对所有被测者必须实施相同或等值的一组题目,方能比较其行为或对题目的反应;其次,编制测验时,试题的印刷和成批生产的器具需保证其物理性能的一致性,使测验结果更可靠。

2. 实施标准化 是测验标准化的第二个要素,即所有被测者在尽可能相同的条件下完成测验。具体做到:指导语一致、测验时限一致、评分标准一致和测验环境要求一致。

3. 分数解释标准化 是指对测验所得结果给予客观解释,即对同一标准化测验应有共同的解释系统。例如,从某个测验得出的单个分数需与常模比较,方能很好地解释测验分数。建立常模是标准化的重要步骤,参照常模并结合该测验的信度和效度,便可对测验分数作出合理的解释。

编制测验手册可详细说明如何实施测验、实现标准化。手册内容包括测验用途和目的、编制测验依据、信度和效度数据、具体实施方法、评分标准、常模资料等。

三、心理测验的分类和使用

(一)心理测验的分类

1. 按测验功能区分

(1) 能力测验:用于评估个体某种能力的测评工具,包括智力测验(如韦氏智力量表)、成就测验(如学科成就测验)及能力倾向测验(如音乐能力倾向测验等)。

(2) 人格测验:用于评估个体人格特质的测评工具,如卡特尔 16 项人格问卷、罗夏墨迹测验等。

(3) 神经心理测验：用于评估正常人和脑损伤患者的高级脑神经功能、脑与行为关系的心理测验，如韦氏记忆量表等。

(4) 职业咨询测验：用于职业人才选拔、个人择业指导的测评工具，如职业兴趣问卷、职业倾向测验等。

2. 按测验方式区分

(1) 纸笔测验：测验内容印在纸上，被测者用笔书写进行测验。纸笔测验省时方便，适合团体测验，并受被测者文化程度的影响。

(2) 操作测验：对实物、工具、图片、模型等的识别和操作进行测验。操作测验不受年龄和文化程度的影响，但较费时，不适合团体测验。

(3) 口头测验：测验内容多为言语交流，由测试者提问，被测者口头回答。

(4) 计算机测验：测验内容可为文字或图片，计算机显示，被测者只需按键作答即可。

3. 按测验目的区分

(1) 描述性测验：测验的目的是对个体当前的某种心理状态（如智力剖析图、焦虑水平）及某些心理特质（如能力、性格等）进行描述。

(2) 诊断性测验：对个人或团体的某种行为问题进行诊断。此类测验广泛用于教育和临床实践。

(3) 预测性测验：通过分析测验结果，预示被测者未来的表现及可能达到的水平。多数教育、临床和职业评估是为预测与决策的目标提供服务。

(二) 心理测验的使用

为能客观、准确地使用心理测验，施测人员必须具备相关的心理学知识、严格的专业训练，熟练掌握测验的内容和方法，严格按照测验程序进行。测验还应注意下列事项。

1. 慎重选择测验　首先，明确测验目的，以此为依据选取合适的测验工具。例如人格测验量表，明尼苏达多相人格问卷主要用于临床，辅助诊断精神障碍；卡特尔16种人格因素问卷主要用于正常个体的人格测量。其次，考虑被测验者的年龄、性别、区域等特点，选择常模适用范围与被测者情况相符合的测验。同时把测验信度和效度作为选择测验的重要依据，确保测验质量。

2. 建立协调关系　在实施测验前，施测者应与被测者建立良好的协调关系；测验过程中应采取关心、热情、真诚和耐心的态度，设法引起被测者兴趣，使其愿意合作，从而获得比较客观准确的测验结果。施测者和被测者之间若出现关系不协调，可导致被测者产生"阻抗"情绪，不予合作；或使被测者产生"测验性焦虑"，使测验结果无法达到应有的评估水平。

3. 控制测验误差　施测者必须严格按照测验手册要求进行测验；测验时注意调节被测者情绪，使其客观准确地应答测验项目。避免因主、客观因素的影响，导致某种误差，使测验结果不真实。

4. 合理解释结果　心理测验常以分数表示其结果。测验分数是一种行为或特征的数量化表现，其真实意义需要科学的分析和解释。因此，测验人员不能简单地向被测者及其家属等相关人员报告分数，更不能轻率给出心理或精神疾病的诊断。通常只需告知测验结果的解释性、综合性的描述评定。

5. 严保测验秘密　心理测验保密包括两个方面：①测验内容保密，量表内容、测验器材等不可向社会泄露,不能随意让未经专业培训的人员使用,以免测验失去控制,造成滥用。②测验结果保密,测验结果只对有资格解释并能正确使用的人员公开,仅供测验目的使用。心理测验是具有个人档案机密性的资料,不应随便让无关人员知晓。

四、智力测验

智力测验是心理评估中应用广、影响大的一种心理测验,主要用于评估个体的智力发展水平。在临床上,通过智力测验可在某种程度上反映与患者有关的其他精神病理状况,如大脑损伤、精神衰退和情绪障碍等。目前,智力测验已成为临床心理评估的主要技术之一,尤其对个体智力落后的鉴别与分类、大脑功能的诊断具有重要价值。

(一) 智力分数

即智力测验的结果,可表示智力水平的高低。智力测验中被测者的原始分数必须转换为智力分数,才能科学说明其智力发展水平。智力分数有以下几种常用形式。

1. **项目数**　即智力测验中正确回答的项目数的多少,以显示智力水平。如 1905 年比奈-西蒙智力量表,即采用项目数的形式。该量表有 30 个测验项目,按其难度大小递增排列,规定了不同年龄个体在此量表上可以通过的项目数。例如,智力正常 3 岁儿童能通过的项目数为 9。若项目数在 6 以下,则智力水平为白痴。

2. **智力年龄**　即智力所达到的年龄水平,简称"智龄"。1908 年,比奈和西蒙对其量表进行修订,并引入智龄概念,以此衡量个体智力。测验项目的难易程度按年龄分组,若某个 5 岁儿童可通过 5 岁的测验项目,表明其智龄为 5 岁,属于正常智力;若能顺利通过 6 岁的项目,则其智力高于同龄儿童;若仅能通过 4 岁项目,可推断其智力低于同龄儿童。智龄仅表示智力的绝对水平,无法比较不同年龄儿童的智力高低。

3. **比率智商**　即智力年龄与实足年龄的比率,可作为比较儿童聪明程度的指标。美国斯坦福大学推孟教授主持修订的斯坦福-比纳量表首次引入智商(IQ)概念,并克服了智龄的缺陷。比率智商计算公式:智商(IQ) = 智力年龄 / 实足年龄×100。若两个智龄均为 8 岁的儿童,一个儿童实足年龄是 6 岁,其比率 智商 = 8/6×100 = 133;另一个儿童实足年龄 10 岁,则比率 智商 = 8/10×100 = 80。可见,采用比率智商可反映个人智力发展的相对水平。但是,比率智商无法衡量成人的智力水平,因为随着年龄的增长,个体智力水平会趋于平稳。

4. **离差智商**　韦克斯勒编制的智力量表首次采用离差智商代替比率智商。离差智商是建立在统计学基础上,表示个体智力在同年龄组中所处位置。基本原理是:把每个年龄阶段的智力水平视为常态分布,其平均数即为该年龄组的平均智商;个体智力高低是将其智力测验分数与平均数作比较,以其与平均数之间的距离(标准差单位)来表示。在韦克斯勒智力量表中,每个年龄组的平均智商为 100,一个标准差为 15,目前多数智力测验都采用离差智商来计算 IQ。

(二) 智力分布和分类标准

在一般人群中,智商呈现正态分布,智力极高与智力极低者均为少数,多数人智力属于中等或接近中等水平。心理学家按照智商分数对智力的等级水平进行分类,其中较具代表性的是特曼和韦克斯勒的智力分类(表 7-1,表 7-2)。

表7-1　特曼的智力分类		表7-2　韦克斯勒的智力分类	
智商范围	智力类别	智商范围	智力类别
>140	天才	>130	极优秀
120～140	上智	120～130	优秀
110～120	聪颖	110～119	中上
90～110	中才	90～109	中等
80～90	迟钝	80～89	中下
70～80	近愚	70～79	低能边缘
<70	低能	<70	智力缺陷

(三) 常用智力测验

1. **韦氏智力量表**　即由美国心理学家韦克斯勒编制,测试不同年龄个体智力水平的系列智力量表,包括成人(年龄>16岁)智力量表(WAIS)、儿童(6～16岁)智力量表(WISC)和幼儿(4～6岁)智力量表(WPPSI)。我国心理学家对韦氏智力量表进行了修订及标准化,并取得国内常模。目前,国内修订的量表版本有 WAIS-RC、WISC-CR、C-WISC 和 WISC-Ⅳ等。

韦氏智力量表分为言语和操作两个分量表,每个分量表各含5～6个分测验(表7-3)。每个分测验旨在测量智力的不同侧面,每个测验分数可单独计算,也可合并计算。该智力量表除获得智力的各个侧面外,也可获得一般智力的综合表现。韦氏智力量表是目前全球使用率最高的智力量表,引入的标准分数和离差智商概念,解决了成人智商的计算难题及智商变异带来的困扰。对于临床诊断,该量表也具有重要价值。除评估智力外,各分测验的分数曲线和相互关系也可作为诊断智能损伤或其他病理状态的依据。

表7-3　韦克斯勒各智力量表的分测验构成

	WAIS	WISC	WPPSI
言语量表	常识测验 理解测验 背数测验 相似测验 算术测验 词汇测验	常识测验 相似测验 算术测验 词汇测验 理解测验 背数测验*	常识测验 词汇测验 算术测验 相似测验 理解测验 填充测验*
操作量表	图片整理 图画填充 木块构图 物体组合 数字符号	图画填充 图片整理 木块构图 物体组合 译码测验(A, B) 迷津测验*	动物房舍 图画填充 迷津测验 几何图形 木块构图

*:为备用测验。

2. **瑞文测验**　即由英国心理学家瑞文设计的非文字智力测验,用于测验人的观察能力及思维推理能力。瑞文测验几经修订,目前发展为3种形式,即标准型、彩色型和高级型。该测验可以个别施测,也可团体施测。它具有一

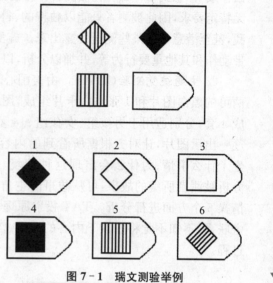

般文字智力测验所不具备的特殊功能,能排除言语、文化教育和生活经验的影响,5～70岁的人均适用,故应用较广。20世纪80年代,瑞文测验引进我国,张厚粲等学者对测验作了修订并发展了国内的常模。

　　瑞文测验最初是标准型,由A、B、C、D、E 5个单元组成,每个单元均包含12个测试题,共60个题目。题目形式有两种:一种是从一个完整图形中挖掉一块;另一种是在图形矩阵中缺少一个图形,要求被测验者从几个备选图形中选出一个能够完成图形或者符合结构排列规律的图案(图7-1)。题目从易到难排列,前面内容主要测量空间感知觉和分析能力,后面内容则涉及抽象思维和逻辑推理能力。

图7-1　瑞文测验举例

五、人格测验

　　人格测验方法包括访谈法、观察法、作品分析法和测量法等。常用的心理测量有两类:一类是投射测验,如罗夏墨迹测验、主题统觉测验和绘画测验等;另一类是问卷调查法,如明尼苏达多相人格调查表、艾森克人格问卷、内外向性格量表和气质量表等。

(一)投射测验

　　投射测验是指运用投射技术从被测者的反应中推论其人格的评估方法。测验提供模糊而结构不明确的刺激材料,要求被测者自由作出反应。由于被测者对这类测验的目的不清楚,不易伪装,使其愿望、动机、焦虑和冲突等不知不觉投射其中,通过分析被测者对刺激材料的反应,推断其人格特征。目前投射测验在临床心理学使用广泛。

　　1. 罗夏墨迹测验　　由瑞士精神科医生罗夏创立,适用于成人和儿童,对于诊断、了解异常人格具有实用价值。测验共有10张对称、毫无意义的墨迹图片(图7-2),5张黑白,5张

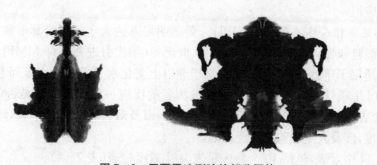

图7-2　罗夏墨迹测验的部分图片

彩色。测验时,施测者按顺序出示每张图片,同时问对方"你看到了什么?""这可能是什么东西?"或"你想到了什么?"让被测者作自由描述。由于墨迹图片没有固定意义,测验对反应亦无特定要求,因此被测者只能以独特的、符合自己人格特征的方式反应,不知不觉将真实自我,甚至潜意识的某些侧面暴露出来。施测者需详细记录被测者的反应语句、反应时间、附带动作和其他重要行为等,并加以分析,以此判断其人格特征。

2. 主题统觉测验(TAT) 由美国心理学家莫瑞和摩根编制。全套测验由 29 张模棱两可的黑白图片和 1 张空白卡片组成,图片内容以人物或景物为主(图 7 - 3)。图片组合成 4 套,分别适用于男孩组、女孩组、14 岁以上男人组和女人组。测验时,施测者按顺序逐一出示图片,让对方根据所看到的内容编故事。故事必须包括 4 个基本要素:图中发生了什么事情、为什么会出现这种情境、图中人物正在想什么、故事结局会怎样。然后分析被测者所编的故事,可从故事的主角身份、动机与情感、环境力量、结局、主题、兴趣与情操 6 个方面进行分析。TAT 投射原理:被测者在看图编故事时,常会与其生活经验发生联系,不知不觉将隐藏于内心的冲突、需要、动机等穿插在故事中,从而显现个人的心理过程。

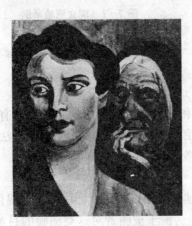 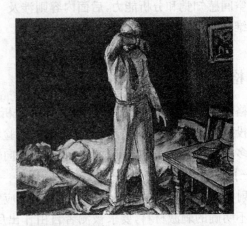

图 7 - 3 主题统觉测验的部分图片

(二) 人格问卷

人格问卷主要是自陈量表,通常由一系列问题组成,要求被测者按照自己的真实情况回答。此类测验结构明确,记分简便,易于解释。目前,人格问卷在心理学、临床医学、教育等领域得到广泛应用。

1. 明尼苏达多相人格调查表(MMPI) 美国明尼苏达大学教授哈瑟韦和麦金利编制,为常用的人格测验和临床诊断工具。我国 20 世纪 80 年代引进并修订 MMPI,建立了国内常模。MMPI 适用于年龄>16 岁,具有小学毕业以上文化水平的成人。该问卷由 550 个项目组成,其中 16 个项目是重复的,用于检测被测者的反应一致性及回答是否认真。MMPI 项目包括 26 个方面的内容,如健康状况、精神状况,以及对家庭、婚姻、宗教、政治、法律、社会等方面的态度,涉及人生经验的广泛领域。

MMPI 的 14 个量表,包括 10 个临床量表、4 个效度量表(表 7 - 4)。

表 7 - 4　MMPI 的效度量表和临床量表

量表编号(符号)	量表名称	项目数
效度量表		
?	无法回答(疑问)	?
L	掩饰(说谎)	15
F	诈病(装坏)	64
K	校正(防卫)	30
临床量表		
1. Hs	疑病	33
2. D	抑郁	60
3. Hy	癔症(歇斯底里)	60
4. Pd	心理病理性偏离	50
5. Mf	男性化-女性化	60
6. Pa	偏执(妄想)	40
7. Pt	精神衰弱	48
8. Sc	精神分裂	78
9. Ma	轻躁狂	46
0. Si	社会内向	70

测验时,要求被测者根据自己实际情况作出"是""否"及"不作回答"3 类反应。测验结果获得 14 个量表原始分,转换成以 50 分为平均分、10 为标准差的 T 分值。T 分值可在 MMPI 剖析图上标出,若 T 分值＞70 分(美国常模)或＞60 分(中国常模),则在剖析图上出现曲线高峰,表明可能存在心理异常或人格偏离倾向。MMPI 编制过程中采用正常与异常两组样本,因此测验结果既可提供医疗诊断,亦可用于正常个体的人格评估。MMPI 首次将效度量表纳入人格问卷,用于检查被测者作答时态度是否偏离,提高了测验的诊断价值。

2. 艾森克人格问卷(EPQ)　由英国心理学家艾森克夫妇编制。EPQ 问卷分为儿童版(7～15 岁)和成人版(16 岁以上)。我国普遍使用龚耀先修订版(成人、儿童问卷均为 88 项)和陈仲庚修订版(成人问卷 85 项)。

EPQ 为自陈式问卷,有 4 个分量表:①E 量表(内外向),表示性格的内外倾向。高分者趋于外向,好交际,渴望刺激,易冲动,反应迅速,爱冒险等;低分者趋于内向,安静,不愿与人接触,善于内省,不喜欢刺激,思前顾后,生活有秩序等。②N 量表(神经质),表示情绪的稳定性。高分者表现焦虑、担忧、郁郁寡欢,受到刺激后情绪反应强烈;低分者情绪反应弱而迟钝、表现稳定。③P 量表(精神质),表示心理状态是否正常。高分者可能具有孤独、不关心他人、缺乏同情心、喜欢干奇特事、难以适应环境等人格特征。④L 量表(掩饰),评估被测者的掩饰程度,也可测量某些稳定的人格特征,如朴实、遵从社会习俗等。

EPQ 测试结果采用标准 T 分表示,根据各维度 T 分的高低可判断被测者人格特征。EPQ 项目较少,实施简便,人格维度概念清楚,容易解释,在临床、科研和其他领域得到广泛应用。

第四节　心理评定量表

心理评定量表具有数量化、客观、简便等特点,且可供比较,目前在心理学、社会学、医学、教育等领域得到广泛应用。

一、评定量表的基本特征和分类

(一) 评定量表的基本特征

心理评定量表种类繁多,其内容和功能各不相同,但评定量表应具备的基本特征大致相同。

1. 名称　量表名称可以是仅指量表种类,如简明精神病量表(BPRS);亦可既说明量表种类又指明编制者或编制单位,如汉密尔顿抑郁量表(HAMD)等。

2. 项目　量表由若干项目组成,每个项目均为描述一种心理特质、行为、症状、现象的词语或陈述句。以症状量表为例,其项目应该是描述该类疾病主要症状的词语或陈述句。如抑郁自评量表(SDS)中"我觉得闷闷不乐,情绪低沉",主要引出有无抑郁症状。

3. 项目定义　他评量表要求对每个项目必须有明确定义,避免在具体应用时混淆。如简明精神病量表(BPRS)的第 6 项"紧张"是指焦虑性运动表现,而不是紧张的主观体验。

4. 分级　量表中每个项目均分成若干等级。多数评定量表项目采用多级评分,如 SDS 为 1～4 的 4 级评分,BPRS 为 1～7 的 7 级评分。一般而言,分级以 5～7 级最为合适;但自评量表分级不宜太多,通常为 3～5 级。

5. 评分标准　一般有两种,一种是项目内容出现的严重程度;另一种是项目内容出现的频度,抑或是两者的结合。如 SDS 是根据症状在最近 1 周内出现的频度评分,而 HAMD 主要根据症状严重程度评定。

(二) 评定量表的分类

1. 按项目编排方式分类　常见的有 4 种。①数字评定量表,提供预先定义的数字序列,为受评者的行为确定反映等级的数值;②描述评定量表,对所评定行为提供一组有顺序的文字描述,由评定者选出一个适合受评者的描述;③标准评定量表,呈现一组评定标准判断受评者的状况;④检选量表,提供由多个形容词、名词或陈述句组成的一览表,由评定者将表中所列与受评者行为逐一对照,选出适合受评者行为特征的项目,据此分析结果。

2. 按评定者性质分类

(1) 自评量表:量表的填写人为受评者本人,受评者对照量表各项目的陈述,选择符合自己情况的答案,并给予程度判断。量表实施方便,可用于团体测评,要求受评者有一定的阅读理解能力。

(2) 他评量表:量表的填写人为评定者,一般由专业人员担任,如心理工作者、医生、护士等。评定者可通过观察受评者、询问受评者或知情者,或者综合两方面情况对受评者予以评定。

3. 按量表内容分类　心理评定量表按评定内容分类颇多,常包括心理卫生综合评定量表、生活质量和幸福度评定量表、抑郁与焦虑评定量表、应激及相关问题评定量表、人际关系与人际态度评定量表、家庭功能与家庭关系评定量表等。

二、评定量表的应用

(一) 选择评定量表的常用原则

评估目的和量表的评价功能是选择评定量表的基本原则。任何心理评定量表都有其应用目的和特定评价功效,因此,选用评定量表首先须具备实现评估目的的功能。其次,需充分考虑量表的敏感性、简便性和可分析性等特点,选用具有特异评定功能的量表。

选用量表具体可考虑以下几个方面:①首选能实现评估目的的特异量表;②可辅选具有同类评定功能的量表,以佐证结果的可靠性;③坚持量表简明、省时、方便实施的原则;④优选具有国内常模资料的量表;⑤优选结果统计和分析简便的量表。

(二)使用评定量表的注意事项

评定量表的测评结果可受情景变化、时段不同、受评者心理状态等因素的影响。为了提高评定量表的效用,使用量表时应注意以下环节:①评定者应具备健康的人格,需经严格的系统学习和操作培训;②评定者与受评者之间应建立友好和信任的关系,以达成配合;③严格按照量表使用手册的要求实施评定;④遵守量表评定的时间、环境等要求;⑤注意检查评定资料的完整性,防止遗漏。

三、常用的心理评定量表

(一)症状自评量表

症状自评量表,又称90项症状清单(SCL-90),由Derogatis编制(1975年)。SCL-90包含了较广泛的精神症状,如思维、情感、行为、人际关系、生活习惯等。20世纪80年代引入我国并加以修订,随即得到广泛应用,目前已成为临床心理评估中常用的自评量表。

1. 项目和评定标准 共90个项目,分属于10个症状因子(表7-5),分别反映有无各种精神症状及其严重程度。每个项目均采取5级评分制:0=从无,1=轻度,2=中度,3=偏重,4=严重。受评者根据自己的近况(最近1周以内)和自我感觉,对各项目选择恰当的评分。

表7-5 SCL-90的因子名称、项目及其意义

因 子	项 目	意 义
(1)躯体化	1、4、12、27、40、42、48、49、52、53、56、58	主要反映主观的身体不适感
(2)强迫症状	3、9、10、28、38、45、46、51、55、65	反映临床上的强迫症状
(3)人际关系敏感	6、21、34、36、37、41、61、69、73	主要是指某些人不自在感和自卑感,尤其是在与他人相比较时更突出
(4)抑郁	5、14、15、20、22、26、30、31、32、54、71	反映与临床上抑郁症状相联系的广泛的概念
(5)焦虑	2、17、23、33、39、57、72、78、80、86	是指在临床上明显与焦虑症状相联系的精神症状及体验
(6)敌对	11、24、63、67、74、81	主要从思维、情感及行为3个方面来反映当事人的敌对表现
(7)恐怖	13、25、47、50、70、75、82	主要反映恐怖症状
(8)偏执	8、18、43、68、76、83	主要是指猜疑和关系妄想等
(9)精神病性	7、16、35、62、77、84、85、87、88、90	主要反映精神分裂样症状
(10)其他	19、44、59、60、64、66、89	主要反映睡眠及饮食情况

2. 统计指标 ①总分和总症状指数,90 个项目评分相加之和为总分,总分除以 90 为总症状指数。②阳性项目数,单项分≥1 的项目数,表示多少项目呈现"有症状"。③因子分,将组成某一因子的各项目得分相加,然后除以该因子项目数,可反映症状分布特点。

分析全国 13 个地区 1 388 名正常成人 SCL - 90 的评分结果,由此制定中国常模。一般认为总分>160 分,或阳性项目数>43 项,或任一因子分>2 分,考虑存在心理健康问题,需进一步检查。

(二)抑郁与焦虑自评量表

1. 抑郁自评量表(SDS) 由 Zung 编制(1965 年)。该量表使用简便,直观地反映抑郁患者的主观感受,主要适用于具有抑郁症状的成年人,包括门诊及住院患者。SDS 包含 20 个与抑郁症状有关的项目(部分项目举例见表 7 - 6),每个项目按症状出现频度作 1~4 级评分:①很少有该项症状;②有时有该项症状;③大部分时间有该项症状;④绝大部分时间有该项症状。主要统计指标为总分,将所有项目得分相加可得总粗分,总粗分乘以 1.25,再取其整数部分,即为标准总分。按中国常模结果分析,SDS 总粗分的划界分为 41 分,标准分为 53 分。

2. 焦虑自评量表(SAS) 由 Zung 编制(1971 年)。该量表从构造形式到具体评定方法,均与抑郁自评量表相同。SAS 主要适用于具有焦虑症状的成年人,可评定焦虑患者的主观感受,以及项目所反映症状出现的频度。SAS 共 20 个项目(部分项目举例见表 7 - 6),所有项目得分相加为总粗分,然后可换算成标准分。按中国常模结果分析,其总粗分的划界分为 40 分,标准分为 50 分。

表 7 - 6 SDS 和 SAS 的项目举例

SDS 项目	SAS 项目
(1) 我感到情绪沮丧、郁闷	(1) 我觉得比平常容易紧张和着急
(2)* 我感到早晨心情最好	(2) 我无缘无故地感到害怕
(3) 我要哭或想哭	(3) 我容易心里烦乱或觉得惊恐
(4) 我夜间睡眠不好	(4) 我觉得我可能将要发疯
(5)* 我吃饭跟平时一样多	(5)* 我觉得一切都很好,也不会发生什么不幸

*:反向评分题。

(三)简明精神病评定量表

简明精神病评定量表(BPRS)由 Overall 和 Gorham 编制(1962 年),是评定精神病性症状严重程度的他评量表,适用于具有精神病症状的多数重型精神病患者,尤其是精神分裂症患者。评定者使用量表对患者做精神检查时,分别根据患者自身表述及其对患者的观察,结合症状定义及评定者临床经验进行评分。因此,评定者需由经过训练的精神科专业人员担任。

BPRS - 18 项版本最常用,所有项目(部分项目举例见表 7 - 7)采用 1~7 分的 7 级评分法:①无症状;②可疑或很轻;③轻度;④中度;⑤偏重;⑥重度;⑦极重。BPRS 的结果可根据总分(18~126 分)、单项分和因子分进行分析。总分反映疾病的严重性,总分越高,病情越重。单项症状的评分及出现的频率,可反映不同疾病的症状分布。因子分归纳为焦虑抑郁、缺乏活力、思维障碍、激活性和敌对猜疑 5 类,反映症状的分布和疾病的临床特点。

表 7 - 7 BPRS 部分项目名称与定义

项 目	定 义
(1) 关心身体健康	对自身健康过分关心,不考虑其主诉有无客观基础
(2) 焦虑(精神性焦虑)	对当前及未来情况的担心、恐惧或过分关注
(3) 情感交流障碍	与检查者之间如同存在无形隔膜,无法实现正常的情感交流
(4) 概念紊乱	联想散漫、零乱和解体的程度
(5) 罪恶观念	对以往言行的过分关心、内疚和悔恨

(四) 护士用住院患者观察量表

护士用住院患者观察量表(NOSIE)是护士使用最普遍的精神科量表之一,由 Honigteld 等编制(1965 年),主要用于评定住院成年精神病患者,尤其是慢性精神病患者,包括老年痴呆患者的生活、行为和情绪等方面的情况。

NOSIE 目前广泛应用的为 30 项版本。由经过训练、熟悉患者情况的护士实施评定。每次应由两位护士同时分别评定,记分时将两者的评分相加。若只有一位护士评定,为了便于比较,结果应乘以 2。NOSIE 的每个项目均为描述性短语,如肮脏、对周围活动感兴趣、自觉抑郁沮丧等。护士通过与患者交谈及观察,按照具体现象或症状出现的频度进行评定,采用 5 级评分:无 = 0 分,有时有 = 1 分,较常有 = 2 分,经常有 = 3 分,一直是 = 4 分。结果分析包括因子分和总分两种,总分包括积极因素、消极因素和病情估计(表 7 - 8)。病情估计分越高,说明病情越轻;反之,说明病情越重。

表 7 - 8 NOSIE 因子分和总分计算方法

因子名称	计 算 方 法
(1) 社会能力	20 -(第 13、14、21、24、25 项评分之和)
(2) 社会兴趣	第 4、9、15、17、19 项评分之和
(3) 个人整洁	8 +(第 8、30 项评分之和)-(第 1、16 项评分之和)
(4) 激惹	第 2、6、10、11、12、29 项评分之和
(5) 精神病表现	第 7、20、26、28 项评分之和
(6) 迟缓	第 5、22、27 项评分之和
(7) 抑郁	第 3、18、23 项评分之和
积极因素(分)	社会能力、社会兴趣、个人整洁因子分之和
消极因素(分)	激惹、精神病表现、抑郁因子分之和
病情估计(分)	128 +积极因素(分)-消极因素(分)

案例与思考题

1. 作为一名责任护士,需要对手术患者进行术前访谈,请思考以下问题:

(1) 你将选择哪种访谈类型? 为什么?

（2）如何促使患者积极参与访谈？

（3）你将如何确定访谈内容和提问方式？

（4）访谈中如何恰当运用回应技巧？

2. 如何实现心理测验标准化？请结合标准化测验的基本要求进行阐述。

3. 实施心理评定时如何选用合适的评定量表？使用过程中需注意哪些环节？

（郭　瑛）

第八章

心理咨询与心理治疗

心理咨询和心理治疗是一种给予帮助的方法,与非正式的帮助不同,其专业性很强,涉及面广泛,职业要求高。本章主要介绍心理咨询与心理治疗的概念、意义、基本原理、临床应用范围及常用技术方法,为临床护理实践提供一般原理和技术的指导。

第一节　心理咨询

心理咨询在国外最早应用于 20 世纪初,为人们选择职业提供有价值的建议。近 20 年来在国内日趋受到重视。

一、心理咨询的概念

1. **咨询**(counseling)　是指商谈、征求意见、寻求他人帮助。咨询是咨询者和咨询对象之间的一种交互行为,是一个帮助、指导和教育的过程。一般需要多次,每次需持续一段时间。

2. **心理咨询**(psychological counseling)　是指给予来访者心理帮助、劝告、指导的过程。心理咨询是心理学的一个分支,国外称为咨询心理学(counseling psychology),是一门相对独立的心理学应用学科。从事心理咨询职业者,需要接受咨询心理学的专门培训。《美国哲学百科全书》将心理咨询界定为:①主要着重于正常人;②对人的一生提供有效帮助;③强调个人的力量与价值;④强调认知因素,尤其是理性在选择和决定中的作用;⑤研究个人在制定目标、计划及扮演社会角色方面的个性差异;⑥充分考虑情景和环境的因素,强调人对环境资源的利用,以及必要时改变环境。罗杰斯(Rogers)将心理咨询解释为:通过与个体持续的直接的接触,向其提供心理援助并力图改变其行为、态度的过程。多数心理学家认为:心理咨询是运用心理学的原理和方法,对心理适应方面存在问题或遭遇失败的来访者提供专业心理援助的过程。心理咨询领域包括教育心理咨询、职业心理咨询、医学心理咨询等。

3. **医学心理咨询**(medical psychological counseling)　是心理咨询的重要分支,是以来

访者或者寻求医学帮助者为对象,根据相关理论,帮助来访者解决心理问题或障碍,恢复身心健康。现代医学模式要求医护人员在临床工作中从生物、心理、社会、文化等方面,整体、全面、综合地评估来访者的生理、心理及社会功能,为其提供多层面医疗服务。医学心理咨询的目标是帮助来访者减轻痛苦,增强来访者的自尊心和应对疾病的信念,发挥来访者的主观能动性,矫治来访者的心理和行为障碍,促进其身心全面康复。

二、心理咨询的意义

心理咨询通过科学的方法和体系对个体提供有效的心理援助。

1. 帮助个体应对成长的烦恼　人的一生需要不断面对成长的困惑,如婴幼儿期的"皮肤饥饿"、青少年期的"心理断乳"、老年期的"退休综合征"等,均是个体成长历程中的一些重要议题。按照心理学发展理论,若某阶段的发展课题顺利完成,个体可获得满足感和价值感,有益于其身心健康成长。反之,个体会产生心理问题甚至心理障碍,并影响其进入下一个发展阶段。心理咨询可以指导和帮助个体正确认识、有效应对并顺利完成各时期的发展问题,更好地适应社会,促进身心健康。

2. 帮助个体应对挫折和应激　人的一生会遇到各类生活事件,由此产生诸多适应社会的困惑,且常由个体缺乏正确信息、遭遇应激事件、缺乏有效应对所引起。此时,心理咨询便可成为其可靠的社会支持系统,给予面临生活挫折、精神困扰、心理失衡的个体提供心理上的支持、理解和帮助,使个体将不愉快的经历当作自我成长的良机,积极看待经历的挫折与磨难,从危机中看到生机,从困境中看到希望,充分发挥自身潜能,改变行为模式,更好地应对社会生活中的各种变化。

3. 应对疾病的因果　主要体现在两个方面:一方面,心理咨询可帮助个体消除各种社会-心理因素所致病症或疾病。如许多具有 A 型行为模式的冠心病患者,在心理-社会应激原作用下,儿茶酚胺分泌过多,形成冠心病的易感倾向。心理咨询可针对性指导个体转变其行为模式,通过训练,达到防治冠心病的目的。另一方面,心理咨询可帮助患者缓解因罹患疾病所致的心理失衡,甚至心理危机。如癌症患者因康复前景渺茫而严重抑郁,进而产生轻生意念;急性心肌梗死患者因担忧预后而陷入极度恐惧,随时可能加重其病情等。通过心理咨询可助其减轻或消除各种心理反应,促进患者的康复。

随着人们日益关注其身心健康和生活质量,心理咨询将更为普及,更大限度地发挥维护健康、辅导人生的重要作用。

三、心理咨询的范围

心理咨询主要服务于精神正常人群,涉及内容广泛,但凡个体在生活、工作、学习、家庭、疾病、康复、婚姻、职业、教育、适应社会等方面出现心理问题,均属于心理咨询范围。心理咨询涵盖学校、婚姻和家庭、心理健康、职业等领域,各领域对咨询者亦有独特的专业教育和经验要求。我国心理咨询的工作范围概括为以下 4 个方面。

1. 发展心理咨询　按人的发展历程分为优生和胎教、儿童心理咨询、青春期心理咨询、青年心理咨询、中年及更年期心理咨询,以及老年心理咨询。

2. 社会心理咨询　主要包括婚恋心理咨询、家庭心理咨询、求学和就业心理咨询、不良行为心理咨询等。

3. 管理心理咨询　主要包括管理决策咨询、领导行为咨询、消费心理咨询、工业心理咨询、环境心理咨询等。

4. 临床心理咨询　主要包括各种心身疾病、各类神经症、人格与性心理及行为障碍，以及因伤残、睡眠障碍、疼痛、疾病所致的各种心理反应等方面的心理咨询。

与护理工作相关的心理咨询范围，主要涉及非精神疾病患者、社区及家庭的亚健康人群、其他寻求身心健康指导的人群等。如针对心身疾病患者的人格或行为缺陷，给予培养健全人格或健康行为的心理辅导；为慢性疾病或重症、绝症患者提供心理支持；为不同需求、不同年龄群体实施心理评估，有针对性地开展各种心理卫生常识的健康宣教等。

四、心理咨询的主要形式

心理咨询的形式根据不同方法作以下分类。

（一）根据咨询人数分类

1. 个别咨询　是指咨询师与来访者进行各种方式的一对一交流，为来访者提供支持、辅导和帮助。具有针对性、保密性、沟通深入性等特点，咨询效果较好，是心理咨询的最常见形式。

2. 团体咨询　是指1～2名咨询师把具有同类问题的来访者组成小组（一般＜10人），集中给予咨询的形式。团体咨询要求成员间营造互信、关心、理解、接纳的人际氛围，鼓励咨询对象相互交流并产生积极的互动效应，引发成员在互动中觉察和思考，助其深入了解自己和解决问题，促进彼此的心理调适。团体咨询的特点是节省时间和精力，成员间可多向交流、相互作用，具有较强的感染、支持效应。团体咨询也有其局限性，如不适于不愿在公众场合暴露其深层次想法的来访者。

（二）根据咨询途径分类

1. 门诊咨询　即通过医院或咨询中心的心理咨询门诊所提供的咨询形式。此形式为咨询师与来访者的面对面交谈，便于及时明确地解决咨询对象的心理问题，可取得较好效果，并具有隐蔽性和系统性，是最普通和有效的心理咨询形式。

2. 书信咨询　是指咨询师针对咨询对象信件诉述的情况和要求，以通信方式解难答疑、疏导教育、解决其问题的心理咨询形式。其优点是简便易行，不受时间、空间限制；其缺点是会受到来信者知识水平高低不同、文字表达准确与否、书信容量的限制等因素影响，使咨询师因掌握资料不足，分析和判断的准确性欠缺，指导意见难以深入、透彻，甚而主观片面，故仅根据一般性原则提出泛泛的指导性意见，以致咨询效果有限。

3. 电话咨询　是指利用电话给予咨询对象解答、解释、支持、劝慰，提供问题解决建议的咨询形式。此形式对缓解咨询对象高强度应激的情绪反应、心理危机具有即时效用。为防止心理危机酿成悲剧（如自杀与犯罪），世界各国均成立了心理危机救助及自杀干预中心，提供电话咨询服务。电话咨询因其信息交流双向快捷、及时便利，对于路途遥远或不愿暴露身份者，或不便门诊咨询者是较为实用的方式。

4. 专栏咨询　是指通过报刊杂志、广播、电视等大众媒体设置的专栏或专题节目介绍心理咨询、心理健康的一般知识,或对读者、听众提出的各种典型心理问题给予解答的形式。其优点是宣传面大、受众广,好的专栏或节目常可吸引数万人关注,兼具普及身心健康知识、防治心身疾病的功能,此为其他心理咨询形式所不能及。

5. **网络咨询**　是指以网络为媒介,运用各种心理学理论和方法,帮助来访者解决其心理问题的形式,主要包括电子邮件、电子布告、个别或团体网上即时文字交谈等。其优点是便于为咨询对象保密,形成平等与轻松的咨访关系,选择的自由度较大,信息量丰富,方便快捷,经济省时,不受时空限制。

6. **现场咨询**　是指咨询师深入学校、家庭、工厂、部队、社区等现场,当场解答咨询对象提出的各种问题,给予指导、帮助的咨询形式。现场心理咨询对一些有共同背景或特点的问题人群有较好效果。

第二节　心 理 治 疗

现代心理治疗的发展只有 100 多年历史。奥地利医生弗洛伊德于 1900 年首创精神分析疗法,成为心理治疗发展史上的一个里程碑,影响深远。20 世纪 50 年代后,沃尔普(Wolpe)等人创立了行为疗法,使心理治疗的病种更为广泛。半个世纪以来,随着心理科学研究的深入,不仅原有的心理治疗方法不断分化和完善,还涌现了大量新的治疗方法和手段。

一、心理治疗的概念

心理治疗(psychotherapy)又称精神治疗,是一大类方法的总称。其概念范围非常广,目前尚无完全统一的界定。《牛津精神病学词典》(1996 年)将其定义为:"心理治疗是指通过沟通来处理精神疾患、行为适应不良和其他情绪问题的各种形式的治疗,即由训练有素的治疗者与来访者建立起工作关系,旨在减轻症状,纠正不良行为方式,以及促进健全人格的发展。"我国学者陈仲庚认为:心理治疗是治疗者与来访者之间合作努力的行为,是一种伙伴关系;治疗是关于人格和行为的改变过程。

目前认为,心理治疗是一种治疗形式和特殊的人际关系过程,即以心理学的理论体系为指导,以良好的医患关系为桥梁,应用各种心理学技术,对来访者进行帮助的过程。其目的是帮助来访者改变认知,减轻情绪障碍,改变适应不良的行为方式,促进其人格成长,更有效地应对和处理生活中的问题。

二、心理治疗的分类

心理治疗方法种类繁多,据美国 20 世纪 90 年代初期统计,当时已有 400 多种心理治疗方法,并按照理论和具体方法的不同,形成了不同的学派。根据不同流派、疗程长短、治疗形式、来访者意识范围的大小等可划分为许多类型。

1. **依据理论流派分类**　主要包括精神分析及精神动力学治疗、行为治疗、认知治疗、来访者中心疗法、人际心理治疗(含集体、家庭心理治疗)等。

2. 依据应用目的分类　近年来,有学者按照临床治疗目的,将心理治疗分为一般性心理治疗(适用于临床各科)和特殊心理治疗(由专业治疗师实施,如行为治疗、认知治疗、人际心理治疗等)。

3. 依据治疗形式分类　可分为个别治疗(individual psychotherapy)和集体治疗(group psychotherapy)。个别治疗是指治疗师与来访者以一对一交谈的方式进行治疗。集体治疗是治疗师与来访者以一对多或多对多的方式进行沟通,具体包括家庭治疗、婚姻治疗、小组治疗等。

三、心理治疗的适用范围

现代心理治疗的应用范围越来越广,从临床应用角度,接受心理治疗的对象主要包括以下几个方面。

1. 非精神疾病患者　是指除外精神疾病患者的所有患者,包括综合性医院、专科医院的患者,尤以急危重症、慢性迁延性疾病、心身疾病等心理反应显著、复杂的患者。

2. 精神疾病患者　医学临床中早期应用心理治疗的患者群体主要包括各类神经症患者,如焦虑症、抑郁症、强迫症、恐怖症、疑病症、癔症等,以及其他精神科疾病患者,如恢复期精神分裂症、抑郁症患者等。

3. 各类行为问题者　存在各种性行为障碍、人格障碍、过食或肥胖、酒依赖、口吃、遗尿、儿童行为障碍等不良行为的患者都可选择心理治疗,如认知行为矫正疗法、正强化法等行为疗法来进行矫正。

4. 社会适应不良者　个体在生活中遭遇难以应对的心理社会压力,可致社会适应困难,出现自卑、自责、自伤、攻击、退缩、失眠等心理和躯体症状,可采用各种心理治疗方法如支持疗法、松弛训练、认知改变、危机干预等给予支持与帮助。

第三节　心理咨询与心理治疗的关系

心理咨询与心理治疗的关系在心理学界争议颇多,但始终被认为是两个紧密联系、相互交叉、又有所区别的专业领域,两者实施过程类似,其理论与技术均来自共同的理论体系。

一、心理咨询与心理治疗的异同点

(一) 心理咨询与心理治疗的共同点

1. 理论基础相同　心理咨询与心理治疗依据的基本理论无明显界限,一般都涉及心理动力学理论、学习行为理论、社会文化理论和人本主义理论等。如心理学家罗杰斯最早提出心理咨询概念,他创立的"来访者中心疗法"理论及技术,对心理咨询和心理治疗的发展具有深刻影响,至今仍是心理咨询与心理治疗所依据的重要理论。因此,无论是理论体系或具体方法,都很难严格区分两者。

2. **达成目标一致** 心理咨询和心理治疗所要解决的问题常有交叉和重叠,如人际交往问题或障碍,既可在心理咨询中获得帮助,也可在心理治疗中得到辅导和治疗。两者都强调个人的成长和改变,其根本宗旨是帮助人们恢复或保持身心健康。

3. **实施过程相似** 心理咨询与心理治疗实施过程相似,具体表现在:①来访者或患者均有求助愿望,能清晰地表达痛苦体验及所伴随的身心不适。②两者均要求专业人员与来访者或患者建立充分信任、密切合作的治疗性人际关系,在此基础上方能达到咨询和治疗的效果。③在实施过程的技巧掌控方面,两者均需要专业人员引导来访者或患者表达感受或困扰,并帮助其分析所遇问题和困难;探讨并拟定欲达到的目标;运用专业技术对来访者或患者实施干预;最后评价和判断其转变及整体状况等。

(二)心理咨询与心理治疗的区别点

1. **工作对象不同** 心理咨询主要针对精神正常人群或存在较轻心理问题的人群,求助者被称为"来访者"或"咨客"(client);心理治疗主要针对有精神异常或心理疾病的人群,求助者被称为"患者"(patient)。

2. **工作内容不同** 心理咨询着重帮助个体处理日常生活中遇到的各种问题,如学习、恋爱或婚姻家庭、人际关系等,预防危机事件。主要是加强人们的社会适应能力,帮助其逐步形成健全人格,不断开发自身潜能,努力达到自我实现。心理治疗适用于神经症、恢复期精神病、情感障碍、行为障碍、性变态等明显的心理障碍,重在帮助来访者或患者矫治已存在的心理和行为问题,改善或消除其身心的病理状态,促进其人格重建,更好地适应社会和生活。

3. **工作场所不同** 心理咨询工作场所的设施条件要求相对简单,因此其设置范围比较广泛,社区、学校、企业、部队等各类群体中均可设置心理咨询机构。心理治疗的工作场所则相对集中,设施条件要求比较复杂,大多设置在专科性医疗机构。

4. **治疗时程不同** 心理咨询所需时间一般较短,通常面谈 3～6 次,少数需要长期咨询。心理治疗则费时较长,从数周至数年不等。

此外,心理咨询和心理治疗还在关注重点、工作深度等方面存在差别,心理咨询大多关注当前困惑,多在意识层面;而心理治疗更关注过去的经验,涉及无意识层面。

二、心理咨询与心理治疗的基本过程

心理咨询与心理治疗是一个发展的过程,都需要运用心理学的原理、方法和技术,遵循一定程序进行。基本包括以下 4 个阶段,各阶段有其不同的工作重心。

(一)建立关系阶段

建立良好的关系是心理咨询和心理治疗的开端。见面之初,咨询师或治疗师对来访者应热情、真诚地表示欢迎,并简单介绍心理咨询或治疗的性质和原则,郑重声明尊重隐私的保密性原则,告之在此对自己的心理问题可畅所欲言,所探讨问题不会向其他人泄露,这有助于消除来访者初次见面的陌生感和紧张感。

此阶段,咨询师或治疗师可通过尊重、真诚、赋予同感的态度,简洁、具体的表达,细心的倾听行为,给来访者营造一个安全、信任、温暖的氛围,使来访者能尝试开放和表达自我。咨询师或治疗师要仔细聆听来访者的语言表达,包括语音、语调、用词等,注意听其弦外音,关注其表情、姿态、动作等外在状况,以及情感、语言、思维等内在心理活动。通过这些信息的收集,咨询师或治疗师对来访者的主要问题、相互关联及可能的性质有了比较全面的认识。

(二) 自我探讨与分析阶段

此阶段咨询师或治疗师应重点关注来访者的自我探讨,协助其真实、正确地认识自我,通过详尽地梳理材料进行分析比较,寻找问题根源,在此基础上制定咨询或治疗计划,选择可行策略,确立咨询或治疗目标。

通过来访者自述和必要询问,咨询师或治疗师应了解其基本情况,以及目前存在的主要问题。基本情况包括来访者家庭及其生活的社会、文化背景,有助于分析其问题的原因。咨询师或治疗师着重关注的是使来访者产生困扰的问题是什么、问题的严重程度、持续时间,以及产生原因等。与来访者共同探讨其面对问题时所采用的反应方式,深入分析其合理性。若咨询师或治疗师对来访者及其问题有全面了解,并确定来访者对自身及所面临问题已有清晰、准确的认知,就应着手考虑来访者的成长计划。

此阶段心理测验或评定量表常作为评估和分析心理问题的工具,其种类繁多,可根据其功能和评估需要选择使用。

(三) 行动转变阶段

此阶段是心理咨询和治疗过程中的最重要阶段,来访者与咨询师或治疗师一起,根据共同讨论的解决问题或困境的计划,进一步实施具体行动,促使来访者在此阶段开始自我转变,矫正不良行为和改变不良认知,获得适应和发展。

咨询师或治疗师应帮助来访者以不同方式看待自己、他人和环境,学会决策,掌握应对挫折的方法和改善人际关系的技巧,针对来访者的心理障碍采取必要的矫正和治疗措施,如认知疗法、行为疗法、精神分析疗法、来访者中心疗法等。同时,咨询师或治疗师要努力挖掘来访者的潜力,调动其主观能动性,促使其不断努力,改变其认知结构和行为方式。整个过程应该尊重来访者的意愿,不可强制推行行动方案,逼迫来访者执行。在双方共同努力下,来访者的问题方能得以解决,来访者将不同程度地发生改变,逐步学会新的技巧和方法,形成新的适应状态,找到新的心理平衡,进而顺利进入下一阶段。

(四) 巩固结束阶段

此阶段主要是总结前期工作,对来访者的努力结果予以肯定和鼓励,帮助来访者逐步脱离咨询师或治疗师的帮助,鼓励其迎接新的生活。

在咨询或治疗结束前,咨询师或治疗师要与来访者进行一次全面讨论,使其对自己有更清楚的认识,进一步讨论以后的训练目标,明确努力的方向。同时,咨询师或治疗师要渐渐退出角色,鼓励和引导来访者将已习得的经验或技能应用到实际生活中,学会独立处理问题,支持来访者迈向成功。

咨询或治疗结束后,咨询师或治疗师在可能的情况下,应追踪来访者的心理行为变化,便于总结经验,提高心理咨询或治疗的水平。若来访者经长时间咨询或治疗后仍未取得积极进展,咨询师或治疗师应分析其原因,必要时转介给其他同行。

三、心理咨询与心理治疗的原则

咨询师或治疗师在心理咨询或治疗过程中必须掌握一定的原则。

123

1. 帮助来访者自立原则　咨询师或治疗师应明确其工作目的是促进来访者心理成长，避免成为来访者的人生导师角色，使其产生依赖心理。

2. 客观中立原则　咨询师或治疗师应注意保持客观中立的立场，对自身早期经历的影响，以及个人的世界观、价值观的影响有充分的了解，避免将自己的世界观、价值观带入工作中。

3. 尊重来访者原则　咨询师或治疗师应尊重每一位来访者，尊重其权利和尊严，以真实、诚恳的态度帮助来访者。

4. 保密原则　咨询师或治疗师应尊重来访者的个人隐私权，在非特殊情况下（如自杀、虐待老人、儿童等），以及临床实践中应严格遵守保密原则。

5. 时间限定原则　咨询师或治疗师应遵守治疗时间的规定，通常每次个体咨询或治疗的会谈时间为 40～60 分钟，无特殊情况不得随意更改或延长会谈时间。

6. 关系限定原则　咨询师或治疗师应按照本专业的道德规范与来访者建立良好的治疗关系。不得利用来访者对自己的信任或依赖牟取私利，不得与来访者发展专业以外的社会关系。

四、心理咨询和心理治疗的目标

心理咨询或心理治疗的目的是使心理功能不良的来访者引起一种有积极意义的变化。一般而言，有效的心理咨询或心理治疗应达到下列目标。

1. 解除来访者症状　精神与身体不适或心理问题会妨碍来访者对社会的适应，因而造成心理上的痛苦。所以，心理咨询或心理治疗的首要目的是解除来访者在心理或精神上的痛苦，或帮助解决其无法自己解决的心理冲突。如用系统脱敏疗法矫正来访者的恐惧心理等。

2. 提供心理支持　在急、慢性应激状态下，来访者因无法应对危机环境，从而产生心理障碍。心理咨询或治疗可帮助其增加对环境的耐受性，降低易感性，提高心理承受力，增加应付环境和适应环境的能力，使其能较自如地适应社会。

3. 重塑人格系统　心理咨询和心理治疗的根本目的是激发来访者潜能，消除或缓解其心理问题与障碍，促进来访者人格成熟。内省性心理治疗（如动力性心理治疗）方法认为人类的心理疾患和障碍是其人格不成熟所致，因而尤其关注重塑人格系统的治疗目标。只有重塑人格系统，才能从根本上改变来访者的病态心理和不良行为方式。缓解或消除症状是心理咨询及心理治疗的近期目标，而促进来访者或患者人格成熟则是远期目标。

第四节　心理咨询与心理治疗的常用理论及技术

心理咨询和心理治疗的理论基础相同，常用的理论包括精神分析理论、行为主义理论、认知理论及人本主义理论，因此形成各自的理论体系和治疗技术，其主要差别如表 8-1 所示。

表 8 - 1　不同心理学理论的主要差异

理论	关注的心理维度	观点	咨询师的作用	咨询目标
精神分析	潜意识	认为心理问题是潜意识动机冲突的结果	帮助来访者认识潜意识中的问题,通过自由联想、梦的解析及移情和反移情解决动机冲突	解决潜意识的冲突,整合人格的潜意识部分
行为主义	行为	认为人的行为是通过强化或观察学习获得,可以消退,也可以再学习	鉴别问题行为,通过创造学习的条件和发展策略帮助获得新行为	适应性的行为变化,减少问题行为,获得和巩固所期望的行为
认知	认知	认为人的思维过程和思维方式决定情感和行为,所以认知的改变能改变情感和行为	帮助来访者探讨、检查和改变有问题的思想和思想过程	促进来访者思维和思维方法的变化
人本主义	情感	重视人的自由与责任,强调成长和自我实现的趋势	通过真诚的关系,让来访者体验基本需要	自我认识,自我理解,自我实现

一、精神分析治疗

(一)理论基础

精神分析治疗(psychoanalytic psychotherapy)是 19 世纪末由奥地利的神经精神科医生弗洛伊德创立的治疗方法。精神分析治疗是现代心理治疗的开端,在心理治疗发展中起到非常重要的作用。精神分析疗法是以精神动力学为理论基础,包括弗洛伊德的人格结构理论、意识和潜意识理论、性心理发展理论、自我防御机制等。在传统的精神分析疗法基础上,后期还发展出新精神分析学派、分析心理学派等。

根据传统的精神分析治疗观点,患者的心理障碍是压抑在潜意识中的某些童年时期所受创伤所致,即潜意识中童年时期的心理冲突在一定条件下(如精神刺激等)可转化为各种心身症状(精神疾病如神经症,躯体疾病如溃疡病等)。

精神分析治疗的目标:通过自由联想、梦的解析等内省方法,帮助患者找出潜意识中的各种心理冲突,将其释放至意识层面,使患者自我领悟,从而发生行为和情感上的改变,实现人格的重建和成熟,达到治疗目的。

精神分析疗法的适应证包括各种神经症、某些人格障碍、心境障碍,以及心身疾病的某些症状。

(二)主要技术与方法

1. 自由联想(free association)　是精神分析疗法的主要治疗技术之一。弗洛伊德主张在治疗中让患者斜躺在长塌上,治疗师坐在其头部后方,避免患者看到治疗师的面部表情。患者被鼓励自由地、无拘无束地将当下脑海中浮现的内容讲述出来,无论内容是多么荒谬、不切实际或琐碎。

自由联想技术被认为是通往患者潜意识的一种途径。在联想过程中,治疗师需要识别被压抑在潜意识中的内容,通过联想的顺序理解患者是如何将各个事件联系起来的,而联想过程的中断和阻碍往往是指向焦虑事件的线索。治疗师通过对患者的解释,帮助其把潜意识里的心理冲突逐渐带入意识层面,从而发展患者的自我洞察力,达到治疗目的。

2. 梦的解析(the interpretation of dreams) 弗洛伊德认为梦是压抑在潜意识中的愿望得到满足的途径之一。因为人在睡眠时,其防御水平降低,曾经被压抑的愿望、需要和恐惧得以自由地在梦中表达,因此梦是通往潜意识的捷径。梦的结构可分为显梦和隐梦。显梦是指梦中可感知的部分,是梦的实际内容;隐梦是指梦背后的潜意识冲突和愿望,是显梦所象征的意义。个体在潜意识中将隐梦进行伪装,转变为可以接受的显梦,此为梦意的加工过程。梦的解析刚好相反,是通过显梦的内容来揭示隐梦的内容。这是自由联想技术的亚方法。治疗师要求患者对梦的内容自由联想,治疗师通过对梦的解释,帮助患者揭示潜意识的冲突,洞悉自我,从而达到治疗目标。

3. 阻抗(resistance) 在分析治疗中,阻抗是指患者不愿意将以往被压抑的潜意识内容在意识层面表达出来。阻抗是一种观念、态度、感觉或动作,可使患者保持现状,拒绝改变。患者可表现为在自由联想或报告梦的内容时,不愿意提及某些想法、感觉或体验,不愿深入某些话题,或是不遵守治疗的设置,甚至要求终止治疗等。弗洛伊德认为,阻抗是一种潜意识心理动力,是个体用于防御其被压抑的冲动与感情进入意识层面时产生的难以忍受的焦虑和痛苦。

患者在阻抗出现时,往往是因为触及有意义的心理症结。因此,精神分析师的重要任务之一,即在整个治疗过程中不断识别并帮助患者克服各种形式的阻抗,使其将压抑在潜意识中的冲突和情感释放出来,从而达到治疗的目的。

4. 移情(transference) 在分析治疗中,患者可能将治疗师看成是与早年心理冲突有关的某一人物,将自己对某人的体验、态度、幻想等有关的情感不自觉地转移到治疗师身上,从而有机会重新"经历"往日的情感,这就是移情。移情可使患者重新体验,并在与治疗师的互动关系中重新处理早年未能解决的冲突。此外,治疗师也会将自己生活中的体验投射到患者身上(即反移情),并影响治疗进程。

治疗过程中对患者移情的处理非常重要,治疗师首先要识别移情和反移情的存在,并作出恰当反应,以克制、真诚、友善的态度对待患者讲述的内容,不应表现出气愤、不感兴趣或过分同情。治疗师对患者移情的分析和解释,可以使患者了解以往的经验对其当前心理功能的深刻影响,帮助患者疏通那些使其行为固着、情感无法成长的内在冲突。

二、行为治疗

(一) 理论基础

行为治疗(behavior therapy)是继精神分析治疗后,在 20 世纪 50 年代创立的心理治疗方法。与探究潜意识冲突的精神分析治疗不同,行为治疗是基于实验心理学的成果,根据学习理论和条件反射的原理,对患者的行为进行训练,从而帮助患者消除不良行为和(或)建立适应行为,达到治疗目的。

行为治疗的理论基础主要来源于行为主义的学习原理,包括经典的条件反射原理、操作性条件反射和模仿学习。行为治疗理论方面的代表人物有早期的巴甫洛夫、华生和斯金纳，之后的沃尔普(Wolpe)和班都拉(Bandura)。行为主义学家认为，人的适应性行为是通过学习获得的，人的不适应行为和习惯也是长期学习强化的结果，因此通过新的学习过程，改变或消除原有的学习过程，可以矫正或消除不适应行为和习惯。

行为治疗主要针对可观察到的行为或可具体描述的心理状态，根据学习过程原理，制订行为治疗方案，消除不适应的行为或建立适应的行为，可操作性强。行为治疗的方法有放松训练、暴露疗法、厌恶疗法、自信心及社交技能训练、生物反馈治疗等。

(二) 主要技术与方法

1. 放松训练(relaxation training)　是最简单的行为治疗技术，最初由雅各布森(Jacobson)发明了渐进性放松，它是训练个体依次放松单个肌群，并调整呼吸，以达到放松全身的目的。此外，放松训练还包括腹式呼吸法、想象放松法等。我国的气功、印度的瑜伽和日本的坐禅等具有类似作用。该方法适用于高血压、糖尿病、癌症、支气管哮喘、心肌梗死、分娩、手术等患者。

2. 暴露疗法(exposure therapy)　是指让患者暴露于使其产生紧张害怕情绪的情境中，减少回避行为，使之承受并适应这种刺激情境。常用于恐惧症的治疗。暴露技术分为两种：一种是现场暴露，即患者暴露于诱发焦虑的实际情境中；另一种是想象暴露，即患者暴露于想象中的恐惧情境中。从引起轻度焦虑的情景开始，让患者逐级暴露于令其焦虑的情境中的方法称为系统脱敏疗法(systematic desensitization)；而使患者一开始就暴露于使其产生大量焦虑或恐惧的情境中的方法称为冲击疗法或满灌疗法(flooding)。

(1) 系统脱敏疗法：由美国学者沃尔普创立和发展，是整个行为疗法中最早被系统应用的方法之一。这种方法主要是诱导患者缓慢地暴露在导致焦虑、恐惧的情境中，其程序是逐渐加大刺激的程度，并通过心理的放松状态来对抗由此产生的焦虑情绪，从而达到消除焦虑或恐惧的目的。临床上多用于治疗恐怖症、强迫症及某些适应不良行为。

脱敏治疗包括 3 个主要步骤。①患者需要去确认引发其焦虑的刺激，并将这些刺激按照引发焦虑的程度由弱至强进行等级排列。例如，一个学生患有严重的考试焦虑，她对引起其焦虑的刺激情境作出等级排列(表 8 - 2)。请注意，她将要进行的"考试"(No. 14)看作比"考试本身"(No. 13)还要严重的压力。②来访者必须系统地接受渐进式深度放松肌肉的训练。放松训练需要占用几次治疗的时间，因为来访者需要学会区别紧张和放松的感觉，以便在躯体上和心理上能够达到放松的状态。③进行实际的脱敏程序，处于放松状态的来访者

表 8 - 2　一名考试焦虑的大学生所述诱发焦虑刺激的层级表
(按焦虑升高的次序排列)

(1) 距离考试 1 个月前	(8) 距离考试还有 1 天
(2) 距离考试 2 个星期前	(9) 考试前的那个晚上
(3) 距离考试 1 个星期前	(10) 面对试卷时
(4) 距离考试 5 天前	(11) 等待发试卷时
(5) 距离考试 4 天前	(12) 在到达考场的门口时
(6) 距离考试 3 天前	(13) 在回答试卷时
(7) 距离考试 2 天前	(14) 考试当天走在通往学校的路上时

从恐惧程度最弱的刺激开始进行生动地想象。如果来访者能够在生动的视觉想象中不再对该刺激感到不安,就可以对下一个恐惧刺激进行想象。经过一系列的过程,来访者开始能够放松地想象最严重的情境。

(2)冲击疗法:与系统脱敏疗法不同,治疗师让来访者一开始就进入焦虑等级最高的情境中,并一直停留在该情境中,直至其焦虑消失为止的行为治疗方法。来访者面对暴露场景的刺激,通常会表现出极度恐惧和焦虑,即使没有放松的过程,只要持久地让来访者暴露于情境之中,焦虑反应就会逐渐减轻或消失。治疗一旦成功,来访者的焦虑就会迅速缓解。该方法可有效治疗单纯性恐惧(如对特定动物的恐惧),也可用于治疗创伤后应激障碍等。但是持久、高强度的暴露可使来访者产生明显的焦虑,进而可能引起较强的不舒适感,因此一些来访者不愿意接受这种治疗方式。此外,严重心脑血管疾病患者、癫痫患者、心理素质过于脆弱者及妊娠期妇女都不宜接受该疗法。

3. 厌恶疗法(aversion therapy) 也是最早的行为治疗技术之一,最初用于治疗乙醇依赖。它是一种通过轻微的惩罚来消除适应不良行为的治疗方法。当不良行为即将或正在出现时,立即给予一定的痛苦刺激,如轻微的电击、针刺、催吐剂或不愉快的想象,使其产生厌恶或不适的主观体验。经过反复实施,适应不良的行为与厌恶的体验就会建立条件联系,以后一旦欲实施不良行为时,厌恶的体验就会出现。为避免厌恶体验的出现,来访者就会终止或放弃原有的适应不良行为。厌恶疗法主要适应于乙醇依赖、药物成瘾、恋物癖等性心理障碍、强迫症、冲动控制障碍等。目前对厌恶疗法存在争议,已不常用。

4. 自信心及社交技能训练(assertiveness and social skills training) 自信心训练的基本假设是人们有权利表达自己,其目标是通过增进个体的行为技能,使其能在特定的情况下作出决定,教会个体表达自己,同时也不使他人感到不悦。自信心训练是专为那些无法作出恰当决断的人设计的。在治疗中,治疗师指导来访者掌握所需要的行为技能并做出示范;来访者在治疗室中练习,然后在每天的生活中巩固强化。社交行为可被看作通过学习获得的技能,通过模仿、指导训练、角色扮演,以及录像反馈等方法可以提高来访者的社交技能,增强自信心。这些方法主要用于社交不良的群体,以及慢性精神障碍患者康复训练的一部分。

5. 生物反馈疗法 是借助电子仪器将来访者体内一般不能被感知的生理活动变化信息,如血压、心率、温度、肌电检查等加以记录,放大并转换为能被人们所理解的听觉或视觉信号,直接连续地显示给来访者。来访者通过对这些信号的认识和体验,学会在一定程度上有意识地调节和控制自己的心率、血压、胃肠蠕动、肌紧张程度等生理活动,从而达到调整机体功能,矫正对应激的不适宜反应,达到防治疾病的目的。临床上广泛应用于治疗各科心身疾病、神经症和某些精神疾病。

三、认知治疗

(一) 理论基础

认知治疗(cognitive therapy)是 20 世纪 60～70 年代继精神分析和行为治疗之后发展起来的一种治疗体系。认知治疗的创始人是贝克(Beck)。其理论基础是认知理论,即认知过程影响情绪和行为。当个体的认知过程出现偏差,就会出现不良的情绪和不适应的行为

(图 8-1)。

认知治疗高度重视研究来访者的不良认知和思维方式,并且把自我挫败行为看作是其不良认知的结果。所谓不良认知,是指歪曲的、不合理的、消极的思维或信念,它们往往会导致情绪障碍和非适应性行为。认知治疗就是

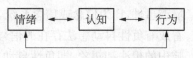

图 8-1 认知、情绪和行为三者的关系

通过认知和行为技术手段来改变来访者对事件不合理的认知、解释和评价,进而消除不良情绪和行为的心理治疗方法。认知治疗的最初对象是抑郁症来访者,后来与其他流派的技术相结合,特别是与行为治疗联系,发展成为认知行为治疗,被广泛用于治疗多种精神问题和精神障碍,如抑郁症、焦虑障碍、自杀与自杀企图、睡眠障碍、进食障碍、非急性期精神分裂症、心身疾病等,已成为目前适用范围最广的一种心理治疗方法。

(二) 认知治疗的种类

虽然认知治疗的历史较短,但其发展却很迅速,种类也很多,其中较为常用的认知治疗方法有合理情绪治疗、贝克认知治疗等。

1. **合理情绪治疗**(rational-emotive therapy,RET) 由 Ellis 在 20 世纪 50 年代末提出,基本观点是一切错误的思考方式或不合理信念是心理障碍、情绪和行为问题的症结。对此他将治疗中的有关因素归纳为 A-B-C-D-E,即诱发事件(activating event)→信念(belief)→后果(consequence)→诘难(dispute)→效应(effect)。例如,父母拒绝给 9 岁的儿子买玩具小汽车(A),尽管他们以前曾许诺过,因此,儿子会对自己讲(B):"他们不守信用,言行不一,他们不喜欢我! 他们永远不会为我着想!"由此而产生了愤怒和沮丧的情绪反应后果(emotive consequences,eC)和对父母哭闹、发脾气的行为反应后果(behavioral consequences,bC)。治疗师针对其不合理信念(irrational belief,iB)的诘难(D),一般采用有针对性的、直接的,以及有系统的提问方式,逐步使该儿童认识信念或信念系统是引起情绪或行为反应的直接原因,使儿童对不合理信念产生动摇,进而取得治疗效果(E)。

2. **贝克认知治疗**(Beck's cognitive therapy) 由贝克在 20 世纪 70 年代创立,主要目标是协助来访者克服认知盲点、模糊的知觉、自我欺骗和不正确的判断,改变其认知中对现实的扭曲或不合逻辑的思维方式。贝克的认知治疗比合理情绪治疗更少对抗和挑战,治疗师更多扮演的是教育者的角色,帮助来访者接受自己的想法,帮助其理解歪曲的信念,提出改变错误信念的方法与建议,寻找正确的认知。贝克归纳了认知过程中常见的认知歪曲形式:①任意推断,证据缺乏或不充分时草率下结论;②选择性概括,仅根据个别细节而不考虑其他情况对整个事件作出结论;③过度引申,在单一事件的基础上作出关于能力、操作或价值的普遍性结论,即从一个具体事件作出一般规律性的结论;④夸大或缩小,对客观事件的意义作出过度夸大或缩小的歪曲结论;⑤"全或无"思维,要么全对,要么全错。往往把生活看错非黑即白的单色世界,没有中间色。贝克认为,治疗师与来访者建立良好的关系,是来访者识别认知歪曲的基础。因此,他十分重视给来访者以温暖、同情和诚意。

此外,认知治疗的方法还有自我指导训练、应对技能训练、解决问题的技术等。

(三) 认知治疗的基本技术

在实施认知治疗时,识别和检验负性自动思维,以及识别和改变其潜在的功能失调性假设是治疗的关键环节。

1. **识别负性自动思维** 治疗中采用 ABC 技术帮助来访者识别负性自动想法(A 为情

境或事件,B为信念或信念系统,C为情绪和行为后果)。当来访者描述自己情绪抑郁时,即看成有负性自动想法存在的信号,请他说明情绪不好的情境,然后询问来访者情绪不好时头脑中的想法和想象,即负性自动思维。

2. 检验负性自动思维   认知治疗并不是采取说服来访者的方法来改变其自动思维,而是采用协同检验的方法,即把来访者的自动思维当作一种假说,通过言语盘问法、采取行动等方式加以检验。当来访者的负性自动思维无法得到证据支持或得到相反的证据时,其负性思维就会逐渐发生改变。

3. 识别潜在的功能失调性假设   功能失调性假设是来访者多年经验形成的,是其行为的潜在规则,通常不为意识察觉。治疗师可以通过认知概念化、盘问追根法、行为试验等方法帮助来访者识别功能失调性假设。盘问追根法是识别核心信念的一种常用技术。治疗师通过反复提出"假如那是真的,对您意味着什么"的问题,追索想法背后的一般信念。

4. 挑战功能失调性假设   如果来访者的功能失调性假设已被识别,则采用言语盘问法和行为试验法使其发生改变。言语盘问法是通过系统且敏锐的提问引导来访者重新评估自己的思考,寻找比较积极和现实的替代想法。

130

四、来访者中心疗法

(一)理论基础

来访者中心疗法(client-centered therapy)是20世纪40年代由美国心理学家罗杰斯首创的一种心理治疗方法,其理论基础是人本主义心理学理论。人本主义理论认为,每个人自身内部都蕴藏着丰富的资源或潜能,能用以了解自我,并建设性地改变自我。当环境能提供个体成长的养分——真诚、尊重和共情时,个体的内部资源和潜能就能充分发挥出来,达到自我实现。

与传统的精神分析治疗和行为治疗不同,在来访者中心疗法中,罗杰斯相信来访者有自我治愈的能力,认为决定治疗效果的首要因素是治疗师的态度、个性以及治疗关系的质量,而治疗师的理论和技术都是次要因素。

来访者中心疗法的目标是个体达到深层次的独立和整合,它重视个体本身而不是个体目前的问题。治疗的根本目的是提供一种可以帮助个体成为一个全面的人的氛围。罗杰斯认为在治疗中应重视创造一种接纳和非指导性的气氛,治疗师的态度及其对来访者内部资源的信任创造了成长的治疗气氛。治疗师将自己作为来访者改变的工具,提供真诚、接纳与共情的治疗氛围,减少来访者的防御,来访者的自我就能变得更加开放和协调一致。来访者中心疗法适用于正常人群心理问题的咨询,如人际关系问题、焦虑等,以及危机事件的干预等。

(二)主要技术与方法

1. 真诚(genuineness)或一致性(congruence)   真诚是指治疗师以"真正的我"出现,他在治疗中的表现如同其在现实生活中的表现一样坦率,不把自己隐藏在专业角色之内,不以专家的角色高高在上,而是与来访者平等、坦诚相处。治疗师自由地表达自我,告诉来访者自己的感受,坦诚和公开地面对来访者的各种反应。治疗师真诚的表现,会给来访者提供一个自然安全的氛围,也为来访者打开自己的心扉、坦诚地谈论自己的问题树立了榜样,帮助来访者在治疗关系中去除伪装,袒露自我,真诚地面对自我和治疗师。

2. **无条件的积极关注**(unconditional positive regards) 是指治疗师不加评判地接纳和尊重来访者,这是在来访者中心疗法中治疗师应具有的一种基本态度。罗杰斯说:"尊重是无条件的,这份尊重并不取决于来访者的行为,因为当我们接纳一个人时,是整体的接纳,不但包括他的长处,也包括短处。"不管来访者的思想、情感、行为、价值观等方面与治疗师有多么不同,治疗师都需要把他当作一个"人"来关注和尊重,不加批判地接纳来访者,避免作任何评判,相信其有改变和成长的能力。治疗师可通过倾听、共情等技术来表达对来访者的关注、理解和尊重,不代替来访者决定或承担责任,相信来访者自己有解决问题的能力。

3. **共情**(empathy) 共情是治疗师需要具备的一种重要的能力。共情是指治疗师站在来访者的角度,准确而敏感地理解来访者的感受和体验,以及它们在治疗中的意义,并反馈给对方。其目的是使来访者感到被接纳和理解,鼓励来访者与治疗师沟通,深入了解自己,并认识和解决自身不协调之处。

此外,心理咨询和心理治疗的方法还有人际心理治疗、支持性心理治疗、婚姻与家庭治疗、团体治疗、森田治疗等。近年来,各种流派之间有明显的融合趋势,如认知行为治疗、认知分析治疗、个体治疗与集体治疗的联合治疗等。

案例与思考题

1. 来访者,男性,54岁,因长期酗酒导致乙醇依赖,如何运用行为疗法帮助该来访者?

2. 来访者,女性,45岁,因失眠烦躁、紧张不安,伴发作性胸闷、心慌,被诊断为焦虑症,如何运用行为疗法帮助该来访者?

3. 来访者,男性,22岁,应届大学毕业生,在参加社会交往活动时表现为特别害羞,举止笨拙,局促不安,担心出丑,常借故拒绝参加聚会。如何应用认知疗法帮助该来访者?

(付艳芬 贾守梅)

第九章

临床各科患者的心理护理

随着医学模式向生物-心理-社会医学模式的转变,以整体观念认识人与健康、疾病关系的临床心理护理日益普及深入,心理护理实施范畴逐渐渗透到临床护理的各个层面。心理因素在疾病的发生、发展和转归中起到重要作用,心理护理干预可培养患者积极的心理应对能力,调整其负性情绪,增强与疾病斗争的信心,因此,心理护理在患者的治疗和康复过程中无疑起着重要作用。本章主要介绍心理护理的概念与基本要素,心理护理与其他护理方法、与整体护理的关系,心理护理的目标和实施程序,心理护理的方法和技术等。

第一节 心理护理概述

一、心理护理的概念

心理护理(psychological nursing)是指在护理实践中,护理人员通过各种方式和途径(包括主动运用心理学的理论和技术),按照一定程序,帮助患者解除或减轻心理困扰,使其获得最适宜的身心状态。患者的身心状态并非仅与疾病严重程度成正比,更主要取决于其自身的主观体验。如有人偶然微恙就终日愁眉不展,有人身患绝症却始终笑对病魔。虽然,患者能否获得身心康复或进程是否顺利,并不仅仅取决于护理方式,但护士却可以竭尽护理的手段,消除或控制一切不利于患者身心的消极影响,帮助各类患者获得最适宜的身心状态。患者的适宜身心状态,并非恒定的绝对值,而是动态的相对值,它随时可因患者的病程及一切可能影响患者主观体验的因素而上下波动。

心理护理的概念有广义和狭义之分。前者是指护理人员不拘泥于具体形式,运用一切可积极影响患者心理活动的言谈举止;后者是指护理人员主动运用心理学方法和技术,按照心理护理程序,帮助患者改变认知、调整情绪、促进其康复的方法。心理护理强调运用心理学的理论和方法,要求实施者紧密结合临床护理实践,倡导护理人员充分发挥与患者密切接触的优势,致力于患者心理问题的研究和解决,为其营造良好的身心健康氛围。实质上,心理护理是照顾患者的一种方法,在各种治疗和护理过程中,护理人员应处于心理护理的主导地位,给患者提供有组织、有实践意义、全面的心理学关怀,改变其心理状态,促进疾病的康复。

根据心理护理的概念,可将其简要地概括为 3 个"不":①不同于心理治疗;②不同于思想工作;③不限于护患交谈。"心理护理"与"心理治疗",是两个有联系亦有区别的不同概念。当医护人员为患者提供心理护理时,就是在为其创造一种接近基础的、支持的、咨询的情境,其中有一些是心理治疗共同的要素,如在情感护理中,强调交流的方式基于倾听、促进情感表达,以及为患者提供安全的支持性氛围,这也适用于心理咨询和心理治疗。但两者的侧重点不同,心理咨询和心理治疗更倾向于主动地予以干预以实现其改变,侧重于对神经症、人格障碍等精神异常患者的诊治研究,主张运用心理学的理论和技术协同精神医学专业治疗精神障碍患者;心理护理则侧重于精神健康人群的心理维护,强调对心身疾病、躯体疾病而无明显精神障碍患者,以及健康人群提供心理健康的指导和干预。此外,心理护理不同于一般的人生观、价值观等思想教育工作;心理护理不限于护患交谈,时时处处体现在护士和患者交往的举手投足之间。因此,心理护理必须紧扣护理过程的每个环节,逐步发展成为具专业特色的系统理论和应用技术。

二、心理护理的基本要素

心理护理的基本要素,是指对心理护理的科学性、有效性具有决定性影响的关键因素。基于上述对心理护理概念的阐述,心理护理的基本要素包括 4 个方面,即护士、患者、心理学理论和技术、患者的心理问题。其他因素如患者亲属、其他医务人员等,一般仅对心理护理的运转起推动或干扰作用。

(一)心理学理论和技术是科学实施心理护理的指南

在护理实践中,如果护理人员缺乏系统的心理护理知识和一定的心理干预技能,则不能正确识别患者的心理问题,仅通过良好的服务态度对患者进行简单的安慰、劝告,是不能达到心理护理的目标。护理人员只有较系统地掌握心理护理的专门知识和操作技能,才能较准确地把握患者心理反应的一般规律,科学地评估患者心理问题的主要性质、反应强度及其危害程度,并恰当地选择有的放矢的心理护理对策等。

(二)患者心理问题的准确评估是优选心理护理对策的前提

护理人员清晰、准确地识别和评估患者的心理问题,有助于其对患者的不良心理反应实施调控。因此,护理人员必须掌握科学的心理评估方法,使心理护理具备科学性和可信度。

评估患者的心理问题,主要把握 3 个环节:①确定患者主要心理反应的性质,如以焦虑、恐惧为主,还是抑郁为主;②确定患者主要心理反应的强度,如患者的焦虑适度或过度等;③确定导致患者负性心理反应的主要原因,如疾病认知、社会支持、人格特征或环境影响等。

(三)患者的密切合作是有效实施心理护理的基础

心理护理的实施能否获得明显效果,很大程度上取决于患者能否积极主动地配合。患者与护理人员接触后,一旦建立了信任,患者对心理护理的合作性就会加强,实施效果也较好。若护理人员得不到患者的信任和合作,即使对患者心理问题有较准确的评估和较好的对策,最终也难以真正获得实效。

(四)护理人员积极的职业心态是优化心理护理氛围的关键

护理人员积极的职业心态,是指其在职业角色中,能始终如一地保持较稳定、健康的身心状态,能主动地关心患者,并能经常关注自身对患者身心状态的积极影响,擅长把心理护理的效应渗透到护理过程的每个环节。根据当前护理工作质量的评判标准,护理人员是否运用心理护理,实际效果如何,尚无相应的客观评价体系,故心理护理的实施及效果在很大程度上受制于护士的职业心态。

三、心理护理与其他护理方法的比较

英国学者 Nichol 认为:"综合性医院和健康中心的心理护理,是照顾疾病和受伤患者的一种方法,在护理或各种治疗的过程中提供给患者有组织、有实践意义、全面的心理学的关怀"。以下主要从狭义的概念探讨心理护理与其他护理方法的关系。

(一) 心理护理与其他护理方法的联系

心理护理与其他护理方法共有相同的实施对象——患者和(或)健康人群。心理护理作为具体的护理方法,是与其他护理方法(如静脉输液治疗护理等)共存于整体护理的新型模式。例如,音乐疗法已广泛地应用于重症颅脑损伤患者,放松训练用于冠心病、哮喘、职业中毒所致神经衰弱的辅助治疗等,均取得了显著效果。心理护理只有与其他护理方法紧密联系,才能更充分地体现其独特功能;只有深入地依存、渗透、融会贯通于护理的全过程,才能发挥其影响患者心态的良好作用。临床心理护理的具体实施,既可与其他护理操作同步进行,也可作为专门方法而独立展开。但绝不能脱离其他护理方法而孤立存在。

(二) 心理护理与其他护理方法的区别

心理护理与其他护理方法的主要区别包括两者依据的原理不同、使用的工具不同、行使的职能不同等,具体见表9-1。

表9-1 心理护理与其他护理方法的区别

区别	其他护理方法	心 理 护 理
依据的原理	围绕着"增进和保持健康"为中心,重视物理环境对个体健康的影响	关注与"增进和保持健康"紧密关联的心理学问题,强调社会环境与个体健康的交互作用
使用的工具	较多地借助外界条件或客观途径,以生物、化学、机械、物理等方式,去帮助个体实现较理想的健康目标	较多地通过激发个体内在潜力,充分调动其主观能动性,以心理调节等方式去帮助个体实现较理想的健康目标
行使的职能	千方百计地用美化环境、提供舒适、保障安全等对策,满足患者的健康需求	设法用准确评估、规范应用模式、优化护士素质等举措,提高患者的健康质量
护理人员要求	要求护理人员对相关疾病与健康的临床专业知识有较扎实的理论功底和较丰富的实践经验,基本掌握普及的心理学知识	要求护理人员既具备相应的专业基础知识,又对心理学理论和技术有较系统、较深入的掌握

四、心理护理在整体护理中的地位和作用

整体护理的基本含义是护理人员视服务对象为一个功能整体,在进行护理服务时,向服务对象提供包含生理、心理、社会、精神和文化等方面的全面帮助和照顾。心理护理正是基于人的身心相互作用、协调统一的整体思想,有步骤、有计划地使用各种心理学的理论和技

术,改善护理对象的心理功能,消除或缓解其存在或潜在的心理行为问题。因此,心理护理对维护护理对象的身心健康有重要意义,是整体护理的核心内容。

(一)心理护理是整体护理的核心成分

研究表明,社会心理因素所致人类的身心健康问题日渐严重,个体的心理状态对其健康水平具有直接决定性影响,因此确立了心理护理在整体护理中的核心地位。心理护理既强调运用心理学的理论和方法,更要求实施者紧密结合护理专业的临床实践,倡导充分发挥护理人员与患者密切接触的专业优势,致力于患者病程中心理问题的研究和解决,为患者营造良好的身心健康氛围等。实施心理护理为整体护理的开展迈出了一大步,例如外科手术患者对手术的某些错误认知、术前过度紧张或焦虑的情绪状态,对手术预后具有不同程度的影响,通过心理护理,帮助患者形成良好的手术认知、调整情绪状态处于适当的焦虑水平,有助于保持手术患者适宜的心理状态,更好地促进手术疗效。在"以疾病为中心"和"以患者为中心"两种截然不同的护理模式中,心理护理的位置和作用也不相同(表9-2)。

表9-2　疾病护理与整体护理

比较内容	疾病护理	整体护理
工作轴心	躯体护理	身心护理
工作目标	事务	人的健康
工作标准	完成常规事务	患者及多方满意
工作结果	被动、机械、忙乱	主动、积极、有序
医护关系	相互推诿多,主动合作少	协调、合作好,互为"参谋与助手"
护患关系	易冲突、尊重少、谅解少	彼此易融洽、相互尊重、体谅多
心理护理	额外事物,不想做则不做	分内工作,需贯穿护理全过程

(二)心理护理在整体护理中具有独特功能

心理护理侧重运用心理学的理论和方法,致力于患者心理问题的研究和解决;倡导建立良好的护患关系,为患者营造适宜的人际氛围,调控患者的不良情绪状态等。虽然与整体护理中其他方法具有本质区别,但心理护理又需与其他护理方法紧密联系、融会贯通于整体护理的全过程,才能保持对患者心理问题的重视,更充分地展现其促进个体身心健康的独特功能。心理护理与其他护理方法有机结合,既可相互促进,又能突出心理护理的特殊功能和优势作用。

(三)心理护理必须贯穿于整体护理的始终

实现整体护理的目标,应在尽力解除患者躯体病痛的同时,指导其实现心理康复。贯穿整体护理全过程的心理护理,需要掌握患者心理活动的基本规律,为备受躯体病痛折磨的患者减轻心理压力,还要为深陷心理困扰的患者化解后顾之忧。心理护理是连续动态的过程,必须紧密跟踪患者身心健康的动态变化,分析其心理失衡的主要原因,即时调整和优选实施对策,才能更有效地发挥其对患者身心的积极影响。

五、心理护理的目标

心理护理的目标可分为阶段性目标和最终目标。阶段性目标是护士和患者建立良好护患关系,实现有效沟通,使患者在认知方面、情感方面和行为方面逐步发生有益的改变;心理护理期望达到的最终目标是促进患者的发展,包括患者的自我接受,提高自信,增强能力,获得适应现实环境的个人目标。

1. 提供良好的心理氛围　为患者提供适宜的医疗环境,建立良好的护患关系。护士需热情接待患者,态度和蔼可亲,尊重患者,平等相待。对患者的述说认真倾听,以患者为中心,使患者觉得亲切,容易接受,从而使患者和家属产生一种安全和信任感,以利于患者康复。

2. 满足患者的合理需要　需要是人类心理活动的源泉,了解和分析患者的不同需要是心理护理的基本要求。当护士及时、恰当地了解到患者的需要并给予帮助和解决时,患者会感到舒适,减轻了病痛。

3. 消除患者的不良情绪　早期识别患者的不良情绪,及早采取有效措施以减轻或消除负性情绪是心理护理的关键。

4. 提高患者的适应能力　心理护理的最终目标是提高患者的适应能力,达到安适的状态。有效的心理护理,能够调动患者战胜疾病的主观能动性,增加促进和维护健康的行为。

六、心理护理的实施程序

患者的心理现象复杂多样、千变万化,要做好心理护理,应根据系统论、信息论的观点,建立心理护理的程序,使心理护理工作变得有条理、有计划。英国学者 Nichol 指出,实施心理护理的重要目的,是用系统的方法评估患者的心理状态,采用预防干预措施处理人们因疾病和损伤而引发的一些心理问题。因此,心理护理可参照护理程序进行,包括评估整体功能、确定主要心理问题、心理护理措施的制订与实施、心理护理的效果评估和记录 4 个步骤。

(一) 评估整体功能

心理护理程序的第一步,是通过临床观察、会谈、调查、量表测量,或采用某些实验手段收集患者的相关信息,对其整体功能、主要心理社会问题及其相关因素进行评估的过程。

1. 生理功能　评估患者的生命体征、水和电解质平衡、睡眠、排泄、进食等生理状态的改变,以及这些生理改变与其心理状态之间的关联。相关心理学理论认为,心理和生理功能之间互为作用,各种心理症状会对机体的生理功能产生不同程度的影响,导致个体饮食、睡眠、体力等方面的改变等。

2. 心理社会功能　综合运用各种心理评估方法对患者的认知过程、情绪情感过程、意志过程和人格等心理状态,以及角色功能、社会交往和家庭关系等进行评估,分析患者的心理社会功能状况,是否存在心理问题或社会功能的缺陷等。

(二) 确定主要心理问题

在评估患者整体功能状态的过程中,基本确定其主要的心理问题。然后,进一步评估该心理问题的程度、发生频率和变化规律,以及相关因素等。如评估焦虑情绪反应最早出现的时间、持续时间、变化规律、伴随的生理变化,以及产生焦虑反应的主要原因等。在此基础上,对患者的心理问题做出综合的分析和判断,形成相应的护理诊断,并提出相应的心理护理目标。表 9-3 是心理护理过程中常用的护理诊断名称。

表9-3 心理护理常用的护理诊断名称

(1) 精力不足	(17) 调节障碍	(33) 长期自我贬低
(2) 语言沟通障碍	(18) 防卫性应对	(34) 条件性自我贬低
(3) 社交障碍	(19) 防卫性否认	(35) 自我认同紊乱
(4) 社交孤立	(20) 家庭应对无效：失去能力	(36) 感知改变
(5) 有孤立的危险	(21) 家庭应对无效：妥协性	(37) 绝望
(6) 角色紊乱	(22) 家庭应对：潜能性	(38) 无能为力
(7) 父母不称职	(23) 社区应对：潜能性	(39) 知识缺乏
(8) 有父母不称职的危险	(24) 社区应对无效	(40) 思维过程改变
(9) 家庭作用改变	(25) 不合作(特定的)	(41) 记忆障碍
(10) 照顾者角色障碍	(26) 抉择冲突(特定的)	(42) 功能障碍性悲哀
(11) 有照顾者角色障碍的危险	(27) 睡眠形态紊乱	(43) 预感性悲哀
(12) 家庭作用改变	(28) 有婴儿行为紊乱的危险	(44) 创伤后反应
(13) 父母角色冲突	(29) 有婴儿行为改变	(45) 受强暴后反应：沉默反应
(14) 精神困扰	(30) 增进婴儿行为：潜能性	(46) 受强暴后反应：复合性反应
(15) 增进精神健康：潜能性	(31) 自我形象紊乱	(47) 焦虑
(16) 个人应对无效	(32) 自尊紊乱	(48) 恐惧

137

（三）心理护理措施的制订与实施

制订和实施心理护理措施是心理护理的重要环节,应注意根据患者的情况区别轻重缓急,确定心理护理的层次,合理分配时间和精力。对于心理问题严重者要重点关注,以确保心理护理的工作质量。其次,要根据患者心理问题的层次和具体的心理问题选择合适的心理干预方法和技术

1. 有效地确定心理护理的层次 不同的患者对心理护理的需求大相径庭,因此,Nichol在其主编的《临床心理护理指南》中主张将心理护理分为以下3个层次(表9-4)。

表9-4 心理护理的3个层次(Nichol, 2003)

心理护理层次	内 容
一级：察觉	意识到患者的心理问题 以患者为中心的倾听 以患者为中心的交流 对患者心理状态的察觉：相关的行为
二级：干预	评估患者的心理状态：数据记录 信息和教育的护理 情绪的护理 咨询护理 维持/支持/转诊
三级：治疗	心理治疗

（1）一级心理护理：察觉。

察觉是最基础的心理护理,即护理人员不断努力地与患者接触,根据患者透露的信息和应对方式敏锐地了解其心理状态,察觉、鉴别患者的心理护理需求。该层次的心理护理,要求护理人员把主动倾听、引导患者说出关键问题的交流技巧作为最基本的能力。如护士给

患者采集血样,在操作过程中给患者提供准确的信息,让其理解正在发生的医疗行为,然后征求患者的意见,让其表达担心或害怕的问题。如果查出信息异常,需要进一步简短地向患者解释,并对其采取适当层次的心理护理。这个过程看似麻烦,却体现了护士的态度和价值观。

每次在与患者的接触中,需有目的地聊些准备好的话题,了解患者对疾病的认识、理解及其对健康的期望值,还可从患者的亲友中了解情况。往往几个问题就能反映患者当时的总体状况,或揭示患者内心真实的情绪状况。在整个过程中,重点强调"以患者为中心"的交流。Nichol 指出,运用一级心理护理应成为一种意识,不仅可提高患者的满意度,还可让护理人员体会到成就感。一级层次的心理护理不会占用很多时间,却可为下一步实施信息和情绪等方面的护理做好准备,也可为心理治疗提供参考。

(2) 二级心理护理:干预。

这是一级心理护理的深入和提高。在意识到患者的心理需要(如情感支持或信息支持等)后,评估患者的心理状态并根据需要给予相应的心理护理。患者在疾病状态下都会出现一些心理反应,如果其反应持续的时间较长,反应较强,可影响其康复,患者因而可能出现"心理障碍"和"心理疾病"。因此,通过心理干预的手段防止患者发生心理紊乱具有非常重要的意义。护理人员通过与患者有效的交流,给患者提供情感、信息和教育等支持和帮助,可使其平稳度过情绪变化的初期,适应疾病的进程,并能良好地自我调节,最大限度地减少可能出现的心理问题。

只要病情需要,护理人员应留出一点时间为患者实施心理干预。受过基本训练的护理人员都可以为患者提供基本的心理干预,如监护患者的心理状态、为其提供必要的信息和宣教以及情感护理等。护理人员可在患者住院期间进行心理干预,或对那些定期到门诊的糖尿病患者,或例行血液透析的患者等实施心理干预。如果护理人员经过专业训练,还可在心理护理中加入基本的咨询。对于某些特殊患者,如意外事故、外科手术及重症患者,在其治疗康复中需组织多学科成员参与的小组讨论会议,以寻求解决患者问题的办法。

对患者实施心理干预,一方面具有预防的作用,另一方面对预防效果不显著的患者,也起到一定的治疗作用。如果护理人员认为患者需要进一步的帮助,可充当中介人的角色,帮助患者接受心理治疗,或把患者转诊给临床心理医生或精神科医生。

(3) 三级心理护理:心理治疗。

当护理人员通过评估发现患者心理反应过度、出现精神症状,凭借自身能力不足以帮助患者时,即需寻求心理医生或精神科医生的帮助或转诊。这是三级心理护理的重要环节,因此护理人员是该层次心理护理的组织者。由心理医生或精神科医生实施专业心理治疗,帮助患者度过心理危机,可阻止其心理问题的进一步恶化。

临床患者一级和二级的心理护理,主要由护理人员承担。护理人员可通过以患者为中心的倾听、交流,及时发现患者的心理护理需求,借助评估工具和观察访谈了解患者心理反应的影响因素,了解患者在信息、情感、咨询等方面的需求,并给予心理护理和干预。而三级心理护理,则要求护理人员具备发现患者有无精神症状的能力,及时转诊精神异常的患者,帮助其及时获得针对性的心理治疗。

2. 恰当地选择心理护理的方法和技术　在心理护理方法和技术的选择上,既要根据患者的具体心理需求或心理问题来确定,还应结合护理的临床特点来考虑。首先,所选用的心理护理方法和技术,必须已被证明能有效地改变相应的心理行为问题。某类心理行为问题,往往有不同的心理理论解释其发生机制,并有不同的心理技术干预其发生发展,这就需要比较不同心理方法和技术的有效性,选用那些具有更好疗效的心理方法和技术。对于那些由于缺乏相关知识、存在错误认知,或面对应激事件缺乏足够的社会支持而引发的心理问题,护理人员可以通过实施健康教育、提供支持性心理干预等,改变其不正确的认知后即能达到缓解效果;对于那些认知偏差或不良应对方式等有关因素起主导作用的心理行为问题,需要通过专业心理技术,例如行为疗法、认知疗法等,促使个体建立正确的认知模式和应对方式,从而恢复其心理平衡状态;对于人格层面问题为主要因素的心理行为问题,则需要更为系统的心理治疗程序(参考本章第二节)。

此外,要创设开展相关心理干预的氛围,某些心理方法和技术往往对实施的环境、设备有一定的要求,如生物反馈疗法,需要较为安静和独立的场所,以及生物反馈仪器。如果缺乏这些必要的条件,就无法开展这一技术。在心理护理过程中,还需要指导患者积极参与,充分发挥其主观能动性;对于连续执行的心理护理措施,护理人员应做好口头或书面交接。

(四)心理护理的效果评价与记录

1. 心理护理的效果评价 在心理护理期间应随时对护理效果做出评价,即对患者的情况进行分析,了解问题行为改变的情况,判断心理护理的进展;经过一段时间干预后,还要对心理护理的效果进行总的分析和评价,判断是否达到了预期的目标。如果干预进展顺利,患者的心理行为问题得到矫正,新的心理行为模式开始逐渐形成。如果患者的情况无明显改善,首先应分析其是否认真执行了相关的指令,其次还要考虑其是否正确地执行了指令。如果排除了上述两种因素,确信某一干预方法对其无效,通常需要另选心理干预方法,调整心理护理的对策。因此,评价应贯穿于心理护理活动的始终。

2. 心理护理的记录 作为心理护理实施过程的原始记载,是心理护理的重要工作内容。记录的内容主要包括对患者心理状态的评估、心理护理措施制订和实施要点、家庭作业情况、患者的心理行为改变情况等。记录为各班次护理人员传达了患者的信息,维持了护理的连续性和完整性,从而确保了心理护理的质量。更重要的是,记录还有助于回顾患者心理状况的变化情况,有助于验证心理行为问题发生、发展的影响因素,有助于及时发现心理护理过程中的不利因素和有利因素,且心理护理前后患者心理状态的明显差异,会有效调动其主动参与的积极性。

心理护理的实施程序虽然分为 4 个阶段,但是各阶段之间是密切联系和相互融合的。

第二节 心理护理的方法与技术

心理干预是应用心理学的理论和方法,通过言语、表情、态度、姿势、行为,并结合周围环境因素去影响和改变患者的感受、认知、情绪、态度和行为等,从而改善其大脑及神经系统的功能,减轻或消除导致患者痛苦的各种心理应激状态、消极情绪和异常行为,以及由此而引起的各种躯体症状。医护人员在接触和诊治患者的过程中,其言语、行为都会影响患者的心理活动,如果医护人员能对患者进行积极的心理护理,改善其心理状态,消除或减轻其痛苦,就会起到良好的心理干预作用。以下是临床心理护理中常用的干预方法和技术。

一、支持性心理干预

支持性心理干预相对于具有系统理论体系和方法程序的心理治疗而言,属于一般性心理干预方法,其干预多不涉及成长经历、基本信念等深层次的心理内容,目的主要是舒缓消极情绪、提高对自身和环境的认识、鼓励积极行为、增强安全感和信心。支持性心理干预是通常所说的"心理处理"技能,是医务工作者的临床工作基础,也是心理护理的基本方法,适合所有的患者,医护人员都应掌握和做到。

(一) 倾听

倾听就是听患者诉说自己的问题、感受和需要等。倾听是心理干预最基本的技术,它是建立良好护患关系、深入了解患者的心理活动、问题和需要的基础,以及给患者提供帮助的手段。倾听的作用是:①使患者能够自由自在地倾诉内心的烦恼或痛苦,使其产生一种满足感和被信任感;②使患者被压抑的情感得以表达和疏导;③使倾听者能深入了解患者的心理活动、问题和需要;④促进护患关系及治疗性关系的发展。

倾听并非仅关注对方所说的词句,还应注意其说话的音调、流畅度、选择用词、面部表情、身体姿势和动作等各种非语言性行为。既要读懂患者通过言语、行为所表达出来的内容,还要觉察患者在交谈中没有表达出来,甚至患者本身都没有意识到的心理倾向。倾听应该注意整体性和全面的理解对方所表达的全部信息,否则会引起曲解。做一个有效倾听者,应做到:①准备花时间倾听对方的叙述;②在沟通过程中集中精力,避免分散注意的动作,如东张西望、看表等;③距离适当,姿势自然,保持眼神交流;④不要轻易打断对方的谈话和急于判断、下结论;⑤适当地给予反应,如在倾听时可点头或轻声说"是"来表示你已接受对方所叙述的内容,并希望其能继续下去;⑥注意对方的非语言性沟通行为,如面部表情、语调等,仔细体会"弦外音",以了解其主要意思和真实内容。倾听是心理干预的基础,是一个主动引导、积极思考、澄清问题、建立关系、参与帮助的过程。

(二) 鼓励

医护人员的鼓励可对患者的情绪、心理和行为产生积极的影响。患者常将疾病看得过分严重,因而出现悲观、多虑、紧张等消极情绪,这些情绪会阻碍患者采取积极的治疗行动。此时医护人员可运用鼓励方法,帮助患者增强信心、振作精神,促使其充分发挥主观能动性及潜能,采取积极健康的行为,促进心身恢复。鼓励可以语言的形式表现,如"通过我们之间的接触,我认为你有能力处理好这件事""你看起来好些了"等。鼓励也可以非语言的形式表现,如眼神、手势、态度等。当患者有所进步时,应及时给予语言强化,以增强患者战胜疾病的信心和勇气。鼓励技术运用时应注意真诚而不夸大、具体而不笼统、及时而不随意,才能恰到好处地起到预期的作用,否则难以达到心理支持效果,使患者无所适从,进而对医护人员失去信任,损害治疗关系。干预者也可借助自己的经历或患者过去成功的实例,鼓励其以积极的态度和行为面对人生。

(三) 解释

解释是干预者根据自己的专业知识和生活经验,对患者的问题、困扰、疑虑等进行解答。解释可使患者从一个新的更全面的角度来审视自己和自己的问题,并借助新的观念和思想加深对自身的行为、思想和情感的了解,产生领悟,促进改变。人们在患病后,由于对自己出现的心身症状缺乏了解,容易产生各种疑问和困惑,引起焦虑紧张情绪,恰当的解释可以消除患者的疑虑,增强信心,正确看待自己的症状和内外环境。

解释是支持性心理干预技术中较复杂的一种,有时不恰当的解释反而会引起误解,加重患者的心理负担,产生更多消极情绪。因此,在运用解释技术时应注意以下几点:①要根据患者的实际情况,从理论的高度给予系统的分析和科学的解释,避免解释过于表面化、经验化,缺乏说服力;②要通俗易懂,根据患者的文化程度和认识水平,运用患者能理解的语言,予以恰当的解释,少用专业术语;③要循序渐进,在患者经过一定帮助、有了足够的心理准备后,再给予恰当的解释;④解释既要有科学性,又要考虑对患者的积极影响,尽可能消除和减少消极影响。

(四) 指导

指导是支持性心理干预的重要手段之一,是与患者一起分析,寻求应付困难或处理问题的恰当方法,并建议和指导患者使用。指导技术可有效地改善患者的症状,改良其行为方式,促进疾病的恢复。心理干预的目标不只是帮助患者解决某个具体问题,还要指导其学会处理其他问题的必要技能,让患者知道如何认识和评价遇到的问题,如何应对这些问题或事件,以便能独立而妥善地解决问题。因此,护理人员应学会灵活应用指导和建议技术。

指导的内容包括:①日常生活方面,如个人生活料理、营养和睡眠调整等;②工作学习方面,如升学问题、与同事关系等;③家庭关系方面,如协调与子女的关系等;④社会交往方面,如与亲戚朋友的关系、社交技巧等。指导内容应是在理论和科学研究的基础上形成的规律性经验,正确的指导需要医护人员对患者的情况有科学判断,进行针对性强、操作性强和可行性好的指导,才能达到预期的目标。干预者应根据患者的实际情况提出合理指导和建议,帮助患者认识主观或客观存在的问题,为患者提供新的思维和方法,使患者从困惑中解脱出来,有新的明确的目标和方向,能自行选择解决问题的办法并积极努力改变,从而战胜疾病。

(五) 保证

与鼓励相似,恰到好处的保证同样能使患者缓解焦虑、悲观等消极情绪,增强信心和重新燃起希望。因紧张性应激事件或其他原因,使患者存在明显的紧张、焦虑、抑郁等负性情绪,为消除患者的疑虑和错误观念,给患者以心理上的支持。适当的保证非常有益,但保证必须建立在全面了解患者病情的基础上,并且要有足够的依据,使患者深信不疑。当患者过分担心疾病的疗效和预后时,护理人员只要稍有把握,就尽量用积极和肯定的语言回答,还可以借此附上几条要求,如患者应从哪些方面努力,才能取得较好的效果等。

(六) 共情

共情有"神入""同理心"等多种译法,是指体验他人内心世界的能力。虽然最初是人本主义治疗的基本理念和技术,但目前已经被各种心理治疗流派所认可,几乎成为所有心理治疗方法都强调的基本技术。对于护理人员来说,共情的具体含义包括:①通过患者的言行,深入对方内心去领悟其情感与思维;②借助自身的知识和经验,把握患者的体验与其经历和人格之间的联系,更深刻理解患者的心理和具体问题的实质;③运用沟通技巧,将自己对患者内心体验和所面临问题的领悟与理解传达给患者,借此影响患者并取得反馈。在支持性心理干预中,共情本身即能达到支持性的治疗作用。

(七) 积极关注

积极关注是指将患者视为一个有价值和尊严的人,给予其赞扬和尊重。与共情一样,无条件积极关注原为人本主义治疗的基本理念和技术,但现代心理治疗理念越来越强调患者自身的潜能和积极因素在治疗中的巨大作用。积极关注技术可有效促进患者潜能和积极因素的发挥,通过其自身的因素发挥治疗作用。

支持性心理干预技术是一种简单易学,且行之有效的方法,是广大护理人员可以广泛应用的基本心理干预方法。

二、提供信息支持

提供信息支持是实施心理护理的重要平台,信息护理的真正目标是向患者提供信息,并使其保持在一定水平。信息护理可以促使患者产生符合现实的期望值,减少患者因"不了解信息"而产生的恐惧、压力和疑虑,并能有效地引导患者参与治疗和自护。获得良好信息支持的患者及家属处于较适宜的身心状态,从而对医护人员充满感激;而未获得重要事件信息支持的患者及其家属,则会焦躁不安地期待医护人员与其做较充分的信息沟通。因此,重视患者的生活质量,必须将信息沟通和健康宣教的心理护理作为核心责任。

(一) 提供信息支持的基本原则

在临床护理中,遵循以下基本原则,信息支持即可顺利地进行。

1. 营造氛围　即提供信息需要注重沟通的氛围,营造一种强调干预者与患者之间的沟通以及信息提供、互相支持的氛围。

2. 监督运作　提供信息需确定承担信息支持任务的医护人员,并督导其在运作过程中有无根据患者的需要和能力给予其足够信息,并保持良好的状态。

3. 适宜水平　给患者提供信息时,需保证所提供信息在适宜的范围内,包括:①符合患者的基本理解水平;②符合患者的现实期望水平;③有助于提高患者的依从性。

4. 专业沟通　利用专业技巧对患者进行信息和教育干预。沟通信息任务的制订,应像静脉穿刺等技术那样十分专业。提供信息者应接受信息支持等干预方法的训练,以便专业地使用相关技巧。

5. 相互合作　是指医护人员间及医患或护患之间在提供信息时的合作性,可保证小组中各成员都明确每个患者的照护计划并及时更新。

(二) 提供信息支持的方法

1. 运用 IIFAR 方案　IIFAR 方案展示了提供信息支持的一条主干路径,每个部分都包含专业地进行信息支持的具体措施,使信息交流成为一种专业的护理行为。表 9-5 列出了 IIFAR 方案的具体项目。

(1) 初始核对(I):①开始提供信息前,检查患者的一般情绪与认知状态,确定其是否处于接受信息的最佳时间。②确认患者在此关键时刻确实需要信息。③核对患者当前已拥有信息及确定其需要提供的信息。最重要的是,不要只是询问患者是否已获知他所需信息,而是让患者用自己的语言说出其所获知的信息,以便于护理人员能真正了解其所记住的信息及其准确程度。④对患者的基本需要、使用的语言、信息的复杂程度及总量进行判断。

表 9-5　IIFAR 方案具体项目

分　类	内　容
初始核对(initial check)	患者的认知和情感状态
	患者是否适合接受信息
	患者已经具有哪些信息
	患者所需信息的语言及复杂程度
信息交流 (information exchange)	将信息打包,再间断地进行提问
	运用图表和笔记等帮助患者记忆信息
	核查患者是否存在信息量过大与理解困难
最终的准确性核对 (final accuracy check)	要求患者用自己的话概述信息
	核对准确性,如果有必要可再次传递信息
反应(reactions)	核对患者对信息的认知、情感反应

（2）信息交流(I)：若有必要,凡有信息之处,就可对其进行纠正和扩充,以便实现患者和（或）家属应达到的适当的信息水平。如果患者和（或）家属缺乏信息,在初始核对的基础上,对信息进行编排,分成一个个"信息包",总量＜4～5 个。宣教时,每个信息包的传递可停顿一段时间,如果需要可进行提问、复述和讨论。另外,也可利用图表、笔记作为口头传递信息的补充,以帮助患者记忆。若除口头信息外,已准备好宣传单,不要仅把资料交给患者了事,应与患者一起浏览整个宣传单,并做个性化记录,以确保信息的准确性。如果信息很重要,含有很多细节,可以考虑使用录音带。在信息交流的过程中,护理人员可通过提问等方法确保没有传递多余的信息和细节,准备好结束本次宣教,并安排好下一次的信息交流。

（3）最终的准确性核对(FA)：当医护人员已经传递了适合当时情况的足量信息后,还需要核对信息的准确性。此时必须婉转地要求患者用自己语言说出所交流信息的概要并仔细地倾听,找出其中的错误和空白,然后重新向患者宣教其所缺失的信息。这是信息传递过程中比较重要的环节,所以尽量不要略过或只是肤浅的结束,否则很可能导致患者因没有真正理解所传递的信息,致使信息支持护理工作的部分失败。

（4）反应(R)：提供信息支持的最后步骤是核对患者对医护人员所传递信息产生的认知、情绪反应,这是专业化信息提供过程中的另一重要环节。信息支持是心理护理的一部分,需要关注患者在接受信息后有无悲伤或其他情绪反应,至少需要通过倾听患者,帮助其表达情感并给予支持。护理要促进患者的舒适感,不能仅让患者独自面对可能对其健康有相当大影响的信息。

最终核对准确性后,应改变医护人员主导信息的沟通氛围,确保患者处于放松状态,简要地与患者一起探讨其对信息的反应和由此引发的想法和感觉。

2. 引导提问法　实施 IIFAR 方案应该有足够的时间保障,包括最后对患者反应的简单讨论。若当护理人员所在部门的工作相当紧张,提供信息支持的时间非常有限时,也可运用引导提问法为患者和（家属）提供基本、有效、个性化的信息,进行有限但清晰、面对面的交流。在使用引导提问方法时,医护人员需要预先准备一份打印好的标准问题清单,问题涵盖患者信息需求的相关范畴。将打印好的问题清单交给患者或家属浏览,然后安排一小段时

143

间,针对患者和家属的提问给予回答。引导提问与正常的信息护理一起使用,能为患者提供很大的帮助。

(三) 提供信息支持的注意事项

1. 保证信息完整性　在信息传递过程中,传递方的信息与接受方的信息常常不对称,即使医护人员已向患者或家属传递某些信息和建议,但并不意味着他们已经领会并会准确地记住这些信息和建议。因此,当告知患者信息时,为保证信息的完整性,医护人员必须在信息沟通和健康宣教过程中进行信息的验证和检查。

2. 保证信息正确性　信息传递不是一劳永逸的事情。若把提供信息类比创伤护理,犹如医护人员需经常回到患者身边为其更换敷料一样,在提供信息的过程中也需要医护人员常回到患者身边,检查所传递的信息有无发生变化,并重新加强,以避免所提供的"信息"偏离原始版本。

三、提供情感支持

情感支持旨在帮助患者度过一段困难时期,因为在此期间患者可能会经历许多不同情感,如应对恐惧和焦虑、平息愤怒、应对损失和悲伤等。

(一) 提供情感支持的目标

情感支持关注是给予患者支持,并作为其同伴,应对由患者自身状况所导致的想法和情感,使其情感更容易表达,从而有益于患者的康复。因此,情感护理干预措施在本质上是预防性的。提供情感支持的目标大纲见表 9-6。

表 9-6　患者的情感支持

目标	支持和帮助那些由疾病、损伤或残疾引起情绪反应的患者
技巧	营造安全的环境允许其表达情感
	帮助放松情绪,超越压抑和羞怯而自由地表达情感
	友好地探索和讨论情感反应
	交流理解并接受
	通过尊重和认可个人情感以提供支持
态度	能轻松应对并尊重个人的情感,不要去阻止其流泪,以及宣泄悲伤、焦虑和愤怒

(二) 提供情感支持的意义和作用

提供情感支持是给予患者心理护理的核心部分,具有以下的意义和作用。

1. 情感支持可帮助患者度过其正常的情感过程　严重疾病或损伤可引发个体产生各种情感反应,其中许多反应属于正常的情感反应过程,且将随着时间地发展而减退、消失。医护人员为患者提供心理护理,应强调整体性,与患者保持较亲近的距离,避免任由患者独自处理其情感反应。还有一个重要的预防性因素,即有时患者的"正常情感过程"会延长,继而使其丧失应对能力,如可"延迟"的悲伤过程。医护人员为患者提供情感支持,能更好地了解患者在情感反应中所处的位置,以及是否需要治疗的帮助。

2. 情感支持有助于患者康复　情感表达对患者及家属所处情境来说,与其支持和陪伴密切联系,使他们倾向于更好地处理自身的状况,减少悲伤,并能根据需要尽快地对因疾病或损伤所导致的改变作出应对,达到有效康复。

3. 情感支持有助于维护整体健康　情感支持可以帮助患者减缓压力,排遣忧郁,被视为可协助患者调整、坚持治疗所作努力的投入,在很大程度上具有维护患者整体健康的作用。

情感支持简单易行,没有特殊要求,应向所有患严重疾病或损伤的患者提供,对患者亲属亦是如此。情感支持并非治疗性心理干预,是使正常情感过程更容易表达、调节患者及家属自身状况的一种干预形式,也是一种支持和关怀。值得注意的是,当患者非常沮丧或心理紊乱并挣扎着寻求调节时,即预示其心理咨询或治疗的需求。换言之,此时患者的需要已经超越了情感护理的范围。

（三）提供情感支持的具体步骤

1. 开始情感支持　实施情感支持是针对那些真正有需求的患者及家属,而非强加于人。因此,情感支持总是以鼓励开始,且只有在当事人意识到有此需要并接受鼓励时方能继续。

2. 营造安全情境并允许情绪和情感表达　理想的情感支持情境应由医护人员经过思考、计划和关怀而建立,且必须由实施者对其负责并设计,方可使患者产生有益的体验。此外,实施者还需考虑针对局促不安的患者、干扰患者流畅表达的不和谐场合的处理办法。具体做法如下。

（1）选择合适的环境:即提供给患者感觉安全、不受监察和打扰的理想环境,如可谈论隐私、小的舒适的场所,不会响起电话铃声等。

（2）限制参与者:参与会谈的理想状态为医护人员和患者,尽可能限制患者的配偶和家人,以及其他观察者参与。

（3）消除社交隔阂:减少护士与患者间的表面社会距离和身体障碍,间隔以护士觉得合适时可拉起患者一只手为宜;以温和目光面对患者,尽早熟悉,以称呼名字的形式进行谈话等。

（4）促进安全交流:明确、自然地接受个人情感而得以安全的交流,回应患者时可传达以下信息,如不约束他们想要谈论的事情,患者的各种个人情感在此情境中是适当的并被接纳。

3. 倾听并易化情感过程　情感支持就是易化患者情感的确认和表达,目的是帮助其情感过程和加工。凡以随和心态接受和尊重患者情感的满足,加之支持和合作的体验,可促进护患关系的深入,强化患者参与沟通。

4. 回馈（理解、接受、移情地交流）　具有良好"共情"能力的护士,可准确判断他人的感受。有时患者并未直接告知某些情感,但护士可通过其直觉获得;有时护士仔细倾听后可与患者产生情感共鸣。如果患者能体会到护士的共情作用,则可帮助其保持安全感并维持交流关系的深度,也常是与患者继续对话的一种鼓励。

5. 给予支持　情感支持所包含的技巧,是对寻求情感支持的患者提供热情相助的基础;在某些方式中,支持是效果而非行为,是指一种排遣孤立、从烦恼的情感压力或情形中获得释放的感觉。如患者会感到:"通过谈话,我获得了某种意想不到的放松感"。

6. 结束情感支持的会谈　会谈一开始就应让患者注意到时间有限。如果是轻松的氛围,护士可在谈完后简单核实患者的感觉,然后与之道别,也可同时作另外安排,便于进一步接触。如果随着患者讲述沮丧或烦恼之事,会谈氛围将随其情绪而改变。在那种情景下,护士需要立刻用仅有的数分钟时间将其带回,尽可能给患者留下结束的印象。

信息支持和情感支持往往互相依存,密不可分。早期、短暂的情感护理干预措施,可揭示患者对即时信息的需要,可随之对其进行可靠的心理状态的监测;而监测患者的心理状态或给予信息,可很好地暗示患者对情感护理的需要。但是,当患者陷入深度的持续的麻烦,情感需要或困惑超越了心理护理的范畴,就可能需要心理咨询或心理治疗。此时,护理人员应该与患者或家属进行讨论,考虑下一步的转诊。

四、其他心理干预技术

在心理护理过程中,护理人员除了应用支持性心理干预技术,提供信息支持、情感支持等方法给予患者以鼓励和情感支持外,还应重视其他心理治疗方法和技术的运用。如应用行为疗法促使患者逐步改变不良习惯和行为;应用认知疗法改变患者不合理的认知,并通过认知的调整来改变其行为和缓解情绪;应用暗示疗法给予患者以积极暗示,消除和减轻疾病症状等(具体心理治疗方法见第八章)。

总之,为临床患者实施心理护理是连续、动态的过程,可因人而异,灵活运用。目前,在临床护理工作中,虽然心理护理的开展已经比较普遍,许多护理人员都开始注意与患者的交流和沟通,尝试能够在心理与社会方面更多地帮助患者。但是,由于护理人员掌握心理学方面的知识和技能尚不够丰富和熟练,临床心理护理的开展还存在各种各样的问题,心理护理的理论和技术还需要不断发展和完善。

案例与思考题

1. 患者,男性,53 岁。吸烟史 22 年,因头昏、耳鸣、失眠、乏力半年多,而到医院就诊。体检发现:体温 36.7℃,呼吸 88 次/分,心率 20 次/分,血压 170/95 mmHg。诊断为高血压。患者经药物治疗后血压下降,认为疾病治愈,便擅自停药。

(1) 对该患者主要给予哪种心理护理?

(2) 该如何实施上述心理护理?

2. 患者,女性,37 岁。在体检中被检查诊断为乳腺癌中期,而收入院治疗。患者闻悉病情后,表示会配合治疗。但对预后较为悲观,出现情绪低落,终日愁眉不展,经常长吁短叹,对生活失去信心,饮食减少,常出现夜间失眠。

(1) 对该患者主要给予哪种心理护理?

(2) 该如何实施上述心理护理?

(贾守梅)

第十章

精神障碍的常见症状

精神活动是大脑生理功能的具体表现,当大脑功能出现异常或紊乱时,临床上表现为异常的精神活动,称为精神症状。精神症状是异常的精神活动,但异常的精神活动不一定是精神症状。至今为止,精神科仍未有特异性的实验室检查来明确精神症状,精神障碍的诊断和分类主要是依据现象学的方法,也就是根据精神症状的特点来进行分析与判断。因此,正确识别精神症状是诊断和治疗精神疾病、观察和判断疾病转归的重要依据。精神症状的内容与个体的文化背景、躯体症状、人格特征及生活经历有关。学习精神症状、正确识别精神症状是做好精神科临床和护理工作的基础。即使在非精神科工作,识别精神症状,也是护理工作的重要内容。

精神症状通常不是每时每刻都表现出来的,精神症状的发现主要通过与患者的交谈和观察获得。能否尽快发现患者隐蔽的精神症状取决于医患关系、护患关系,以及谈话的技巧。精神症状一般都具有以下特点:①症状内容与周围环境或客观事实不符;②症状的出现和消失不受患者意识的控制;③症状会给患者带来不同程度的社会功能损害。

临床上一般从3个方面来分析和判断某一精神活动是否正常:①纵向比较,将现在的精神活动与过去的一贯表现相比较,精神状态的改变是否明显;②横向比较,将现在的精神状态与条件相似的大多数人的精神状态比较,是否有明显的差别,持续的时间是否超出一般限度;③个体表现出的精神状态与其心理背景和当时的处境是否相符。精神活动是一个整体和复杂的过程,每个精神症状都不是孤立的现象,必然与其他精神症状一起组成整体性的异常精神状态。因此,精神症状的判断,必须与患者的过去、现在进行比较,并结合其处境、症状的频度、持续时间和严重程度进行综合评估。由于患者的精神症状不是每时每刻都呈现在我们面前,因此仅仅根据短暂、片面的观察所得出的结论,很容易造成误诊或漏诊。医护人员必须反复检查患者,不能因为一次检查阴性而否定患者精神症状的存在。

人类的精神活动既是一种复杂的、相互关联的现象,也是一个相互协调统一的过程,按心理学概念可将其分为认知过程(感知觉、思维、注意、记忆、智能等)、情感过程和意志与行为等心理过程。以下按照精神活动的各个心理过程分别叙述不同的精神症状。

第一节 认知障碍

一、感知障碍

感知包括感觉(sensation)和知觉(perception)两个部分。两者都是大脑对客观事物的反映,所不同的是:感觉是大脑对直接作用于感觉器官的客观事物个别属性的反映,如颜色、形状、大小、气味、冷热、软硬等。而知觉是将感觉到的客观事物的各种属性反映到脑内进行综合,并结合以往的认知,最后作为一个整体的综合映像反映在头脑中。比如剥橘子时,视觉使我们知道它是黄色的(成熟时)、圆形的;触觉使我们知道它有粗糙的外皮和多汁的果肉;嗅觉告诉我们它有芬芳的气息;味觉告知我们它是酸酸甜甜的;以手掂它的重量时,运动觉告诉我们它重重的。综合了这些客观的感觉,最终才能形成我们对橘子整体的主观知觉。通常我们对事物的感受都是综合性的。

感知障碍(disturbances of sensation and perception),包括感觉障碍和知觉障碍两个部分。感觉障碍多见于神经系统疾病,知觉障碍则多见于精神疾病。

(一) 感觉障碍

常见的感觉障碍(disturbances of sensation)包括感觉过敏、感觉减退、感觉倒错、内感性不适 4 种。

1. **感觉过敏**(hyperesthesia)　又称感觉增强,是指由于感觉阈值降低或在强烈的情绪因素下,患者对外界一般强度的刺激反应的感受性增高。如无法忍受正常的关门声、门铃声和电话声,感到阳光特别刺眼,轻触皮肤就感到疼痛难忍等。感觉过敏多见于神经衰弱、疑病症、癔症、更年期综合征等。

2. **感觉减退**(hypoesthesia)　又称感觉迟钝,是指由于感觉阈值增高或在强烈的情绪因素影响之下,患者对外界一般刺激的感受性降低,对强烈的刺激感觉轻微。严重时甚至完全不能感知,称为感觉缺失(anesthesia)。例如针刺时无疼痛、手握冰块时无冰冷感觉等。感觉减退多见于木僵状态、抑郁状态和意识障碍等;感觉缺失多见于癔症,称为转换症状如失明、失聪等。

3. **感觉倒错**(paraesthesia)　对外界刺激产生与正常人不同性质的或相反的异常感觉。如对热的刺激产生了冰冷的感觉;用棉签轻擦皮肤时,感到刺痛难忍。多见于癔症。

4. **内感性不适**(senestopathia)　由感觉异常所致。患者主诉体内有各种不舒适和(或)难以忍受的异样感觉,例如牵拉感、蚁爬感、游走感、挤压感等,但患者不能明确指出不舒适的具体部位。多见于疑病症、癔症、精神分裂症、抑郁状态、颅脑损伤所致精神障碍和更年期精神障碍。

(二) 知觉障碍

常见的知觉障碍(disturbances of perception)有错觉、幻觉和感知综合障碍 3 种。

1. **错觉**(illusion)　是对客观事物的错误感知。当视觉条件差、光线暗淡,或处于疲劳、恐惧、紧张和期待等心理状态时,正常人也可出现错觉,但正常人在改善环境条件或调整情绪后,错觉可以及时纠正,属于生理性错觉。如草木皆兵和杯弓蛇影都属于生理性错觉。病理性错觉则常在意识障碍时出现，带有恐怖色彩，伴有相应的情绪和行为反应。如谵妄的患者会把医护人员看成来迫害他的妖魔鬼怪，吓得一脸惊恐的表情。只有等患者意识障碍消除后，错觉才可纠正。多见于谵妄和躯体疾病所导致的精神障碍。

2. 幻觉(hallucination)　是一种缺乏客观刺激作用于感觉器官时所出现的知觉体验，如耳朵里总是听到别人听不到的声音。幻觉可以在意识清晰时发生，也可以在有不同程度的意识障碍时发生。意识清晰时出现的幻觉属于精神病性症状，多见于精神分裂症。正常人有时也会出现幻觉，主要发生在入睡前或醒来后，通常是短暂的、单纯的。如听到电话铃声响起，或有人叫自己的名字等。

(1) 按照不同的感觉器官分类

1) 幻听(auditory hallucination)：是临床上最常见的一种幻觉。患者可以听见各种声音，如讲话声、风声、雨声、打雷声、机器的轰鸣声、流水声等，其中言语性幻听最多见，也最具有诊断意义。言语性幻听可以是几个单词、几句话或几个句子。如果言语内容是命令患者做某事，患者无法抗拒而遵照执行则为命令性幻听；如果言语内容是评论患者的一言一行，则为评论性幻听；如果言语内容是≥2个声音在争论，则为议论性幻听。这3种幻听多见于精神分裂症，为诊断精神分裂症的重要症状。幻听内容，有时非常清晰，有时十分模糊。幻听常影响患者的思维、情感和行为，受其影响和支配，患者可出现自杀、冲动、伤人或毁物等危险行为。

2) 幻视(visual hallucination)：也是常见的幻觉形式。幻视可以是单调的灯光、颜色，也可以是复杂的图像，如人物、景象、场面等。在意识清晰时出现的幻视多见于精神分裂症。在意识障碍时，幻视多为生动鲜明、带有恐怖色彩的形象，常见于谵妄状态。

3) 幻嗅(olfactory hallucination)：较少见。患者可闻到一些令人不愉快的难闻的气味，如闻到饭菜里有刺鼻的化学试剂的味道、腐尸臭味、浓烈的烧焦味等。常与其他幻觉和妄想结合在一起。如患者坚信他闻到腐败的气味，是有坏人故意在他面前释放的，从而强化了其原有的被害妄想，患者多表现为捏鼻动作或拒食。常见于精神分裂症。如患者单独出现幻嗅，无其他伴发症状，则需考虑颞叶癫痫或颞叶器质性损害。

4) 幻味(gustatory hallucination)：较少见。患者经常尝到食物中有某种令人讨厌的怪味道，因而拒食。与幻嗅常同时出现，常继发于被害妄想，主要见于精神分裂症。

5) 幻触(tactile hallucination)：又称皮肤黏膜幻觉。较少见。患者感到皮肤、黏膜或生殖器官表面有针刺、通电、虫爬等异常感觉，多见于精神分裂症或器质性精神障碍。

6) 本体幻觉(visceral hallucination)：又称体感幻觉，临床上较少见。患者主要表现为内脏的牵拉感、扭曲感、干枯感、空洞感等，常与疑病妄想、虚无妄想或被害妄想伴随出现，多见于精神分裂症、抑郁症等。精神分裂症患者常常描述一些奇怪的体感异常，例如，有一例精神分裂症患者说自己"脑内有两个气泡，被一根线连着，一上一下地运动"；还有一例精神分裂症患者说"我的肠子扭转了两圈"，可患者并无痛苦表情。这些描述十分具体形象，甚至离奇，但一听就知道是不可能存在的事实。

(2) 按幻觉体验的来源分类

1) 真性幻觉(genuine hallucination)：又称完全幻觉。患者的幻觉体验来源于客观世界，通过感觉器官而获得，因而幻觉形象鲜明。如患者常叙述他亲耳听到别人在辱骂他，因而情绪激动，做出伤人或毁物的行为反应。临床上多数幻觉属于完全幻觉。

2) 假性幻觉(pseudohallucination):又称不完全幻觉。常见的不完全幻觉分为4种:①类幻觉,幻觉形象不够鲜明生动,往往不完整,产生于患者的主观空间,不是通过感觉器官而获得,多见于精神分裂症。②思维化声,患者感到自己一想到什么,就能听到什么。③思维显影,患者在思考的同时,能够看见自己所想的内容。④精神性幻觉,患者感到自己的大脑不通过感觉器官就能看到东西和听到声音,多见于精神分裂症。

无论真性幻觉,还是假性幻觉,都是没有外界客观刺激的,区别它们的关键是患者对幻觉的感知是否通过感觉器官。真性幻觉的体验来源于外界,具有明确的定位,通过感官而感觉到的形象生动鲜明,存在于客观空间,不从属于自己,也不能随自己的意愿加以改变,如幻视和幻听。而假性幻觉的体验不用感官而感觉到,来源不明确,幻觉形象不存在于客观空间,仅存在于本人的主观空间,不是由外部投射而来的,是一种意向。

(3) 特殊类型的幻觉:临床上还可见到一些特殊类型的幻觉,在此简要介绍4种。

1) 功能性幻觉(functional hallucination):是指患者感受到现实刺激的同时,同一感觉器官出现幻觉。前者是真实存在的声音,后者是幻觉,两者同时为患者感知,互不融合。例如患者只要一听见哗哗的流水声或脚步声,就听见有人在议论自己的声音。客观刺激和幻觉同时为患者所感受,一旦客观刺激消失,患者的幻觉体验也会立即消失。多见于精神分裂症和心因性精神障碍。

2) 反射性幻觉(reflex hallucination):是患者的某一感觉器官感受到现实刺激时,另一个感觉器官产生幻觉。如看见下雨,就会闻到空气里弥漫着一股烂苹果味;听到电台广播声音的同时就能看见播音员站在自己面前等。多见于精神分裂症。

3) 心因性幻觉(psychogenic hallucination):幻觉内容与心理因素密切相关,是指在强烈的心理因素的影响下,患者产生的幻觉。例如亲人亡故后,患者悲痛欲绝,经常在耳边听到死去亲人的说话声。多见于心因性精神障碍、癔症等。

4) 入睡前幻觉(hypnagogic hallucination):幻觉出现在入睡前,多为幻视。患者闭上眼睛,在将睡未睡时能看见各种幻觉形象,如小动物、风景或人物等。一般无病理性意义。

3. 感知综合障碍(disturbances of sensorial synthesis) 是指患者对客观事物能够正确认识,但对其部分属性如形状结构、颜色大小、空间远近等产生了错误的感知体验,常见的类型如下。

(1) 时间感知综合障碍(disturbance of time sensorial synthesis):即患者对时间体验的判断出现障碍。如患者经常感到时间"飞逝",似乎自己正处于"时空隧道"之中,感觉外界的变化异乎寻常的快;或者患者感到时间"凝固",岁月不再流逝,外界停滞不前。多见于颞叶癫痫和精神分裂症。

(2) 空间感知综合障碍(disturbance of space sensorial synthesis):即患者对事物空间距离或事物大小的判断出现障碍。主要包括以下5种:①视物变形症(matamorphopsia),患者感到周围的人或某外界事物在大小、形状、颜色和体积等方面发生了变化。如看到某人的鼻子特别大,某个建筑物特别小。②视物显大症(macropsia),看到物体的形象比实际增大,如看到自己的父亲变成了巨人。③视物显小症(micropsia),看到物体的形象比实际缩小,如看到身边驶过的汽车都变成了玩具汽车或汽车模型。④视物显远症,看到物体的距离比实际距离要远。如候车时汽车已经驶过站台,但患者仍然感觉汽车离自己还很远。⑤视物显近症,看到物体的距离比实际距离要近。

（3）运动感知综合障碍（disturbance of movement sensorial synthesis）：患者感到运动的物体静止不动，或者静止不动的物体在运动。例如，患者感到马路上的树在往后退。多见于癫痫和精神分裂症。

（4）体形感知综合障碍（disturbance of body-image sensorial synthesis）：患者感到自己整个躯体或个别部分，如四肢的长短、轻重、粗细、形态、颜色等发生了变化。例如，患者不断地照镜子，看到自己的脸拉长了，五官扭曲了，变得非常难看。多见于器质性精神障碍、癫痫和精神分裂症。

二、思维障碍

思维（thinking）是人脑对客观事物的间接和概括的反映，是精神活动的重要特征。思维在感觉和知觉的基础上产生，并借助语言和文字来表达。正常人的思维活动具有目的性、连贯性和逻辑性等特征。

思维障碍（disturbances of thought）是精神疾病的重要症状，主要包括思维形式障碍、思维逻辑障碍和思维内容障碍。

（一）思维形式障碍

思维形式障碍（disturbances of thought form）是指思维的联想障碍。以下是常见的思维形式障碍。

1. **思维奔逸**（flight of ideas）　又称观念飘忽，是指思维的联想速度加快，语量增多。患者脑内不断涌现出大量的概念，一个接着一个，甚至来不及表达，有时表现为音联或意联。例如问患者来自哪里？患者回答："我是山东人，人人爱游泳，永远不要相信朋友，又到家门口……"患者讲话时滔滔不绝，口若悬河，出口成章。但由于常常伴有随境转移，患者说话的主题极易随着环境而改变，因而每一个话题的内容都涉入不深，较为肤浅，给人以信口开河的感觉。思维奔逸是躁狂症的典型症状。

2. **思维迟缓**（inhibition of thought）　与思维奔逸相反，患者的联想速度缓慢，语量减少，可表现为应答迟钝，言语速度缓慢，思考问题感到困难，即便是回答一个很简单的问题，也要花上很长的时间，感觉"脑袋就像生了锈的机器"，但回答基本切题完整。常伴有情绪低落，动作和行为的减少或抑制。思维迟缓是抑郁症的典型症状。

3. **思维贫乏**（poverty of thought）　主要为联想数量的减少，概念与词汇缺乏。患者表现为缺少主动语言，回答问题时脑子空空，言语内容简单空洞，类似电报式语言。严重的患者可以什么问题都回答不知道。多见于精神分裂症、抑郁症和脑器质性精神障碍。

4. **思维散漫**（loosening of thought）　又称思维松弛，是思维的目的性和连贯性障碍。患者意识清晰，但思维内容散漫，缺乏主题，所讲的每段话中的每句句子虽然可以成立，但是句子和句子之间缺乏逻辑联系，表现为"语句堆砌"，以至于别人无法理解其要阐述的是什么主题。对问话的回答不切题，以致检查者感到交流困难。多见于精神分裂症早期，严重时可发展为思维破裂。

5. **思维破裂**（splitting of thought）　是指概念之间联想的断裂，建立联想的各种概念内容之间缺乏内在的联系。主要表现为患者在意识清晰的情况下，思维联想过程破裂，言语支离破碎，整段内容和组成每一个句子的词语之间都缺乏逻辑联系，成为"语词杂拌"，使旁人无法理解,感到交谈困难。多见于精神分裂症。

6. **思维不连贯**(incoherence of thought) 与思维破裂不同,它是患者在严重的意识障碍背景下产生的,也表现为"语词杂拌",患者的言语凌乱,不成句子,毫无主题可言。此类症状多见于谵妄、感染中毒、颅脑损伤引起的意识障碍等。

7. **病理性赘述**(circumstantiality) 联想过程迂回曲折,过分的详细,拘泥于细节。患者在叙述一件事时无法做到简要的概括性回答,加入了许多不必要的细枝末节,给人一种"啰哩啰唆"的印象。多见于癫痫和器质性精神障碍。

8. **思维中断**(thought blocking) 又称思维阻滞。是指在没有外界因素干扰和意识障碍的情况下,患者思维联想的过程突然中断,主要表现为与旁人谈话时突然停顿,片刻后谈话恢复,但往往主题已不是原来的内容,虽经百般提醒,患者仍然不能继续原话题。若患者有当时的思维被某种外力抽走的感觉,则称为思维被夺(thought deprivation)。这两种症状均为诊断精神分裂症的重要依据。

9. **思维插入**(thought insertion) 患者认为头脑中有某种思想不是自己的,而是别人通过种种方法插入自己的头脑中的。比如,患者告诉医生:"我现在的思维不是自己的,而是一位气功大师把别人的思维像气体一样传送到我的大脑中的"。多见于精神分裂症。

10. **思维云集**(pressure of thought) 又称强制性思维(forced thinking),是指不受主观意志的控制,脑中涌现出大量的、杂乱无章的联想。虽然,患者感觉到这些杂乱无章的联想是受到外部某种力量强制性产生的,但联想的内容仍是自己的思想。强制性思维来得快,去得也快,无法自控,"好像放电影"一样。多见于精神分裂症。

11. **强迫性思维**(compulsive thinking) 是指头脑中反复地、不自觉地出现某一概念或相同内容的思维,患者明知此想法没有必要,也没有任何实际意义,但就是控制不住,如果不去想,内心就会非常矛盾和痛苦。强迫性思维可表现为某些想法,反复回忆(强迫性回忆)、反复思索无意义的问题(强迫性穷思竭虑),总是怀疑自己的行动是否正确(强迫性怀疑)等。强迫性思维常伴有强迫动作。多见于强迫症。与强制性思维不同,有强迫性思维的患者明确是自己的思想,反复出现,内容重复,而强制性思维的患者体验到的思维是异己的。

12. **思维扩散**(diffusion of thought)**和思维被广播**(thought broadcasting) 患者体验到自己的思想一出现,周围人都知道,感到自己的思想被别人共享,毫无秘密可言,称为思维扩散。如果患者认为自己的思想是通过广播的方式扩散出去的,称为思维被广播。常见于精神分裂症。

13. **被洞悉感**(experience of being revealed) 又称思维被揭露。患者坚信自己的思想未经表达,已人尽皆知。故当医生询问病史时,患者总是回答:"我的事你们不是早就知道了,还来问我干什么?"如果进一步询问患者,别人是如何知晓其心理时,患者往往无法解释清楚。

14. **持续语言**(perseveration) 患者的思维活动在某一概念上停滞不前,给他提了一系列问题后,每次总是重复第一次回答时所说的话。例如医生问:"您今年多大?"患者答:"34岁。"问:"您家住哪里?"答:"34岁……"多见于脑器质性精神障碍。

15. **重复语言**(palilalia) 是指联想停滞不前,在原地徘徊,作机械式持续重复,说话时多次重复一句话的最末几个字或词。例如患者说:"我要下楼去吃饭、吃饭、吃饭"。多见于器质性精神障碍。

16. 刻板语言（stereotyped speech）　是指思维停滞不前，概念转换困难。患者机械而刻板地重复一些没有意义的词或句子。例如患者反复说："我要去收被子，我要去收被子，我要去收被子"。多见于器质性精神障碍。

17. 模仿语言（imitated speech）　是指刻板地模仿周围人的言语。多见于精神分裂症。

（二）思维逻辑障碍

1. 病理性象征性思维（symbolic thinking）　属于概念转换，用一个无关的具体概念去代替某一个抽象概念，不经患者本人解释，别人往往无法理解。例如有的患者经常将衣服反穿，认为这样才能显示自己是表里如一。有的患者入院后拒绝睡 36 床，问其原因，回答："3 的开口向左，6 的开口向右，睡到 36 床，不就意味着夫妻不和，要离婚了嘛！"再如，某患者不肯吃饭，说白色代表反动，所以不能吃白米饭，要吃红米饭。多见于精神分裂症。

2. 语词新作（neologism）　是指患者自创一些符号、图形、文字和语言，并赋予其新的内涵，不经患者本人解释，别人往往无法理解。例如用"％"代表离婚；用带泪珠的"LOVE"表示自己与男友分手了。多见于精神分裂症。

3. 逻辑倒错性思维（paralogism thinking）　是指患者违反逻辑法则进行推理，或在推理过程中偷换概念。主要特点为推理缺乏逻辑性，既无前提也无根据，或因果倒置，推理离奇古怪，不可理解。例如有患者说："天要下雨了，我爸要死了！"另一位女性患者近半年来认为母亲对自己态度生硬，家中的事也不告诉自己。问其原因，患者解释说："我认为同性相吸、异性相斥，由于 2000 年转换到 2001 年，地球磁力发生改变，这种磁力影响了我妈妈，使妈妈的态度发生改变，所以妈妈现在疏远我了。"多见于精神分裂症。

（三）思维内容障碍

思维内容障碍（disturbances of thought contents）是指妄想。妄想（delusion）是一种病理信念，与事实不符，但患者却坚信不疑，不能以患者的文化水平及社会背景来解释，也不能通过摆事实、讲道理的方法来说服。妄想属于精神病性症状，是精神病患者最常见的症状之一。妄想是个别的心理现象，集体的信念有时尽管不合理，但不能称为妄想，如宗教、迷信。

妄想的诊断意义不在其内容，而必须结合妄想的发生方式、结构，以及合并其他症状的特点进行综合分析。例如，精神分裂症的妄想结构多松散，内容荒谬离奇、多变、泛化等；抑郁症的妄想多为疑病妄想或自责妄想；躁狂症则多为夸大妄想或被害妄想等。

1. 按起源分类

（1）原发性妄想：产生突然，内容难以理解，与患者以往的经历和当前处境无关，对精神分裂症的诊断具有重要作用。临床上有 4 种形式：①妄想知觉，是指患者在正常知觉体验的同时，产生与此毫无关系的妄想。如某男性患者看到一名女生穿了一件红色的衣服，便认为她在向自己示爱。②妄想心境，是指患者突然感到周围熟悉的环境发生了某些与自己有关的情况，却又不能清楚地描述。这种体验常导致原发性妄想形成。③妄想表象，患者突然产生一种记忆表象，接着对之赋予一种妄想意义。④突发性妄想，妄想的形成既无前因，又无后果，让人无法理解。

（2）继发性妄想：是指继发于其他病埋心埋基础上的妄想，或在某些妄想基础上产生另一种妄想。如患者先有幻听，继而产生关系妄想或患者先有夸大妄想，继而又出现被害妄想。

2. 按结构分类

(1) 系统性妄想: 其内容前后连贯, 结构严密, 逻辑性较强, 接近现实, 逐渐发展成系统化, 并将周围的所见所闻与固定的妄想交织在一起, 形成一种较固定的系统。多见于偏执性精神障碍。

(2) 非系统性妄想: 一般结构松散, 内容片断、凌乱、不连贯, 内容较为荒谬。多见于精神分裂症等。

3. 按内容分类

(1) 被害妄想(delusion of persecution): 最常见。患者坚信自己或家人正在被人监视、下毒、跟踪、侮辱、诽谤、诬陷等。例如, 某精神病患者认为他吃的饭菜里有毒, 喝的饮用水里也有毒, 使他腹泻, 肯定是邻居们故意要伤害他。被害妄想常见于各种精神病状态。伴有幻觉的被害妄想多见于精神分裂症。

(2) 关系妄想(delusion of reference): 较常见, 又称牵连观念。患者感到周围的事物均与自己有关。如认为周围人的谈话、说笑、吐痰咳嗽、一举一动都是针对自己, 常与被害妄想伴随出现。多见于精神分裂症。

(3) 夸大妄想(grandiose delusion): 患者对自我各方面的能力给予过高的评价, 坚信自己是非常人物, 有特殊才能、巨大财富或至高无上的权利, 能够主宰地球和世界。多见于躁狂症, 也可见于精神分裂症和器质性精神障碍。

(4) 嫉妒妄想(delusion of jealousy): 患者捕风捉影地坚信自己的配偶对自己不忠, 另有外遇, 故而经常跟踪、监视配偶的日常活动, 检查配偶的衣服和日常生活用品、截留拆阅别人写给配偶的信件等以求证实, 有时甚至无理取闹, 对配偶采取攻击性行为。多见于精神分裂症和偏执性精神障碍。

(5) 罪恶妄想(delusion of guilt): 又称自罪妄想, 患者将以往所犯的小错误无限制放大, 都看成是不可饶恕的罪行或毫无根据地为自己强加一些莫须有的罪名, 并坚信自己罪孽深重, 死有余辜, 因而情绪低沉, 常常要求劳动改造以赎罪, 有时甚至产生自杀意念或伴有自伤或自杀等行为。多见于抑郁症和精神分裂症。

(6) 钟情妄想(erotomanic delusion): 患者坚信自己被某异性所钟爱, 故而反复追求并表达爱意, 即便多次遭到拒绝仍纠缠不休, 反而认为对方是在故意考验自己。多见于精神分裂症。

(7) 疑病妄想(hypochondriacal delusion): 患者坚信自己患了某种严重的疾病或不治之症, 如坚信自己心脏破裂、脑部长了肿瘤, 或者肺部有坏死而导致其不能呼吸, 严重时患者认为自己"内脏腐烂了""脑子变空了"或"血液停滞了"等, 因而到处求医, 即便通过详细的医学检查, 结果均为阴性, 也不能纠正患者的病态信念。多见于精神分裂症和抑郁症。

(8) 影响妄想(delusion of control): 又称被控制感, 患者感到自己的一言一行都受到外界某种力量如激光、电波、电子仪器等的控制, 因而不能自主。如患者感到自己的身体随时随地受到一部电子仪器的监控, 吃饭、睡觉、大小便都不能自控, 只有当这部仪器被关掉时, 才又恢复到一个正常人状态。影响妄想是诊断精神分裂症的重要依据。

(9) 非血统妄想: 患者否认与亲生父母之间的血缘关系, 认为自己不是由亲生的父母所生, 遂无故地对父母产生敌对情绪和行为, 往往怀疑父母企图要害死自己。多见于精神分裂症。

三、注意障碍

注意(attention)是指个体的精神活动集中地指向某一事物的过程。注意的集中性使注意的对象鲜明和清晰,而周围其他事物相对不清晰。注意可分为主动注意和被动注意。主动注意又称随意注意,是有意地去关注某一事物。被动注意又称不随意注意,是无意地关注到周围事物。如上课时,学生们都认真听讲是主动注意,而突然听见教室外传来争吵声,是被动注意。通常所说的注意是指主动注意。

注意障碍(disturbances of attention)是指精神活动在一段时间内过度或不能集中指向某一事物的过程。常见的注意障碍表现形式如下。

1. **注意增强**(hyperprosexia)　即在某些精神病状态下,主动注意增强。患者特别容易关注某种事物或某些活动。由于过分关注自己的病态思维内容,其他任何事情都很难转移患者的注意力。多见于有妄想的患者。

2. **注意减退**(aprosexia)　又称注意涣散,即主动注意减退,注意的稳定性降低,注意力很难在较长时间内集中于某一事物。比如有时看很长时间的书,却不知道书上所述的内容。多见于神经症、注意缺陷与多动障碍(儿童多动症)等。

3. **注意狭窄**(narrowing of attention)　是指主动注意的范围显著缩小,被动注意减弱,患者表现非常迟钝。当注意集中在某一事物时,就不能再注意其他的事物。可见于智能障碍和意识障碍的患者。正常人对事物失去兴趣或感到疲劳时也会出现注意范围缩小。

4. **随境转移**(distractability)　是指主动注意减弱,不能持久,被动注意明显增强,注意稳定性降低。患者的注意力可以随着外界环境的变化而不断转换,因而患者做任何事都是3分钟热度,虎头蛇尾,不能持之以恒。多见于躁狂症。

四、记忆障碍

记忆(memory)是以往事物和经验在头脑中的重现,包括识记、保存、回忆、再认4个过程。识记是事物通过感知在大脑中留下痕迹的过程,识记的好坏取决于意识水平和注意力是否集中。保存是使识记的事物贮存在脑内,使之免于消失的过程。回忆是在必需的时候将保存在脑内的痕迹重现出来。再认,即原刺激物再现时能认识它是过去已经感知过的事物。部分或完全失去回忆和再认能力,称为遗忘。

根据记忆长短,分为瞬时记忆、短期记忆、近事记忆和远事记忆。发生在数秒钟至1~2分钟内经历的记忆,称为瞬时记忆;发生在数分钟至1小时内经历的记忆,称为短期记忆;发生在24~48小时内经历的记忆称为近事记忆;48小时前经历的记忆称为远事记忆。

常见的记忆障碍(disturbances of memory)有遗忘和记忆错误两大类。

(一)遗忘

遗忘(amnesia)是指患者部分或完全不能再现以往的经历。临床上分为可分为器质性遗忘和心因性遗忘两类。

1. **器质性遗忘**(organic amnesia)　由于脑部疾病引起的记忆障碍。临床常见的器质性遗忘有逆行性遗忘、顺行性遗忘、近事遗忘、远事遗忘和遗忘综合征。

（1）逆行性遗忘（retrograde amnesia）：是指患者无法回忆脑损伤发生前一段时间的经历。遗忘阶段的长短与脑损伤的严重程度有关。多见于急性脑外伤、脑震荡和急性意识障碍的患者。

（2）顺行性遗忘（anterograde amnesia）：是指患者对疾病发生后一段时间内经历的事情无法回忆，但对疾病前的远事则保持着较好的记忆。多见于急性器质性脑病。

（3）近事遗忘（recent amnesia）：是指对新近发生的事不能回忆再现。

（4）远事遗忘（remote amnesia）：是指对过去发生的事不能回忆再现。

（5）遗忘综合征（amnesia syndrome）：又名柯萨可夫综合征（Korsakoff's syndrome），包括定向障碍、虚构和近事遗忘三大特点。多见于慢性酒精中毒。

2. 心因性遗忘（psychogenic amnesia）　又称界限性遗忘（circumscribed amnesia），是指患者对生活中某一特定阶段的经历不能回忆，通常与这段时间内发生的不愉快或痛苦的事情有关，而与此无关的记忆则保持相对完好。多见于癔症和应激障碍。

（二）记忆错误

记忆错误（paramnesia）是指由于再现歪曲而引起的记忆障碍。常见的记忆错误有错构、虚构、似曾相识或旧事如新感、记忆增强和记忆减退等。

1. 错构症（paramnesia）　是记忆的错误，表现为患者对过去曾经历过的事情，在其发生的时间、地点和情节等方面出现回忆的错误，张冠李戴，尤其在时间上容易发生记忆错误，但患者仍坚信不疑。多见于脑器质性精神障碍。

2. 虚构症（confabulation）　是指患者在严重记忆损害的基础上，对自己记忆缺失的部分，以虚构的、未曾经历的事情来填补记忆的空白。由于患者的记忆力太差，就连虚构的内容自己也记不住，以至于每次被问及相同的问题时，回答的内容经常变化，且容易受暗示的影响。多见于脑器质性精神障碍。

3. 似曾相识症（déjà vu）　是指患者对新事物或新环境，有一种似曾经历过的熟悉感。

4. 旧事如新症（jamais vu）　是指患者对于熟悉的周围事物或环境感到非常陌生。

5. 记忆增强（hypermnesia）　是指一种病理性的记忆增强，常表现为对已经过去了很长时间的、极为不重要、琐碎的事情和细节都能回忆。如上小学时，数学老师怎样让自己罚站，当时的神情、说话的语气等都能回忆得非常清楚。多见于偏执性精神障碍和强迫症等。

6. 记忆减退（hypomnesia）　主要表现为再认的障碍。患者对过去感知过的事物不能再认。最突出的是人物认知障碍。

7. 妄想性回忆（delusional recall）　是指患者将过去的经历与当前的妄想内容联系起来，夸大回忆中与妄想内容相关的部分，删除回忆中与妄想内容相抵触的部分。如有被害妄想的患者回忆起自己小时候，有一次呕吐得特别厉害，坚信自己那时候就遭人下毒迫害了。

五、智能障碍

智能（intelligence）又称智力，是指人们认识客观事物，并运用知识和经验，解决问题和形成新的概念的能力。智能不是一个简单的心理过程，它涉及感知、记忆、注意、思维等一系列的认知过程,并通过上述心理过程表现出来。临床上一般根据个体解决实际问题的能力,运用数字、符号、图形、词汇或非语言性材料构成概念的能力,来测定一个人的智能水平。目前,临床多采用智力测验来评估个体的智能水平。常用的智力测验是 Wechsler 智力测验,测验所得的结果用数字表示,称为智商(IQ)。正常人群的智商曲线呈正态分布,大多数人的智商值为 90~110,>130 的智商属于高智能;<70 的智商属于低智能。

智力受先天因素与后天环境的影响,智能障碍(disorder of intelligence)可分为精神发育迟滞与痴呆两大类。通常在脑发育完成前产生的智能障碍称为精神发育不全或精神发育迟滞;脑发育完成后因为疾病造成的智能障碍称为痴呆。

(一)精神发育迟滞

精神发育迟滞(mental retardation)是指个体在 18 岁前因先天或后天的各种不利因素,导致大脑发育不良或受阻,造成智力低下和社会适应不良。根据智能发育情况,一般智商在 50~69 分为轻度精神发育迟滞,35~49 分为中度精神发育迟滞,20~34 分为重度精神发育迟滞,0~20 分为极重度精神发育迟滞。智商在 70~85 为边缘智力,可伴有轻度的社会适应不良。

(二)痴呆

痴呆(dementia)是指出生后脑发育正常,在成长过程中因受各种致病因素作用而使脑部受到较广泛的损害,导致智能部分或全部退化,患者后天获得的部分知识或者全部知识丧失。

1. 器质性痴呆

(1)轻度痴呆:智能损害较轻,仅通过智能检查,才能发现患者在记忆、注意、理解和推断能力方面有轻度的损害。患者表现为记忆力较以前下降,学习效率和工作效率减退,易激惹或对人冷淡等。

(2)中度痴呆:患者明显地表现出记忆力差,注意力无法集中,有不同程度的定向障碍,理解、分析、判断等能力出现障碍,渐渐地过渡到语言能力、运动能力、学习能力等全面减退。患者的情绪改变明显,容易产生焦虑或抑郁。

(3)重度痴呆:患者无法与人交谈,无法进行智能检查,生活完全不能自理,个人卫生、饮食等都需要别人协助,随地便溺,大小便失禁,行为紊乱,对周围事物漠不关心,有明显的定向障碍,不会躲避危险。

2. 假性痴呆(pseudodementia) 常继发于强烈的精神创伤后,无脑器质性病变基础,预后较好。其可分为以下两种类型。

(1)童样痴呆(puerilism):成年人模拟幼儿行为,咿呀学语,吸吮手指,见人都叫叔叔、阿姨,进食、大小便都需要人照料等。多见于癔症。

(2)刚塞综合征(Ganser syndrome):又称心因性假性痴呆,主要表现为对简单问题给予近似错误的回答,给人一种故意开玩笑的感觉。比如,问患者 2+2 等于几时,患者回答:等于 3 或 5。患者能理解问题的意义,但回答内容往往不正确。有时患者的行为也会出现错误,例如拿钥匙倒过来开门。但对一些较为复杂的活动,如打牌、下棋等却可以胜任,饮食和大小便等一般生活问题也都可以自理,此与真性痴呆明显不同。可伴有定向障碍、意识朦胧与幻觉。

六、自知力缺乏

自知力(insight)又称为洞察力或内省力,是指患者对自身精神异常状态的认识与判断能力。能正确认识自己的病态,称为"有自知力";认为自己的精神病理症状不是病态,称为"无自知力";介于两者之间为"有部分自知力"或"自知力不全"。判断有无自知力有 4 条标准:①患者是否意识到别人认为他(她)有异常的现象;②患者是否自己认识到这些现象是异常的;③患者是否认识到这些异常现象是自己的精神障碍所致;④患者是否意识到这些异常现象需要治疗。

大多数精神病患者的自知力不完全。自知力缺失是精神病特有的表现。自知力的恢复程度及其变化常作为判断精神病恶化、好转或痊愈的一个标准。精神病患者的自知力如能逐渐恢复,是疾病好转的主要指征之一。而自知力完全恢复,是精神病痊愈的一项重要指征。但要注意一些自知力缺乏的患者,为了达到出院的目的,不惜假装承认自己有"精神病",以骗过医务人员。

第二节 情感障碍

在精神医学里,情感、情绪和心境这 3 个词常互相通用,情感(affect)是指一种较为短暂、与社会心理活动相联系的高级内心体验;情绪(emotion)是指一种伴有较明显的自主神经反应、较初级的内心体验;心境(mood)则是一种影响个体内心体验和行为的较持久的心理状态。

情感障碍(disturbances of affection)通常表现为 3 种形式,即情感性质的改变、情感波动性的改变和情感协调性的改变。

一、情感性质的改变

情感性质的改变表现为情感高涨、低落、焦虑、恐惧等。正常人在一定的环境下,也可以出现这些情感反应,只有当这些情感反应持续时间较长,且不能根据患者的处境及心境背景来解释时方可作为精神症状。

1. 情感高涨(elation) 主要表现为不分场合的兴奋话多,语音高亢,表情丰富,眉飞色舞,喜笑颜开,自我感觉良好,常常伴有明显的夸大色彩,以及联想奔逸,动作行为增多等。患者的喜悦感和情绪高涨的状态如果与周围环境和其内心体验协调一致,具有可理解性和感染力,多见于躁狂症。如患者的这种自得其乐的情绪高涨状态与周围环境和其内心体验不一致,内容比较单调刻板,难以引起周围人的共鸣,不易为别人所理解,则称为欣快,多见于脑器质性疾病或醉酒状态。

2. 情感低落(depression) 主要表现为与所处境遇不相称的情绪低沉,表情忧虑,终日愁眉苦脸,言语行动减少,语声低微,悲观失望等。常伴有明显的丧失感,兴趣、欲望(食欲、性欲、生存欲等)、自信心等均有不同程度的下降或丧失,甚至自责自罪,对任何事物都毫无兴趣,严重时出现自杀念头或行为。多见于抑郁症。

3. 焦虑(anxiety)　是指在缺乏相应的客观因素的情况下,出现惶惶不安、坐立不定、无目的的担惊和害怕,且感到无法应对、无所适从。常常伴有心悸、气急、出汗、四肢发冷、震颤等自主神经功能失调的表现。严重的急性焦虑发作称为惊恐发作(panic attack),患者常体验到濒死感、失控感,伴有呼吸困难、心率加快等自主神经功能紊乱的症状,一般发作持续数分钟至半小时左右。焦虑伴有严重的运动性不安如搓手顿脚,称为激越状态(agitation)。常见于焦虑障碍,也可见于其他各种精神障碍。

4. 恐惧(phobia)　是指面临不利或危险处境时出现的焦虑反应。主要表现为紧张、害怕,同时伴有明显的自主神经功能紊乱的症状,如心率加快、气急、出汗、四肢发抖,甚至大小便失禁等。发生恐惧反应时常常伴有抵抗和逃避行为。多见于各种恐惧症。

二、情感波动性的改变

情感波动性改变是指情感的启动功能失调,表现为情感不稳定、情感淡漠、易激惹等。

1. 情感不稳定(emotional instability)　主要表现为情感的稳定性差,情感反应极易变化,常常从一个极端波动至另一个极端。情感不稳定与外界环境之间如果无相应关系,则是精神疾病的表现。多见于脑器质性精神障碍、酒精中毒、人格障碍等。情感不稳定与外界环境之间如果有关联,并且变化的程度较轻,则称为情感脆弱(affective fragility)。多见于癔症、神经衰弱等。

2. 情感淡漠(apathy, indifference)　是指患者对周围发生的事件漠不关心、无动于衷,即使是与他有切身利害关系的事件发生,如与亲人的生离死别、久别重逢等,也缺乏应有的内心体验和情感反应。如患者80岁高龄的母亲无论刮风下雨,都坚持每天到病房来看望患者,但患者从不称呼母亲,也从无一句关心问候的话。只顾埋头吃东西,探视时间一过,就和母亲形同陌路。常见于精神分裂症。

3. 易激惹(irritability)　表现为极易因小事而引发较强烈的情感反应,持续时间一般较短暂。多见于躁狂症、精神分裂症、脑器质性精神障碍等。

三、情感协调性的改变

正常的情感反应与当事人的心境、所处的环境应相互协调。当患者的内心体验和环境及其面部表情互不协调时,即为情感协调性改变。临床表现为情感幼稚、情感倒错、矛盾情感。

1. 情感幼稚(emotional infantility)　主要表现为成人的情感反应如同幼儿,容易受直觉和本能活动的影响,不能很好地适应环境变化,缺乏自制力。多见于癔症和痴呆。

2. 情感倒错(parathymia)　是指情感表现与内心体验或处境相反者。如患者在叙述自己遭人迫害时,脸上却洋溢着愉快的笑容;遇到愉快的事情时则表现悲痛、痛哭流涕。多见于精神分裂症。

3. 矛盾情感(affective ambivalence)　是指患者在同一时间内体验到两种完全相反、互相矛盾的情感,但患者并不感到这两种情感的互相矛盾和对立,常常将此相互矛盾的情感体验同时显露出来。如对某个人又爱又恨,既喜欢又讨厌。患者对此矛盾情感不分析和批判,也不因此感到焦虑和痛苦。多见于精神分裂症。

第三节 意志与行为障碍

一、意志障碍

意志(will)是人们自觉地确定目标,并采取各种行动去实现目标的心理过程。意志的强弱取决于人的情感活动,情感越积极、追求目标越强烈,才会使人的意志更为坚强。意志活动的特征为指向性、目的性、自觉性、果断性和自制性。

意志障碍(disturbances of volition)的临床表现有意志增强、意志减弱、意志缺乏、意向倒错、矛盾意向和易受暗示。

1. 意志增强(hyperbulia) 是指病理性的意志活动增多,患者表现出病态的自信,受病态情感的影响,确定目标和实现目标的动力明显增强,患者一味地采取固执的行动。例如,有被害妄想的患者坚信有人诽谤、诬陷自己,故不断地向上级有关部门写检举信,控诉别人对自己的迫害。钟情妄想的患者在遭到对方严词拒绝后,反而发动了更加猛烈的追求攻势。

2. 意志减弱(hypobulia) 是指意志活动明显减少,确定目标和实现目标的动力明显减弱。主要表现为缺乏主动性及进取心,对周围一切事物的兴趣减低,工作学习非常困难,做任何事都不能坚持到底。严重时,整日呆坐或卧床不起。常伴有情感淡漠或情绪低落。

3. 意志缺乏(abulia) 即患者的意志要求显著减退或消失,确定目标和实现目标的动力丧失。表现为对任何事物缺乏动机和要求,生活处于被动状态,随遇而安,对外界环境失去兴趣,做任何事情,即便是料理日常生活,也需要别人的监督和管理才能完成。严重时本能要求也丧失,行为孤僻、退缩,常伴有情感淡漠和思维贫乏。多见于精神分裂症衰退期和痴呆。

4. 意向倒错(parabulia) 主要是指意向要求违背常理,使人感到难以理解。患者经常吃一些常人不能吃的东西,或喝一些常人不能喝的东西,例如,患者饥饿时会捡地上的烟头、纸屑来吃,渴的时候会喝痰盂里的水。多见于精神分裂症青春型和偏执型。

5. 矛盾意向(ambivalence) 是指对同一事物同时出现两种完全相反的意向和情感,表现为患者对非常简单的事情也犹豫不决,常常反复思考,不知如何是好。例如,出门时先迈左腿还是右腿;穿衣服时先穿左手还是右手;遇到朋友时既想哭又想笑等。矛盾意向是诊断精神分裂症的重要依据。

6. 易受暗示(suggestibility) 是指患者缺乏主观意向,其思想和行为常常受别人的言行影响,受别人的暗示支配,自己不加分析思考,盲目服从。常见于分离性障碍、催眠状态,也见于暗示性强的人。

二、动作和行为障碍

动作是指简单的随意和不随意的运动,如点头、弯腰。行为是指为达到一定目的而进行的复杂随意运动,它是一系列动作的有机组合。一个人的动作和行为可以反映其思想、动机和目的。精神病患者由于认知、情感和意志障碍,常导致其动作和行为出现异常,称为动作和行为障碍,又称精神运动性障碍。

临床上常见的动作与行为障碍(disturbances of behavior and movement)主要分为精神运动性兴奋、精神运动性抑制和其他特殊症状 3 类。

(一) 精神运动性兴奋

精神运动性兴奋(psychomotor excitement)是指患者的动作和行为明显增加,可分为协调性兴奋和不协调性兴奋。

1. 协调性精神运动性兴奋(coherent excitement) 是指患者的动作和行为增多与思维、情感等精神活动协调一致,并与环境密切联系。患者的行为具有一定的动机和目的性,可被理解。例如躁狂症患者,在情绪高涨的影响下,言语和动作明显增多,但与外界环境相协调,具有渲染性,容易引起周围人的共鸣,属于典型的协调性兴奋。

2. 不协调性精神运动性兴奋(incoherent excitement) 是指患者的动作和行为增多与思维和情感等精神活动不相协调,与外界环境也不相称,患者动作单调杂乱,无动机和目的性,使人难以理解。例如精神分裂症青春型患者,在思维障碍的影响下,整个精神活动与环境不相协调,缺乏动机和目的,因而言语和动作行为杂乱无章、不可理解,具有愚蠢、做作、幼稚、冲动、荒谬的特点,且常有本能意向(食欲、性欲)的增强。再例如谵妄患者,由于意识障碍,其动作行为杂乱,带有冲动性,伴有重复语言或持续言语,情感不稳定,易激惹,有时可出现强制性哭笑,也属于不协调性兴奋。

(二) 精神运动性抑制

精神运动性抑制(psychomotor inhibition)是指患者的动作和行为明显减少,思维迟钝,精神活动困难,举步艰难,提笔如山等。常见的有以下 4 类。

1. 木僵(stupor) 是指患者的言语和动作行为明显减少或抑制,并经常保持一种固定姿势。严重的木僵称为僵住,患者表现为不言、不食、不动、面部表情固定刻板,保持一个固定姿势,僵住不动,大小便潴留,对任何刺激都缺乏应有的反应。轻度的木僵称为亚木僵,患者表现为提问后不回答,叫名字没有反应,表情呆滞,但在无人时能自动解大小便和进食。临床常见的木僵主要有以下 4 种。

(1) 紧张性木僵(catatonic stupor):最常见,多见于精神分裂症紧张型。患者意识一般清晰,紧张性木僵常与紧张性兴奋状态交替出现。

(2) 心因性木僵(psychogenic stupor):在突然的、强烈的精神刺激下,患者可出现心因性木僵。主要表现为普遍的抑制状态,呆滞、缄默、僵住,有时可出现轻度意识障碍。外因消除后,木僵状态可消除,事后不能完全回忆木僵时的情况。

(3) 抑郁性木僵(depressive stupor):当患者抑郁发作严重时,也可出现木僵状态,但一般程度较轻。如抑郁症患者虽然言语和行动抑制,但在反复劝导和追问下,有时对外界刺激可作出相应反应。例如,与患者讲述不愉快的事时,可以引起患者流泪等。

(4) 器质性木僵(organic stupor):是由脑部疾病如脑炎、癫痫或脑外伤等引起。除木僵症状外,常可见神经系统症状或检验室阳性结果,并伴有不同程度的意识障碍和痴呆表现。

2. 蜡样屈曲(waxy flexibility) 常常在精神分裂症木僵的基础上产生,由于肌张力增高,患者身体各个部位都可以任人摆布,即使被人摆成一个很不舒服的体位,也可以维持很长时间,就像蜡人一样,故称为蜡样屈曲。患者意识清晰,事后能回忆。临床上常在患者平躺时,将其枕下的枕头抽去,如患者的头部仍然悬空并维持很长时间,即为"空气枕",以此确认患者出现了蜡样屈曲的症状。

3. 缄默症(mutism) 是指患者缄默不语,不回答问题,有时可以手势示意或用纸和笔表达。多见于癔症和精神分裂症紧张型。

4. 违拗症(negativism) 多见于精神分裂症紧张型,常在木僵的基础上出现。主要分为主动违拗和被动违拗。如患者对于要求他做的动作非但不执行,而且还表现出抗拒和相反的行为。例如要她张口,她偏偏紧闭嘴巴;要他坐下,他偏偏站着不动。这种现象称为主动违拗(active negativism)。如患者只是拒绝执行对其的要求,而不表现出相反的行为,则称为被动违拗(passive negativism)。有些患者甚至连口水也咽不下去,小便也解不出来,称为生理性违拗。

(三) 其他特殊症状

1. 持续言动(perseveration) 是指无意义地重复某些已经完成的言语和动作。例如,问患者生病前做什么工作。患者回答:"清洁工"。再问他家住哪里?还是回答:"清洁工"。同样的回答需要反复多次后,才能进入下一个问题的回答。多见于器质性精神障碍。

2. 刻板言动(stereotyped speech and act) 是指患者反复地、无目的地重复着某些简单、机械、毫无意义的言语或动作。如反复地摇头、叠被子,不断地用手抠鼻子,直至鼻黏膜出血了还不能停止。多见于精神分裂症。

3. 模仿言动(echolalia and echopraxia) 是指患者完全无目的、毫无意义地模仿别人的言语和动作。多见于精神分裂症。

4. 强迫动作(compulsion) 是指患者明知某些行为和动作不合理、不必要,却难以克制,一定要重复地去做这些动作。如果阻止他的行为,就会感到十分痛苦、焦虑不安。例如,反复检查门窗是否已关好,强迫性洗手、强迫性计数等。患者对治疗要求迫切。多见于强迫性神经症或精神分裂症早期。

5. 冲动行为(impulsive behavior) 是指在没有任何征兆的情况下,患者突然产生的某种动作或行为,通常引起不良后果,如冲动伤人、毁物等。多见于精神分裂症。

6. 作态(mannerism) 又称装相,是指患者用一种不常用的表情、姿势或动作来表达某一有目的的行为。如患者故意用某些特殊的姿势或造型来跟人握手;在跟人交谈时患者故意做出幼稚、愚蠢、古怪的动作,用词特殊,表情夸张,与环境极不协调。多见于精神分裂症和器质性精神障碍。

第四节 意识障碍

意识(consciousness)是指个体对周围环境及自身能否正确认识和反应的能力。意识障碍(disturbances of consciousness)主要包括意识清晰度的下降和意识范围的改变。意识障碍往往与脑功能抑制有关,脑功能抑制越厉害,患者意识障碍的程度就越严重。意识障碍时,患者整个精神活动都受到普遍抑制,表现为感知清晰度明显下降,甚至完全不能感知;注意集中困难,思维不连贯,情感不稳;记忆减退,出现遗忘或部分性遗忘;行为和动作缺乏目的性和指向性,不协调性精神运动性兴奋。定向障碍,主要表现为时间、地点、人物的定向受损,通常时间定向障碍出现得最早,其次是地点定向障碍,最后是人物定向障碍。严重时,自我定向如姓名、年龄、工作、家庭住址等也无法辨认。定向障碍是临床上判断患者有无意识障碍的重要标志。

意识障碍根据其概念,可分为对周围环境的意识障碍和自我意识障碍两个方面。

一、对周围环境的意识障碍

1. 意识混浊(clouding of consciousness)　是指意识清晰度轻度受损,主要表现为似醒似睡,缺乏主动,行为迟缓。对外界刺激的阈限明显增高。在强烈刺激下,患者能有一些简单的反应,例如能按照要求握拳、伸舌等;能回答一些非常简单的问题,语音较低,语速缓慢。角膜发射迟钝,吞咽反射和对光反射尚存在。

2. 嗜睡(drowsiness)　是指患者的意识清晰度水平下降,在安静环境下,如不给予刺激,患者多处于睡眠状态,呼叫或推动患者的肢体,患者可立即清醒,能进行简单的应答。但停止刺激后,马上又入睡。此时患者的吞咽、瞳孔、角膜反射均存在。

3. 昏睡(sopor)　是指患者的意识清晰度水平进一步下降,对周围环境和自我意识均丧失,但给予其强刺激后,患者可有轻微的反应。此时患者的角膜反射减弱,吞咽反射和瞳孔对光反射仍然存在。

4. 昏迷(coma)　是指患者意识完全丧失,以痛觉反应和随意运动消失为特征。患者对外界任何刺激均无反应,此时吞咽反射、防御反射,甚至瞳孔对光反应均可消失,并可引出病理性反射。

5. 谵妄状态(delirium)　常由感染、中毒引起。患者的意识清晰度明显下降,主要表现为定向力全部或部分丧失,思维混乱,对周围环境不能正确感知。同时产生大量生动、带有恐怖色彩的视错觉和视幻觉,患者多伴有紧张、恐惧的情绪反应,行为冲动、杂乱无章,可在幻觉和妄想的支配下出现逃避、自伤或伤人等行为。患者言语不连贯,自语,可持续数小时至数日不等;睡眠节律紊乱,白天昏昏欲睡,晚上兴奋不宁,常常将梦境与现实混淆。意识恢复后常常部分或全部遗忘。谵妄症状具有昼轻夜重的节律性。

6. 朦胧状态(twilight state)　是指患者的意识范围缩小,同时伴有轻度的意识清晰度水平的降低。患者的意识活动集中在较狭窄与孤立的范围内,对此范围内的事物尚能感知和认识,并作出相应反应,但对此范围以外的事物感知困难。朦胧状态一般呈发作性,常突然产生,突然终止,持续时间一般为数分钟至数天,好转后常不能回忆。在朦胧状态下,患者可出现定向力障碍,片断的幻觉、错觉和妄想,并可在幻觉、妄想的支配下产生攻击或危害周围人的行为。朦胧状态可有多种病因,如心因性朦胧多见于癔症和心因性精神障碍;其他朦胧状态多见于癫痫、脑外伤等器质性疾病。

二、自我意识障碍

自我意识,又称自我体验(self-consciousness),是指个体对自身精神状况和躯体状况的认识。自我意识障碍(disturbances of self-consciousness)在临床上的表现多种多样,主要列举以下两类。

1. 人格解体(depersonalization) 是指患者不能觉察到自己的精神活动,感到自己甚至不存在了,有的患者感到周围的环境正在变得不真实,自己与周围环境之间似乎放了一个玻璃屏幕,有一种不真实、疏远的感觉。还有的患者感到自己丧失了与他人的情感共鸣。人格解体多见于精神分裂症、抑郁症、中毒性精神病和器质性精神病等。

2. 双重人格(dual personality) 是指患者在不同时间体验到两种完全不同的心理活动,是自我单一性的障碍。除了自我,患者常常感到还有另外一个我存在,或者患者认为自己已经变成了另外一个人。多见于精神分裂症和分离性障碍。

案例与思考题

1. 患者,男性,22 岁,精神分裂症。患者近 1 年来常自言自语,有时独自发笑。护士问之,患者称:"我看见外星人了,还和他们一起讨论了星际空间的建设问题……"该患者出现了哪种精神症状?

2. 患者,女性,53 岁,精神分裂症。患者认为她所吃的饭菜中有毒,家中的饮用水中也有毒,使其腹泻;邻居、同事也故意要伤害她,该患者的表现为哪种精神症状?

3. 患者,男性,37 岁,精神分裂症。对护士说:"左腿代表依靠群众,右腿代表克服困难,左腿放在右腿上是依靠群众克服困难,右腿放在左腿上是克服困难依靠群众"。该患者出现了哪种精神症状?

4. 患者,男性,45 岁,在发生脑外伤后,对紧接着疾病发生前一段时间的经历不能回忆,该患者的表现为哪种精神症状?

5. 患者,女性,28 岁,在晨跑锻炼时突然摔倒在地,CT 检查为脑动脉瘤出血,患者呼之不应,任何刺激均不能引起反应,对光反射迟钝。该患者目前处于什么状态?

6. 患者,男性,54 岁,患精神分裂症 20 年,对亲人非常冷淡,对周围事物渐渐失去兴趣,对个人生活漠不关心。该患者的表现属于哪种精神症状?

(赵 缨)

第十一章

精神科护理基本技能

由于精神障碍的特殊性,患者的思维、情感、意志活动往往偏离正常,自知力缺乏,不能正确认识和评价自己,甚至社会功能退化。因此,精神科护士应具备扎实的精神科护理基本技能,学会运用沟通技巧与患者进行有效的交流,加强对精神障碍患者的观察与记录,为患者提供有针对性的有效护理。

第一节 护患关系与护患沟通

一、精神科的护患关系

(一)护患关系概述

护患关系(nurse-patient relationship)是指护士在特定的环境中(工作场所),运用专业知识和技能,有目的的、有计划地与患者接触沟通,所形成的一种治疗性人际关系。护患关系的目的在于为患者提供身心支持并解决患者的健康问题,其特征为:护士对患者表达接纳、同情、帮助和支持,具有工作性、专业性和帮助性。护患关系是精神科护理干预的重要工具,精神科护士面对的经常是认知歪曲、自知力及判断力受损的患者,和谐的护患关系可以帮助护士尽早发现患者的异常状况,及时采取干预措施,让患者稳定下来。此外,护患关系也会影响护士对患者治疗的态度、信心及期望。因此,在精神科临床护理工作中,正确处理护患关系,与患者和谐相处,无论对患者疾病的转归,还是降低护士工作难度、提高工作效率、防范医疗纠纷,都有十分重要的现实意义。

(二)精神科护患关系的分期

Sullivan(1953)指出所有的情感问题都来自于人际关系障碍。因此,人际关系作为治疗体系的一个组成部分越来越受到重视,对精神科护理人员而言,护患关系更是重要的干预手段。Peplau(1962)也认为,咨询者是精神科护士的首要角色。为了正确有效地发挥护患关系的治疗性作用,必须明确护患关系的发展过程及工作内容。根据护理任务,将护患关系分成4个时期,即互动前期、开始期、工作期、结束期。每个时期都是建立在上一个时期的基础上,有具体的任务与特色。各期可能彼此重叠,尤其在护患关系时限较短的情况下。

1. **互动前期**(the pre-interaction phase)　始于护士与患者第一次接触前,目标是探索自我感受。本期护士最重要的任务是进行自我分析,因为个人会将自己从生活经历中得到的个人观点和情感带到临床工作中,护士必须明确这些成见会影响其对患者的护理。例如,在与精神障碍患者接触前,许多护士可能会同一般人一样对其存在一些误解和偏见。最常见的就是认为其具有暴力倾向,因为媒体经常如此描述。护士会害怕患者突然爆发的攻击性行为给自己造成人身伤害,还有一些护士则担心因自己经验不足、谈吐不当而给患者造成伤害。

为了有效地对自我进行分析,护士应该逐步建立成熟稳定的自我概念和充分的自尊。在此基础上,应积极与患者建立建设性的人际关系,帮助患者以同样积极的态度投入护患关系。如果护理人员能明确和控制在语言或非语言上传递给患者的情感和态度,他们就是一个很好的角色榜样。经验丰富的精神科护士常从以下几个方面来进行自我分析:①我对这些患者是否有偏见?②当患者表现无礼、敌对或不合作时,我是否感到愤怒或受伤害?③我是否不愿承担在护患关系中的职责?④我是否对患者过于同情或保护?⑤我是否用优越感来掩饰内心的自卑?⑥我是否因害怕与患者接近而表现为冷漠、拒绝?⑦我是否让患者依赖自己以显示自己的重要性?

此阶段的其他任务是收集患者的初步信息,准备好与患者的第一次接触。信息来源包括入院卡片、与患者关系密切者、其他医务人员。

2. **开始(介绍)期**(the orientation or introductory phase)　护士和患者从认识到相互熟悉,目标是与患者建立信任的关系,制订干预计划。护士本期的主要任务之一是与患者建立信任、理解、接受及开放的氛围,这就要求护士必须对患者表现出始终如一的关怀,在任何护理活动中都能信守承诺,做到言出必行。另外,制订干预计划也是此期的一项重要任务,是指护理人员通过言语和非言语的沟通收集更多的患者资料,并将护士和患者的期望和职责确定下来。在此基础上,初步形成护理诊断、具体目标和干预计划。制订计划是一个相互讨论与沟通的过程,患者要尽可能地参与其中。如果患者病情严重或严重孤僻,就不可能完全参与计划的制订,这时护士就必须先制订一个初步的计划,当患者病情逐渐好转后,再与其一起讨论计划的内容。

开始期存在的问题就是护士和患者都可能会产生紧张、焦虑的情绪,特别是患有严重慢性精神障碍的患者。因此,护士必须探索自身和患者的情感反应及找出原因,并寻求解决的途径。如护士诚恳和非批判的态度能使患者感觉放松;接触次数增加可以消除双方的紧张情绪。当患者对护士产生信任时,就会觉得舒适和被认可。

3. **工作期**(the working phase)　是执行治疗性护理措施的阶段,主要目标是促进患者的行为改变。本期护士的主要任务是执行护理计划,帮助患者改变不良行为,建立适应性行为与技巧。在精神科护理中,护士和患者共同寻找压力源,促进患者在认知、思维、情感及行为方面自知力的恢复。这些自知力应该以行为改变的形式表现出来,并能融入患者的生活中。在护士的帮助下,患者能控制焦虑,增加独立性,明确自我职责,建立积极的应对机制。

由于工作期是帮助患者解决问题的过程,患者要面对生活中的痛苦,因此经常会有抵抗行为。护士应该为患者提供支持性的帮助,避免这些行为成为护患关系进展中的障碍。

4. **结束期**(the termination phase)　当护理目标已达到,患者转院、出院时,就标志着护患关系到了结束期。本期目标是评价护理目标是否达到,确保护患关系顺利结束。结束期是护患关系中最困难也是最重要的一个时期。此期护士的任务之一是与患者共同评价其进步与目标达到的程度。目标包括患者自我照顾和适应外界的能力,能够独立和协调地开展工作,情绪稳定并能识别焦虑和应激的征兆,面对焦虑、愤怒和敌意时能积极地应对。此外,护士还可与患者共同讨论制订遇到困境时的持续护理计划。

虽然在开始阶段就已为结束期作了准备,但护士和患者在关系结束时仍不免感到悲伤和失落。因此,此期护士的另一主要任务就是探索和处理这些情感,护士应与患者分享个人的情感,帮助患者接受和经历结束的过程,使其在此过程中变得更加成熟。表 11-1 总结了护患关系各阶段护士的目标和主要任务。

表 11-1 护患关系各阶段的目标与任务

阶段	目标	任务
互动前期	探索自我 情感	评估职业优势与弱点 明确对精神患者的态度及情感 尽可能收集患者资料 计划与患者的第一次见面
开始 (介绍)期	建立信任 制订干预计划	创造信任、接受及和谐的氛围 制订协议 探索患者的思维、情感及行为 确定患者的问题 与患者一起建立目标
工作期	促进患者改变	保持信任和谐的氛围 寻找相关压力源 确定可能的支持系统 促进患者对现实的感知和自知力 帮助患者增加独立性和责任感 帮助患者增加积极的自我概念 帮助患者建立积极的应对机制 克服抵抗性行为
结束期	评价目标达到 结束治疗性关系	回顾取得进步和目标达到的情况 做好结束准备 识别及处理分离相关性情感及行为 制订持续护理计划

(三) 护患关系的基本模式

1956 年,美国学者 Seaz 和 Hollender 在《内科学成就》上发表的《医患关系的基本模式》一文中提到了 Seaz-Hollender 医患关系模式。该模式将医(护)患沟通归纳为 3 种类型:主动-被动型、指导-合作型、共同参与型。这种医(护)患沟通类型划分模式是广泛被医学伦理学与医学社会学界所引用的典型医(护)患关系模式(表 11-2)。

表 11-2 Seaz-Hollender 医(护)患关系模式

医(护)患关系类型	医护地位	患者地位	适用范围	类似关系
主动-被动型	主动地位	被动地位	急重症等无意识状态	父母-婴儿
指导-合作型	指导地位	合作地位	急性病有意识患者	父母-青少年
共同参与型	帮助患者	主动参与	慢性病和心理治疗	成人-成人

1. **主动-被动型**　该类型将患者置于被动地位、护理人员处于主动地位的一种模式。在这种模式中,护理人员具有绝对的权威,处于主动支配地位,而患者则完全被动服从护理人员的治疗方案。该模式常用于手术、麻醉等技术,适用于对意识不清、精神障碍、婴幼儿患者等的治疗与照护。而对于一般患者,由于该模式具有单向作用的特点,因此在整个治疗过程中不利于发挥患者的主观能动性。

2. **指导-合作型**　是目前我国临床工作中最常见的医(护)患模式。该模式是一种通过护理人员主导、患者配合的过渡模式。在该模式下,护理人员的作用占优势,同时又可适当调动患者的主动性。该模式常适用于急诊患者的治疗与照护。一般这类情景发生在患者病情并不严重的情况下,患者神志清醒,有正常的感知能力、感情、意志和行为。由于疼痛或不适,患者处于疾病的痛苦中,因此主动寻求医疗帮助,并乐于配合。其不足之处在于,一旦患者未到达治疗期望值或发生不良并发症,较易引发医(护)患沟通紧张,导致医疗纠纷。

3. **共同参与型**　是一种以平等关系为基础的医(护)患沟通模式,医患双方都有共同的诊疗愿望、近似的同等权利,以平等关系为基础,双方积极配合,共同参与。在该模式中,护理人员和患者均为主动者,双方相互依存,作为伙伴共同合作,共同参与让双方都感到满意的活动,以加强医患沟通,促进诊疗过程的有效进行。在慢性病、身心疾病的诊疗及部分心理障碍的心理治疗与药物治疗过程中该模式的应用尤为重要。具体而言,护理人员在照护过程中应重视健康指导,使患者及家属享有知情权,参与照护方案的讨论和决策,以提高患者治疗的依从性并建立良好的医(护)患沟通。

(四) 建立良好护患关系的要素

1. **熟悉和掌握患者的情况**　①一般情况,包括患者的姓名、年龄、性别、相貌、民族、籍贯、宗教信仰、文化程度、职业、兴趣爱好、个性特征、生活习惯、婚姻家庭情况、经济状况等;②疾病情况,包括患者的精神症状、发病经过、诊断、治疗、护理要点、特殊注意事项等。

2. **尊重和接纳的态度**　精神障碍患者的异常行为是疾病的临床表现,就像躯体疾病所具有的相应症状和体征一样,与人品道德无关。许多精神障碍患者不会主动求助,甚至回避和拒绝他人帮助,这使得其疾病难以被发现和得到及时治疗。尊重患者人格应首先做到不歧视患者,不能因为患者的异常表现而轻视患者,甚至愚弄患者,应理解患者。在进行各种治疗和护理前,尽可能先征得患者同意,应向其介绍或说明治疗及护理情况,尊重其知情同意权利,获得患者的合作。

接纳即反映了护士相信患者拥有同自己一样的做人权力和尊严。一位对患者具有接纳态度的护士,会主动理解和关爱患者,对患者的合理需要给予及时满足。若确实无条件解决,应耐心向患者解释,以求患者理解;对患者的精神症状,切忌歧视、讥笑或闲谈议论;对患者的病史、隐私应严格保密。总之,在与患者接触交往的护理活动中,让患者感受到护士对他的尊重和接纳,患者才会尊重和信赖护士,从而促进治疗性护患关系的发展。

3. **良好的自身素质和护理技能**　在护患关系中护士起主导作用,具有良好素质的护士对患者的影响力大,在患者心目中威信高,有利于良好护患关系的建立和发展。护士对患者的影响力,由护士自身的言行、仪表、知识、技能形成。因此护士必须意识到自己的作用,努力完善"自我"，保持良好的心态。在日常护理工作中，护士精神饱满、情绪愉快、仪表整洁、谈吐文雅，会使患者感到愉快、舒适、亲切，护士行动敏捷利索，操作轻柔熟练，患者就会有安全感。此外，护士应具有高度的预见性和敏锐的观察力，掌握疾病的症状及发展规律，及时发现并做好防范及应对措施。

4. 娴熟的沟通技巧　良好的人际沟通是联络医护感情、护患感情及护护感情的纽带，是建立良好护患关系的基石，是护理工作质量的保证。在临床护理工作中，护士应注意保持和蔼的态度，认真倾听患者的感受，通过与患者的沟通建立起良好的护患关系，实施护理措施。沟通能力的具备对精神科护理人员尤其重要，因为精神障碍患者受精神症状的干扰，人际关系冲突和心理问题增加了护患间沟通的困难，这就要求精神科护理人员必须具有熟练的沟通技巧，否则就无法进行护患的有效沟通。

二、精神科的护患沟通

沟通(communication)是通过各种途径将信息从某个地方、人或设备传递给另一个地方、人或设备。在沟通过程中，信息发送者和接收者双方要共同参与、相互感受，彼此聆听，一起致力于信息的交流。沟通是人类与生俱来的本能，是双方的经验分享、内在思想与感情传达及彼此互动的过程，可使人与人之间建立一层密切的关系，增强彼此的友谊。在精神科护理中，治疗性沟通是有目的地应用语言和非语言沟通技巧，使患者提高自知力、控制症状，最终达到康复的目的。

（一）护患沟通的方式和技巧

沟通有两种方式：语言沟通与非语言沟通。灵活地运用这些沟通技巧能增加护理人员的工作效率。

1. 语言沟通技巧　语言沟通是通过语言符号来实现的，分为口头语言和书面语言。它能准确有效地传递信息，是人类最常用的重要沟通方法。在临床上，收集患者的健康资料，了解患者需求，以及实施护理措施都有赖于语言沟通。语言沟通技巧主要包括以下几个方面。

（1）提问技巧：提问是"交谈的基本手段"。交谈者能否提出合适的问题是有效交谈的重要环节。一般来说，有两类提问方式：开放式和封闭式。

1）开放式提问：给回答一方以思考判断和发挥的余地，鼓励他说出自己的观点、意见、思想和感情。提问者可从对方的回答中获得较多的信息。如"您有哪些不舒服？您是因为什么原因来看病的？"

2）封闭式提问：将患者的反应限制于特别的信息范畴之内的问题称为封闭式问题。常被人们与是非题联系在一起，如回答"是"或"否"。如"你是否经常吸烟？""你感到你的呼吸比昨天好些，差些，还是基本上一样？""你的家族中有心脏病病史吗？""生病使你感到恼怒吗？"封闭式提问常用于收集统计资料、病史采集或获取诊断性信息、为澄清某个问题，适用于互通信息性交流中和会谈结束时，而不宜在治疗中交谈。

（2）重复：在交谈过程中，重复是交流的反馈机制。重复给患者以一种自己的话有人倾听，正在生效之感，加强其自信心。使患者感到自己的话有效果或被理解时，就会感到被鼓励，从而继续讲述，并进一步思考。

169

（3）倾听：这里所讲的"倾听"，不是指生理功能的"听力"，而是一种心理功能，是对接收的信息所做积极能动的心理反应。首先要认真，用心去听对方讲话，不受外界干扰。对对方的讲话要作出适当的反应，如应用重复，或语气词或点头表示等。要捕捉每一个有关信息，但不要轻易给对方的话作出判断，同时要避免急于表达自己的观点和意见。在没有听清对方叙述时，要友好地请对方重复。

（4）语音语调：有研究显示，当人们交流时约30％的信息含义是通过语音、语调来传递的，如果一个人传递的语言很美，但说话时的语音语调很生硬，那么语句的含义就大不一样。所以，护士与患者交流时应注重说话的语音语调，一般情况下，柔和的声调表示亲切和友善。

（5）引导话题：除了善于倾听，护士还应及时地对话题进行引导，将简短的语句加入沟通的过程，如"然后呢"？使患者觉得护士对此次交谈很感兴趣，增加了患者与护士沟通的兴趣。对于患者不愿暴露的问题切忌一再追问；对于思维松散的患者应及时给予引导，确定谈话的目标。

（6）阐释：常常用于解答患者的疑问，消除患者心存的问题或疑惑，如诊断依据、治疗反应、病情严重程度、预后等。护士在进行操作时要向患者说明操作原因及目的，同时了解患者的需求，从而帮助患者解决所存在的困惑。在运用阐释技巧时要注意给患者提供接受或拒绝的机会，即让患者作出反应。阐释的基本步骤和方法是：①尽力寻求患者谈话的基本信息；②努力理解患者所表达的信息内容和情感；③将自己理解的观点、意见用简明的语言阐释给对方，尽量使自己的语言水平与对方的语言水平保持接近，避免使用难以理解的语词；④在阐释观点和看法时要用委婉的口气向对方表明你的观点和想法并非绝对正确，对方可以选择接受或拒绝；⑤整个阐释要使对方感受到关切、诚恳、尊重。

（7）支持与理解：患者总是容易对自身的疾病产生过多的担忧和顾虑，或将疾病扩大化而引起不必要的恐惧和不安。安慰性语言是一种对各类患者都有意义的心理支持，它可使新入院的患者消除陌生感，使恐惧的患者获得安全感，使有疑虑的患者产生信任感，使紧张的患者得以松弛，使有孤独感的患者得到温暖。在安慰时，护士运用共情技巧，理解患者的处境，体察患者的心情，并针对不同的患者选用不同的安慰性语言。

2. **非语言沟通技巧** 非语言沟通包括除语言之外的所有沟通方法。它可能比语言沟通更能准确地反映个人的内心想法，因为非语言沟通常常是无意识的，人们对其控制较少。在不同文化条件下，同样的面部表情或手势可能具有相反的或不同的意义。由于精神障碍患者不善于用语言表达自己，也很难理解他人的情感，因此对他们来说，非语言沟通尤为重要。下面介绍精神科护理非语言沟通的常用方法与技巧。

（1）语音线索：又称为辅助语言，包括各种非语言的声音信息。例如，谈话停顿或犹豫、语气平淡，或声音发抖等都表示与语言一致或矛盾的声音信息，语气温柔表示对别人关心，而大声叫喊可能出于愤怒或敌意。其他如谈话速度与节奏，无固定意义的声音如笑、叹息、呻吟、紧张性咳嗽等也属于语音线索。这些线索是表达情感的重要途径，对传递信息非常重要。

（2）面部表情：是除了语言以外的主要信息来源。面无表情的注视、震惊的神情、轻蔑的表情、愁眉苦脸、明朗的微笑，以及眨眼、扬眉等都属于面部表情，表达了人们内心深处的情感。例如，抑郁症患者很少会微笑；疼痛患者如果没有服用镇痛药物或接受其他减轻疼痛的对症处理,可能会愁眉苦脸;痴呆患者由于思维紊乱和失去定向力,经常会出现担心害怕的表情。面部表情还能作为其他沟通方式的补充和修饰,有时甚至能代替语言信息。此外,眼神与注视方向也表示了对对方的重视和关注。人的喜、怒、哀、乐都可通过眼神表达出来,如抑郁症患者的眼神是无精打采,躁狂症患者两眼炯炯有神。因此,作为护士在与患者接触时,首先要笑脸相迎,给人一个亲近的感觉和良好的开端,在交流中要平视对方等。

(3)手势:用手指示、轻叩手指、拍手、摩擦手掌、绞手及以手抚胡须等都属于非语言手势,表达了不同的思想与情感,它们可泄露不安、焦虑、担心、权力、热情、渴望、真诚的关心等情感。例如,握紧拳头常表示患者具有敌意或处于愤怒之中。

(4)体势:护士的一举一动都能够体现特定的态度,表达特定的含义。如身体微前倾向对方,表示热情和兴趣;微微起身表示谦恭有礼,身体后仰,显得若无其事和轻漫;侧转身子,表示厌恶和轻视;背朝对方表示不理睬;拂手而去表示拒绝交往。

(5)触摸:这是有较强感情色彩的非语言形式。日常生活中运用比较多的触摸语是握手。握手时要注意一些细节,如应正视对方,面带微笑,握手时力量要适度,避免用力,时间不要太长。触摸有多种形式,采用触摸与环境场合相一致后才有可能获得积极的结果。否则,会引起消极的后果。所以,触摸一定要考虑人的性别、年龄、社会文化、风俗习惯等,避免发生不良反应。例如,病家被告知了悲痛的消息,此时护士将手放在悲痛者的臂上可得到好的反应。相反,对一脸怒气需要发泄的患者,采用这样的触摸往往适得其反,此时让他发泄愤怒比安慰他的效果会更好。

(6)沉默:本身也是一种信息交流,是超越语言力量的一种非语言沟通方式。恰到好处地运用沉默,可以促进沟通。沉默在交谈过程中可以发挥很有价值的作用,产生显著的积极效果;但有时也是消极的,并对沟通起到反作用。问题是应该何时运用? 如何运用? 一般来说,沉默较少运用于交谈的起始期和结束期,而较多地用于探讨期。在起始期,医护人员和患者努力通过谈话建立一种联系,而过多的沉默将影响这一过程。在交谈的最后阶段,沉默可能暗示交谈停止过早,这种作用恰与有计划的终止背道而驰。在探讨期,医护人员常常运用沉默来为双方提供时间思考他们正在努力探讨的问题。

在效果上,医护人员的沉默是在告诉患者:"继续说,我和你都在想这个问题,你还有什么需要说的吗? 我愿意听你说。"沉默是让医护人员和患者汇集与整理思绪的有效技巧。虽然双方交谈时出现长时间的停顿会令人不舒服,但短时间的沉默往往是有效交谈的重要组成部分。尽管沉默有积极的作用,但也有一些缺点。在交谈者双方还没有相互充分理解的情况下,沉默将增加紧张度。例如,当双方不清楚对方的沉默究竟想做些什么,沉默可能增加他们的不舒适和焦虑。交谈中太多停顿和沉默,可使患者感到谈话目的不明确或无重点,也可能引起患者无所适从的感觉。

(二)精神科护患沟通的原则

1. 保密 护士与患者及家属的接触时间较多,比其他医务人员更有机会了解患者的生活及疾病。无论是患者主动向护士披露,还是护士无意中发觉的,护士都应当秉承保密原则,不在医疗护理范围之外进行扩散。

2. 尊重 受到精神症状的影响,有些患者无法顺利地进行沟通,有的患者带有暴力倾向。与这些患者沟通时,护士要理解患者的行为,不以批判的态度对待患者,以免阻碍治疗性沟通的进行。

3. **以患者为中心**　治疗性关系的建立是以促进患者健康为目的,一切针对患者的临床护理决定和行为,都应当以患者的利益为中心,最大限度地保护患者的利益。因此,要求护理计划是为了满足患者的健康需求而制订。

4. **明确沟通目标**　护士在整个治疗性沟通过程中应该制订完整的护理目标,并以目标为导向完成治疗性沟通。

5. **避免过多的自我暴露**　为了取得患者的信任,建立信任的护患关系,护士可以适当地进行自我暴露,但不能过多地暴露自我,以免将沟通焦点转移到护士身上。在沟通过程中应鼓励患者进行自我暴露,以增强患者对自身疾病的认识能力及解决问题的能力。

(三) 与不同精神症状患者的沟通要点

1. **对妄想患者**　护士要启发患者述说,以便了解其病情。交谈时要以听为主,对患者所述之事不做肯定也不予以否定,避免与其争辩,以免成为患者妄想的对象。待患者病情稳定、症状改善时再帮助其认识。

2. **对缄默不语或木僵的患者**　护士可以关切地坐在患者身边,让患者充分感受护士对他的理解和重视,切不可认为患者对周围环境无应答而听不到护士的讲话。此类患者往往意识清楚,能感悟周围环境,但不作出反应。

3. **对有攻击行为的患者**　护士应避免与患者单独共处一室,避免激惹性言语,避免站在患者正面或背对着患者,尽可能站在患者的两侧。如果发现其有攻击行为,可以迅速握住患者打人的手臂并拍其肩,用坚定而温和的态度劝说,暗示局面已得到控制。

4. **对于有抑郁情绪的患者**　护士要诱导患者述说内心的痛苦,多安慰鼓励,启发患者回顾快乐的往事,并表示赞同和肯定。

5. **对于癔症的患者**　护士切忌在他们面前谈论病情,做任何治疗与护理前应向患者介绍清楚,并获得患者的同意。

6. **对于异性患者**　护士的态度要自然,应谨慎、稳重,以免患者把正常的关心当作恋情,产生误会。

(四) 护患沟通中的常见障碍

有些沟通方式可能会阻碍护患之间的交流,抑制治疗性沟通,护士应该识别并避免使用这些方式与患者沟通。

1. **给予意见**　是指告诉患者什么是应该做的,或应该如何去做。一些患者希望能从专业人员处得到行动的意见。同样,护士也常觉得自身职责是提供带有判断性的意见。这种意见会增强患者的依赖感,并把责任留给护士。如果患者接受了护士的意见,但结果并不理想,患者会反过来责备护士。护士应首先处理患者的情感,如优柔寡断、依赖及恐惧,然后再以适当方式鼓励患者自己解决问题。因此,护理人员要尽量避免使用"你应该……你怎么不……"等告诫,应当采用语气婉转、更容易让患者接受的话,如"你认为我们可以采用哪些方法"等。

2. **反复保证**　如"一切都会好的""如果我是你,我不会担心的"之类的保证表明患者没有什么可担心的,因而忽视了患者的情感。没有人能预测或保证一种情况的最终结果,因为在事物发展中有太多变数,如有人情愿保持患者角色,缺少家庭支持,或所患疾病不可逆等。如果患者得到的保证与预期结果不符,他们就会更加气馁,并且不再相信护士,使以后的沟通失去了治疗意义。

3. **同意或不同意** 同意或不同意是指认可或反对患者的意见或想法,意味着护士有权利判断患者的意见或想法是"对"或"错"。护士的同意否认了患者改变或修改自己观点的机会;而不同意则意味着患者的观点是错误的,可能会造成患者的自我概念下降,或激起患者的自我防御。如"这是对的,我同意""这是错误的,我不同意"等皆属这类表达。

4. **赞成/不赞成** 如"我很高兴你这样做""那样做不好,我宁愿你不要……"等赞成或不赞成,意味着护士有权利判断患者的想法或行为是"好"或"坏",而患者要用行为来取悦护士。那么,护士对患者的接受也就被认为是有条件的接受,这对建立治疗性关系显然不利。

5. **挑战** 当护士认为患者的想法或信念不正确或荒谬时,就可能会通过辩论、逻辑的思维或准确的理论向患者挑战。护士的目的可能是想让患者认识到自己想法的错误并改正它。即使护士在争论中获胜,患者也不会承认错误。因为争论常会伤害患者,使其感觉受轻视、自我概念下降。挑战不仅不能改变患者的观点与想法,还可能激起敌意,阻碍治疗性关系的发展。

6. **拒绝** 表示不考虑患者的意见,轻视患者的思想及行为。这将使患者因为害怕再次遭到拒绝而停止与护理人员的互动。如护士对患者说"让我们不要讨论……""我不想听到……"等。

7. **过度发问或调查式的提问** 过度发问或调查式提问是指对患者持续提问,对其不愿意讨论的话题也要寻求答案。这会使患者感到被利用和不被尊重,而对护士产生抵触。因此,护士应该意识到患者的反应,在其感到不适时应及时停止互动,避免对患者采用调查式发问,如"告诉我在你小时候,你妈妈是如何虐待你的"等。

8. **否定** 当护士否定患者的看法或感受时,就为与患者的共同讨论设立了障碍,也避开了帮助患者识别和找出存在的困难。因为护士的否定会让患者体验到不被接受,因而阻碍了患者的表达。如患者说"我活着没有意思。"护士回答:"你怎么能说这种丧气的话呢?"这会使患者不愿意再谈下去。

9. **转换主题** 转换主题使护士主导了谈话的方向,常发生于当护士想从与患者的讨论中得到某些信息,或避开不想谈论的内容的时候。转换主题会使患者感到护士对其不感兴趣而中断与护士的交流。所以,护士应保持开放的态度来倾听患者的表述,注意患者传递的语言和非语言信息,不要随意转换谈话的主题。

总之,护患关系是精神科护理工作开展的核心,建立在护士与患者治疗性沟通的基础上,护士必须掌握治疗性沟通技巧,使护患关系紧紧围绕着患者的治疗性目标展开。

第二节 精神障碍患者的护理观察与记录

密切观察病情,及时掌握病情变化并书写护理记录,是精神科护理工作的重要内容。护士与患者接触机会最多,从患者的言语、表情、行为和生命体征的观察可以及时发现患者病情的变化,对制订护理计划、有针对性地开展各项护理措施具有重要意义。

一、精神障碍患者的护理观察

患者精神症状的表现通常在很短的时间内是很难完全表露出来的,除了依靠病史,以及各种辅助检查外,还需全面的观察,才能作出明确的判断。

(一) 观察的内容

1. 一般情况　患者的仪表、个人卫生情况、衣着和步态,全身有无外伤,个人生活自理能力,饮食、睡眠及排泄,接触是主动还是被动,对医护人员及周围环境的态度,参加病房康复活动的情况等。

2. 精神症状　患者有无自知力,有无意识障碍,有无幻觉、妄想、病态行为如自杀、自伤、伤人等精神症状;情感稳定性和协调性如何,有无思维中断、思维不连贯、破裂性思维和强迫观念,症状有无周期性变化等。

3. 躯体情况　患者的一般健康状况,如体温、脉搏、呼吸、血压等是否正常,有无躯体疾病或症状,有无脱水、水肿、呕吐或外伤等。

4. 治疗情况　患者对治疗的态度如何,治疗效果及药物的不良反应,有无藏药、拒绝治疗的行为等。

5. 心理需求　患者目前的心理状况和心理需求,目前急需解决的问题,以及心理护理的效果评价。

6. 社会功能　患者的学习、工作、人际交往能力,以及生活自理能力等。

7. 环境观察　包括床单位、门窗等基本设施,医疗设施等有无安全隐患,周围环境中有无危险物品,另外还需注意病房环境是否整齐、卫生、安全、舒适。

(二) 观察的方法

1. 直接观察法　是护理工作中最重要也是最常用的观察方法。可与患者直接接触,面对面地进行交谈,了解患者的思维内容,也可以启发患者自己诉说,从谈话中可以了解到患者的思维是否正常,答题是否切题,注意力是否集中,情感是否淡漠。还可以通过患者的动作、表情和行为来了解患者的症状,从而进一步了解患者的心理状态。通过直接观察法获得的资料客观、真实、可靠,对制订符合患者自身特点的护理计划非常重要。一般情况下,这种方法适用于意识相对清晰、交谈合作的患者。

2. 间接观察法　是从侧面观察患者独处或与人交往时的精神活动表现。护士可通过患者的亲朋好友、同事及病友了解患者的情况,或通过患者的作品、娱乐活动、日记、绘画及手工作品了解患者的思维内容和病情变化。通过间接观察法获得的资料是直接观察法的补充。这种方法适用于不肯暴露内心活动或思维内容、不合作、情绪激动的患者。

很多精神障碍患者不会主动诉说,护士需要主动地、有意识地去观察患者病情。护士在观察、评估患者的病情时,直接观察法和间接观察法的使用并非是单一的,两种方法是共同使用、相互补充的。

(三) 观察的要求

1. 观察要具有目的性、客观性　护士对病情的观察要有目的性,需要知道哪些信息作为重点观察内容。观察到的内容应该客观记录,不要随意加入自己的猜测,以免误导其他医务人员对患者病情的了解和掌握。

174

2. 观察要有整体性

(1) 对某一患者的整体观察：护士对患者住院期间各个方面的表现都要了解观察，以便对患者有一个全面的整体掌握，并制订相对于患者合适的护理计划。按照整体护理的要求，通过观察法对患者进行充分的评估，要从健康史、躯体情况、心理社会状况等方面进行观察。

(2) 对病房所有患者的整体观察：由于精神障碍具有特殊性，患者的行为存在突发性和不可预料性，因此对病房所有患者要进行全面观察，掌握每个患者的主要特点，对于重点患者或特殊患者做到心中有数。但是对其他患者也不能疏忽，特别是言谈较少的患者，需要更加关注，因为此类患者主诉少，如护士对他们关注少，容易发生意外。

3. 疾病不同阶段的观察

(1) 新入院患者：从一般情况、心理情况、躯体情况等进行全面观察。

(2) 治疗初期：对于开始治疗的患者重点观察其对治疗的态度、治疗效果和不良反应。

(3) 缓解期：主要观察其精神症状及心理状态。

(4) 恢复期：一般患者要重点观察症状消失的情况、自知力恢复的程度及出院的态度等。

有心理问题的患者重点观察其心理反应与需求。对于平时沉默的患者突然话多兴奋，积极参加活动的患者突然不愿活动等，应及时发现患者与以往的不同，找到原因帮助患者解决问题，预防意外发生。

4. 要在患者不知不觉中观察 在治疗或护理过程中或与其轻松的交谈中，患者的表现比较真实。观察患者行为时也要有技巧，如交谈过程中不要记录，避免他们感到紧张与焦虑。

二、护理记录

护理记录是医疗文件的重要组成部分，能真实地记录患者的病情，便于所有医护人员对患者病情的掌握，为医护人员修改完善的医疗护理方案提供了依据。同时也是作为护理质量检查与工作效果的评估依据，为护理科研提供数据与资料，是患者出院后存档作为医疗文件的重要组成部分，也是医疗纠纷判定的主要依据。

(一) 护理记录的方式与内容

1. 入院护理评估单 入院评估内容包括一般资料、入院原因、疾病诊断、既往疾病史、饮食、睡眠、排泄、自理能力、合作程度，以及自杀、暴力、出走、跌倒等风险的评估。记录方式可采用表格式，一般在 24 小时内完成记录。

2. 护理记录单 护理记录单把护理诊断/问题、护理措施、护理评价融为一体，按照整体护理的要求，记录患者的病情变化。分为一般护理记录单和危重护理记录单：一般护理记录单包括患者的病情、治疗、饮食、睡眠等情况；危重护理记录单以表格居多，记录患者的生命体征、出入量、简要病情和治疗护理要点，通常要求每班记录。

3. 住院护理评估单 护士和患者的接触时间长，可比较细致地观察到患者的情况，特别是患者行为方面的改变，以及人际交往、日常生活、病房内活动能力等，因此护士用评估工具有重要参考价值。如临床上常用《护士用住院患者观察量表》来评估住院成人精神障碍患者和老年痴呆患者的生活、行为和情绪等方面的状况。该量表由 Honigteld 等于 1965 年编制,有 30 项和 80 项两种版本,临床常用的是 30 项版本(表 11-3)。

表 11-3 护士用住院患者观察量表(NOSIE)

序号	条 目	评 分				
(1)	肮脏	0	1	2	3	4
(2)	不耐烦	0	1	2	3	4
(3)	哭泣	0	1	2	3	4
(4)	对周围活动感兴趣	0	1	2	3	4
(5)	不督促就一直坐着	0	1	2	3	4
(6)	容易生气	0	1	2	3	4
(7)	听到不存在的声音	0	1	2	3	4
(8)	衣着保持整洁	0	1	2	3	4
(9)	对人友好	0	1	2	3	4
(10)	不如意便心烦	0	1	2	3	4
(11)	拒绝做日常事务	0	1	2	3	4
(12)	易激动发牢骚	0	1	2	3	4
(13)	忘记事情		1	2	3	4
(14)	问而不答		1	2	3	4
(15)	对好笑的事发笑	0	1	2	3	4
(16)	进食狼藉	0	1	2	3	4
(17)	与人攀谈	0	1	2	3	4
(18)	自觉抑郁沮丧		1	2	3	4
(19)	谈论个人爱好	0	1	2	3	4
(20)	看到不存在的东西	0	1	2	3	4
(21)	提醒后才做事	0	1	2	3	4
(22)	不督促便一直睡着	0	1	2	3	4
(23)	自觉一无是处	0	1	2	3	4
(24)	不太遵守医院规则	0	1	2	3	4
(25)	难以完成简单任务	0	1	2	3	4
(26)	自言自语		1	2	3	4
(27)	行动缓慢	0	1	2	3	4
(28)	无故发笑	0	1	2	3	4
(29)	容易冒火	0	1	2	3	4
(30)	保持自身整洁	0	1	2	3	4

注:0:无;1:有时是或有时有;2:较常发生;3:经常发生;4:几乎总是如此。

4. 出院护理记录单　一般采用表格填写和叙述法相结合的记录方法。

(1) 健康教育评估:是指患者通过接受入院、住院、出院的健康教育后,对良好生活习惯、精神卫生知识、疾病知识,以及对自身疾病的认知情况。

(2) 出院指导:对患者出院后的服药、饮食、作息、社会适应、定期随访等进行具体指导。

其他护理记录还包括新入院病例讨论记录、阶段护理记录、请假出院记录、请假出院返院记录、转出入院记录等。

(二) 护理记录的要求

护理记录应该客观真实,不可随意杜撰,最好将患者原话记录下来,尽量少用医学术语;及时、准确、具体、简单、清晰地描述患者的病情表现;书写项目齐全,字迹清晰,不可涂改,记录完整后签全名和时间。

第三节　精神障碍患者的组织与管理

一、精神障碍患者的组织

目前,我国精神专科病房的管理模式正逐步向开放式管理发展,由于多数的住院环境还是相对封闭的,精神病患者的住院周期又相对较长,对于患者来说,每个病房既是一个治疗场所,又是一个生活集体。在这样的环境里,病房的组织与管理就显得非常重要,是精神科临床护理工作中的重要环节。因此,良好的患者组织管理对改善医(护)患关系、开展医疗护理工作、保证病区秩序、促进患者康复均具有重要意义。

住院期间,将患者组织起来,由专职康复护士和责任护士组织、指导患者的各项活动,调动他们的主观能动性,有计划地开展工娱疗、康复等活动,组织学习、座谈,宣传遵守住院生活的各项规章制度,不仅能使患者友好相处,病区井然有序,也利于创造良好的治疗护理环境,使各项医疗护理工作得以顺利进行,促进患者在生活自理、社交能力等方面的康复,从而更早回归社会。

患者的组织结构有病区休养员委员会、休养员小组等,休养员委员会设主任、委员,休养员小组设组长和组员。组织的人选是从康复期的患者中挑选有一定组织协调能力或有某方面特长的,并且在患者中有一定影响力和热心为病友服务的患者担任。患者主任在责任护士的带领下协助责任护士负责本病房患者的修养生活和部分康复活动。委员分别负责学习、生活、宣传、文体、工疗等方面的活动。小组长配合委员,关心组内病友,带头和督促小组成员积极参加病区的各项活动;由专职康复护士负责与委员会的干部定期开会、研究、讨论、开展各项活动的安排;负责定期召开小组长会议、全体休养员会议,听取患者的意见;商讨相关康复等事宜,通过患者的各项活动和评优比赛,调动患者的积极性,培养患者的自我管理能力,学会关心集体及其他患者,最终促进患者康复。

二、精神科病房的管理模式

(一) 开放式管理

1. 开放式管理的目的及指征　开放式管理主要是为了锻炼和培养稳定期患者的社会适应能力,满足患者的心理需要,调动患者的积极性和主动性,提高患者生活的自信心,促进患者早日康复,帮助患者逐步达到生活自理,适应正常社会环境,早日回归社会。开放式管理主要适应一些神经症,病情稳定、康复期待出院及安心住院、配合治疗并自觉遵守各项规定的患者。

2. 开放式管理的类型

(1) 半开放式管理:是指在精神障碍封闭病房住院的患者,在医生-护士充分评估病情后,由医生开具医嘱,在每日常规治疗完成后可以在家属的陪同下外出活动,周末可安排患者由家属陪伴回家,周一返院。医护人员应与患者家属取得联系,得到他们的支持和配合。通过一系列社会交往活动,使患者尽可能不脱离社会,并保持愉快的心情,增强患者生活的自信心,早日回归社会。

(2)全开放式管理:是指开放式病房的管理模式,与封闭式病房的管理相比较有较大的区别。开放式病房的环境是完全开放的,患者多属于自愿接受治疗,生活上和物品管理上也是以自我管理为主。患者有自我管理的权力,在病房规定的时间内,自己可以外出。这种管理方法促进了患者与外界的接触和情感交流,减少了情感和社会功能的衰退,有利于精神康复,有助于家庭社会功能的提高,希望有更多的自由活动。

3. 开放式管理的实施方法

(1)病情评估:精神科门诊医生初步诊断后登记住院,开放病房的医生对准备住院的患者再次进行病情评估,患者是否存在精神症状支配下的冲动出走、伤人、毁物、自杀、自伤的危险。评估后若患者存在上述危险则不适合收住开放式病房,以确保患者住院期间的安全。

(2)知情同意:经医生病情评估后适合入住开放病房的患者,在入院时医生与患者及其家属或监护人签订入院告知书和各种知情协议书,让患者及家属了解住院期间应承担的责任和义务,以提高患者及家属的依从性,从而减少医疗纠纷的发生。

(3)健全管理制度:建立完善的开放式病房各项管理制度是质量安全管理的关键。由于病房的开放式管理,患者住院期间有很大的自主性,给病房的安全管理带来很大困难,因此必须建立一套完整的管理规章制度,主要包括患者作息制度、外出活动制度、探视制度、个人物品保管制度、患者住院期间的权利和义务等。

(4)加强健康宣教和患者行为管理:定期举办针对患者的健康教育讲座,指导患者如何正确面对压力、紧张、恐惧和无助感。教会患者培养多种兴趣爱好、保持乐观情绪、正确处理不良生活事件的技巧,增强患者的自控力;鼓励患者多参加各种娱乐活动和团体心理治疗,对患者存在的不遵医行为(如不按时返院、不规则服药等)给予说服教育或一定的弹性管理,对说服无效或不遵从者建议转入封闭病房,以保证治疗的正常进行及患者的安全。

(二)封闭式管理

1. 封闭式管理的目的及指征　封闭式管理模式的目的是便于观察患者,顺利落实各种治疗和护理,有效防止意外事件的发生。封闭式管理的指征:精神障碍急性期、严重的冲动、伤人、毁物、自杀自伤及病情波动无自知力的患者。

2. 封闭式管理的实施办法

(1)制订相关制度:包括患者作息制度(如进餐时间、睡眠时间、查房时间、服药时间、测量生命体征时间等)、探视制度等。经常向患者宣教各种制度的内容,让患者明确自觉遵守制度是为了维持病房的日常秩序,让患者拥有良好的治疗休养环境,促进患者养成良好的生活习惯,有利于患者的康复。对慢性衰退的患者,应耐心帮助并进行强化训练,督促患者遵守制度。

(2)关爱患者,倡导人性化护理:封闭式护理管理的患者进行集中管理,不能随意出入病房,活动范围受限。患者心理压力较大,往往不安心住院,护士应注重患者的心理感受,关心和帮助患者正确认识疾病,尽可能为他们解决实际问题或满足其合理需求。对有一定特长的患者,发挥其特长,让其认识到自身存在的价值,从中获得愉悦和快乐。

（3）严密观察病情，增强责任心：封闭式病房收治的患者大多数病情较严重，缺乏自知力，存在自伤、自杀、冲动伤人等护理问题，因此，护士在工作中要具有高度的责任心，严密观察病情，防范意外事件的发生。同时，护理过程中要贯彻"以患者为中心"的服务理念，增强护士责任心，改善护士服务技能，提高护理质量，有效降低意外事件的发生率。

（4）开展各种康复活动：可根据患者的病情，结合患者的爱好，在病室或院内安排各种活动。大致可分为学习、技能、娱乐体育3类活动。学习活动包括阅读书籍报刊、观看科普片、宣教健康知识等；技能方面包括日常生活技能、社交技能等；娱乐体育活动包括欣赏音乐、电影、跳舞、打乒乓球、跳绳等。开展这些活动可以转移患者对症状的关注，稳定情绪，获得信心和希望，提高他们的生活兴趣及住院期间的生活质量，使其安心住院，配合治疗，有利于病房和谐、安定和安全。

（三）精神科病房的安全管理

安全管理是精神科病区管理重中之重，它不但关系到患者的康复，而且与患者的生命安全直接相关。在精神科病区中，由于患者在疾病的影响下往往失去自我防护能力，既不会正确辨认各种危险因素，也不会正确反映躯体的不适，甚至在各种精神症状支配下，容易发生自杀、自伤、伤人、毁物等意外情况，严重时还会危及生命。因此，精神科病区的安全管理对于如何预防意外事件、保证患者安全以及为患者提供一个积极有效的治疗护理环境、促进其社会功能恢复等都有着重要的意义。

1. 环境的安全管理　精神科病区的环境除了考虑美观舒适外，还要考虑安全，室内陈设应简单、方便、适用，色彩宜柔和，墙上无钉子、拉绳等危险物品。定时检查活动室门窗有无松动，玻璃有无破损，在门窗外缘、门后死角等地方有无隐藏危险物品，电源插孔等有无破损等。

2. 危险品的安全管理　病区内的危险物品必须妥善放置，严格管理，如体温计、刀、剪、绳及保护带等必须定量、定点放置，各班需清点并交班。一旦缺少，后及时追查并向科室领导汇报。在病室中如果患者使用剪刀、针线，应在护士的监护下进行。患者在使用医疗器械时，要注意看护，防止损坏和丢失，用完后清点数目放回原处。

3. 患者的安全管理　①加强巡视，随时警惕潜在的不安全因素，凡有患者活动的场所，都应有护士看护、巡视，密切观察每位患者的动态。②熟悉患者病情，重视患者的主诉，对有严重消极、冲动、出走言行的患者及伴有严重躯体疾病者，要安置在重病室内24小时重点监护，谨防意外发生，及时写好护理记录并交班。③加强安全检查，对患者入院、会客假出院返回及外出活动时返回均需做好安全检查，严防危险品带进病区。每周1次对全病区的环境、床单位、患者个体进行安全检查，凡属危险品，均不能带人病区或存留在患者身边。④患者离开病区外出检查时，必须由工作人员护送，并视患者数量配备适量的护送人员。护送途中患者必须在工作人员的视野内，工作人员应前后呼应，特别是在分叉路口、转弯处需设立监督岗位，密切注意患者的动态。患者返回病房时也要及时检查，防止危险品带入。⑤住院期间患者不得随意进入治疗室、办公室、职工更衣室、备餐室等，严防患者擅自取药、藏药及取其他危险品。

4. 患者亲属的管理　做好安全宣教，告知患者家属探望时不可带危险品人病区，接触患者时避免刺激性言语，以免患者受不良刺激后病情反复，甚至发生意外。由于来院探望的亲属人员混杂，单凭入院时的宣教是不够的，有些亲属仍然将危险品带入病区，甚至还帮其他患者购买物品(如打火机、酒、剃须刀),护理人员应反复宣教的同时,对亲属带给患者的物品进行检查,确认无危险品后方可让患者保管。

5. 精神科护士自身安全管理 护理人员也应加强自我防范意识,严格执行病区各项规章制度,做好规范操作。密切观察病情,如患者出现情绪不稳、幻觉妄想症状加重时,应及时报告医师,采取相应措施。对有攻击性行为的患者要注意接触方式,善于诱导患者,必要时遵医嘱采取保护性约束措施。

三、精神障碍患者的分级护理管理

分级护理是指患者住院期间,医护人员根据患者病情和自理生活能力,确定实施不同的护理级别,并根据不同的护理级别制订不同的护理常规及管理方法。精神专科医院根据卫计委分级护理指导原则,结合精神障碍的护理特点,制订适合精神科的分级护理标准。共分为4级,即特级、Ⅰ级、Ⅱ级、Ⅲ级。

(一)特级护理

1. 护理指征 病情危重,随时可能发生病情变化需要进行抢救者。

2. 护理要求 ①严密观察病情变化,监测生命体征;②根据医嘱,正确实施治疗、给药措施;③根据医嘱,准确测定出入量;④根据患者病情正确实施基础护理和专科护理,如约束护理、口腔护理、压疮护理及管路护理等,并实施安全措施;⑤保持患者的舒适和功能体位;⑥实施床旁交接班。

3. 管理与活动范围 ①实施封闭式管理为主;②患者一切用物由工作人员负责管理;③在重病室内,24小时专人看护。

(二)Ⅰ级护理

1. 护理指征 精神症状不稳定,如严重"三防"患者、木僵、拒食者;伴有躯体疾病需密切观察者;生活完全不能自理且病情不稳定者。

2. 护理要求 ①每30分钟巡视一次,观察患者病情变化;②根据患者病情测量生命体征;③根据医嘱正确实施治疗、给药措施;④根据患者病情正确实施基础护理和专科护理,如约束护理、口腔护理、压疮护理及管路护理等,并实施安全措施;⑤实施床旁交接班;⑥提供护理相关的健康指导。

3. 管理与活动范围 ①实施封闭式管理为主;②患者一切用物由工作人员负责管理;③在Ⅰ级病室内活动。

(三)Ⅱ级护理

1. 护理指征 病情尚稳定仍需加强观察者;生活部分自理者;病情稳定仍需卧床的患者。

2. 护理要求 ①每1小时巡视一次,观察患者病情变化;②根据患者病情测量生命体征;③根据医嘱正确实施治疗、给药措施;④根据患者病情正确实施护理措施和安全措施;⑤组织患者开展各项康复活动;⑥提供相关的健康指导。

3. 管理与活动范围 ①实施半开放式管理为主;②患者的个人生活用品自行管理,患者在病区内可自由活动;③患者在工作人员陪护下可参加各种户外活动,或患者经医生同意在家属陪护下在规定时间内可返家休假或院外活动。

（四）Ⅲ级护理

1. 护理指征　生活完全自理、病情稳定者；康复等待出院者。

2. 护理要求　①每2小时巡视一次，观察患者病情变化；②根据患者病情测量生命体征；③根据医嘱正确实施治疗、给药措施；④根据患者病情正确实施护理措施和安全措施；⑤组织患者开展各项康复活动；⑥提供相关的健康指导及出院指导。

3. 管理与活动范围　①实施开放式管理；②一切物品均自行管理；③在规定时间内可独自外出病区散步、活动、购物等；④经办理手续后，每周可自行回家探亲访友，进行社交活动。

第四节　精神科保护性约束护理技能

保护性约束（protection constraints）是指在精神科医疗护理过程中，医护人员针对患者病情的特殊情况，对其紧急实施的一种强制性的最大限度限制其行为活动的医疗保护措施。

一、保护性约束的目的

（1）防止患者过度兴奋、暴力或严重消极行为，保护患者、他人，以及周围环境的安全，帮助患者度过危机状态。

（2）保证患者得到及时的治疗和护理。

二、适应证

（1）存在躁动兴奋、自伤、伤人、毁物、自杀等行为，采用药物或其他治疗措施一时难以控制其症状者。

（2）存在严重外出行为，强行冲门，言语干预无效者。

（3）发作期精神病患者行为紊乱难以管理，对治疗、护理不合作，言语干预无效者。

（4）谵妄状态的躁动患者。

三、约束操作规程

患者入院时，先签署保护性约束知情同意书，以便在紧急情况下使用。凡符合者，必须有医师医嘱方可执行；紧急情况下（如患者出现自伤、伤人行为，甚至危及自身或他人生命时），护士可先执行约束，然后立即报告医师，医师必须在患者被约束后3小时内补开医嘱。患者被约束后，医师应及时告知患者的监护人。一般由两名以上工作人员同时操作为宜，先约束两上肢，视病情而定是否需要再约束下肢及肩部。

四、评估

（1）评估患者的暴力行为是否危及自身、他人或周围环境的安全。

181

（2）评估患者的身体状况，如年龄，有无心脏病、高血压，近期有无骨折等状况。

（3）评估环境，约束环境是否相对隔离、安静，不会给其他人造成不良刺激。

五、操作准备

（1）环境准备：环境较为安静、隔离。

（2）物品准备：约束带或约束衣，便于约束的床（铺好橡胶单和中单）和椅子。

（3）护士准备：调整情绪，熟悉约束带使用流程，根据患者情况协调适当的后援护士。

（4）患者准备：分散患者注意力，与其他患者隔离。

六、操作步骤

（1）面对有攻击行为的患者，护士要保持沉默、冷静，用坚定的语气告诉患者暴力行为的危险性和不良后果。

（2）如果患者手上有棍棒、刀、剪刀等危险物品，最好用坚定的语气要求患者放下危险物品；若不成功，应在转移患者注意力后，快速上前夺去其手中的危险物品，其他工作人员迅速用保护用具如棉被或其他物品制止，并迅速约束患者。

（3）对有严重消极自伤、自杀的患者，约束前应做好心理护理，告知患者约束的目的，并尽可能取得他的同意。

七、约束患者护理规范

（1）约束和非约束患者不能放在同一室，防止意外的发生。无条件情况下，患者必须要在工作人员的视野之内。

（2）约束患者前要脱去患者的外衣，铺好橡皮单及中单，并尽可能劝说患者解清大小便。

（3）约束带的固定结松紧要适度，以能伸进 1～2 横指为宜；约束带固定于床上的结头要隐蔽，以患者看不见、摸不到为宜；约束位置应舒适并尽量处于功能状态。

（4）肩部保护时腋下要填棉垫，肩部必须打固定结，勿使其松动，以免臂丛神经损伤。

（5）15～30 分钟巡视一次，注意约束局部的松紧度及肢体的血液循环状况，预防局部肢体循环受阻引起坏死，同时也预防患者解除约束带当作自缢工具。

（6）随时关心患者，做好基础护理，防止压疮发生；对兴奋躁动不安者，定时喂水、喂饭，保证机体正常功能需要量；对拒绝进食、进水者要采取措施，如给予鼻饲或补充液体。

（7）患者入睡后视病情可请示医师，遵医嘱解除约束，并注明解除时间和签名。

（8）长时间约束者，应每 2 小时松解约束部位，变换肢体位置，防止发生压疮。

（9）对被约束的患者应进行床边交接班，仔细观察约束带的松紧度、患者皮肤颜色及基础护理约束带根数等，交接清楚后交班者方能离开岗位。

（10）做好约束记录，包括原因、时间、约束带数、部位、操作者，以及约束期间患者的病情变化、护理措施的落实情况等。

案例与思考题

1. 患者，女性，38 岁。患者几个月前因事业受挫后开始出现心烦意乱，头痛头昏，做任何事都极无耐性，心急手抖，经常担心有什么不幸将要来临。于 2 天前被诊断为焦虑症，进入医院接受治疗。虽然患者已认识床位医生和责任护士，但彼此尚不熟悉。

（1）目前护士与该患者处于护患关系的哪一期？

（2）该期护士的主要任务有哪些？

2. 患者，男性，35 岁。患者 2 个月前创业失败后，逐渐出现情绪低落，兴趣爱好减少，夜间睡眠差。近日家属发现患者情绪非常消极，有自杀倾向，陪同其来医院就诊。被诊断为抑郁症，入院治疗。

（1）应给予该患者何种级别的护理？

（2）目前哪种病房管理方式比较适合于该患者？

（3）对该患者应重点观察哪些方面？

（施忠英）

第十二章 精神科危机状况的防范与护理

危机状况是指突然发生的，可能危及患者、他人或物体的事件或状态。精神障碍患者常常由于精神症状的影响，或环境刺激等原因而出现各种危机状态，如攻击和破坏事件、自伤自杀行为、出走行为、噎食和吞食异物等。这些事件不仅会给患者自身健康和安全带来不利影响，也会严重威胁到他人和社会。因此，针对患者危机事件的预防及管理是精神科护理的一项重要内容。

第一节 攻击行为的防范与护理

攻击行为(aggressive behavior)是精神科最为常见的危机状态，对患者自己、其他患者及医务人员都具有较高的危险性。与精神科其他专业人员相比，护理人员与患者接触时间较长，面对患者攻击行为的机会也更多。因此，精神科护理人员应该对患者的攻击危险性进行评估并有效预防和及时处理患者的攻击行为。

一、概述

行为医学认为，攻击行为是基于愤怒、敌意、憎恨或不满等情绪，对他人、自身和其他目标所采取的破坏性行为。其极端形式称为暴力行为，可造成严重伤害或危及生命。攻击行为具有目的性，即行为目标是有意地造成伤害或破坏。而意外事故所造成的无意伤害或破坏不属于攻击行为。攻击行为的形式包括口头攻击、身体攻击或破坏物品等。口头攻击表现为谩骂、威胁、嘲笑等；身体攻击表现为打人、踢人、吐口水、咬人等。患者的攻击行为可能发生在家中、社区、医院等，从而给患者、家庭及社会带来危害及严重后果。

精神障碍患者因为心理活动紊乱，是发生攻击行为的主要危险人群。据报道，在精神科急诊室就诊的患者中有 60％曾经出现过攻击行为，而在强制入院的患者中 82％曾有攻击行为。值得一提的是，媒体往往给予了具有攻击行为的精神障碍患者的过度关注，导致大众错误地认为多数精神障碍患者都具有攻击性而感到惧怕。事实上，多数精神障碍患者都是没有攻击性的，他们更多的是伤害自己，而非他人。

二、攻击行为的原因

(一) 精神障碍

攻击行为比较多见于患有精神分裂症、双相障碍、人格障碍、酒精或其他药物滥用等患者。具有暴力行为的患者通常具有较多的精神症状,功能较差,缺乏自知力。

1. 精神分裂症　精神分裂症患者的攻击行为通常是在妄想和幻觉影响下发生的。具有偏执性妄想的患者可能认为所有人都想害自己,认为需要保护自己而进行敌意的或攻击性的报复。一些患者存在幻听,其内容是命令他们去伤害他人。此外,精神运动性兴奋,需求未得到满足,以及严重的药物不良反应也会使患者产生攻击行为。有违拗症状的患者容易对护理人员的管理及身边的生活琐事产生反抗和敌对,从而发生攻击行为。

2. 心境障碍　躁狂症患者在急性期可发生严重的暴力行为。因为此时患者的激惹性增高,如果要求没有得到及时满足、意见被否定、活动受到限制,甚至护理人员要求其服药等均可引起患者的暴怒。躁狂症患者也可由于性欲增强而发生性攻击行为。抑郁症患者虽以自杀常见,但有些患者会出现愤怒性攻击行为。这种突发的强烈愤怒,通常是由于患者感觉受到了情感上的欺骗而引起。

3. 人格障碍　人格障碍特别是反社会性人格障碍和边缘性人格障碍患者,发生攻击行为和暴力行为的危险性增加。

4. 滥用酒精和其他精神活性物质　醉酒可以引起攻击行为,其原因是醉酒时处于"去抑制"状态,情绪不稳定,并出现判断能力障碍。此外,很多精神活性物质都可使患者过度兴奋、易激惹和多疑,容易诱发攻击行为。

5. 癫痫　癫痫患者在发作期间可能会由于意识模糊,或思维紊乱而发生无目的的攻击行为。

6. 其他　如脑器质性精神障碍、精神发育迟滞及痴呆等患者都易发生各种形式的暴力和破坏行为。

(二) 生物学因素

脑部的边缘系统、额叶、丘脑下部 3 个区域可能与攻击行为有关。边缘系统对基础冲动和人类情感与行为的表达,如饮食、攻击和性反应等具有调节作用,同时也与信息的处理和记忆密切相关。边缘系统功能的改变会增加或降低攻击行为的可能性。

额叶在调节目标行为与理性思考方面具有重要作用,它是脑部理性与情感交互作用的场所。额叶损伤可能会导致判断失误、人格改变、决策困难,并爆发不适宜及攻击性行为。

丘脑下部位于脑底部,是脑的警报系统。压力会促使肾上腺所产生的激素水平升高,而神经受体则会出现代偿性敏感度降低,此时丘脑下部促使脑垂体释放更多的激素进行调节。如此反复刺激会使整个系统处于兴奋状态,使患者对任何刺激都易激惹。

此外,神经递质对攻击行为的表达或抑制具有重要作用。证据表明,5-羟色胺水平降低与患者的易激惹情绪、对挑衅的高敏感性及攻击行为的增加有关。脑部多巴胺和去甲肾上腺素活性增加与冲动型暴力行为有关。

(三) 心理因素

根据对攻击行为的研究证明,早期的心理发育或生活经历与攻击行为密切相关,它会影

185

响个体是否会运用支持性关系和选择非暴力应对方式的能力。例如,儿童若生活在教养方式不良、功能紊乱、社会经济状况较差的家庭环境中,或成长期经历严重的情感剥夺,或暴露于暴力环境中,将无法有效发展社会适应性行为,导致个体具有冲动性,容易产生挫折感及攻击行为。

社会学习理论认为,攻击行为是在社会化过程中内在和外在学习的结果。内在学习是指发生攻击行为时的一种自我强化,而外在学习发生于对角色榜样,如父母、同伴和娱乐偶像的观察。

此外,心理学家还认为,一些特殊的性格特征与攻击行为有密切关系。Shoham 等应用 Cattell 个性问卷调查暴力犯罪者,发现暴力犯罪者具有下列性格特征:①多疑、固执、缺少同情心与社会责任感;②情绪不稳定,易紧张,喜欢寻找刺激,易产生挫折感;③缺乏自尊与自信,应对现实及人际交往能力差。

(四) 社会和环境因素

社会和环境因素会影响患者攻击行为的发生。在精神科病房中,若管理恰当、工作人员角色清晰、与患者互动良好及集体活动充分有序,则攻击行为发生较少。相反,若工作人员与患者沟通缺乏、活动较少时,患者常感到沮丧、无聊,容易出现攻击行为。缺乏心理空间或物理空间,以及隐私、不能得到充分休息也会刺激患者出现攻击行为。如研究发现,当患者处于过分拥挤、非常吵闹及缺乏隐私的环境时,非常容易发生暴力事件。

精神科临床工作人员的态度也与患者的攻击行为有关。工作人员可能由于自身态度和行为,有意或无意地参与了患者的攻击行为,如歧视或挑逗患者、管理经验不足、与患者的人际距离掌握不准确等。另外,患者被强制入院和封闭式的医院管理环境会阻碍护患之间信任关系的建立,当患者将护士的行为理解为限制、控制或攻击时,便可能产生冲动攻击行为。

三、攻击行为的护理

(一) 护理评估

护士需要仔细地评估患者,背景知识和敏锐的观察技巧是评估预测暴力行为的关键因素。

1. 评估危险因素

研究发现,下列危险因素可在一定程度上评估患者攻击行为发生的可能性。

(1) 攻击行为史:过去的攻击行为史尤其是近期曾有过攻击行为,被一致认为是再次发生攻击行为的重要危险因素。另外,过去曾出现过愤怒情绪、敌对态度、激惹性增加、侵入性的愤怒想法,以及害怕失去控制等都可能是攻击行为的危险因素。过去曾受到过暴力行为伤害也会增加患者攻击行为的可能性。

(2) 疾病诊断:不同精神障碍患者的攻击行为发生率、严重性、针对性和发生年龄均不同,与攻击行为相关性较高的诊断有精神分裂症、重度抑郁、情感性精神障碍、精神活性物质滥用等,其他精神障碍,如反社会或边缘型人格障碍及器质性精神障碍等亦与攻击行为相关。

(3) 精神症状:与攻击行为有关的精神症状包括幻觉、妄想、躁狂状态、冲动和意识障碍等。一般来说,活跃的精神症状,尤其是那些让患者感到有威胁的症状,如感觉思想被控制、行为被监视等,会增加其攻击行为危险性。

(4)一般特征:一些流行病学因素如年龄、性别、婚姻状况和工作状况都可能与患者攻击行为有关,需要进行评估。一般认为,年轻患者比其他年龄段的患者更容易发生攻击行为,男性患者比女性患者更容易发生攻击行为。研究发现,单身患者比已婚患者发生攻击行为的可能性大。此外,失业常使患者脾气不佳,容易对周围人产生攻击行为。

(5)社会和环境因素:在精神科病房中,除了评估患者外,护士还需要评估与患者攻击性相关的社会和环境因素,包括病房的物理环境、患者有无足够的个人空间、病房有无娱乐活动,或工作人员与患者间有无充分的互动和沟通等。

2. 评估攻击线索　患者的攻击行为很少突然和毫无预兆地发生,大多数攻击行为发生前都会有活动性增加的时期。识别攻击行为的发生线索是护理评估的一个重要内容。行为和口头的线索可帮助护士识别即将发生的攻击行为,例如,一些早期的兴奋行为包括踱步、不能静坐、握拳或用拳击物、下颚或面部肌肉紧张等。口头线索包括患者谈话的内容,以及语气、语调和语速的改变。患者的威胁性行为常常是对无用感、无助感及感知到的或实际的耻辱的过分反应,因此,线索评估的另一重要方面是伴随逐步升级的兴奋行为的情感表现,如愤怒、不恰当的欣快、易激惹和情绪不稳定等都可能表示患者将失去控制。此外,意识状态的改变也预示着即将发生的攻击行为。对患者攻击行为线索评估的具体内容见表12-1。

187

表12-1　患者攻击性线索的评估内容

项目	具体表现
先兆行为	踱步、不能静坐、握拳或用拳击物、面部表情紧张,下颚紧绷、呼吸增快、对环境刺激反应过激、突然停止正在进行的动作等
语言方面	威胁真实或想象的对象、强迫他人注意、大声喧哗、喊叫、妄想性或偏执性言语等
情感方面	愤怒、敌意、极端焦虑、易激惹、异常欣快、情感不稳定等
意识水平	精神状态突然改变、思维混乱、定向力缺乏、记忆力损害等

3. 评估攻击阶段　Novitsky(2009)等,提出对攻击行为的成功管理是建立在对该行为动态的理解基础上。护士应该对患者的行为进行评估,确定其处于攻击行为周期的哪一阶段,以采取适宜的干预措施。攻击事件可分为5个周期或阶段:启动阶段(触发攻击反应的事件或情境)、升级阶段、危机阶段、康复阶段和危机结束阶段(表12-2)。

表12-2　攻击周期5个阶段的定义和行为表现

阶段	定义	征兆、症状和行为表现
启动阶段	环境中的事件或情境引发了患者的愤怒或敌意反应	坐立不安、焦虑、易激惹、踱步、肌肉紧张、呼吸加快、出汗、声音升高、愤怒
升级阶段	患者的升级性行为反应表示其即将失去控制	面色苍白或发红、叫喊、咒骂、激动不安、威胁、要求过多、紧握拳头、威胁性姿势、敌意、无法冷静地解决问题或进行思考
危机阶段	患者失去控制,出现情绪和躯体上的危机	失去情绪和躯体上的控制,扔物品,踢、打、咬、抓、吐口水、尖叫,不能冷静地进行沟通

阶段	定　义	征兆、症状和行为表现
康复阶段	患者重获躯体和情绪上的控制	声音降低、肌肉紧张度降低、躯体放松,能进行理性沟通
危机结束阶段	患者尝试与他人和谐相处,恢复攻击事件发生前的功能水平	悔恨、道歉、哭泣、安静及退缩行为

　　总之,精神科护理人员应该对每位患者的攻击和暴力危险性作出仔细评估。对愤怒和敌意患者的评估和有效干预常能预防攻击性事件的发生。

(二) 护理诊断/护理问题

1. 有暴力行为的危险(针对他人)　与幻觉、妄想、器质性损伤等有关。

2. 应对无效　与消极的角色模式如叫喊、打人、发脾气等,或家庭功能不良有关。

如果患者醉酒、抑郁或其他精神障碍,还应有其他护理诊断。

(三) 护理目标

1. 短期目标

(1)患者能识别自己的愤怒情绪,能在即将失去控制时寻求护士的帮助。

(2)患者未发生暴力行为,未伤害自己或他人。

2. 长期目标

(1)患者获得控制愤怒、紧张或挫折等情绪的能力,能够以适当方式表达愤怒等负性情绪。

(2)患者能以积极方式而非攻击行为来处理问题。

(四) 护理措施

1. 攻击行为的预防　预防危机状态比处理危机状态具有更少的危险性。在预防攻击性行为时,要密切注意有攻击危险的患者。若发现患者有攻击行为的先兆,应及时采取有效的护理干预,把攻击行为消除在萌芽状态,避免攻击行为的发生。

(1)环境管理:是预防和减少攻击行为的一个重要方面。保持环境的安静与整洁,避免嘈杂、拥挤,可使患者感觉到安全。如果病房的结构不合理,刺激物太多而又不注意尊重患者的隐私会使患者的攻击行为增加。要管理好各种危险物品,如尖锐物品、绳、带和吸烟用品等,以免被冲动的患者用作攻击他人的工具。此外,在病房里提供丰富多彩的活动如玩纸牌、观看和讨论电影等,可减少患者不适当的行为,并能增加其适应性的社会功能。与这些活动相关的病房制度和奖励都可促进患者参与治疗过程,减少不恰当行为和攻击行为。

(2)促进护患沟通:在精神科病房,良好的治疗性护患关系可减少患者攻击行为的发生,与具有敌意患者的沟通也是预防其攻击行为升级的最有效方法。护理人员可与患者进行一对一的互动交流,这表达了护士真诚的态度和关注患者需求、思想和情感的意愿。在互动过程中,护士应该用简短的词句与患者交谈并避免不恰当的微笑和大笑,用平静低沉的声音与患者说话可以降低患者的激动程度。激动的患者经常大声叫喊或咒骂,若护理人员也用同样的方式回应患者,会让患者视为挑战而使其情绪升级,情况恶化。护士可向患者说明工作人员关心和理解其心情,并会尽力帮助其摆脱困境,以减轻患者的激动程度。

与患者进行合作也可降低其敌意及攻击行为,如鼓励患者倾诉内心困扰、参与治疗决策、给其提供治疗信息等。此外,护理人员还可鼓励患者自己控制冲动,处于冲动早期的患者受到安慰后,可能会离开刺激性环境,以增加对自我的控制。冷静并礼貌地向患者说明当其不能控制自己时,工作人员会进行控制,但不要威胁患者。

护理人员所采用的非语言交流方式也会影响干预的效果。护士可调节身体位置,平视患者的眼睛,使患者感觉是平等的交流。镇静、放松而非凌驾于他人之上的姿势,要比双手插于口袋、逼近患者的姿势让患者感觉更安全,因此护士应该将手置于口袋外面。护士还应避免两臂交叉于胸前,因为这种姿势传递了一种情感上的距离和不愿意提供帮助的信息。此外,还应避免威胁性、紧张性或突然性的姿势。

在交流过程中,有暴力倾向的患者常需要 4 倍于常人的个人空间,因此护士应与患者保持足够的交往距离。如果护士侵犯了患者的个人空间,会让其感到威胁,从而激发其攻击性。在接近患者时,护士应细心观察患者的行为,紧握拳头、面部肌肉紧张或转身走开等都提示患者可能感到威胁,应立即调整与患者的距离。

(3) 提高患者应对技能:了解有攻击史的患者如何处理愤怒情绪,以及患者相信何种措施可以帮助其控制情绪。许多患者很难识别并且更难与他人交流自己的情绪、需求与愿望,患者愤怒往往是因为其认为没有人在倾听自己,感到非常无助和沮丧,从而趋向于运用敌意或攻击方法。因此,教会患者人际沟通的方法和表达愤怒情绪的适宜方式是一项有效预防攻击行为的措施。护士可鼓励患者书写愤怒情绪日记,包括激发他们的事物,以及他们是如何进行处理的,帮助患者认清愤怒的来源。告诉患者情绪没有对错好坏之分,鼓励其探讨自己被尘封、忽视或压抑的情感。护士还可与患者一起探讨表达愤怒情绪的适宜方式,如使用自信的沟通语言、与他人协商解决方式、进行体育锻炼、听音乐、改变环境或寻求工作人员帮助等。如果患者与他人发生冲突或争执,护士可提供机会让患者解决问题或冲突。这些技能可帮助患者有效管理愤怒情绪,减少限制性措施的进一步使用,有利于其重返社会。

(4) 维持药物治疗:对精神障碍的成功治疗可以有效地减少和处理患者的攻击行为,因此需要正确选择药物,对患者进行长期或短期的药物治疗。护理人员在进行药物治疗时需注意以下几个方面:①碳酸锂可有效处理双相情感障碍、儿童品行障碍、精神发育迟滞、脑部损伤和精神分裂症患者的攻击行为。卡马西平和丙戊酸钠用于治疗痴呆、精神病性精神障碍和人格障碍的攻击行为。非典型的抗精神病药物,如氯氮平、利培酮和奥氮平对处理痴呆、脑部损伤、精神发育迟滞及人格障碍患者的攻击行为有效。②抗焦虑与镇静催眠药能有效控制患者的急性冲动。如在处理精神科紧急事件时常用苯二氮䓬类药如劳拉西泮等,以稳定冲动患者的情绪。因为此类药物可能会导致思维迟缓、药物依赖以及使抑郁症状加重等不良后果,一般不主张长期使用。选择性 5-羟色胺再摄取抑制剂(SSRIs),既有对抗攻击行为的作用,又有抗抑郁的效果,其抗攻击作用比抗抑郁效果快。③β受体阻滞剂,如普萘洛尔(心得安)等,可减轻由交感神经系统兴奋所致的躯体症状,可减少儿童、成人尤其是脑器质性精神障碍患者的攻击行为。

2. 攻击行为的处理　在攻击行为的早期对患者进行干预最为有效,当早期干预不能成功阻止患者的攻击行为时,就需要采取进一步的措施来处理已经发生的攻击行为或危机状态。若患者的行为正在对自己或他人构成威胁时,需要对患者采取一些身体上的限制性措施,如隔离或约束等。

(1) 启动阶段:在此阶段,护士应该以镇静、非威胁性的方式接触患者,表达对其愤怒或沮丧情绪的理解,尽量以非限制性方式化解患者的愤怒情绪和行为。护士应使用清晰、简短的语句与患者交谈,面对愤怒患者时要保持冷静,因为护士的愤怒情绪可能会导致患者愤怒情绪的升级。避免碰触患者,因为愤怒患者可能认为这是一种威胁,而发生暴力行为。护士可建议患者到一个安静地方或将其他患者转移,以减少刺激。可鼓励患者说出愤怒情绪,帮助其维持自我控制,并按医嘱给予药物治疗。当患者愤怒情绪缓解时,护士可帮助患者使用放松技能,回顾解决现存问题或冲突的方法。躯体活动如散步等也可帮助患者放松和保持镇静。尽量忽视患者不礼貌的言行,因为缺乏反馈常会使不恰当行为自行消失。

(2)升级阶段:如果上述措施不成功,患者愤怒情绪升级,即将失去控制时,护士必须控制情境。护士应该用平静而坚定的语气指导患者暂停行为,到安静区域或自己房间冷静下来。应该告诉患者,攻击行为是不被接受的,工作人员可以帮助他们重新获得控制。如果患者在启动阶段拒绝服用药物,应该再次给予药物。如果患者行为持续升级,不愿意到安静区域,护士可求助于其他工作人员。开始为4~6名工作人员做好应急准备,在患者的视野范围内,但不靠近他们。这种技巧称为"力量展示",向患者表示如果他们无法控制自己时,工作人员将会采取措施控制情境。当工作人员离患者2 m左右时,护士应向患者说明对其安全和行为的关注和处理。有时,其他工作人员的出现会让患者接受药物治疗,暂停行为,重新获得自我控制。

(3)危机阶段:当患者发生躯体攻击时(危机阶段),工作人员必须控制情境,保护患者、工作人员和其他患者的安全。护士可请求其他工作人员协助,或求助于机构的暴力处理部门。精神卫生机构提供危机管理的培训和处理急性行为的安全技巧练习,只有参加过这些培训的工作人员才能参与对躯体攻击患者的控制。隔离和约束是控制患者行为的最后措施,应根据医生医嘱进行使用。尽管隔离和约束本身不是一种治疗措施,但在危机状态下短期的使用是必要的,可保护攻击行为者和他人免受伤害。

1)隔离(seclusion):当非限制性措施失败时,需要将患者与他人分开,隔离在一个安全、安静的环境中。隔离的应用基于3项治疗性原则:封闭、孤立及减少感官刺激。利用封闭原则,将患者限制在一个安全的地方,以防止其伤害自己和其他患者。孤立可让患者暂时脱离使其不安的人际关系。例如一些患者,尤其是偏执患者,会歪曲他人与其交往的目的,从而产生精神上的痛苦。而隔离可使其认为离开了自己的迫害者,感觉放松和安全。对外界刺激高度敏感的患者,单调而安静的环境隔离可以减轻其感官负荷。

2)约束(restraints):如果以上措施仍无法控制患者的行为,就需要对患者进行约束,以保护患者自己与他人的安全。约束包括使用机械或人工装置限制患者的身体行动。如果需要对患者进行约束,应让其躺于床上,手臂放于两侧。一般来说,几名工作人员在场时,患者会感到害怕而同意合作。若患者不合作,应告知工作人员将其进行约束。

一般需要4~6名经过训练的工作人员采用安全实施对攻击行为患者进行约束。儿童、青少年及女性患者也可能具有像成年男性一样的攻击性。4名工作人员每人负责患者的一个肢体,1名工作人员保护患者头部,必要时另1名工作人员协助控制患者躯干。用轮床转移患者或将患者抬至隔离室,对其每个肢体都进行约束,约束带紧系于床架上。约束时,应该在袖口等地方塞以填充物,以免损伤患者皮肤,并使其处于舒适体位。在患者约束期间,护士应每15分钟对其进行巡视(或根据医院制度),观察其末梢循环情况(如检查温度、颜色和脉搏),并协助患者摄入足够的营养和液体,帮助其排泄。如果患者此前未服用药物,在目前紧急情境下,护士可根据医嘱对患者进行肌内注射。对所有的观察、评估和干预措施都需进行记录。

被约束的患者可能出现烦躁不安或对行动受限制感到害怕,护士应该向其解释工作人员对其控制是为了保证他的安全、预防伤害,而不是惩罚。在对患者的攻击行为进行控制的过程中,护士必须保持镇静、客观和非惩罚性的态度。应关注被约束患者的隐私。如果有人来探访,护士应向其解释隔离或约束的原因。

(4)康复阶段:当患者重新获得自控能力时,需鼓励其讨论导致其攻击行为的情境或触发因素。护士应帮助患者放松,重返平静状态。与患者一起探讨可替代攻击行为及解决问题的其他方法,以避免下一次攻击事件的发生。护士不应该因攻击行为而教训或责骂患者,应以平静、理性的态度与患者进行讨论。护士还应评估工作人员是否受伤,完成文件记录,如事件报告或流程单。工作人员通常会开座谈会来讨论攻击性事件,包括该事件是如何处理的、何种方法比较好或需要进一步提高、如何更有效地处理此种情境。在讨论回顾中,工作人员彼此分享反馈,从事件中获得学习和进步。

(5)危机结束阶段:在此阶段,当患者符合行为标准时应立即解除隔离或约束,并回顾导致隔离或约束的行为,以及观察患者现在对自己行为的控制能力。与患者的交流和详细病史记录都可以帮助护理人员了解患者的自我控制水平。在结束前,应该告诉患者哪些行为是合理的,哪些行为或冲动是需要进行控制的。随着患者自控能力的逐渐恢复,并根据对患者反应的评估,可以先将其约束部位从4个变为3个,然后再变成2个。每次解除一个部位的约束,可减少患者和工作人员受到伤害的危险性。需要注意的是,决不能只让患者一个部位处于约束中,因为此时患者可自行解开约束工具,给自己或他人带来危险。同时告知患者重获控制能力,并期望其以后能用非攻击性方式处理情绪或事件。在患者情况许可时,应该逐步让其回归到原来环境中,参与病房的活动,帮助他在不感到过度压力的情况下检验自己的控制力。

(6)关注其他患者:患者的攻击或暴力行为同样会危及其他患者、工作人员和访客。在危机过程中,其他患者也可能会受到攻击者的侵犯或威胁而需要保护,护士应确保其安全。当危机发生时,可以指定一位工作人员帮助其他患者立即离开现场。通常其他患者可能会因为这些精神科的紧急情况而受到打击,因此需要在危机事件发生时或发生后更多地关心他们。在危机发生后,应与经历过此次事件的其他患者共同讨论,帮助他们理解发生了什么事件,并允许他们表达自己的焦虑和对此事件的感受。但在危机发生时不主张这样做,以免加重对患者的刺激。

(五)护理评价

评价包括重新评估护理措施是否成功地实现了护理目标。当患者的愤怒情绪在早期阶段能被平息,护理措施最为有效,但有时必须运用隔离和约束来处理患者的躯体攻击行为。此外,还需要评价具有愤怒、敌意或潜在攻击行为的患者能否安全地用语言表达自己的情绪,不威胁和伤害他人或破坏物品,能否识别压力源并采用建设性的方法进行应对,避免出现沮丧情绪和暴力倾向。

第二节　自杀行为的防范与护理

自杀(suicide)是指有意杀害自己的行为,是精神科较为常见的危机事件。它是疾病死亡的前十位死亡原因之一,也是精神障碍患者死亡的最常见因素。因此,护理人员必须掌握如何识别患者自杀的征兆,采用适当的措施预防患者的自杀行为,帮助患者保持生命、健康与尊严。

一、概述

(一) 自杀的概念与分类

WHO将自杀定义为:"一个人有意识地伤害自己,以达到结束自己生命的目的"。自杀行为按照程度的不同,可分为以下5种。

1. 自杀意念(suicidal ideation) 是指具有模糊、转瞬即逝的自杀想法或意念,可通过口头表达或书面、艺术作品表达。积极的自杀意念是指个体积极思考和寻找自杀的方法,而消极自杀意念是指个体有自杀想法但没有寻死的计划。具有积极自杀意念者潜在危险性较高。

2. 自杀威胁(suicidal threats) 是指直接的口头或书面表达自杀的愿望,但无具体自杀计划和行动。

3. 自杀姿态(suicidal gestures) 是指类似企图自杀的故意的自毁行为,没有生命威胁,但会让他人理解为自杀行为。

4. 自杀企图(suicidal attempts) 又称自杀未遂,是指个体为了结束自己的生命或严重伤害自己而采取自毁行为,由于各种原因(如被救、手段不坚决或懊悔而自动终止等)未造成死亡,但常导致轻微或严重的损伤。

5. 自杀死亡(completed suicide) 又称成功自杀,是指个体有自杀的念头或想法并付诸行为,最终造成死亡。值得一提的是,有些自杀发生于无意想要死亡的基础上。

(二) 自杀的流行病学

据报道,目前全世界每年自杀死亡人数已近100万。2007年,在美国自杀位于死亡原因的第11位,导致超过约3.4万人死亡,且每10万人中就有11.3人死亡。在中国,每年也有约25万人死于自杀,即每10万中国人中每年有22人自杀,估计每年还有>200万人自杀未遂。

自杀者并非都是精神障碍患者,但是精神障碍和物质滥用是自杀的重要危险因素。Black(1990)等认为,90%的自杀者在自杀时都有精神障碍。据统计,我国自杀成功及自杀未遂者中,患精神障碍的比例分别是64%和42%。在一些特定群体自杀发生率较高,如青年人和老年人。女性企图自杀的比例高于男性,而男性因自杀而造成的死亡是女性的4倍多。

二、自杀的原因

自杀的原因较为复杂。研究显示,自杀是遗传因素、生化因素、心理应激、社会因素、精神障碍、躯体疾病等多种因素共同相互作用的结果。

(一) 遗传和生物学因素

基因对自杀的影响非常显著,家庭的自杀行为历史是自杀的重要危险因素。这可能与对家庭成员自杀行为的认同和模仿、家庭压力大,以及遗传物质的传递有关。相对于未发生自杀的精神障碍患者家属,自杀者家属的自杀率更高。双生子研究发现,单卵双生子的自杀率(11.3%)显著高于双卵双生子(1.8%)。

在对情感性精神障碍或心境障碍的脑部结构和化学物质的研究发现,有高度自杀倾向患者的脑前额叶皮质的内面、中间和侧面的活性下降,5-羟色胺(5-HT)功能下降。5-HT是一种重要的中枢神经递质,与心境的调节密切相关,会影响到抑郁和自杀的发生。其代谢产物为5-羟吲哚醋酸(5-HIAA),循环于血液及脑脊液中,5-HIAA浓度可反映脑中5-HT的水平。研究发现,5-HIAA水平下降可预示短期的自杀危险性。

(二) 心理因素

心理学家 Freud 和 Menninger 均认为自杀者是将愤怒转向了自我。Freud 提出自杀代表了指向自我的攻击性,针对内在喜欢的事物。Menninger 描述了自杀冲动的来源:希望杀人、希望被杀和希望死亡。Jung 描述了自杀者在感到生命失去意义后,无意识地希望得到一种精神上的重生。Adler 强调了自杀行为中蕴含的自卑、自恋和低自尊。Horney 相信,对于一些个体来说,自杀是解决由理想自我和感知的心理社会自我之间巨大差距而导致极端精神错乱的一种方法。自 Freud 后,大部分心理分析学家认为,个体在失去有意义的事物后会出现抑郁,感到无助、无望、愧疚和自尊消失,而自杀往往是结束这些痛苦情绪的一种方法。在人际关系理论中,Sullivan 强调自杀行为与人际关系的相关性,认为自杀行为常常是一种解决人际关系失败的一种方式。

(三) 社会因素

尽管自杀是一种个人行为,也受到各种社会因素的影响。社会学家 Durkheim 曾根据个体的社会化程度,将自杀分为3种类型:利己主义自杀、利他主义自杀和失范性自杀。利己主义自杀是个体针对自我良知的自我冲突的结果;利他主义自杀是个体相信他们的牺牲可以有利于社会;而失范性自杀发生于个体与他人的关系受到阻碍,外界压力巨大或适应期望的社会行为时。现代社会学家也支持此观点,认为当家庭和社会关系破坏后产生的社交隔离感常导致个体采取自杀行为。例如,许多不良生活事件如与亲友间的冲突、离婚及家庭成员死亡等都可能导致个体的自杀行为。

(四) 精神障碍

自杀行为与精神障碍关系密切,患有重度抑郁障碍、双相情感障碍、精神分裂症、物质滥用、人格障碍等精神障碍患者自杀的危险性增加。精神障碍患者的命令性幻听、夸大妄想、易冲动及控制性行为等症状可促发其自杀企图。

1. **抑郁和双相障碍**　对所有年龄段的人群来说,抑郁和双相障碍都是自杀危险的重要独立预测因子,2/3的自杀死亡者都具有临床抑郁症状。约有50%的抑郁症患者有自杀意念,自杀率高于普通人群的50倍,约15%的抑郁症患者最终死于自杀。许多自杀的抑郁症患者存在妄想症状。此外,无望感、无用感、极度悲伤、愧疚、社交孤立、严重焦虑、惊恐发作激动和愤怒、无法解决问题,以及认知呆板等都可能是抑郁症患者自杀危险性增加的原因。严重抑郁症患者常在经过治疗后的康复期自杀,因为此时患者精力恢复,可以实施自杀想法。双相障碍患者在处于轻度躁狂或躁狂状态时容易冲动,自杀危险性增加。研究显示,有25%~50%的双相障碍患者有过至少一次自杀企图。

2. **精神分裂症**　自杀是精神分裂患者过早死亡的主要原因之一。约40%的患者有自杀意念,20%～40%的患者有过自杀企图,9%～13%的患者最终自杀死亡。精神分裂症患者常因幻觉、妄想等精神症状的影响而自杀。而且,因为慢性疾病的影响,精神分裂症患者的主观压力水平较高,会感到无助、社交隔离和孤独、不满意社会关系、工作和婚姻受挫等。此外,大剂量抗精神病药物可引起严重的坐立不安、肢体僵硬、震颤,长期大量用药可出现迟发性运动障碍,这些原因均可使患者产生明显的焦虑和抑郁情绪,严重者会导致自杀。约10%的自杀是发生于精神分裂症的前10年,因为精神分裂症常发作于青少年晚期或成年早期,因此20～30岁阶段是高危阶段。

3. 物质依赖 酒精依赖与自杀行为密切相关,尤其是对于年轻人,每年10%～15%的酒精依赖患者发生自杀。药物也会导致冲动性的不恰当决策,导致高危险的自伤行为。这类患者自杀的因素多种多样,如酒精中毒和药物依赖患者大多伴发抑郁症,饮酒后可消除顾虑和胆怯,易出现自杀行为;过量的酒精和药物会使患者产生中毒性幻觉或妄想;酒精和药物可导致心理上和躯体上的依赖,因此会造成躯体状况的恶化,以及情绪上的冲突和抑郁;物质依赖的患者会产生戒断综合征等引起自杀;嗜酒者常有人格障碍,在一定诱因下可出现自杀冲动。

4. 人格障碍 与自杀的关系也较为密切。对年轻自杀者的调查显示,20%以上有人格问题,其中边缘性人格障碍和反社会性人格障碍患者的自杀行为较多见。每年约有5%被诊断为反社会性人格障碍的患者出现自杀。反社会性人格障碍合并抑郁对年轻人和成年人来说都具有较高的致死性,人格障碍患者的冲动性或丧失感是自杀的重要危险因素。

5. 进食障碍 神经性厌食症或神经性贪食症患者表现了被动形式的自杀,当感到挫折、愧疚、愤怒或失去控制时,也会转变为积极的自杀行为。

6. 惊恐障碍 自杀行为往往与惊恐障碍、重度抑郁,以及物质依赖同时发生。证据显示,惊恐障碍伴随恐惧症和强迫症也是自杀的一个危险因素。

(五) 躯体疾病

慢性躯体疾病会导致患者自杀,有20%～70%自杀者患有躯体疾病。据报道,综合性医院患者出院后其自杀率比普通人群高3倍。自杀危险性较高的慢性疾病包括癌症、人类免疫缺陷病毒(HIV)感染或艾滋病、糖尿病、脑血管事件,以及脑和脊髓损伤等。慢性患者或终末期患者曾表示其自杀意念的原因,包括疼痛、痛苦(如害怕因呼吸困难、吞咽困难或其他原因而导致可怕的死亡)、乏力、独立性丧失和生活质量下降等。自杀意念和自杀行为常产生于患者对自身健康问题感到无望的时候。对于HIV感染或艾滋病,预后差和耻辱感易使患者产生绝望,从而以自杀来解脱。当患者因这些躯体问题就诊时,医务人员常会忽视共存的抑郁症状。因此在综合性医院,护士在评估患者抑郁和自杀危险性方面起着关键性的作用。

三、自杀行为的心理过程

研究发现,自杀并不是突然发生的,往往有一个明显的心理发展过程,并具有一定的先兆表现。了解自杀的心理过程和表现,可以有效地评估及预防自杀的发生。自杀行为的心理过程一般经过以下4个阶段。

1. 情绪障碍阶段 当应激因素作用于个体时,个体会根据自己的价值观、道德观及生活信念进行评价,并通过相应的心理防御机制,按照个人的行为模式作出反应。如应激较强,而个体心理素质较弱,心理防御机制不完善,则容易导致心理失衡,产生情绪障碍。

2. 自杀意念的形成　此阶段主动抗争防御机制大为减弱,被动消极抗争逐渐占据上风,自杀意念逐渐形成,但并不坚定,可有两种转归:①问题解决,个体获得心理支持,自杀意念动摇或消失。②问题进一步发展,自杀意念逐步坚定,个体认为自杀是解决所有问题及矛盾的唯一方法。

3. 矛盾冲突阶段　个体虽有自杀念头,但对死亡的畏惧和求生的本能,使其陷入矛盾的心理状态中,难以作出最后决定。在此阶段,企图自杀者会经常谈论与自杀有关的话题,或以自杀威胁有关人员,表达明显的自杀意图。这是个体内心冲突的表现,也是个体有意或无意发出引起别人注意的求助信号。如果此时能及时得到帮助,他们很可能会减轻或打消自杀的企图,以积极的态度解决面临的困境。此阶段是预防自杀的最佳时机和关键阶段。如果这些暗示和信号没有得到适当的反应,在应激因素的持续作用下,个体开始实施自杀。

4. 自杀平静阶段　在此阶段,个体似乎从心理困扰中解脱出来,不再谈论或暗示自杀,表现异常平静和轻松。给他人一种危机已经过去的感觉,从而放松警惕和监控。而个体却在暗暗地为自杀做准备,摆脱周围人的干扰,选择自杀的方法及地点,以便在合适的时机结束自己的生命。

由于自杀者的出身、经历、教育程度、个性及价值观的不同,面临的问题也千差万别。因此,自杀者的心路历程是十分复杂的,表现也不尽一致。护理人员应该对个体进行全面评估,为自杀的预防和干预提供参照。

四、自杀行为的护理

相对于其他原因所致的死亡,自杀更具有可预防性。因为所有自杀者对待生命的态度较为矛盾,不会100%真的选择自杀。对自杀者的护理需要出色的评估技巧和综合的干预技能。

(一) 护理评估

护理评估是保证患者安全的关键步骤,全面而持续地评估对制订恰当的干预措施以预防患者自杀至关重要。自杀者的评估需要严密观察和主动倾听,以确定其自杀的危险性,识别自杀线索、自杀计划和致死程度。

1. 评估方法　护士可通过直接交谈、观察和其他方法评估,判断患者是否有自杀观念,是否会出现自杀行为并评估其危险程度。

(1) 交谈:可以帮助护理人员及时地了解患者的情绪、想法,发现患者的自杀企图并判断其危险性。护理人员可鼓励患者说出消极情绪,或直接询问患者一些关于自杀意念方面的问题,如是否觉得活着没有意义、是否有轻生的想法、是否采取过行动等。

(2) 观察:一旦患者的自杀意念出现后,其情感、行为及态度常会发生一定程度的变化。如对自杀的内心冲突、犹豫而表现出更强烈的焦虑紧张;决意自杀后如释重负,情绪迅速平静下来,对以往的问题不再追究和抱怨;向亲友表示歉意和内疚;回避讨论自杀话题并为自杀做一些具体的准备等。此外,一些人在绝望后还会表现出明显的敌意及较强的攻击性。以上情况都预示着自杀的可能性,因此,精神科护理人员要注意观察患者的各种反应和行为

195

的变化。

（3）其他：护士还可向患者的家属、亲友、老师或治疗师等其他相关者了解情况，他们常常能提供较重要的信息。另外，也可采用相应的量表或问卷，以帮助护理人员了解患者的自杀倾向。

2. 评估自杀的危险性　是预防自杀的关键因素。对患者自杀危险性的评估是一个持续过程，评估信息可能仅在 1～2 天内是有效的，因为患者自杀意愿的强烈程度并非一成不变，可能会随时发生迅速或突然的改变。对自杀危险性的推测越准确，预防性措施就越有的放矢。而错误的判断可能会导致严重的后果，以致自杀者失去治疗和抢救的机会。患者有自杀史、家庭自杀史、具体自杀计划、有实施计划的方法，患者的心境或活动程度突然改变，或患者感到孤独等，都会增加其自杀死亡的危险性。表 12-3 总结了与自杀危险程度相关的关键行为或症状。

表 12-3　自杀危险程度评估

行为或症状	自杀危险度		
	低	中	高
焦虑	轻度	中度	严重，或惊恐状态
抑郁	轻度	中度	严重
孤立退缩	能感到孤立，但无退缩	能感到无助、无望和退缩	无助、无望、退缩及自我否定
日常功能	多数活动良好	一些活动表现较好	任何活动都表现不好
资源	较多	有一些	很少或没有
应对策略	一般为建设性的	一些是建设性的	多数是破坏性的
重要他人	几个	很少或仅一个	无或仅一个
精神科治疗史	无，或对精神科治疗态度积极	有，比较满意	对精神科治疗态度消极
生活方式	稳定	比较稳定	不稳定
酒精或药物使用	不经常过量	经常过量	持续滥用
自杀史	无，或致死性低	一次或多次，中度致死性	多次自杀企图，致死性高
定向障碍	无	有一些	显著
敌意	几乎没有	有一些	显著
自杀计划	模糊，飘忽的自杀意念，无自杀计划	有频繁的自杀想法，偶尔有自杀计划	有频繁的自杀想法，有具体的自杀计划

3. 评估自杀征兆　约 80% 有自杀倾向的患者在实施自杀行为前曾表现过一些语言和行为的征兆。通常有自杀想法的人对待死亡意愿是矛盾和冲突的，常会寻求他人的帮助。因此，护士应认真对待所有关于自杀的行为和言论，了解这些征兆可能预示患者的自杀意图和自杀意图的强烈程度，不要忽视任何关于自杀的线索，不管这些线索看起来是多么微小。

（1）有自杀企图的历史。以前有自杀企图历史者增加了自杀的危险性，自杀企图后的前 2 年是高危时期，尤其是前 3 个月。

（2）存在被迫害、被折磨，或被惩罚的想法或言论。

（3）谈论没有活下去的理由，没有将来，或没有生活目标。

（4）情绪低落，经常哭泣。

（5）害怕失眠和夜晚的来临。

（6）紧张、担心,有无望和无助感。

（7）不与他人交往,自我孤立,特别是将自己关在隐蔽地方或反锁于房间内。

（8）存在幻听,幻听的内容可能是命令患者去自杀。

（9）对现实或想象中的事物有负罪感,觉得自己不配生活在世界上。

（10）想象自己患有严重的躯体疾病,如癌症或肿瘤(患者可能想结束痛苦或减少想象中的家庭负担)。

（11）在抑郁较长一段时间后,无任何理由突然显得很开心。

（12）显得非常冲动、易激惹,行为比较突然和出乎预料。

（13）增加物质(酒精或药物)的使用。

（14）异常地将自己的事情整理得有条不紊。

（15）分发自己的财产,作出重大生命保险计划。

（16）谈论死亡与自杀,表示想死的意念,常常发呆。如患者可能会说"我不想活了""没什么值得我活下去了"或"这将是你最后一次见到我"。

（17）问一些可疑的问题。如"值夜班的人员多长时间巡视一次""这种药要吃多少才会死""这窗户离地面有多高"或"流血死亡需要多长时间"。

（18）寻找自杀的方法,如搜寻枪支、药物,收集和储藏绳子、玻璃片、刀具或其他可用来自杀的物品。

4. 评估自杀计划的致死性 大多数自杀都是精心计划的,尽管最终实施的时候显得比较突然。因此,护士除了评估自杀危险性和自杀征兆外,还需要评估自杀计划的致死性。如枪支是自杀武器中致死性最高的一种,而女性往往选择服用过量药物中毒致死。当一个患者承认有死亡意愿或想法时,下一步就要评估其潜在的致死性。精神科入院评估时应常规询问这些问题。此外,对因情绪问题而寻求治疗的患者也应常规询问其有无自杀和自伤的想法。可针对以下几个方面进行询问。

（1）患者是否有自杀计划? 如果有,计划是否具体?

（2）是否有办法去实施这个计划(例如,患者计划服用药物,他有无途径获得)?

（3）如果患者执行计划,是否会致死(例如,患者计划服用药物,是何种药物? 能否导致死亡)?

（4）患者是否为死亡作了准备,如分发珍贵的财产、书写遗嘱,或与朋友进行了最后交谈?

（5）患者准备何时、何地实施自杀?

（6）选择的自杀时间是否对患者具有意义,如某个特殊日期或周年纪念日?

（二）护理诊断/护理问题

1. 有暴力行为的危险(针对自己) 与绝望情绪、幻听等有关。

2. 受伤的危险 与近期的自杀企图有关。

3. 绝望 与晚期癌症的诊断或支持系统缺乏等有关。

4. 无效应对 与心理资源缺乏(如容易冲动)等有关。

5. 社交受损 与抑郁症状引起的人际交往减少有关。

6. 慢性自尊低下 与婚姻不和谐导致的失败感等有关。

（三）护理目标

1. 短期目标

（1）患者安全，未发生自我伤害行为。

（2）患者能参与治疗性关系，与工作人员签订不自杀契约，答应如果再次出现自杀想法，将立即告诉工作人员。

（3）患者表示没有自杀意念、计划或意图。

（4）患者能确认及表达自己痛苦的内心体验。

2. 长期目标

（1）患者能表达对生活的愿望，有积极的自我认识，对将来抱有希望及表示乐观。

（2）患者能表达有自我价值感，有效应对问题，抵制消极情绪。

（3）患者能遵从医嘱服用药物，接受心理治疗。

（4）患者能主动与同伴和工作人员接触，并列出几位朋友或社会支持者，或能利用自杀热线来预防可能的自杀企图。

（四）护理措施

护士可能会在各种机构或场合遇到自杀患者，如家庭、医院急诊室、精神卫生机构或长期护理机构。患者自杀行为的护理干预强调提供安全的环境，监测患者的行为，保证其基本需求；协助患者服用药物，建立治疗性沟通；促进患者的自我价值感，提高自尊；提高应对能力，减少社交受损；提供持续性照顾和家庭健康教育，最终降低患者的自杀危险性。

1. 建立治疗性关系 患者自杀或自杀意念的干预是护理的首要任务，护士在保证患者安全方面也承担着权威角色。首先是要与患者建立治疗性关系。治疗性关系表达了一种接纳、理解、支持患者，但不是接受其自杀行为的态度。能与患者建立一种融洽的关系，本身就是一种最好的预防自杀的措施。在与患者的交流中，护士可利用一些具体的技巧，包括非评价性、理解性的倾听和鼓励，对痛苦表达的宽容和对患者需求的灵活反应等。

2. 通知小组成员 预防自杀需要全体医护小组成员夜以继日的共同努力，各学科的健康人员都应该评估患者的自杀危险性，确保患者能接受及时的干预，以保证其安全。任何自杀的征兆，不管看起来是多么微小，都应该向其他小组人员汇报，包括内科医生、护士、精神科医生和社会工作者等。一些细微的征兆可能反映了患者自杀的真正意图，若被忽视，可能就会错过了挽救患者的良好时机。

3. 保证环境安全 有自杀意念的患者应被置于安全的环境中，那些自杀意图明显并且有明确的计划的患者应该接受住院治疗。因为住院环境较为安全，患者不容易接触到危险物品。许多患者能够意识到住院治疗对于保护自身的重要性，但也有部分患者可能需要强制入院。

用专业的、尊重的方式查寻患者的衣物、所带物品及身体，将危险物品如尖锐物品、绳子、鞋带、吸烟用品、铅笔、钢笔、系带子的衣服等拿走。身体搜寻包括检查患者任何可藏匿有害物品的部位，如身体的孔腔和头发等。自身衣物和床单都不能带进病房，因为这些物品可能被用来实施自杀如自缢。但不要将患者与他人彻底隔离，或拿走患者所有的个人物品，除非其病情非常严重，因为这样会加重患者的无用感。此外，药品也应被评估，并放置于工作人员的视野范围内。

患者每次外出病房回来后，都要检查其有无携带药物或危险物品。要求来探视的访客

（家庭成员或其他人）与工作人员一起清点所带来的患者物品或礼物。待访客离开后必须要检查患者的物品，以防止其无意中在患者处留下危险物品。

4. 观察患者　密切观察和持续评估患者自杀的危险性，可以尽量减少自杀的发生。密切的观察和照顾也会带给患者这样一种感觉：在患者能重新获得自我控制前，工作人员会帮助其控制自己的行为。

每个机构预防自杀的政策都有所不同，观察水平根据患者自杀意图程度和医院的规章制度来确定。一般来说，如果患者危险性较低，护士或其他工作人员可在安全的环境中对其进行间隔性观察（每10～15分钟一次）。若患者潜在危险性较高，护士或其他工作人员需对其进行持续性观察（一对一的监视）。护理人员在观察时应该认真仔细，避免走马观花或对患者的态度表现得十分冷漠。另外，患者的任何活动都应在护士的视野内。有计划地进行排班，以保证患者那里必须有经验丰富的工作人员留守，尤其是在工作人员就餐期间、休息期间、假期、交接班时或开会时（这些时间段往往是医院自杀事件发生的高发期）。

自杀者在采取行动前可能会出现情绪好转。因为当自杀的决心已定、计划都安排好时，患者会有一种情绪放松的感觉。若护理人员被患者的一时表现所迷惑而放松警惕，让患者独处，则会给患者的自杀创造时机。因此，在治疗小组没有确定自杀危机过去前，都应该保持警惕。在以任何理由让患者离开病房前都要进行评估，确定患者目前的危险水平。

5. 满足患者基本需求　有自杀危险的患者常忽视自我照顾，因此，护士应协助患者进行日常活动，直到其能进行自我照顾。此外，还需协助患者满足营养的需求，建立规律的睡眠-休息-活动模式，同时给予其他医疗照顾。

6. 倾听患者诉说　护士的倾听显示了对患者的安慰及支持，在帮助患者度过自杀危机中具有重要作用。如果患者感到被倾听和理解，自杀的危险性会降低。当护士观察到患者能感受到其关怀及接受时，应抓住时机，与患者一起分析导致痛苦或自杀企图的原因，探讨可以提供帮助的潜在力量，如亲人或朋友等。

7. 建立安全契约　从1973年起，护理人员、心理专家、精神科专家都开始赞成使用不伤害或不自杀契约，认为这种方法对治疗自杀患者非常有帮助。在此契约中，患者需同意（口头上或书面上）在一段时间内不会采取自杀行为，保证自身安全；如果有自杀冲动，应及时与工作人员联系。然而，这些契约并不是一种安全保障，应谨慎使用。如果忽视了抑郁对患者精神状态、认知和感知过程、自我控制能力，以及判断力和辨别力的影响，它可能会带给医护人员一种虚假的安全感。在任何时候，护士都不能因为患者的一个简单保证而认为其已安全，只有全面的评估和与患者的深入交谈后才更为可靠。

8. 提高患者的自尊　自杀者一般自尊都较低，护士应将其看作值得关注的人来对待。为此，护理人员应留意患者的优点，并真诚地给予表扬，以帮助患者建立正向的感觉和自信。但凭空称赞会让患者觉得虚伪，自身并无可取之处，从而使其自尊下降。此外，向患者强调生活的意义，帮助其建立对现实的期望，也可提高患者的自尊。通过替换不合理的和自我贬低的想法和信念，患者才能现实和理性地看待生命。

9. 提高患者应对技能　想自杀的人都将生命看作毫无希望，没有改善的可能性，没有价值。护士应鼓励其接受一些乐观的信息，告诉其生活会好起来，不会总有像现在这样的感觉，并与其讨论解决困难的可行性方法。告诉患者尽管过程可能比较困难，但希望是存在的。护士应鼓励患者重视自己的优点而不是缺点，使其了解过去曾有效的应对方式和应对

199

能力,介绍患者参与一些积极的治疗,帮助其提高应对能力。此外,护士可帮助患者将问题分解为更容易处理的多个部分,并安排好优先顺序,从而减轻问题带来的巨大压力。识别、界定和促进患者的健康适宜性行为,鼓励其保持健康行为和良好的应对技能。肯定患者在准确判断基础上作出的理性决策,同时督促患者作出独立的决策。针对患者的妄想言论,可以陈述现实情境,避免与患者发生争辩。

10. **鼓励患者参与活动** 一些有意义的活动可帮助其释放紧张和愤怒情绪,如洗衣服、打扫卫生和修理家具等。其他活动如足球运动和跑步等运动,既可以让患者疏泄情绪,又可增加其与他人的互动。让患者独立参与日常活动也很重要,因为这些活动可以促进患者对生活的参与程度,增加其成就感、归属感和自我价值感。

11. **动员社会支持** 家庭和朋友是照顾自杀患者的重要资源。自杀者往往缺乏外在资源或社会支持系统,如亲友、宗教、同事或社区支持团体,其原因可能是社会退缩、与精神障碍相关的行为问题,或因学习、工作或家庭结构变动搬入新的地方。动员社会支持系统是护理干预的一个重要方面。护士应评估患者的社会支持系统,可能给予患者支持的人物或团体,在患者同意下将其列出来。鼓励家庭参与患者的治疗,家庭参与心理健康教育和家庭治疗,可帮助患者渡过难关,理解不良的家庭结构和系统对患者自杀想法的影响。当家庭成员出现沮丧、无助、愧疚和紧张等情绪时,应给予理解和鼓励。

心理咨询门诊、热线电话、精神科急诊、学生健康中心和自助团体也是社区支持系统的一部分,公共卫生护士和其他社区援助人员也可为患者及其家庭提供支持,这些社区资源对自杀患者的长期护理非常重要。护士可将这些社会资源介绍给患者,建议他们联系社会服务部门以得到相关职业或经济上的支持。推荐患者在之后的日常生活中感到精神崩溃和想自杀时,可利用自杀热线,或登录因特网,寻求帮助和希望。此外,还可以对公众及卫生保健人员进行健康教育,使其了解自杀的早期征兆,并采取有效的治疗措施来进行干预。

12. **药物管理** 自杀预防包括运用精神科药物治疗其基础疾病,如心境障碍或其他精神障碍等。根据的患者诊断,药物干预常是自杀患者治疗的首要措施,包括抗抑郁药物、抗焦虑药物和抗精神病药物。使用精神科药物来管理患者的行为有时也被称为化学约束。有自杀危险或极端躁动的个体可能需要注射给药,以促进药物的迅速吸收,稳定心境和行为,预防其不依从服药(如拒绝服用药物或囤积药物)。监测患者对药物的反应,包括可能出现的不良反应。

许多有自杀意念的抑郁症患者缺乏实施自杀计划的精力,而研究发现抗抑郁药物的治疗,实际上能帮助抑郁症患者恢复实施自杀行为的精力。与此类似的是随着春天日光充裕,人体自然的精力增加,可以解释多数自杀事件发生于 4 月份。2004 年美国食品和药品管理局(FDA)曾警告一些新型不典型抗抑郁药物会导致患者自杀危险性增加。因此,应该对服用抗抑郁药物的患者进行严密观察,以预防其自杀企图。

13. **其他治疗** 对于抑郁症患者,其他治疗方法如心理治疗、电休克治疗或约束等可被用来促进康复。心理治疗方法较多,包括提高洞察力技巧、认知重塑和简短的解决问题危机干预等。在个体、团体或家庭治疗中,会针对愤怒情感、无助和无望感、痛苦来源、人际关系状况和解决问题技巧进行探讨。这些方法可帮助患者解决许多问题和冲突,改变观点和行为,从而提高其社会适应性。电休克治疗(ECT)有时被用于对药物缺乏反应(难治性抑郁症)的成年患者。这些患者常具有长期的严重抑郁史,并有自杀的意愿。此外,约束往往作为最后的措施,对激动的自杀患者进行制动。

14. **持续护理** 当危急的情境稳定后,就应考虑持续性的护理,帮助患者和家庭计划持续的心理治疗和药物管理,做好关于家庭干预和预防方面的健康宣教。大多数自杀发生于出院后90天内,护士应向家属和监护人强调要保证家庭环境安全,在患者回家前移走危险物品如刀、药品、酒精或剃须刀;估计即将发生的应激,协助患者使用适宜的应对技能;鼓励患者继续进行治疗;参加家庭照顾者支持会议;识别可能预示自杀计划的心境或行为改变(如易激惹、愤怒、激动、退缩或自我贬低),并通知医生。

上述措施都是为了保护患者,激发他们对生命的热情,并向患者表达护士的关心、照顾和持续的随访。这个过程也为患者提供了为自身行为负责的机会。

(五)护理评价

评价自杀患者对护理干预的反应非常重要,这是一个持续的过程,需要不断地重新评估和判断目标是否达到,因为患者的心境、情感和行为会迅速波动,出人预料。评价可帮助护士针对影响患者生存的关键问题进行干预。如果患者对护理干预缺乏正性反应,则需要改变措施,或实施其他治疗方法。

第三节 出走行为的防范与护理

出走行为(absconding)也是精神科的重要危机事件之一,是指患者在住院期间,未经工作人员同意而擅自离开医院的行为。据报道,住院患者的出走发生率为2.5%~34%。患者出走后的危险行为包括自伤或自杀、攻击或暴力行为、不依从药物治疗、酒精或药物滥用,甚至有的患者会出现犯罪行为如打架或偷盗等。这些会给自己或他人带来伤害,导致治疗时间延长,以及巨大的经济负担等。有研究报道,出走患者的自杀率为20%~30%;出走行为会延误患者的治疗,导致其康复时间延长。此外,出走行为还会带来巨大的社会和经济负担,如13%~33%的出走者需要警方协助送回病房,这也是对该社会资源的一种消耗。

大部分出走行为虽然没有造成伤害,但仍然造成工作人员的严重焦虑。患者出走后的汇报程序和处理措施比较费时,减少了工作人员实施病房其他活动和照顾其他患者的时间。而且,出走行为还会给精神卫生机构的声誉带来影响等。因此,精神科护士必须了解如何防范和处理精神障碍患者的出走行为。

一、出走的原因

出走的原因是多方面的,与环境、心理、社会及生物学因素等有关。

(一)精神障碍

某些精神障碍表现出的精神症状会导致患者出走。

1. **精神分裂症** 据报道,有26.8%的精神分裂症患者有出走行为,其中偏执型精神分裂症患者的出走率更高。以往有出走史的患者比较容易发生再次出走行为。约1/4患者是因为歪曲的信念而离开医院,这些患者可能存在被迫害的偏执性妄想,或存在命令性幻听等,害怕在医院里被伤害,或为了躲避迫害而千方百计要离开医院。还有些精神分裂症患者,由于意志活动的减弱、责任心的降低,会无目的地到处漫游而走失。

2. 情感性精神病 有些抑郁症患者可因采取自杀行动而寻找机会离开医院,选择一个特殊的地方来结束生命。躁狂症患者则可能由于情感高涨和思维敏捷而突然决定要实行一个宏伟计划,常因来不及或怕受到阻拦而寻机离开医院。

3. 急性应激障碍 患者在精神因素刺激后会出现意识朦胧状态,并无目的地出走。这类患者在外出时可以躲避危险,也可进行一些较复杂的活动,但患者的表情茫然,意识不清晰。患者在数小时或数天后可以突然意识恢复,清醒后对出走的过程多数不能完全回忆。

4. 其他精神障碍 严重精神发育迟滞、癫痫或痴呆患者可能在外出时或在医院里无目的散步时走失。

(二) 社会-心理因素

据观察,孤独感、想家和单调乏味等生活环境都会导致患者的出走。另外一些患者出走,是因为他们感到必须履行家庭责任,担心家庭和财产的安全。还有患者以为,住在精神科病房是一段较为深刻的社交孤立的经历,割断了其日常生活和各种事物的联系。如许多出走者都抱怨不能经常看到家属和朋友,而为他们感到担心和焦虑。

部分患者是与工作人员发生矛盾后出走,特别是回家或出院的要求被拒绝。有些患者与精神科工作人员关系不良,长期存在冲突,在其行为受到限制时尤为突出,如吸烟制度、强制服药等。这些都可能让非自愿住院的患者感到焦躁、愤怒和易激惹。因此,看到病房的门打开无疑成了患者难以抵制的诱惑。还有些患者并不认为自己患有精神障碍,对住院和治疗不认同,而寻找机会离开医院。此外,害怕一些治疗方法,如隔离、约束和 ECT 治疗等也会导致患者出走。

(三) 环境因素

情境和环境因素也与患者的出走行为相关联。封闭的病房和乏味的活动常会让患者感到生活单调,感到受限制,没有自由,想从环境中逃脱。部分患者表示病房环境比较乱,甚至部分患者因担心其他患者会威胁到自身的安全而想离开;也有的患者出走可能是因为担心住精神科医院会受到歧视,并缺乏隐私等。

二、出走行为的护理

(一) 护理评估

评估患者出走的危险因素,观察患者行为,了解患者出走的常见方式和发生的时间可帮助精神科护士采取相应措施,预防患者出走行为的发生。

1. 评估危险因素

(1) 出走史:如果患者曾经出走过,他们就很可能再次出走。因此出走史是判断以后出走的一个最佳预测因子。

(2) 年龄和性别:出走者一般都较为年轻(年龄<26 岁),单身和男性多见。

(3) 诊断:疾病诊断是判断出走行为的一个重要方面。精神分裂症患者比较容易发生出走,其他如恶劣心境、双相情感障碍或有酒精/药物滥用史也与患者的出走行为相关。

(4) 入院方式:研究显示,经由警方或他人送来入院的患者比较容易发生出走行为,大多数的出走发生在入院的前 3 周。此外,延长住院时间也与患者的出走行为相关。

2. 评估患者行为　有出走意图的患者常会出现寻找机会离开的表现。患者可能接近工作人员，与工作人员建立良好的关系，以取得信任，并转移其注意力；或常在门口附近活动，窥探情况，寻找可利用的机会；或观察病房的各项设施，观察可以出走的途径等。意识不清晰的患者，出走时往往没有计划，也不讲究方式。他们不知避讳、旁若无人地从门口出去，一旦出走成功，对自身和他人的危险性都较大。

Bowers 等(1999)指出，约半数以上的出走患者在事件发生前都表达过想出走的意图。在病房里拒绝服药的患者在接下来 48 小时的出走发生率是其他患者的 3 倍以上，这为护理人员提供了一个有价值的观察指标。其他线索还包括患者表示思念家庭，害怕住院和治疗，或有人在迫害他或有人在与他说话等。

3. 评估出走的方式和时间　约 1/2 的出走发生在患者临时离开病房的时候，其余的出走患者则是使用各种方法离开医院。他们可通过偷钥匙、乘工作人员不注意、从窗口出逃，或病房大门不慎无人看守等途径逃离。也有的出走事件发生于回家探视的时候。多数出走者都容易冲动，善于投机取巧。

比较容易发生出走的时间也是评估的一个方面。多数出走发生在住院的前几周。护士交接班时间是出走发生的高峰时间，可能是因为此时护士巡视病房次数减少。当夜班工作人员在夜间 22：00 将门窗锁紧后，出走的发生率急剧下降。

(二) 护理诊断/护理问题

1. 有走失的危险　与精神症状、思念亲人、意识障碍等有关。
2. 有受伤的危险　与精神症状、意识障碍等有关。

(三) 护理目标

(1) 患者能对自身疾病和住院有正确的认识，表示能安心住院。
(2) 住院期间没有发生出走行为。
(3) 患者因出走而没有发生意外。

(四) 护理措施

1. 出走行为的预防

(1) 保证环境安全：入院时仔细评估患者的出走危险，给予更具有关怀性的治疗环境，可降低患者的出走危险。护士应该评估环境中的危险因素：对病室及活动室损坏的门窗应及时维修，严格保管各类危险品，经常检查患者身边有无危险品。工作人员要保管好钥匙，不可随意乱放或借给患者；如果丢失，应立即寻找。患者外出活动或进行有关检查需要有专人陪同。如果患者在一段时间内离开病房，应让其在登记簿上签名。

预防患者离开的常用方法是锁上病室的门，通常开放式病房患者的出走率要高于封闭式病房。此外，隔离、化学约束或其他形式的限制也被用来预防患者的出走。然而，这些措施的运用也导致了对全体住院患者活动的限制，在一定程度上阻碍了自愿或非自愿住院患者的自主权。

(2) 促进护患沟通：预防出走不能仅依赖环境方面的安全措施，还要重视给患者提供心理支持。既然出走常发生于入院初期，那么为患者建立一个良好环境、增加护患沟通无疑是有益的。此时，护士应加强与患者的交流，给予支持性措施，如多陪伴患者，鼓励患者参与讨论治疗计划，谨慎告诉患者不利的消息，以及告知患者对暴力事件或争吵事件的讨论和多学科小组的讨论。对有出走想法的患者，应与他们一起了解和分析原因，给予解释与安慰，力求消除患者的出走念头。

（3）密切观察患者：工作人员需要经验丰富并了解患者的病情，密切观察患者的情感和需求，识别有出走危险的患者。对出走危险性较高的患者，应加强对患者的观察与巡视，适当限制活动范围；对于精神发育迟滞或阿尔茨海默病（老年痴呆）患者密切观察。

（4）增加集体活动：证据显示，病房里的集体活动可让患者互相交流，减少出走的发生。应合理安排有趣的丰富多彩的活动，以充实患者的住院生活，满足患者的心理需求，提高其社会交往能力，使其安心住院，减少出走念头。

（5）动员社会支持：护士应加强与患者家属或单位的联系，鼓励他们来医院探视患者。护士还可帮助患者进行一些有条件的回家探视，鼓励其联系家属和朋友。这些措施可帮助患者减少被遗弃感和社会隔离感。

2. 出走行为的处理　患者出走常会导致病房混乱，带来许多护士未曾预料的情绪，如愤怒、愧疚、关注和焦虑等。而且，为了协助患者重返病房，精神科工作人员需要做大量工作，有时甚至需要警方帮助，以及完成事件汇报。

（1）通知其他人员：护士发现患者出走后，应立即通知其他人员，一起分析与判断患者出走的时间、方式、去向，评估出走者的危险性。

（2）寻找出走者：据报道，病房工作人员、警方、家属和朋友都曾将出走的患者送回，偶尔患者也会自行返回。应安排病房工作人员寻找患者，必要时寻求警方协助。亲属和朋友也是劝说患者返回医院的关键角色。因此，为了减少出走者自伤或伤人的危险，应采取措施，鼓励亲友劝说患者返回病房，电话联系回家的患者，与地方警方联系，或者联系社区精神科专业人员。

对有自杀企图的患者，应注意患者是否攀高或在河边徘徊。在此情境下，要一边耐心劝说，让患者感到自己被关怀和被重视，帮助其认识自己行为的严重后果，进而愿意放弃自杀意念。同时，要组织救援力量如搭建松软地铺等，预防患者因紧张、恐惧而下跌，或接近患者，防止其突然跳入河中。

（3）回顾事件：当患者返回医院后，应按临床制度进行一次事件回顾讨论，并完成书面汇报。同时，不要因为出走事件而给予患者过分的关注，以免引起部分患者以后出现此类行为。

（五）护理评价

针对患者出走行为的护理评价可从两个方面进行：①评估患者能否接受住院，能否适应医院的生活和环境，对治疗护理有无焦虑和恐惧；②如果患者已经出走，应评估其有无因出走而受到伤害或伤害他人，是否在短时间内返回医院。

第四节　其他危机事件的防范与护理

除攻击、自杀及出走外，精神障碍患者还可能会发生其他危机事件，如噎食和吞食异物等。

一、噎食的防范与护理

噎食（choking）是指食物堵塞咽喉部或卡在食管的第一狭窄部，甚至误入气管，引起窒息。噎食会带来生命危险，一直被认为是精神障碍患者死亡的重要原因。据报道，在精神专科医院噎食的死亡率为 3.3%～10%。精神障碍患者噎食的发生率远远高于普通人群，如精神分裂症患者因噎食而发生的死亡高于普通人群 20 倍，而器质性精神障碍的危险性更高，其他如双相障碍患者、酒精所致精神障碍患者噎食的危险性也很高。因此，临床人员应意识到精神障碍患者噎食发生率较高，应给予充分重视。精神科护士应了解精神障碍患者的噎食危险性，提高护理水平，运用 Heimlich 法帮助减少因窒息而导致的死亡。

（一）噎食的原因

精神障碍患者噎食的危险因素包括使用抗精神病药物和其他药物、吞咽困难、老化、饮食习惯不良和合并神经疾病。

1. 抗精神病药物和其他药物　精神障碍患者服药后噎食的危险性增加，而运动障碍（锥体外系症状和迟发性运动障碍）是这些患者噎食的最主要危险因素。如果伴随着饮食行为不良的话，其危险性更高。由抗精神病药物引起的吞咽困难或咽反射丧失，直接增加了噎食的危险性；患者若长期服药和（或）大剂量服用多种抗精神病药物，更容易噎食。服用高剂量催眠药物的患者在早餐时，其残留的药物效果可能会影响患者的意识水平和食管反射，而导致噎食。

2. 饮食习惯和食物类型　患有脑器质性疾病如帕金森综合征的患者，吞咽反射迟钝，如果抢食或进食过急会发生噎食。癫痫患者在进食时抽搐发作，也可能导致噎食。此外，患者在意识不清醒的状态下给予喂食，也可导致其噎食。

导致患者噎食的常见食物为面包、粽子、馒头等，这些也是中国人的传统早餐食品。这些食品质地较软，容易一口进食过多导致噎食。因此，早餐时噎食的发生比例较高，护士必须识别患者饮食中容易导致噎食的食物。

3. 其他危险因素　年龄也是噎食的一个危险因素，容易发生噎食的年龄群体为儿童和老年人，特别是患有痴呆、学习障碍、智能障碍和神经疾病的患者。男性患者的噎食发生率也较高，是女性患者的 3 倍多。

（二）噎食的护理

1. 护理评估　精神障碍患者的噎食往往出现得较为突然，及时发现和抢救非常重要。那些有过噎食史的患者，再次发生噎食的比例高达 40%，并且平均两次噎食的间隔时间较短（3 个月）。

诊断应根据患者的临床表现和行为来进行评估。噎食的程度较轻者表现为呛咳、呼吸困难、面色青紫、双眼直瞪、双手乱抓，四肢抽搐；严重者则意识丧失、全身瘫软、四肢发凉、大小便失禁，最终呼吸心跳变弱或停止。如果患者在进食时失去意识，很可能发生了噎食。

2. 护理诊断/护理问题

（1）有噎食的危险：与抗精神病药物不良反应、脑器质性疾病、老化和不良进食习惯等有关。

（2）窒息：与噎食导致呼吸道阻塞有关。

3. 护理目标　患者知道如何防止噎食，住院期间未发生噎食或窒息。

4. 护理措施　噎食的死亡率较高，预防其发生，以及对噎食者进行急救尤为重要。

（1）预防：有多种简单有效的措施可预防噎食的发生。首先，评估患者的吞咽功能，特别是有过噎食史的患者。监测躯体状况也很重要，可以帮助排除其他原因导致的噎食，如癫痫、心脏疾病、胃肠道疾病或感染性疾病。护士还应密切观察患者对药物的反应,对服用抗精神病药物治疗者,需特别注意观察患者有无吞咽困难;具有强烈镇静作用或锥体外系不良反应的药物应该谨慎使用。

如果患者噎食危险性较高,应避免容易引起噎食的食物类型。护士可给予患者软食,必要时给予半流质或流质,避免带骨、带刺的食物。对抢食及暴饮暴食的患者,应让其单独进食,适当控制其进食量,并帮助患者改变不良的进食习惯。在患者进食时加强观察,避免这些患者在两餐中间接触食物。此外,对其他高危患者也应加强观察,如老年人、男性、服用催眠药物者、有噎食史、有器质性精神障碍或自我照顾能力较差者,防止噎食的发生。

(2)噎食的急救:如果患者发生噎食,应就地进行抢救。如果气道部分阻塞,患者应尽可能自己将其清除。如果气道完全阻塞,患者不能说话、咳嗽和呼吸,此时如果不及时抢救,即可引起意识丧失、死亡。

如果患者能咳嗽和说话,护士应鼓励其继续咳嗽,持续检查确定气道阻塞是否缓解,或咳嗽无效导致情况恶化。如果患者出现严重气道阻塞,无法说话并伴有无声咳嗽,但意识清楚,护士应给予最多5次后背拍击。此时,护士立于患者一侧稍偏后,一手托住患者胸部,用掌根在两侧肩胛骨间迅速拍击最多5次。后背拍击会迅速提高患者呼吸道的压力,可部分或全部驱除异物。如果阻塞消除,则停止拍击。

一旦无法清除阻塞,可采用腹部挤压(Heimlich法)。护士站于患者背后,双臂环抱患者上腹部,患者采用前倾姿势。护士一手拇指在内握紧拳头,置于脐和胸骨下缘(拇指侧向内)之间;另一只手握住拳头,迅速向内向上挤压,最多5次。腹部挤压迫使空气冲出肺部,帮助患者驱除异物。如果阻塞仍未清除,重复进行后背拍击和腹部挤压,直至气道疏通、援助到来或患者失去意识。

如果患者失去意识,应清除出其口咽部食物,疏通呼吸道。当患者牙关紧闭,可用筷子等撬开口腔取出食物,开放气道,检查呼吸。如果患者出现呼吸异常,应立即启动心脏按压复苏术(CPR)程序,并请五官科医生会诊,确定采用气管镜、气管插管还是气管切开取出食物。当食物取出后,应及时采取护理措施防治吸入性肺炎。接受过腹部挤压的患者需接受医生检查,以排除内脏损伤。

5. 护理评价　应根据各种预防措施是否有效,患者有无发生噎食和窒息,患者饮食习惯是否良好,能否正确选择所摄食物;当患者发生噎食时,工作人员是否进行及时有效的抢救,急救措施是否有效进行评价。

二、吞食异物的防范与护理

吞食异物是指患者吞下了食物以外的其他物品,这在精神障碍患者中并不少见。

(一) 概述

精神分裂症、强迫症、智能障碍、痴呆和人格障碍患者都可能出现吞食异物的现象。这可能由思维障碍引起,也可能是一种冲动行为或自杀行为,或一种自杀姿态。吞食异物表现为多种形式,所吞食的异物也多种多样,包括指甲、黏土、石头、花草、塑料、纸、布片或棉絮、烟头、灰、戒指、别针、体温计、筷子、剃须刀、剪刀等。

吞食异物可导致无数医疗并发症,甚至导致死亡。常见并发症包括:①中毒,包括物质直接的毒性反应如铅或其他重金属；②阻塞，可见于吞食头发者；③营养缺失，如吞食黏土等；④其他，如寄生虫感染和牙齿损伤等。因此精神科护士必须对此进行严格防范，及时发现和正确处理。

（二）吞食异物的护理

1. 护理评估

（1）评估吞食异物的危险性：患者是否有吞食异物史，应观察患者是否有收集奇怪或不可食用物品的嗜好。这些能帮助护士判断患者有无吞食异物的倾向。

（2）评估吞食异物后的严重度：如果患者已经吞食了异物，护士应立即评估患者所吞食异物的种类及时间，从而判断危险程度。吞食异物的危险性视吞食异物的性质不同，有锋口的金属或玻璃片可损伤重要器官或血管，因而引起胃肠穿孔或大出血，吞食塑料等可引起中毒，吞下较多的纤维织物可引起肠梗阻。护士对疑为吞食异物的患者应该进行仔细的体格检查，发现有意义的体征。此外，可做一些检查，如腹部 X 线片评估肠道阻塞或对异物进行定位。必要时需观察大便，确定异物是否排出。

2. 护理诊断/护理问题

（1）有受伤的危险：与吞服尖锐物品有关。

（2）有中毒的危险：与吞服金属或塑料有关。

（3）便秘：与吞服过量纤维物质有关。

3. 护理目标

（1）患者能认识到吞食异物的后果，改变不良的行为。

（2）患者在住院过程中未吞服异物。

（3）患者没有因吞服异物发生严重医学并发症。

4. 护理措施

（1）预防：预防精神障碍患者吞服异物的首要措施是提供安全的环境，还需要移走一些身边物品(包括一些电器里的电池、闹钟和医疗器具)和危险品。患者如果使用剪刀、针线、指甲钳等，应该在护理人员的视野内。通过监督和环境管理，限制患者接触不可食用的物品。护士应经常观察有吞食异物倾向的患者，耐心地向其说明吞食异物的原因和可能导致的严重不良后果。护士可帮助患者建立和发展社会适应性行为，以替代不良行为，不要对其使用惩罚措施。

（2）危机管理：吞食异物可导致严重的健康后果。尽管估计约 90% 的异物最终会经肠道自行排出，但仍存在严重损伤的危险，常需要内镜检查术和(或)手术取出异物。当患者出现肠梗阻或无其他原因休克时，医护人员应想到患者有无吞食异物的可能，并追问病史。一旦确定患者吞食了异物，应紧急评估患者的疼痛症状、吞咽困难、呼吸困难或腹部手术史，以进一步实施内、外科干预，并处理相应的并发症。

多数食管异物应立即被取出，尤其是尖锐物品如别针、针、牙签、钉子、骨头和剃须刀或纽扣电池等，应立即给予内科或外科处理。如果出现疼痛、呕吐、不耐受饮食等，可使用内镜取出异物。影响口咽部的异物通常是尖锐物品，会出现相应症状，并可能导致威胁生命的并发症如咽后壁脓肿和穿孔，可通过喉镜或软式上段内镜取出。阻塞在食管的尖锐物品包括骨头，因为有穿孔和大出血的危险，应该立即取出。由于许多尖锐物品不易被 X 线识别，为避免发生穿孔，即使 X 摄片检查阴性也应该实施内镜检查。如果尖锐物品位于胃或近十二指肠,应使用软式内镜取出。如果患者没有临床症状,而异物进入小肠,应该进行连续的 X 线片跟踪其排出。如果异物连续 3 天都未能排出,应该考虑手术治疗。

若患者吞服了钝和(或)小的物品,或缺乏躯体症状,则无需重点关注。如果患者吞入一个圆形的非腐蚀性异物<24 小时,无临床症状且无食管疾病史,可观察 24 小时视其能否自行排出。

5. 护理评价 应关注患者是否认识到吞食异物的不良后果,以及是否因吞食异物而发生其他脏器的严重损伤和并发症。

案例与思考题

1. 患者,男性,26 岁。3 个月前在无明显诱因下出现兴奋、不眠、言语增多、语速较快、内容夸大,认为自己是某集团公司的董事长(事实并非如此),情绪高涨,兴奋易激惹,行为紊乱,经常外出挥霍及伤人毁物,饮食无规律,睡眠时间减少。1 天前与邻居发生冲突,持刀欲与邻居决斗,被家人送入医院治疗。

(1)该患者目前最可能会发生什么危机状况?

(2)如何评估该患者攻击行为发生的先兆(或线索)?

(3)如何预防该患者的攻击行为?

2. 患者,女性,65 岁。4 个月前老伴去世,患者感到备受打击,出现情绪低落,烦躁不安,感觉人生无趣、前途暗淡,常感到疲乏,反应较以前迟钝,常无法完成工作任务,伴有失眠、食欲下降。近半个月常独处一隅,明显表现言语减少,愁眉苦脸,闷闷不乐,唉声叹气,甚至说活在世上无意义,食欲锐减,入睡困难。

(1)如何评估该患者的自杀行为征兆?

(2)该患者目前存在哪些护理问题?

(3)如何预防该患者的自杀行为?

3. 患者,男性,34 岁。因失眠、怀疑被人迫害、自言自语、冲动毁物 6 个月,诊断为"精神分裂症偏执型"入院治疗。入院后应用氟哌啶醇治疗,当药物增加至每日 48 mg 时出现吞咽困难,进食稍快时便会出现连续呛咳。

(1)该患者目前出现了什么情况?

(2)如何预防该患者噎食的发生?

(贾守梅)

器质性精神障碍患者的护理

器质性精神障碍(organic mental disorder),是指由脑部疾病或躯体疾病所导致的精神障碍。所谓器质性精神障碍是相对于功能性精神障碍而言,随着科技水平的不断发展,遗传学、生物化学、病理研究的不断深入和各种检测手段的日益进步,不少原先被认为属于功能性精神障碍如精神分裂症、情感性精神障碍、神经症等,已发现有肯定的脑实质、超微结构或神经生化等方面的变化,并不是纯功能性的。因此,近年来所谓功能性、器质性的概念划分有逐渐模糊的趋势。目前认为的器质性精神障碍是指具有明确原因、有共同的精神病理综合征、诊断和治疗方面有一定特殊性的一类精神障碍,包括由脑部疾患引起的脑器质性精神障碍和由躯体疾患引起的躯体疾病所致精神障碍。

第一节 脑器质性精神障碍的临床特点

一、概述

(一) 概念

脑器质性精神障碍(brain organic mental disorders),是指脑部器质性疾病或损伤而引起的精神障碍,包括脑变性疾病、脑血管病、颅内感染、颅脑外伤、脑肿瘤或癫痫等引起的精神障碍。其特点是脑部存在肯定的病理性或损伤性结构变化,这些变化与精神异常之间的因果关系一般比较明确。随着人类寿命的延长,老龄人口逐渐增加,脑器质性精神障碍的发病率也明显增高。

(二) 脑器质性精神障碍的分类

按照导致脑组织损害的病因,脑器质性精神障碍可以分为以下6种类型。

1. **脑变性疾病所致精神障碍** 在脑变性疾病中常见的有阿尔茨海默病(Alzheimer disease,AD)、匹克病、帕金森病、亨廷顿病、肝豆状核变性病等所致的精神障碍。

2. **脑血管疾病所致精神障碍** 由于脑血管病变(包括出血性和缺血性)如脑血栓形成、脑栓塞等,造成组织血流供应不正常所引起的以痴呆为主要临床表现的疾病。

3. **颅内感染所致精神障碍** 是指一组因各种病原体包括病毒、细菌、立克次体、螺旋体、真菌，以及寄生虫等直接损害脑组织引起的脑功能紊乱所致的精神障碍。如急性病毒性脑炎所致精神障碍、克-雅病所致精神障碍。

4. **颅脑外伤所致精神障碍** 由于颅脑受到外力的直接或间接作用，如脑震荡、脑挫裂伤、颅内血肿等而导致的精神障碍。

5. **脑肿瘤所致精神障碍** 包括神经胶质瘤、垂体瘤、脑膜瘤，以及转移瘤等所致的精神障碍。

6. **癫痫性精神障碍** 由不同原因引起的突然发作的短暂脑功能异常性疾病，包括发作相关的精神障碍和与发作无关的发作间歇期精神障碍。

（三）常见综合征

尽管脑器质性精神障碍的病因可能各不相同，但在临床表现上具有共同的特征，在临床上主要表现为谵妄、痴呆、遗忘、精神病性障碍、人格障碍等几类临床综合征。这些临床表现往往随着病情进展的速度、病变部位和严重程度的变化而变化。当然，社会心理因素、病前性格和起病年龄也起一定作用。以下重点介绍谵妄和痴呆这两种最常见的综合征。

1. **谵妄(delirium)** 是一组急性、广泛性认知障碍，尤以意识障碍为主要特征的综合征，常因脑部弥漫性感染、短暂的中毒或代谢紊乱等所引起。可表现为注意、知觉、思维、记忆、精神运动性行为、情绪障碍和睡眠-觉醒节律的紊乱。因其急性起病、病变发展迅速，故又称为急性脑综合征(acute brain syndrome)。谵妄是在综合性医院中最为常见的一种精神障碍，占内、外科患者的5%～15%。特别是在重症监护病房、烧伤病房、老年病房的住院患者中发生率更高，重症监护病房患者的谵妄发生率为20%～30%；而在急诊入院的老年患者中，有24%～65%的患者在住院过程中会出现谵妄。谵妄常急性起病，一般在夜间发作，症状变化大，通常持续数小时或数天，也可持续数周。

(1) 临床表现：少数患者起病前可见某些前驱症状，如倦怠、焦虑、恐惧、对声光过敏、失眠、噩梦等。认知障碍可从轻度感知迟钝、记忆力减退、逻辑思维能力降低、理解困难、意识清晰度下降到意识模糊，直至昏迷。早期主要表现为注意力不容易集中，随之出现逻辑推理能力降低，或思维混乱，记忆能力减退或记忆错误。感知障碍主要表现为错觉、幻觉(幻视多见)，内容常带有恐怖性。患者可因错觉、幻觉而产生继发性的片段性妄想，并出现相应的情感和行为反应。患者对声光的刺激特别敏感，觉得灯光特别刺眼，关门声如枪击声。谵妄时定向、记忆和语言障碍也很突出。定向障碍通常表现为时间和地点定向障碍，严重时可有人物和自我定向障碍。记忆受损影响识记、保持和回忆，以即刻记忆和近事记忆最突出。语言障碍最明显的是命名性失语、失写，思维结构松散，有些患者言语凌乱，极不连贯。情感反应早期多表现轻度抑郁、焦虑、易激惹，病情严重时，情感淡漠，有时表现焦虑、恐惧、激越。行为障碍可表现为抑制、反应迟钝，甚至呈现亚木僵状态；也可呈现兴奋、骚动不宁；若有恐怖的视幻觉或错觉时，可出现逃避或攻击行为。临床症状昼轻夜重的波动性也是谵妄的重要特征之一，部分患者的谵妄症状仅于夜间出现，白天清醒时间缩短，呈现困倦和嗜睡，而在夜间则出现兴奋躁动，或激动不安。因此，患者睡眠-觉醒节律被打乱，甚至颠倒。谵妄缓解后，患者对病中的表现全部或大部分遗忘，轻度谵妄患者常描述就像做了一场梦。

(2) 诊断与鉴别诊断：谵妄是一种器质性疾病导致的综合征，常起病急骤，同时有意识、注意、知觉、思维、记忆、情感和行为障碍，以及睡眠-觉醒周期紊乱，病程短暂易变，特别是症状呈现昼轻夜重等特点，一般可以作出诊断。

1) 诊断标准：ICD-10 中有关谵妄的诊断标准：①意识和注意损害，从混浊到昏迷，注意的指向、集中、持续和转移能力均降低。②认知功能的全面紊乱，表现为知觉歪曲、错觉和幻觉——多为幻视；抽象思维和理解能力损害，可伴有短暂的妄想；典型者往往伴有某种程度的言语不连贯；即刻回忆和近记忆受损，但远记忆相对完好；时间定向障碍，较严重的患者还可出现地点和人物的定向障碍。③精神运动紊乱，活动减少或过多，并且不可预测地从一个极端转变成另一个极端；反应的时间增加；语流加速或减慢；惊跳反应增强。④睡眠-觉醒周期紊乱，表现为失眠，严重者完全不眠，或睡眠-觉醒周期颠倒；白天困倦；夜间症状加重；噩梦或梦魇，其内容可作为幻觉持续至觉醒后。⑤情绪紊乱，如抑郁、焦虑或恐惧、易激惹、欣快、淡漠或惊奇困惑。

2) 鉴别诊断：谵妄应与急性短暂精神病性障碍、精神分裂症和躁狂症鉴别。当谵妄的幻觉、妄想等精神病性症状明显时，容易与这类精神障碍混淆。但谵妄通常有意识、定向障碍，并有明显的视错觉和视幻觉，体格检查和实验室检查发现有躯体疾病的证据或可疑证据，均有助于鉴别。此外，谵妄患者的脑电图检查显示为弥漫性慢波，并与认知障碍的严重程度平行，可资鉴别。

(3) 治疗：谵妄的治疗主要包括以下几个方面：①病因治疗，是指针对原发脑器质性疾病的治疗；②支持治疗，一般包括维持水、电解质平衡，适当补充营养；③对症治疗，是指针对患者的精神症状给予精神药物治疗，应用小剂量氟哌啶醇口服或注射，能有效控制兴奋躁动；非典型抗精神病药物如利培酮、奥氮平等，可以控制谵妄患者的急性精神运动性紊乱。为避免药物加深意识障碍，应尽量小剂量、短期治疗，当症状被控制应尽早停药。

2. 痴呆（dementia）　是指较严重的、持续的认知障碍。临床上以缓慢出现的智能减退为主要特征，伴有不同程度的人格改变，但无意识障碍。多数起病缓慢，病程较长，故又称为慢性脑综合征（chronic brain syndrome）。痴呆主要发生于老年期，年龄越大，患病率越高。流行病学资料显示，年龄>60 岁的老年群体中，各类痴呆的总体患病率为 4.2%。痴呆大多起病缓慢隐匿，呈慢性进行性发展。

(1) 临床表现

1) 认知功能缺损：记忆障碍是痴呆最早出现的症状，最明显的是近事记忆障碍，患者很难记住新近发生的事情，例如忘记约会、忘记钥匙及钱包等物品。远事记忆的缺损不明显，对日常生活虽有影响，但不很严重。随着病情的进展，记忆障碍日益严重，变得前事后忘，远事记忆障碍越来越明显，记不起个人重要的生活事件，例如自己的出生年月等。理解、分析、计算、判断能力等认知障碍也是痴呆的主要症状，这些症状的严重程度常与记忆障碍密切相关。随着病情发展，患者思维缓慢、贫乏，注意力和计算能力等逐渐受损，语言功能退化，可逐渐表现为用词困难，出现命名不能，甚至语言重复、刻板、不连贯，或反复发出某种声音，重度痴呆患者表现为缄默。

2) 精神行为症状：痴呆早期，患者对自己认知功能的减退有一定的自知力，从而表现为焦虑、沮丧和苦恼，此时常可出现消极意念。后期患者则呈现情感淡漠、幼稚、愚蠢性欣快和哭笑无常等。由于记忆障碍，智能减退，可引起暂时的、多变的、片段的妄想观念，如被偷窃、损失、嫉妒和被迫害妄想。也可有片段的幻觉，以幻听多见。受幻觉妄想的影响，或对周围环境的理解判断力差，可出现攻击行为或自杀行为。有些患者外出乱跑，或拣拾废物垃圾藏于屋内等。患者人格障碍出现较早，表现为人格改变或原先人格特征的释放，变得不爱清洁、不修边幅、暴躁易怒、自私多疑等。

3) 社会生活功能减退：痴呆患者的社会生活功能减退程度与其认知功能缺损严重程度密切相关。痴呆早期，患者的日常生活能力一般无明显损害，但职业能力有明显下降，工作效率降低，对事物缺乏兴趣，容易疲劳，回避复杂的工作和任务。中度痴呆患者只能做简单的家务，其他都需家人督促和照料。重度痴呆患者运动功能逐渐丧失，日常生活不能自理，完全需人照顾。

(2) 诊断与鉴别诊断　主要依靠详细询问病史，了解患者何时出现智能减退，包括工作、学习和记忆能力等；进行细致的精神检查，特别是记忆、常识、计算、理解和判断等智能检查，然后根据痴呆的诊断标准作出诊断。

ICD-10 中有关痴呆的诊断标准：①脑部疾病所致的一种综合征，通常为慢性（病程＞6个月），或有进行性记忆障碍，同时至少有下列一种或多种大脑皮质功能障碍：思维、定向、理解、计算、学习能力、语言和判断。②意识清楚。③认知功能通常伴有情绪控制、社会行为或动机退化，对个人生活能力有影响，其性质取决于患者所处的社会和文化环境。

临床上用于初步筛查认知的认知评估工具有很多，国内外使用最多、信度和效度较好的首推 Folstein 等（1975）编制的简易智力状态检查（MMSE）。近年来，由于发现 MMSE 对受教育程度较高、痴呆程度较轻的患者敏感度不够，不少临床筛查倾向于使用蒙特利尔认知评估（MoCA）。

临床上，痴呆应与谵妄、抑郁症导致的假性痴呆相鉴别。抑郁症患者有明确的起病时间，病史中发现患者有早醒、情绪成昼重夜轻的节律改变，深入交谈可流露抑郁情绪，且使用抗抑郁药物有效，均提示抑郁症可能。

(3) 治疗：首先应及早治疗可治疗的病因；其次，给予药物对症治疗以及社会-心理治疗，以改善患者的生活功能、情绪和行为问题。

二、常见脑器质性精神障碍的临床特点

(一) 阿尔茨海默病

阿尔茨海默病（Alzheimer disease，AD）是一种中枢神经系统原发性退行性变性为主要特点的一组疾病，起病隐袭，呈进行性发展。临床上以记忆综合征、失语、失用、失认和执行功能障碍为特征，同时伴有精神行为异常和社会生活功能减退。临床上又称为老年性痴呆。该病潜隐起病，缓慢进展且不可逆，以智能损害为主。AD 约占全部痴呆患者的 55%，多见于老年前期和老年期（年龄＞65 岁）。女性 AD 的患病率高于男性，女性为男性的 2~3 倍。本病的患病率与年龄关系显著，随着年龄的增长，患病率也增加。一般说来，年龄＞65 岁的老年人中患病率为 4%~7%，年龄＞80 岁的患病率可达 20%左右。资料显示，目前我国的 AD 患者有 600~1 000 万人，年龄≥60 岁人群的患病率为 4.2%。轻度痴呆患病率为 1.5%~21.9%，中度痴呆为 1.2%~9.7%，重度痴呆为 0.6%~6.2%。预计到 2050 年，我国 AD 患者人数将达 2 700万。随着病情的持续进展，患者的生活质量持续下降，给整个社会和家庭带来极大的负担。

1. 病因与发病机制　本病的病因与发病机制尚未完全阐明，近年的研究认为可能与遗传、神经病理和生化异常、自身免疫及环境因素等有关。已发现 3 个常染色体（第 14、19、21号染色体）显性遗传基因的突变可引起家族性 AD。神经病理学检查发现大脑皮质萎缩，脑

回变平,脑沟增宽,脑室扩大,脑重量减轻,颞、顶叶和海马的萎缩显著,早发型 AD 更为显著。大脑皮质、海马、杏仁核、前脑基底神经核和丘脑有大量特征性的老年斑,特别是神经炎性老年斑。大脑皮质和海马尚可见大量的神经原纤维缠结,含神经原纤维缠结的细胞多已呈现退行性变化。生化研究发现 AD 患者脑内乙酰胆碱、去甲肾上腺素及 5-羟色胺均减少,乙酰胆碱的减少在海马部位最为显著。AD 患者的大脑皮质和其他脑区还发现有生长抑素水平的下降,促皮质激素释放因子及其他肽类递质异常。另外,本病还可能与正常衰老过程的加速、铅或硅等物质的脑内蓄积中毒、免疫功能低下和衰竭、机体解毒功能减弱、慢性病毒感染,以及脑部外伤等因素有关。

各种心理-社会因素如丧偶、独居、经济窘迫、低教育水平等亦可成为发病诱因。研究发现 AD 患病危险因素主要包括高龄、女性、丧偶、低教育和低经济水平、痴呆家族史、帕金森病家族史、唐氏综合征家族史、脑外伤史、抑郁症史等。

2. 临床表现　临床上为便于观察,根据疾病的发展,大致将 AD 分为轻度、中度和重度3 种程度。

(1) 轻度:近记忆障碍多是本病的首发症状。此外,患者思考问题缓慢,特别是对新的事物表现出茫然难解。在社会生活能力方面,患者对工作及家务漫不经心,对过去熟悉的工作显得力不从心。尽管有多种认知功能缺陷,但患者的个人基本生活如吃饭、穿衣、洗漱等能完全自理。早期患者对自己认知功能缺损有一定的自知力,并力求弥补和掩饰,例如经常做记录,可伴有轻度的焦虑和抑郁。人格改变往往出现在疾病的早期,患者变得主动性缺乏,活动减少,孤独,自私,对周围环境兴趣减少,对周围人较为冷淡,对新的环境难以适应。

(2) 中度:随着痴呆的进展,记忆障碍日益严重,变得前事后忘。记不住家庭地址,忘记亲人的名字。远事记忆障碍越来越明显,记不起个人的重要生活事件,如结婚日期、参加工作日期等。有时因记忆减退而出现错构和虚构。除有时间定向障碍外,地点定向也出现障碍,在熟悉的地方也容易迷路走失,甚至在家里也找不到自己的房间。语言功能退化明显,讲话无序,思维变得无目的,内容空洞或赘述,对口语和书面语的理解困难。注意力和计算能力明显受损。由于失认,患者逐渐不能辨认熟人和亲人,最终不认识镜子中自己的影像。由于失用,完全不能工作,难以完成各种家务活动,甚至洗脸、穿衣、洗澡等基本生活都需要帮助料理,常有大小便失禁。

此期患者的精神和行为症状比较突出,出现情绪不稳、恐惧、激越;常因找不到自己放置的物品,而怀疑被他人偷窃,或因强烈的嫉妒心而怀疑配偶不贞;可伴有片段的幻觉;睡眠障碍,部分患者白天思睡,夜间不宁;行为紊乱,常捡拾破烂、藏污纳垢视为珍宝;乱拿他人之物占为己有;有时出现攻击行为。

(3) 重度:患者一般不知道自己的姓名和年龄,不认识亲人。患者只能说简单的词汇,重复或刻板,或反复发某种声音,最终完全不能说话。但对痛觉刺激偶尔会有语言反应。语言功能丧失后,患者逐渐丧失走路的能力,甚至不能站立,只能终日卧床,大小便失禁,进食困难。此期患者的精神行为症状逐渐减轻,甚至消失,可出现原始性反射如强握、吸吮反射等。最明显的神经系统体征是肌张力增高,肢体屈曲。

AD 病程呈进行性,一般经历 5～10 年,罕见有自发缓解或自愈,进入晚期后常因压疮、骨折、肺炎、营养不良等继发躯体疾病或衰竭而死亡。不同严重程度的 AD 的表现概括见表 13-1。

表 13-1　阿尔茨海默病不同程度的表现

临床表现	轻　度	中　度	重　度
记忆障碍	为首发症状,主要为短期记忆障碍	远期记忆逐渐受损	呈全面痴呆及记忆保持障碍
定向力障碍	时间定向障碍	时间、地点定向障碍	时间、地点、人物定向障碍
思维障碍	思维迟缓,思考困难,计算力减退	语言功能障碍,用词困难	进一步减退,讲话无序,内容空洞
人格改变	孤独,自私,对周围人淡漠	行为紊乱,捡拾破烂,	进一步减退,污言秽语
自知力改变	有一定的自知力	自知力障碍	无自知力
神经系统功能损害	命名性失语、失用、失认	进一步减退	失语的表现
并发症	无	大多无	营养不良,压疮,肺部感染

3. 阿尔茨海默病的诊断

(1) 诊断要点:首先根据临床表现作出痴呆的诊断,然后对病史、病程的特点、体格检查及神经系统检查、辅助检查的资料进行综合分析,排除其他原因引起的痴呆,才能诊断为 AD。

ICD-10 中关于 AD 的诊断标准:①存在如上所述的痴呆;②潜隐起病,缓慢退化,通常难以明确起病的时间,但他人会突然察觉到症状的存在;③无临床依据或特殊检查的结果能提示精神障碍是由其他可引起痴呆的全身性疾病,或脑的疾病所致(如甲状腺功能低下、高血钙、维生素 B_{12} 缺乏、烟酸缺乏、神经梅毒、正常压力性脑积水或硬膜下血肿);④缺乏突然性、脑卒中样发作,在疾病早期无局灶性神经系统损害的体征。部分患者 AD 的特点和血管性痴呆(VD)的特点会同时出现,这些病例应做双重诊断。

(2) 鉴别诊断:应注意与老年人轻度认知功能损害、血管性痴呆、其他导致痴呆的疾病、老年抑郁性假性痴呆相鉴别。

1) 老年轻度认知功能损害(mild cognitive impairment,MCI):认知受损的特点与早期 AD 相似,但程度较轻,其认知功能的衰退较正常人快,但较 AD 为慢。

2) 血管性痴呆:本病有高血压或脑动脉硬化并有脑卒中或脑供血不足史,且 CT 检查发现多发性脑梗死病灶,Hachinski 缺血量表(总分为 18 分)评分≥7 分(≤4 分为 AD,5~6 分为混合性痴呆),均有助于鉴别。

3) 其他导致痴呆的疾病:许多躯体疾病及脑部病变可以引起痴呆的征象,如维生素 B_1 缺乏、恶性贫血、神经梅毒、正常压力脑积水、脑肿瘤,以及其他脑原发性退行性病变所引起的痴呆,如路易小体痴呆、帕金森病等。临床上需结合病史、体格检查及辅助检查,加以鉴别。

4) 老年抑郁症:患者有精神运动性抑制、思维困难、行动迟缓,可表现为假性痴呆,容易与 AD 相混淆。但这类患者既往有心境障碍的病史,有明确的发病时间,详细精神检查可发现有抑郁情绪,症状有晨重夜轻的节律改变,定向力完好,病前智能和人格完好,应用抗抑郁药疗效好,均可资鉴别。

4. 阿尔茨海默病的治疗　目前尚缺乏特殊的病因治疗措施,证实有效的治疗方法基本上都属于对症治疗,主要针对患者的认知功能减退和精神行为症状。治疗目标为:①延缓或阻止痴呆的发展进程;②改善患者认知功能;③提高患者日常生活能力及改善生活质量;

④减少并发症,延长患者的生命。

(1) 药物治疗:国内、外大多采用胆碱酯酶抑制剂,如多奈哌齐、卡巴拉汀、加兰他敏、石杉碱甲,以及 N-甲基-D-天冬氨酸受体拮抗剂盐酸美金刚等,达到改善患者记忆障碍的目的。此外,可短时间、小剂量使用抗精神病药控制幻觉、妄想等精神行为症状。伴有淡漠、抑郁、敌意攻击、易激惹的患者,可给予抗抑郁药。应注意药物的不良反应,当症状改善后宜及时停药。

(2) 社会-心理和行为治疗:针对患者行为、情感及认知症状而实施的各种社会心理和行为治疗,目的是尽可能希望减轻症状,提高患者的生存质量和保留其功能水平。轻症患者应加强心理支持与行为指导,鼓励患者参与适当活动;对重症患者应加强生活上的照顾和护理,注意患者的饮食和营养。社会-心理治疗的目的是尽可能保持患者的认知和社会生活功能,确保患者的安全,以减缓其精神衰退。

研究证实,对于痴呆的常用社会-心理治疗包括:①回忆疗法(reminiscence therapy,RT),在患者处于痴呆早期时,定期组织患者进行回忆或回顾往事,形式可包括述说、演讲等方式。不但可以提高患者的认知功能,还可改善其心境及一般行为。②现实定向(reality orientation, RO),经常给予患者提供关于目前情况的信息,如患者是谁,目前在何处、当前的日期、周围发生的事情,可提供时钟、报纸、电视等工具。③记忆训练,记忆训练的方法侧重于提高患者的认知功能,特别是记忆能力,适用于轻度认知功能损害的患者。④还可实施认知行为干预、音乐疗法及文体活动等社会-心理治疗。

(二) 血管性痴呆

血管性痴呆(vascular dementia, VD),由于脑血管病变引起,以痴呆为主要临床表现的疾病。VD 多见于年龄≥60 岁的老人,男性多于女性,患病率也随着年龄的增长而增加。多数患者伴有高血压。世界各地绝大多数流行病学研究表明,AD 约为 VD 的 2 倍,日本报道认为 VD 是 AD 的 3 倍。据西方文献报道,AD 占老年期痴呆患者的 50%～70%,VD 占 10%～20%,日本 VD 约占所有痴呆的 50%。我国 VD 的发病率也较高。研究报道,在年龄≥65岁人群中,VD 患病率男性为 1.4%,女性为 1.2%,总患病率为 1.3%。

1. 病因与发病机制　VD 的病因是脑血管病变引起脑组织血液供应障碍,导致脑功能衰退。近年来神经影像学和尸解研究结果,VD 有多种病理形态学改变:①多发性梗死性痴呆,最常见,存在双侧大脑中动脉、大脑后动脉等供血范围内的皮质和皮质下白质及基底节散在多发大梗死灶。②关键部位梗死型痴呆,见丘脑、海马、角回及额叶底面、双侧大脑半球或主侧半球等中、小梗死或缺血灶。③小血管梗死型痴呆,伴有多腔隙状态,以及多发大脑皮质或大脑皮质下小梗死灶、多发小出血灶或梗死瘢痕引起大脑皮质颗粒萎缩症,又称宾斯旺格病(Binswanger's disease)。

VD 的发病机制非常复杂,是多种脑血管疾病的结果。痴呆的发生与血管病变的性质和部位有关。研究发现,左半球损害及大面积、多部位病灶的患者更容易发生认知障碍。此外,丘脑、内囊-基底节、小脑、脑干部位的梗死也会导致血管性痴呆,缺血性脑卒中比出血性脑卒中更易导致认知功能损害。其他的危险因素还包括合并高血压与糖尿病、胰岛素抵抗(IR)及抑郁情绪等。

2. 临床表现

(1) 早期表现:早期患者除有主动性下降及轻度近事记忆力下降外,无明显痴呆表现。

特征性症状是躯体不适感,以头痛、头晕、肢体麻木、失眠或嗜睡、乏力和耳鸣较多见。此外,患者注意力不易集中,情绪不佳,易于激动,自我克制力减弱,情感脆弱及轻度抑郁。血管性痴呆患者的认知功能损害常具有波动性,开始仅出现近事记忆障碍,但在相当长的时间内自知力存在,知道自己有记忆力下降,易忘记事情,为了防止遗忘而准备好备忘录。有的患者为此产生焦虑或抑郁情绪。患者的智能损害有时只涉及某些局限的认知功能,如计算、命名等困难,而一般推理、判断可在相当一段时期内仍保持完好,人格也保持较好,故有"网眼样痴呆"之称。

(2) 中期表现:近事记忆明显下降,远事记忆也受损,但瞬间记忆受损较晚。认知功能受损严重,理解、判断、计算、定向力均受损,思维紊乱,缺少逻辑性。患者可因对外界事物的错误理解和判断,出现片断而不持久的非系统性妄想。患者情绪不稳,激惹性增高,可因微不足道的小事而哭泣或大笑,称为情感失禁。

(3) 晚期表现:患者智能、人格严重衰退,记忆力极差,语言理解与表达严重障碍,最终发展为失语。行为刻板,可出现强制性哭笑,或情感淡漠。个人生活自理能力丧失,大小便失禁,肢体瘫痪,长期卧床,最终因并发症及脏器功能衰竭而死亡。

多数患者有神经系统的体征,不同部位的脑出血或脑梗死有不同的神经系统体征,如偏瘫、失用、失认、共济失调及阳性锥体束征等。病程呈波动性、阶梯式加重。

脑电图检查明显异常。脑血流图检查有血管弹性降低,阻力增大,血流量减少且缓慢。脑脊液检查可有蛋白质轻度增高。脑 CT 扫描显示有多处低密度区,亦可见在皮质、皮质下有大小不等的多发性梗死灶,可有脑萎缩,局限性脑室扩大。MRI 检查可清晰地呈现腔隙梗死灶。

3. 血管性痴呆的诊断

(1) 诊断要点:本病诊断主要根据高血压或脑动脉硬化史并伴有脑卒中发作史;起病相对较急,病程波动或呈阶梯性进展;早期临床表现以情绪不稳和近事记忆障碍为主,人格相对保持完整;常可发现脑局灶性损害的神经系统阳性体征;脑影像学检查有特殊的发现。

ICD-10 中关于 VD 的诊断标准:①存在如上所述的痴呆;②认知功能的损害往往不平均,故可能有记忆丧失、智能损害及局灶性神经系统损害体征;③自知力和判断力保持较好;④突然起病或呈阶段性退化,以及局灶性神经系统体征和症状,使诊断成立的可能性加大。对于某些病例只有通过 CT 检查或最终实施神经病理学检查才能确诊。

(2) 鉴别诊断:本病需要与 AD 鉴别。AD 常缓慢隐匿起病,女性患病率稍高,病程缓慢进展,早期即有人格改变及自知力缺乏,较少出现神经系统局灶性损害的体征,Hachinski 缺血评分≤4 分。具体见表 13-2。

表 13-2　VD 与 AD 的鉴别

鉴别要点	VD	AD
高血压史或脑卒中史	有	无
病程特点	病情波动,阶梯式恶化	起病缓慢,进行性发展
早期症状	情绪不稳,近记忆障碍等	记忆障碍
核心症状	以近记忆障碍为主的部分性痴呆	全面性痴呆

续表

鉴别要点	VD	AD
人格与自知力	自知力与人格在相当长时间内保持完好	早期即有人格改变及自知力缺乏
神经系统症状和体征	早期常有	早期常无
脑影像学等检查	多发性梗死、腔隙性梗死或软化灶	弥漫性脑皮质萎缩
Hachinski 缺血指数量表	≥7 分	≤4 分

4. 血管性痴呆的治疗

（1）控制危险因素：VD 有比较明确致病危险因素，因此，积极控制危险因素、预防脑卒中的发生是防治 VD 的关键。应早期积极治疗高血压、高脂血症、糖尿病，包括控制血压、治疗糖尿病、降血脂、改善血液的高凝状态、低盐饮食、戒烟酒、适当锻炼等，以消除或控制 VD 发生的危险因素，降低 VD 的发病率，并防止 VD 患者病情的进一步恶化。VD 是目前唯一可以防治的痴呆，所以对 VD 进行早期检测、准确诊断和及时治疗尤其重要。

（2）脑卒中急性期的治疗：根据脑卒中的类型，采取适当的治疗如抗凝、扩血管、止血等，降低颅内压，其他支持疗法及防治各种并发症。对符合外科手术指征者应及时进行手术治疗。

（3）脑缺损功能的康复治疗：十分重要，应尽早进行肢体被动活动、主动运动和各种功能康复训练及治疗（如言语功能、认知功能等）。此外，可应用脑代谢药、脑血管扩张药及促进神经递质功能药促进认知功能的康复，如吡拉西坦（脑复康）、吡硫醇（脑复新）、罂粟碱、银杏叶制剂、氯桂利嗪、尼莫地平、脑活素等。还可运用高压氧治疗，以改进脑细胞功能。

（4）其他：精神症状较明显时，可使用小剂量的抗精神病药如利培酮、奋乃静等治疗。症状一旦控制，即可停药。对于患者的不良行为可运用行为治疗进行纠正。

（三）颅内感染所致精神障碍

颅内感染所致的精神障碍，是指病毒、细菌、立克次体、螺旋体，以及寄生虫等病原体直接损害脑组织引起脑功能紊乱所致的精神障碍。如急性病毒性脑炎、流行性乙型脑炎、结核性脑膜炎等引起的精神障碍。本节仅讨论病毒性脑炎所致精神障碍。

1. 临床表现　患者多为急性或亚急性起病，部分患者病前有上呼吸道或肠道感染史，表现为头痛、极度疲倦、呕吐、易激惹、怕光、颈项强直，以及视乳头水肿等，部分病例可有轻度或中度发热。随着原发病的进展，患者会出现意识障碍，表现为嗜睡，严重时可出现昏迷，部分患者会出现谵妄、癫痫发作，以及局灶性神经系统体征。少数患者会出现精神分裂样症状，表现为自言自语、联想障碍、情绪不稳、伤人毁物等精神运动性兴奋；有些患者则相反，表现为精神活动减退、情感淡漠、反应迟钝、言语及活动减少，甚至缄默不语、拒食等；部分患者还会出现不固定的关系妄想、被害妄想等。

2. 颅内感染所致的精神障碍的诊断与鉴别诊断

（1）诊断要点：符合器质性精神障碍的诊断标准，有颅内感染的证据，且临床表现与病程和颅内感染相关，再结合实验室检查、脑电图、CT 及 MRI 等辅助检查手段对本病的诊断有重要参考价值。

（2）鉴别诊断：应排除有意识障碍或智能障碍、人格改变的其他脑器质性疾病或躯体疾病，应与精神分裂症相鉴别。

3. 颅内感染所致的精神障碍的治疗　目前，主要是对症治疗和支持治疗。严重脑水肿、癫痫发作、急性呼吸衰竭和高热等威胁患者生命的症状需采取相应的干预措施。短程使用大剂量皮质类固醇激素对抗炎症、抗水肿及抑制抗体-抗原反应，以减轻神经组织的损害。中药贯众、板蓝根、安宫牛黄丸等对部分患者有效。兴奋躁动、幻觉妄想等症状可给予小剂量抗精神病药物。

（四）颅脑外伤所致精神障碍

颅脑外伤所致的精神障碍，是指颅脑遭受直接或间接外伤后，在脑组织损伤的基础上产生的精神障碍。脑外伤所致精神障碍与脑损伤的程度、部位、急性期的病理改变和修复期的后遗病理改变有关。脑外伤越严重，损伤的部位越广泛，越容易引起精神障碍。广泛性脑损伤引起精神功能的全面障碍，如急性期谵妄或昏迷、慢性期的痴呆等。颞叶损伤常出现精神障碍，其次是前额叶及额叶眶部。前额叶、颞叶损伤常引起人格障碍，顶叶损伤易引起认知功能障碍，脑基底部损伤易引起记忆损害。脑外伤后遗症的病理改变如瘢痕、粘连、囊肿、脑积水等也常引起神经精神症状。外伤后社会-心理因素及受伤前的人格特征，对其临床表现、病程和预后有一定的影响。

1. 临床表现　可分为两大类，即见于颅脑外伤急性期的精神障碍和颅脑外伤慢性期的精神后遗症。

（1）急性精神障碍

1）脑震荡综合征：是脑损伤中最轻的一种，患者在头部损伤后会立即出现短暂、轻度的意识障碍，多在数秒或数分钟后恢复，一般<30分钟。患者在意识恢复后，对伤后和受伤前情景不能回忆，有头痛、头昏、眩晕、恶心或呕吐、对声光线刺激敏感、情绪不稳、易疲劳、注意涣散、记忆力减退、自主神经功能失调、失眠、多梦等表现。神经系统检查一般无阳性体征。轻者大多数无残留表现，恢复也快；重者，则表现迁延难愈。

2）外伤性昏迷：昏迷时间的长短往往决定于患者外伤的严重程度，同时也影响患者的预后。脑外伤后昏迷多<12小时，但也有>12小时者。

3）外伤性谵妄：谵妄状态通常由昏迷或嗜睡状态发展而来，多出现在意识丧失后6～72小时，主要表现为意识模糊、易激惹、定向障碍、不安、恐惧、兴奋躁动、怀疑或抗拒周围环境、攻击、伤人或自伤，也可伴有大量的错视或幻觉。

4）外伤性遗忘综合征：包括顺行性和逆行性遗忘，多发生于严重的颅脑损伤和意识丧失时间偏长者。当患者的意识从昏迷或谵妄中恢复后，可能发生紧张恐惧、言语错误、失定向，并可伴发多种精神病性症状，如恐怖性错觉、幻视及片断妄想、精神运动性兴奋等，持续数小时至数天不等。患者尚不能恢复对周围环境的定向，记忆力差，近事遗忘，对新的环境不能与以往的经验相联系；为了掩盖其记忆缺陷，患者常以虚构的人和事来填补其遗忘的内容。

（2）慢性精神障碍

1）神经症样表现：可见于各种颅脑外伤患者，主要表现为头痛、眩晕、注意力不集中、思考困难、记忆力减退、对声光敏感、疲乏、情绪不稳、焦虑、易激惹及失眠等。

2）人格障碍：多发于严重脑外伤特别是额叶损伤时，常与痴呆并存。人格改变包括动机减退、判断能力损害和情感波动3个方面。有患者变得易激动、发脾气，常有阵发性的暴怒、冲动、攻击行为，且难以自制。也有患者表现为孤僻、自私、贪小便宜、偷窃。如仅损伤额叶,患者可出现行为放纵等表现。

3) 外伤后痴呆:轻度痴呆患者有思维缓慢,理解力、判断力、分析综合能力减退,情感淡漠,行为笨拙。重度痴呆患者则记忆力严重减退,分析综合能力丧失,思维贫乏,表情茫然,生活完全不能自理。

2. 颅脑外伤所致的精神障碍的诊断

(1) 诊断要点:符合器质性精神障碍的诊断标准,有脑外伤的证据,且临床表现和病程与脑外伤相关,体格检查、神经系统检查、精神状况检查,以及脑电图、CT、MRI 等辅助检查手段对本病的诊断有重要参考价值。

(2) 鉴别诊断:需与精神分裂症和躁郁症相鉴别。

3. 颅脑外伤所致的精神障碍的治疗 根据病情给予适当处理和心理治疗。对于急性阶段的治疗,可进行神经外科处理,对外伤后神经症性障碍应给予支持性心理治疗和药物治疗,根据具体症状分别给予抗焦虑和抗抑郁药等。对幻觉妄想、兴奋躁动患者可给予小剂量氟哌啶醇、奋乃静等抗精神病药物。此外,也可配合给予物理治疗、音乐治疗或行为治疗等。

(五) 脑肿瘤所致精神障碍

脑肿瘤可分为原发性肿瘤和转移瘤,它能损害正常大脑组织、压迫邻近脑实质或脑血管,造成颅内压升高,从而产生神经系统表现或癫痫表现,许多脑肿瘤患者在病程的某一阶段可出现精神障碍。而且,在小部分患者中精神障碍为其首发症状,容易导致误诊。脑肿瘤引起精神障碍的发生率为30%~70%。

1. 临床表现 部分脑肿瘤患者在早期可出现情绪不稳、易激惹、焦虑、抑郁等。脑肿瘤所致精神障碍常取决于肿瘤性质、大小、生长速度和部位。生长迅速并伴有颅内压升高者容易产生精神障碍,特别是意识障碍;而生长缓慢者较少产生精神障碍,或于后期发生认知功能障碍和痴呆综合征。精神障碍多见于星形细胞瘤,其他胶质瘤次之,脑膜瘤仅在后期颅内压增高时出现精神障碍症状。幕上肿瘤比幕下肿瘤较多出现精神障碍症状,尤以额叶和颞叶的肿瘤最为多见。一侧半球的脑肿瘤较少产生精神障碍,而殃及两侧半球时,即使肿瘤的体积较小,亦较易出现精神异常,例如多发性脑转移癌和胼胝体肿瘤累及双侧半球常出现精神障碍症状。局灶性病变仅累及部分功能,如丘脑、乳头体等部位肿瘤可出现遗忘综合征;额叶肿瘤可产生幻嗅、幻味等。颞叶肿瘤所致的颞叶癫痫常出现症状多样复杂的精神运动性发作,包括意识障碍、幻觉、感知综合障碍和行为紊乱等。颞叶肿瘤也可出现类精神分裂症症状或情感障碍,如幻觉、妄想、焦虑、欣快、易激惹、抑郁等。此外,患者的精神症状还受到其病前性格特征的影响。但精神症状本身对脑肿瘤无诊断与定位价值。

2. 脑肿瘤所致的精神障碍的诊断

(1) 诊断要点:临床诊断以局灶性神经体征或局灶性癫痫及颅内压增高征象为主要依据。除细致精神检查外,应详询病史,认真反复地进行神经系统检查,以免忽略可能存在的神经系统体征。此外,尚需借助各种辅助诊断手段(如头颅 X 线片、脑电图、CT 及 MRI 检查)以进行定位诊断,必要时做腰椎穿刺、活检等特殊检查。

(2) 鉴别诊断:应注意与神经症、精神分裂症和躁郁症相鉴别。

3. 脑肿瘤所致的精神障碍的治疗 颅内肿瘤的治疗以手术为主,一旦确诊应尽早施行,手术可以改善患者的躯体和精神症状。对于恶性肿瘤及转移癌则一般不考虑外科治疗,根据临床表现进行对症处理,如颅内压增高者给予脱水降低颅内压;有精神症状的患者给予抗精神病药物,应使用最小剂量的抗精神病药物,且不宜久服。

（六）癫痫性精神障碍

癫痫(epilepsy)是由于大脑细胞异常过度放电而引起的一过性反复发作的临床综合征。癫痫可分为部分性发作和全面性发作。癫痫伴发精神障碍在原发性和继发性癫痫患者中均可发生,既可在癫痫发作前、发作时和发作后出现,亦可在发作间歇期内呈现持续的精神障碍。在癫痫整个病程中出现精神障碍和各种心理问题的约占全部癫痫患者的3/4,精神运动性发作占癫痫患者的15%～20%。

1. **临床表现**

(1) 癫痫发作前精神障碍：主要是指癫痫发作的先兆和前驱症状。先兆(aura)是癫痫发作初期最早出现的症状,在强直-阵挛发作前数秒或数分钟出现,不同部位的发作会有不同的表现(如颞叶癫痫有5%的患者出现幻嗅先兆),但同一患者每次发作前的先兆往往相同。前驱症状(prodromata)是指发作前数小时至数天出现的精神异常表现,主要表现易激惹、紧张、失眠、思维紊乱、情绪抑郁、烦躁不安、常挑剔或抱怨他人等,这些症状的出现常预示癫痫发作即将到来,且往往随着癫痫发作而终止。

(2) 癫痫发作时精神障碍：主要是指精神运动性发作。包括：①特殊感觉性发作,指幻觉和错觉,嗅幻觉常是闻及难以形容的不愉快的臭味;味幻觉者尝物为苦味;视幻觉者眼前出现简单的闪光或复杂的录像,也可有视物变大、变小等;听幻觉者可听到噪声、语声或音乐声。②内脏感觉性发作,最常见者为腹气或胸气上升感,也可有心悸、腹痛及肠鸣等。③记忆障碍性发作,常见为似曾相识感、陌生感或环境失真感等。④思维障碍发作,如强迫思维。⑤情感障碍发作,发作时感到恐惧、愤怒、抑郁。⑥自动症,表现为意识障碍,无目的咀嚼、解系纽扣或机械地继续其发作前正在进行的活动,如行走、骑车等。一般发作历时数秒钟,每次症状相同。少数患者发生较为持久复杂的精神运动性障碍,如外出游荡,不知回家,历时数天,事后对上述情况不能回忆。

(3) 癫痫发作后精神障碍：癫痫发作后常呈现意识模糊,定向障碍,反应迟钝,有生动幻觉及各种自动症;也有出现情感暴发,如惊恐、易怒及躁动狂暴行为。一般持续数分钟至数小时。

(4) 癫痫发作间期精神障碍：在各次癫痫发作之间也可发生多种精神异常,主要包括：①慢性精神分裂症样精神病,部分癫痫患者经反复多年发作后,在意识清晰的情况下出现联想障碍、强制性思维、被害妄想和幻听等,类似偏执型精神分裂症的症状,称为慢性癫痫性分裂样精神病。此时,患者的癫痫发作已减少或停止,精神症状可持续数月或数年之久。②人格改变,部分癫痫患者在长期发作后逐渐发生人格改变,表现为固执、自我中心、纠缠、思维黏滞、病理性赘述、好争论和情感暴发。情感暴发时表现为兴奋、冲动好斗、自伤伤人,而不能自制。这种人格改变多见于颞叶癫痫患者,约50%颞叶癫痫患者可出现人格改变。③智能障碍,少数癫痫患者因发作频繁,可出现智能改变,尤其是初发年龄小、继发于脑损害的癫痫、颞叶癫痫及病程长的严重癫痫患者,称为癫痫性痴呆。以频繁大发作患者的智能损害最为严重。④神经症综合征：癫痫患者出现神经症的症状并非罕见,最常见的为焦虑和抑郁状态及癔症样反应,称为癫痫性类神经症综合征。

2. **癫痫性精神障碍的诊断标准**

(1) 诊断要点：符合脑器质性精神障碍的诊断标准,有癫痫发作史,精神障碍的发生及其病程与癫痫相关。脑电图、CT 及 MRI 等辅助检查手段对本病的诊断有重要参考价值，90％的癫痫患者有脑电图异常的表现。

（2）鉴别诊断：排除分离型癔症、精神分裂症、情感性障碍及其他脑器质性精神障碍。

3. 癫痫性精神障碍的治疗　应根据癫痫发作的不同类型及精神障碍与癫痫发作的关系，调整抗癫痫药物的种类和剂量，控制癫痫发作，对癫痫发作间期的精神障碍则应用抗精神病药物进行治疗。但应注意的是，许多抗精神病药物（如氯氮平、氯丙嗪等）及抗抑郁药（如三环及四环抗抑郁药）均会引起癫痫发作。有智能障碍和人格改变的患者，应加强管理和教育，采取心理治疗和工娱治疗等康复措施。伴发躯体疾病时，则对症处理和治疗。

第二节　脑器质性精神障碍患者的护理

一、护理评估

通过交谈、观察、体格检查，并结合相应的辅助检查，从生理、心理和社会等方面对患者进行全面评估。

（一）生理评估

1. 一般情况　生命体征、食欲、大小便及睡眠状况等。

2. 神经系统状况　如有无意识障碍、感觉障碍及偏瘫、失语等。

3. 自我照顾能力　如进食、沐浴、穿衣、如厕等方面是否需要帮助。

4. 实验室及其他辅助检查　检验、电生理检查，以及脑电图、CT、MRI 等检查，可帮助判断疾病的性质和严重程度。

（二）心理评估

1. 认知活动

（1）患者有无知觉的改变，如出现幻听、幻视等症状。

（2）患者有无思维内容障碍及思维过程方面的改变。

（3）患者有无智力与记忆损害，如遗忘、错构、虚构。

（4）患者有无注意力减退和定向力障碍。

2. 情感活动

（1）患者有无焦虑、抑郁、紧张、恐惧不安等情绪。

（2）患者有无兴奋、吵闹、易激惹和不稳情绪。

3. 人格特征

（1）患者有无人格不成熟或缺陷，如经受不住失败与挫折、容易冲动、反社会倾向等。

（2）患者是否缺乏自信及决策能力，自卑感强烈而隐蔽，内心孤独、退缩、不合群、冷酷、仇恨、缺乏爱心等。

（三）社会评估

（1）患者目前症状对其工作能力、人际关系、日常生活能力有无影响。

（2）患者家属是否正确认识疾病对患者行为的影响，能否为患者提供关心、帮助及支持。

二、护理诊断/护理问题

1. 营养失调(低于机体需要量)　与摄入不足、感染等有关。
2. 睡眠形态紊乱　与意识障碍、感觉障碍、精神障碍有关。
3. 有暴力行为的危险　与兴奋、躁动、幻觉等精神症状有关。
4. 有受伤的危险　与意识障碍、感觉障碍或精神障碍有关。
5. 急性意识障碍　与各种脑器质性疾病所致脑组织损害有关。
6. 生活自理缺陷　与意识障碍或精神障碍、运动障碍等有关。
7. 社交障碍　与思维过程改变、认知功能下降等有关。

三、护理目标

(1) 饮食量增加,基本能满足机体代谢的需要。
(2) 患者的睡眠质量得到改善。
(3) 患者能有效处理和控制情绪和行为,未发生暴力冲动行为。
(4) 患者没有受伤,并能述说如何预防受伤。
(5) 患者的意识障碍逐渐好转。
(6) 患者生活能基本处理或经协助完成,能最大限度地参与肢体锻炼及康复训练。
(7) 患者能保持和提高一定的社交技能,能与周围相关人员进行沟通。

四、护理措施

(一) 生活护理和安全护理

1. 病情观察　生命体征的变化与脑部疾病的关系十分密切,应密切监测。观察两侧瞳孔的大小是否正常,是否等大、同圆,对光反应是否正常。此外,意识障碍的程度是提示颅内疾病轻重程度的重要指标,要随时注意意识状态的变化。

2. 饮食护理　在病情许可下尽量照顾患者的饮食偏好,提供患者喜欢的食物以增进食欲;对于意识不清、烦躁不安、自理能力下降者可协助喂食,必要时给予鼻饲或静脉营养支持,维持机体营养及水、电解质平衡。

3. 睡眠护理　指导患者建立规律的作息习惯,如在常规时间内安排治疗或活动;改善患者睡眠环境,如保持宁静、舒适、光线适中、空气清新;指导患者睡前不宜太饿或太饱,不宜大量饮水;睡前给患者按摩、温水泡脚、听音乐等方式消除其紧张情绪。

4. 排泄护理　观察患者的排泄情况,防止尿潴留和肠梗阻。对随时随地便溺者,定时带患者到指定的地点如厕,训练其定时排泄习惯;对二便失禁患者要及时更换衣裤;嘱咐尿潴留患者平时要多饮水,有尿意排出困难时,采取诱导排尿或遵医嘱给予导尿;嘱咐便秘者平时要多食纤维食物和蔬菜水果,训练患者养成排便规律,必要时给予灌肠。

5. 个人卫生护理　加强患者的口腔护理、皮肤护理,保持床单位的清洁、干燥、舒适。对有认知障碍者,应定时带其到卫生间,帮助患者识记卫生的标志与位置,训练患者规律的排便习惯;对长期卧床者,应定时提供便器,使其逐渐适应床上排便。

6. 安全护理   为患者提供安全的治疗环境,对意识障碍、重度痴呆、癫痫发作患者及年老患者,应设专人护理。对长期卧床的患者,应安装床档或适当给予保护性约束,防止坠床。对意识模糊、行走不便及反应迟钝的患者,可适当限制其活动范围,活动时需有人陪伴。加强危险物品的管理,减少环境中对患者有潜在危险的因素,清除环境中的障碍物。

(二) 心理护理

1. 建立治疗性护患关系   尊重理解患者,协助患者维护尊严,加强护患间的沟通与交流,帮助患者正确认识和接纳疾病带来的影响,鼓励患者积极表达自己的想法,调动患者积极情绪,同时促进患者的安全感。在此基础上,鼓励患者参加有益的活动(绘画、下棋、听音乐等娱乐活动),耐心帮助患者建立治疗的信心。

2. 对于认知障碍患者   尊重、理解患者,主动、耐心地倾听患者诉说,了解、分析患者的所需所想;每天可重复带领患者熟悉环境、认识亲人,反复强化,以增强记忆;患者随身要有介绍卡(包括患者姓名、年龄、家庭住址、联系人及电话号码、病情简介等),以保证患者走失后能有效地与亲属联系。

3. 谵妄状态的护理   处于谵妄状态的患者,对周围环境的认知功能差,在幻觉、错觉及妄想的影响下,患者可表现为情绪激动、恐惧,还可能因此而产生冲动或逃避的行为,从而导致自伤伤人的后果。为了防止发生意外,应有专人护理,随时注意加强防范,如病床要加床挡,控制患者的活动范围,病室内的设施要简单。当患者激动不安时,护士应该陪伴在患者的床边,耐心地予以安慰,帮助其稳定情绪。必要时可以用约束带暂时给予保护,按照医嘱给予镇静剂协助患者安静。

4. 对于癫痫患者   应由专人护理,并做好基础护理,保证患者的安全。注意观察,出现先兆症状时让患者立即平卧,避免摔伤。抽搐发作时,保持呼吸道通畅,迅速将牙垫放入患者的口腔内上、下齿之间,防止抽搐时咬破唇舌。松解衣领和裤带,适当保护下颌和四肢,防止肢体过度伸张时导致关节脱臼。但注意不要用力按压,防止发生骨折。抽搐停止后,将头转向一侧,以防口腔分泌物被吸入气管内。发作终止后,应让患者卧床休息,专人守护,观察其意识恢复情况,防止出现癫痫持续状态。对发作后意识朦胧、兴奋躁动的患者,需注意保护,防止摔伤。

5. 幻觉妄想症状的护理   了解患者的幻觉、妄想内容,予以解释和劝导,并将其与被怀疑的对象隔离开。如有暴力行为或自杀行动倾向者应设立专人护理,及时给予保护性约束或药物控制,防止患者冲动性的自伤或伤人事件的发生。

(三) 社会支持

1. 提高患者应对能力   指导患者正确处理有关的社会矛盾和生活事件,尽量避免有害的应激原造成对自身的不良影响,协助患者维护身心平衡。

2. 保持患者社会功能   与患者、家属一起制订可行性康复目标,使患者尽快适应病后所需的生活方式;鼓励患者与社会接触,最大限度地保持社会功能。

3. 疾病知识宣教   告知患者及其家属疾病相关知识,以及本病与脑器质性病变的关系。为家属提供照顾患者的必要知识和技术指导,如识别疾病发展特征,明确早期治疗的好处及延误治疗的危害;了解患者所服药物的名称、剂量、服药方法及药物常见不良反应的简单处理;帮助患者建立健康生活模式,保持生活规律,减少诱发因素等。

五、护理评价

(1) 患者的营养状况是否良好。

(2) 患者的睡眠状态是否改善。

(3) 患者能否有效处理和控制情绪和行为。

(4) 患者是否在安全环境下接受治疗和护理,未发生意外事件。

(5) 患者的意识状态有无好转。

(6) 患者能否主动料理自己的生活,能否参与肢体锻炼及康复训练。

(7) 患者能否与他人进行有效交流。

第三节 躯体疾病所致精神障碍的临床特点

一、概述

(一) 概念

躯体疾病所致的精神障碍,是指由于各种躯体疾病影响脑功能所致的精神障碍。由于精神障碍是在原发的躯体疾病基础上产生的,因此可把精神障碍视为躯体疾病全部症状的一个组成部分,故又称为症状性精神病。各种躯体疾病所致的精神障碍临床表现有意识障碍、认知障碍、人格改变、精神病性症状、情感障碍、神经症样症状或以上症状的混合状态。此外,饥饿、疲劳、手术所致的精神障碍也归属于躯体疾病所致的精神障碍范畴。躯体疾病所致精神障碍发病率已高达 2.06%。患病率随着年龄的增长呈不断增加趋势,女性多于男性。

(二) 躯体疾病所致精神障碍的分类

1. 躯体感染所致精神障碍 由于病毒、细菌及其他微生物引起的全身感染导致的精神障碍。如流行性感冒、肺炎、伤寒、病毒性肝炎、血吸虫病、出血热等疾病所致的精神障碍,无颅内直接感染的证据。精神障碍的发生可能由于致病微生物的毒素直接作用于中枢神经系统,亦可能是感染引起发热、机体代谢障碍导致的脑功能紊乱。

2. 常见器官疾病所致精神障碍 由于心、肝、肺、肾等内脏疾病引起脑功能紊乱而导致的精神障碍。如心源性脑病、肝性脑病、肺性脑病及肾性脑病等。

3. 内分泌疾病所致精神障碍 由于内分泌疾病引起的内分泌功能失调导致的精神障碍,如甲状腺功能异常、肾上腺皮质功能异常、垂体功能异常、性腺功能异常及糖尿病等所致的精神障碍。

4. 营养代谢疾病所致精神障碍 由于代谢障碍及营养不良导致的精神障碍。如烟酸缺乏、维生素 B1 缺乏、叶酸缺乏、糖尿病等所致的精神障碍。

5. 风湿性疾病所致精神障碍 包括系统性红斑狼疮、多发性肌炎、皮肌炎、硬皮症、结节性动脉周围炎等所致的精神障碍。

6. 其他 包括肿瘤所致精神障碍、手术后精神障碍、围生期精神障碍等。

（三）躯体疾病所致的精神障碍的共同特点

躯体疾病所致的精神障碍虽然可以因原发病的不同，其精神症状有所差异，但一般都具有以下共同特点。

1. 精神症状的非特异性　即不同的病因可以引起相似的精神障碍，而相同的病因也可以出现不同的精神障碍。

2. 病情严重程度上的平行性　精神障碍与原发性躯体疾病在程度上常呈平行关系，临床表现也随着躯体疾病的严重程度变化而转变，可由一种状态转变为另一种状态。

3. 在疾病的不同阶段可再现一定规律的临床表现　①在躯体疾病的早期和恢复期常出现脑衰弱综合征的表现；②在躯体疾病的急性期和恶化期多以急性脑病综合征为主，尤以谵妄综合征常见；③在躯体疾病的慢性期多见精神病性症状（具有昼轻夜重的特点）或情感障碍的表现，主要表现为类似精神分裂症、抑郁症、躁狂症、焦虑症等精神障碍，但这些表现均继发于躯体疾病。在严重躯体疾病之后或长期昏迷者，多见慢性脑病综合征。

4. 病程及预后　主要取决于原发性躯体疾病的性质、严重程度及处理等。一般持续时间均较短，预后亦较好。少数昏迷时间长者可出现人格改变、痴呆等症状，预后欠佳。

（四）躯体疾病所致精神障碍的诊断

（1）通过病史、躯体和神经系统检查，以及实验室检查发现有躯体疾病的证据。

（2）精神障碍的发生和病程与原发性躯体疾病相关。精神症状的出现与躯体疾病的进展有时间上的联系，一般躯体疾病在先，精神症状发生在其后，可有意识障碍（如谵妄）、遗忘综合征、智能损害、情感障碍（如抑郁或躁狂综合征等）、精神病性症状（如幻觉、妄想，或紧张综合征等）、神经症样症状、人格改变等。

（3）没有精神障碍而由其他原因导致的足够证据（如酒精或滥用药物、应激因素）。

（五）躯体疾病所致精神障碍的治疗

1. 病因治疗　积极治疗原发性躯体疾病，一般在采取相应的病因治疗后其精神障碍可得到缓解。

2. 对症治疗　精神障碍的存在会影响躯体疾病的治疗，而躯体疾病的改善也需要一定的时间，因此，对精神障碍的治疗显得非常必要。但治疗原则与功能性精神疾病不同：①精神药物治疗的剂量宜小，增量宜慢；②应充分考虑药物的不良反应和禁忌证，选用不加重原发性疾病、半衰期短、不良反应较少者；③在精神症状缓解后即停药。

3. 支持治疗　包括保证营养，维持水、电解质和酸碱平衡，促进脑细胞功能恢复，维持血氧分压，改善脑部血液循环。

4. 心理治疗　特别是恢复期的心理治疗如支持性心理治疗、认知治疗等，有利于巩固疗效，促进康复。

二、常见躯体疾病所致精神障碍的临床特点

（一）躯体感染所致精神障碍

躯体感染所致的精神障碍，是指出病毒、细菌、螺旋体、真菌、原虫或其他微生物、寄生虫等所致的脑外全身性感染导致的精神障碍，如流感、肺炎、流行性出血热、狂犬病、破伤风、败血症、伤寒、恶性疟疾、血吸虫病、人类免疫缺陷性病毒（HIV）感染所致的精神障碍等，但不

225

包括颅内直接感染时出现的精神异常。

1. 病因与发病机制　精神障碍的发生是因病毒、细菌等直接侵入机体后，对脑细胞造成直接的损害，如脑缺氧或脑水肿，或因感染引起机体高热、失水，造成水、电解质失衡。加之进食不佳与营养缺乏，机体处于消耗状态，从而影响脑功能活动。

2. 临床表现与分类　急性感染主要表现为急性脑病综合征，以各种意识障碍为主。慢性感染主要表现为类精神分裂症状态、抑郁状态、类躁狂状态，晚期亦可出现人格改变，以及智能障碍等。

（1）流行性感冒所致精神障碍：流行性感冒是流感病毒引起的急性传染性呼吸道疾病。流感病毒对中枢神经系统具有很强的亲和力，易导致精神障碍的发生。前驱期主要表现为头痛、乏力、睡眠障碍等神经症样症状，随着病情的发展，部分高热或重症病例可出现意识朦胧或谵妄状态。恢复期则可见衰弱症状或抑郁状态。本病病程通常较短，一般预后好。

（2）肺炎所致精神障碍：急性肺部感染时常见的精神症状是意识障碍，表现为意识模糊或谵妄，尤其是儿童和老年患者。慢性肺部感染如慢性肺气肿、慢性支气管炎等则常见记忆力减退、健忘、嗜睡等神经症样症状，或易激惹、呈抑郁状态，亦有类躁狂状态等。

（3）流行性出血热所致精神障碍：流行性出血热为一种流行于秋冬季节的急性传染病。以发热、出血为主要表现。临床分为发热期、低血压期、少尿期、多尿期和恢复期。精神症状多出现于低血压期和少尿期，主要表现为意识障碍，可伴有兴奋、躁动不安等，常持续1～2周。同时，患者还可出现神经系统体征，如痉挛发作、锥体束征等。若患者昏迷时间过长，可伴发严重并发症，则预后不良。

（4）疟疾所致精神障碍：以脑型疟疾多见，主要表现为意识障碍，如谵妄、昏睡或昏迷。轻者只表现为定向障碍、思睡、行为紊乱、焦虑不安等。神经系统症状多为抽搐、颈项强直、锥体束征阳性等。

（5）伤寒所致精神障碍：患伤寒时易出现精神障碍，一般发生在伤寒病程的第2～3周，此时出现持续高热，主要出现不同程度的意识障碍，如意识模糊、谵妄或昏迷等。也可见紧张恐惧、兴奋躁动或表情淡漠、反应迟钝，也可出现片断的幻觉和妄想。症状具有波动性，退热后仍有部分患者存在精神症状。

（6）狂犬病所致精神障碍：狂犬病是由狂犬病病毒侵犯中枢神经系统引起的急性传染病。被狂犬或病畜咬伤后，经过潜伏期发病，潜伏期通常为1～3天，一般<3个月，也可长达数年。患者主要表现为高度兴奋、恐惧不安、恐水怕风、流涎、吞咽和呼吸困难，以及进行性瘫痪等表现。随着病情的加重，患者可出现意识障碍。

（7）艾滋病所致精神障碍：艾滋病又称获得性免疫缺陷综合征（AIDS），是由反转录病毒引起，其传播途径主要为血液、性接触及母婴传播等。从被病毒感染到症状出现一般为6个月至5年。起病缓慢潜隐，开始表现为乏力、倦怠、丧失兴趣、性欲减退；以后出现特征性认知障碍和行为障碍，主要有近记忆力障碍、定向障碍、注意障碍、情感淡漠、行为退缩、精神运动性抑制、震颤、共济失调、癫痫发作、偏瘫；晚期可出现缄默和大小便失禁等。约半数以上的AIDS患者发生痴呆，且进展迅速。部分患者在痴呆早期可出现躁狂发作、人格改变，明显痴呆时可伴有幻觉、妄想等精神病性症状。AIDS患者在整个病程中都可能发生谵妄。

3. 治疗原则　应针对不同病原给予相应抗感染治疗，如抗生素、抗病毒的药物治疗等；对艾滋病患者还可以使用干扰素等药物以纠正免疫缺陷状态。尽快控制精神症状，防止患者过度消耗而衰竭。应给予必要的支持治疗。

(二) 常见器官疾病所致精神障碍

内脏器官疾病所致的精神障碍，是指各重要内脏器官如心、肺、肝、肾等严重疾病时所引起的精神障碍。

1. 病因与发病机制　心、肺、肝、肾等重要内脏器官出现严重疾病时可导致脑供血、供氧不足，代谢产物积累，或水、电解质平衡失调，进而继发脑功能紊乱，引起精神障碍。

2. 临床表现与分类

(1) 心源性脑病：是指各种心脏疾病如冠心病、风湿性心脏病、先天性心脏病或心内膜炎等引起的缺氧、缺血伴发的精神障碍，又称心脑综合征。主要表现为神经症样脑衰弱状态，或焦虑、恐惧、抑郁状态等，严重病例则可出现程度不等的意识障碍。

(2) 肺性脑病：是指各种呼吸系统疾病或神经肌肉疾病引起重度肺功能不全所致的精神障碍，又称肺脑综合征。主要表现为前驱期头痛、耳鸣、不安、淡漠等神经症样症状，随着病情的发展可出现各种意识障碍，从嗜睡、朦胧、谵妄直至昏迷。患者还常伴有神经系统体征，如癫痫发作、扑翼样震颤、锥体束征，以及颅内压增高等表现。

(3) 肝性脑病：是指各种严重肝病包括肝癌后期所致的精神障碍，又称肝脑综合征或肝性脑病。急性肝病伴发的精神障碍以意识障碍多见，出现谵妄、嗜睡、昏睡，甚至昏迷，部分患者表现为幻觉、妄想或木僵状态。慢性肝病伴发的精神障碍可表现为人格改变和智能障碍，以及失眠、注意力不集中、记忆力减退、抑郁等。严重病例常伴有神经系统体征，如扑翼样震颤、痉挛发作，以及出现病理性反射等。

(4) 肾性脑病：是指由各种原因导致急、慢性肾衰竭，引起尿毒症，进而引起脑功能紊乱所致的精神障碍，又称尿毒症性脑病。早期主要表现为脑衰弱综合征，部分患者还可出现具有被害性质的幻觉、妄想或抑郁状态、类躁狂状态。慢性进行性肾衰竭时，多见记忆减退、智能障碍。肾衰竭严重时，患者主要表现为不同程度的意识障碍，甚至发展为昏迷。神经系统症状可见扑翼样震颤、痉挛发作、瘫痪等。此外，肾透析时还可出现透析性脑病，主要表现为兴奋、精神错乱、昏迷等，还可伴有头痛、恶心、呕吐、痉挛发作等表现。

3. 治疗原则　积极治疗原发病，对症治疗精神症状。其中对意识障碍患者应禁用麻醉剂、催眠剂或酚噻嗪类药物。但对部分兴奋躁动患者，为避免加重躯体疾病，仍可酌情小量使用水合氯醛，或肌内注射氟哌啶醇等药物。在支持治疗中，对心源性脑病患者可静脉滴注丹参，对肝性脑病患者可静脉滴注谷氨酸钠或精氨酸等药物，有助于症状的改善。

(三) 内分泌疾病所致精神障碍

本病是指由于内分泌功能亢进或低下所致的精神障碍。临床常见的有甲状腺功能异常所致的精神障碍、垂体功能异常所致的精神障碍、肾上腺皮质功能异常所致的精神障碍，以及性腺功能异常所致的精神障碍等。

1. 病因与发病机制　本病的病因及发病机制尚未完全阐明。研究认为，精神障碍的发生可能与内分泌器官发生病变后引起相应内分泌激素分泌增多或减少，并通过直接或间接作用影响中枢神经系统，使脑功能紊乱而导致精神障碍。此外，还可能与某些诱因及患者的病前性格有关。

2. 临床表现与分类

(1) 甲状腺功能异常所致精神障碍

1) 甲状腺功能亢进所致精神障碍：是指甲状腺素分泌过多所致的精神障碍。主要表现为神经兴奋性增高、焦虑不安、易激惹、抑郁、烦躁、疲劳、失眠、话多，严重者可出现幻觉和妄想等。患者的躯体症状和体征为心悸、多汗、食欲亢进、体重减轻、肌无力、眼球突出和瞬目减少等。甲状腺危象时则主要表现为意识障碍，可见嗜睡、昏睡、谵妄，甚至昏迷。部分患者可出现神经系统症状，如重症肌无力、周期性瘫痪、舞蹈样动作、帕金森综合征及癫痫样发作等。

2) 甲状腺功能减退所致精神障碍：是指甲状腺素分泌不足或缺乏所致的精神障碍。常表现为智力低下、抑郁、注意力不集中等，病情严重时可出现情感淡漠、退缩和痴呆，亦可有幻觉妄想状态。

(2) 垂体功能异常所致精神障碍

1) 垂体前叶功能亢进所致精神障碍：是指因垂体前叶各种激素分泌过多所致的精神障碍。主要表现为性格改变，以情感不稳为主，早期为急躁、易怒、焦虑，后期则迟钝、寡言、呆板、淡漠等。还可见躁狂、妄想或抑郁状态。严重病例可见痴呆状态，多表现为领悟困难、反应迟钝、思维贫乏，而记忆力减退不明显。神经系统体征常伴有视野缩小、视力模糊、视乳头水肿及耳鸣等。

2) 垂体前叶功能减退所致精神障碍：是指垂体前叶各种激素分泌不足引起的精神障碍。由分娩大出血引起的原发性垂体前叶功能减退，又称为席汉综合征。早期主要表现为脑衰弱综合征，急性期以意识障碍为主，疾病过程中可见幻觉妄想及抑郁状态、癔症样精神发作，部分患者可逐渐发展为慢性器质性脑病，可出现人格改变等。躯体及神经系统症状与体征常伴有恶心、呕吐、眩晕、晕厥、阴毛和腋毛脱落、乳房和生殖器萎缩、低血糖、痉挛发作、肌阵挛、手足颤动等。

(3) 肾上腺皮质功能异常所致精神障碍

1) 肾上腺皮质功能亢进所致精神障碍：是指肾上腺皮质功能亢进、皮质醇分泌过多引起的精神障碍，又称库欣综合征。主要表现为抑郁状态，或焦虑性抑郁、妄想性抑郁状态等，发生率可达 60%～80%。此外，还可出现幻觉状态、人格改变，病重时则可见痴呆状态或意识障碍等。躯体及神经系统体征可见四肢肌无力或萎缩、震颤及痉挛发作等。

2) 肾上腺皮质功能减退所致精神障碍：是指肾上腺皮质功能减退、皮质激素分泌不足引起的精神障碍，又称爱迪生病。主要表现为情绪不稳定，时而情绪激动、兴高采烈，时而情绪低落、疲乏无力，周期性幻觉妄想状态，部分病例可出现痴呆状态。肾上腺危象发作时可突然发生意识障碍，出现谵妄，甚至昏迷。躯体体征常可见性欲减退、食欲减退、烦渴、月经不调、睡眠障碍等，神经系统体征则可见头痛、眩晕、视力减退、复视、痉挛等。

3. 治疗原则

(1) 甲状腺功能亢进所致精神障碍：积极治疗甲状腺功能亢进，对症治疗精神症状，精神药物以小剂量为宜，防止感染及避免精神刺激等。

(2) 甲状腺功能低下所致精神障碍：主要应用甲状腺素治疗，慎用麻醉剂、镇静催眠剂，以及各种抗精神病药物，以免诱发昏迷。

(3) 垂体前叶功能亢进所致精神障碍：采用深部 X 线照射，同时亦可应用甲睾酮或己烯雌酚治疗;对出现兴奋、躁动及妄想的患者,可小量使用氯丙嗪、奋乃静等抗精神病药物。

(4)垂体前叶功能减退所致精神障碍:以激素替代治疗为主,对精神症状可小量使用奋乃静、丙米嗪、地西泮等。但禁用氯丙嗪,以免引起患者休克或昏迷。

(5)肾上腺皮质功能亢进所致精神障碍:以放疗、化疗和手术治疗为主,对于有精神症状的患者可使用小量抗抑郁、抗精神病药物。

(6)肾上腺皮质功能减退所致精神障碍:以肾上腺皮质激素替代治疗为主。必要时可小量使用抗焦虑、抗抑郁药物,或其他抗精神病药物。但应慎用酚噻嗪类,以免诱发低血糖。

(四)营养代谢性疾病所致精神障碍

本病是指由营养不良、某种维生素缺乏、水及电解质平衡失调、糖尿病等营养代谢性疾病所引起的精神障碍。其包括的病种很多,常见的如烟酸缺乏所致精神障碍、糖尿病所致精神障碍等。

1. 病因与发病机制　烟酸缺乏所致精神障碍是因烟酸(维生素 B_2)缺乏导致垂体细胞、基底神经节,以及脊髓前角细胞等发生广泛性变性而引发精神障碍。糖尿病所致精神障碍则主要因胰岛素分泌不足,以致体内糖、蛋白质、脂肪代谢紊乱,导致酮症酸中毒、非酮症高渗昏迷,以及因动脉硬化、微血管病变导致脑供血不足等因素而引发的精神障碍。

2. 临床表现与分类

(1)烟酸缺乏所致精神障碍:烟酸缺乏症又称糙皮病或陪拉格拉征。早期或轻者主要表现为脑衰弱综合征,如精神萎靡、注意力不集中、易疲劳、健忘等;慢性起病者多有智能障碍,如反应迟钝、理解困难、判断力差、近事遗忘等,严重者可为痴呆状态,期间可见幻觉、妄想、抑郁、焦虑等症状。急性起病者主要表现为急性脑病综合征,以意识障碍为主,常伴有发热、腹泻等。躯体症状常见的有皮炎、腹泻;神经系统则可见眼球震颤、瞳孔改变、锥体束征、癫痫发作等。临床上通常将皮炎、腹泻、痴呆称为烟酸缺乏症——三主征。

(2)糖尿病所致精神障碍:轻者和早期可见脑衰弱综合征表现,如疲倦、无力、失眠等。慢性糖尿病过程中可见抑郁、焦虑或幻觉状态,亦可伴有脑衰弱综合征表现。当血糖急剧升高或病情突然恶化时,则主要表现为急性脑病综合征,常见的有嗜睡、精神错乱、昏迷等。躯体及神经系统体征常伴有多发性神经炎、肌萎缩、腱反射减低。

3. 治疗原则　首先,应给予准确及时的对因治疗,如对烟酸缺乏所致精神障碍可补充大量烟酸,或烟酰胺及 B 族维生素和维生素 C 等;对糖尿病所致精神障碍则以控制糖尿病为主,可口服降糖药及皮下注射或静脉点滴胰岛素等。此外,给予积极的营养支持治疗亦是十分必要的。精神症状无需特别处理。当患者出现意识障碍时,还应特别注意禁用或慎用各种抗精神病药物,以免加重昏迷。糖尿病患者应禁用酚噻嗪类抗精神病药物,以免引起高糖血症而加重疾病。

(五)系统性红斑狼疮所致精神障碍

系统性红斑狼疮(SLE)是一种病因未明、反复发作的结缔组织病,常有多器官受累,包括皮肤、关节、肾脏、血管和中枢神经系统等。有 20%～30% 的患者可伴发精神障碍。

1. 病因与发病机制　精神障碍的出现可能与自体免疫性疾病对心、肝、肾等多系统重要脏器,以及中枢神经系统的广泛性损害,并继发严重合并症而引起的脑功能紊乱有关。此外,可能与大剂量应用激素及急性精神创伤等精神因素有关。

2. 临床表现 系统性红斑狼疮的各个阶段均可伴发精神症状。早期及恢复期主要表现为脑衰弱综合征；严重病例可见各种意识障碍；慢性迁延病例多见于分裂症样状态或抑郁及类躁狂状态等。躯体体征可见受损内脏器官的相应功能障碍，神经系统则可见癫痫发作、偏瘫、失语、眼球震颤、周围神经病等。

3. 治疗原则 主要是对因治疗，可使用肾上腺皮质激素，如泼尼松、地塞米松等，同时还可合并使用免疫抑制剂，如环磷酰胺、硫唑嘌呤等。精神症状可采取对症治疗，使用抗精神病药物和情感稳定剂。注意治疗系统性红斑狼疮的药物也可引起精神障碍。

第四节 躯体疾病所致精神障碍患者的护理

一、护理评估

通过询问、观察、体格检查、实验室及其他辅助检查进行评估，评估内容与脑器质性精神障碍类似，重点是对躯体疾病的严重程度及诱因的评估。

(一) 生理评估

1. 既往健康状况 包括患病史（如慢性阻塞性肺病、慢性肝病、糖尿病、慢性肾病等）、家庭史、药物过敏史及诱因（如感染、创伤、劳累、某些药物的不当使用、饮食不当等）。

2. 一般状况 生命体征情况、营养状况、进食情况、排泄和睡眠状况等。

3. 躯体疾病 起病缓急，早期症状的表现，与精神症状之间的关系，发展规律和演变过程等。如躯体感染所致的精神障碍患者，着重收集患者体温变化情况；检查患者有无因不能正常进食和饮水而致体力消耗、营养缺乏和脱水、衰竭、能量供应不足等体征；内脏器官疾病所致的精神障碍，着重收集患者重要内脏器官心、肺、肝、肾等病变影响机体循环、代谢障碍、水与电解质紊乱和酸碱不平衡的生理功能情况等。

4. 自我照顾能力 如进食、沐浴、穿衣、如厕等方面是否需要帮助。

5. 实验室及其他辅助检查 检验、电生理检查、脑电图、CT、MRI 等检查，以帮助判断疾病的性质和严重程度。

(二) 心理-社会评估

1. 心理功能 患者的定向力、记忆力、注意力、理解力、判断力等有无障碍及程度。

2. 精神症状 患者的注意力、智能及自知力，有无幻觉、妄想等症状。

3. 社会状况 患者家庭支持系统及经济状况，家庭对疾病的认识及对患者的应对态度、可利用的家庭外资源等。

二、护理诊断/护理问题

1. 体温过高 与躯体感染有关。

2. 营养失调（低于机体需要量） 与发热、摄入不足、感染等有关。

3. 睡眠形态紊乱 与躯体疾病所致的情绪障碍有关。

4. 意识障碍 与躯体疾病引起脑组织缺氧、代谢障碍等所致脑组织损害有关。

5. 有受伤的危险　与定向障碍、幻觉等有关。

6. 有暴力行为的危险　与兴奋、躁动、幻觉等精神症状有关。

7. 生活自理缺陷　与意识障碍或精神障碍、运动障碍等有关。

8. 社会支持缺乏　与家属对疾病知识不了解等有关。

三、护理目标

（1）患者体温恢复正常，营养状况和睡眠状况好转。

（2）患者能增加摄入食物的品种和数量，营养状况好转。

（3）患者意识恢复或意识障碍不继续加重。

（4）患者能够减少或不发生自伤或伤人的事件。

（5）患者维护健康能力提高，能进行良好的自我照顾。

（6）家属能正确看待患者，为患者提供适宜的照顾。

四、护理措施

（一）生活护理

1. 病情观察　加强对患者躯体疾病的观察，包括生命体征、意识状态、缺氧程度等，避免和预防诱发因素，保持呼吸道通畅。

2. 饮食护理　结合原发性疾病，提供易消化、营养丰富的饮食，注意水的摄入，对吞咽困难的患者可通过静脉输液或鼻饲保证患者营养需求。

3. 睡眠护理　创造良好的睡眠环境，改善患者睡眠环境，如保持宁静、舒适、光线适中、空气清新，减少不必要的护理操作及干扰患者的外界因素，指导患者睡前不宜过于兴奋或多次排泄而影响睡眠质量，指导患者采用协助睡眠的辅助方法，密切观察和记录患者睡眠情况和失眠表现。

4. 排泄护理　观察患者的排泄情况，保持二便通畅。对二便失禁患者要更换衣裤；嘱咐尿潴留患者平时要多饮水，排尿困难时，采取诱导排尿或遵医嘱导尿；嘱咐便秘者平时要多食纤维食物，多食蔬菜水果，训练患者排便规律，必要时给予灌肠。

5. 个人卫生护理　做好晨晚间护理，定期沐浴、更衣，保持个人卫生，防止并发症的发生。

（二）心理护理

与患者建立治疗性人际关系，主动发现其身心需要并及时采取措施，尽可能地给予满足。减轻或去除由精神障碍及躯体疾病所致感知改变的相关心理因素。对因注意力分散而感知减弱的患者，应加强对患者的体检和观察，增加询问患者疼痛、不适等感知。因注意过于集中、感知及思维障碍而夸大或歪曲感知的患者，在护理时应分散其注意力，如安排适当的作业劳动、娱乐活动等。对患者及照顾者进行健康教育和指导，包括相关的精神障碍表现、治疗和护理，患者应如何正确对待疾病，照顾者如何做好患者的心理护理等。

（三）社会支持

指导家属学习和掌握照顾患者的必要知识和技术指导，如识别疾病早期症状，掌握复发先兆;了解患者所服药物的名称、剂量、服药方法及药物常见不良反应的简单处理;帮助患者建立健康生活模式,为其创造恢复健康的良好环境。

五、护理评价

(1) 患者躯体状况情况是否好转,睡眠是否充足。

(2) 患者能否正常摄入足够的营养,或增加摄入营养物的品种和数量。

(3) 患者意识是否恢复,精神症状是否能得控制或缓解。

(4) 患者有无出现因冲动行为而导致自伤或伤人的不良后果。

(5) 患者维护自我健康的能力有无提高。

(6) 家庭社会参与和支持程度有无提高。

案例与思考题

1. 患者,男性,70岁,退休。因进行性记忆和生活处理能力下降2年半入院。2年前开始出现记忆力问题,初时表现为记不住别人的名字,记不住最近发生的事等。记忆下降逐渐明显,以致重复购买相同的食品,烧水忘记了关火而将水壶烧干,并发展到遗失贵重物品包括钱包和存折等。2个月前上街,找不到回家的路,导致家人四处寻找。过去注意仪表,病后却懒于洗澡换衣,最近连吃饭也要家人督促。入院前患者不愿出门,在床边大小便。

(1) 根据以上病情,该患者最可能的诊断是什么?

(2) 护理评估时还应收集患者哪些方面的资料?

(3) 该患者目前主要有哪些护理问题? 如何进行护理?

2. 患者,63岁,退休。患高血压、糖尿病多年,半年前发生过一次脑卒中。头颅CT检查发现有多发性脑梗死病灶,经过住院治疗后,基本恢复正常,生活能自理。但是最近3个月,家人发现患者容易发脾气,记忆力下降,忘记刚发生的事,甚至忘记自己的年龄,做事丢三落四,反应迟钝。出门几次迷路,被他人送回。子女将老人送入医院治疗。

(1) 请问患者最可能的诊断是什么?

(2) 该患者目前主要有哪些护理问题? 如何进行护理?

3. 患者,男性,20岁。患者4年前时因抽搐在某医院诊断为"病毒性脑炎",经住院治疗后好转出院。患者出院后每3~4天就发作一次阵发性抽搐,表现为突然跌倒,四肢抽搐,口角歪斜,双眼上翻,口吐白沫,大小便失禁,持续数分钟后自行缓解,事后不能回忆。半年前患者开始凭空听到有人说他的坏话,因而感到恐惧,无故冲动毁物。诊断:癫痫(病毒性脑炎所致)。

(1) 该患者存在哪些精神症状?

(2) 该患者目前有哪些护理问题? 如何进行护理?

(曾丽芳 陈 丽)

第十四章

精神活性物质所致精神障碍患者的护理

精神活性物质的使用（包括酒精、阿片类等）是影响全球人类健康的一个重要危险因素，使用这些物质会导致精神活性物质相关精神障碍、精神活性物质中毒等。此外，用药方式也会导致疾病、伤害和其他健康问题。据 WHO 估计，因酒精、烟草及非法药物使用导致的死亡占全世界死亡总数的 12.4％，占全球疾病总负担的 8.9％，位居所有疾病负担的前列。20 世纪 80 年代以来，国际毒潮不断侵袭中国，过境贩毒引发的毒品违法犯罪活动又死灰复燃，我国已从毒品过境受害国转变为毒品过境与消费并存的受害国。近年来，传统毒品如阿片类的滥用逐年增加，新型毒品如冰毒、摇头丸等也在不断涌现和蔓延，导致吸毒人数持续上升。非法药物使用会导致个体素质下降，劳动力丧失，HIV 等传染性疾病的传播，已成为全球和我国人民身心健康、家庭幸福和社会稳定的严重问题。此外，从公共卫生的角度来说，由于我国吸烟、饮酒人群基数庞大，所造成的健康影响更不容忽视。

第一节 概　述

一、基本概念

1. **精神活性物质**（psychoactive substance）　又称成瘾物质，是指来自体外，能够影响人类情绪、行为，改变意识状态，并有导致依赖作用的一类化学物质。毒品是社会学概念，是指具有很强成瘾性并在社会上禁止使用的化学物质，主要是指阿片类、可卡因、大麻、苯丙胺类兴奋剂等药物。

2. **依赖**（dependence）　与成瘾（addiction）常常互用，是指由反复使用精神活性物质引起的认知、行为和生理异常的症状群。使用者尽管明知滥用成瘾物质对自身有害，但仍难以控制，持续使用。自我用药导致耐受性增加、戒断症状和强迫性觅药行为。所谓强迫性觅药行为是指使用者冲动性使用药物，优先于任何其他活动如责任、义务、道德等，不顾一切后果，是自我失去控制的表现。

一般将依赖分为心理依赖（psychological dependence）和躯体依赖（physical dependence）。心理依赖又称精神依赖，是指患者对精神活性物质的强烈渴求，以期获得服用后愉快满足的特殊快感。容易引起心理依赖的物质有吗啡、海洛因、可待因、哌替啶、巴比妥类、酒精、苯丙胺、大麻等。躯体依赖又称生理依赖,是指由于反复使用精神活性物质使机体产生了病理性适应状态,主要表现为耐受性增加和戒断症状。容易引起躯体依赖的物质有吗啡类、巴比妥类和酒精。

3. 滥用(abuse) 是指一种不适当的使用精神活性物质的方式。ICD-10分类系统中将其称为有害使用(harmful use),是一种适应不良方式。由于反复使用药物,导致了躯体或心理方面明显的不良后果,如不能完成重要的工作、学业,损害躯体、心理健康,导致法律上的问题等。滥用强调的是不良后果,滥用者无明显的耐受性增加或戒断症状,反之就是依赖状态。

4. 耐受性(tolerance) 是指反复使用某种物质后,脑部及身体已适应较高的物质浓度,其效应逐渐降低,若欲达到与初期使用相同的效应,必须加大剂量。交叉耐受性是指对某种精神活性物质产生了耐受,往往对同类药理作用的物质也可产生耐受性,如吗啡与其他镇痛剂、酒精与许多镇静催眠药之间常发生交叉耐受现象。

5. 戒断状态(withdrawal state) 是指因减少或停用精神活性物质或使用拮抗剂所致的特殊心理-生理症状群,或社会功能受损。其机制是由于长期使用精神活性物质后,突然停用引起的适应性反跳。不同物质所致的戒断症状因其药理特性不同而不同,一般表现为与所使用物质的药理作用相反的症状。

二、精神活性物质的分类

1. 中枢神经系统抑制剂(depressants) 能抑制中枢神经系统,如酒精、苯二氮䓬类、巴比妥类等。

2. 中枢神经系统兴奋剂(stimulants) 能兴奋中枢神经系统,如咖啡因、苯丙胺类药物、可卡因等。

3. 大麻(cannabis, marijuana) 是世界上最古老的致幻剂,适量吸入或食用可使人欣快,增加剂量可使人进入梦幻。

4. 致幻剂(hallucinogen) 能改变意识状态或感知觉,如麦角酸二乙酰胺(LSD)、仙人掌毒素(mescaline)、苯环己哌啶(PCP)、氯胺酮(ketamine)等。

5. 阿片类(opioids) 包括天然、人工合成或半合成的阿片类物质,如阿片、海洛因、吗啡、哌替啶(杜冷丁)、美沙酮、二氢埃托啡、丁丙诺啡等。

6. 挥发性溶剂(solvents) 如丙酮、甲苯、汽油、嗅胶等。

7. 其他 烟草(tobacco)。

三、精神活性物质依赖的相关因素

精神活性物质依赖和滥用的原因不能用单一模式解释,一般认为其与个体生物学因素、心理特点及社会文化环境等都有较为密切的关系,是这些因素相互作用的结果。

(一) 生物学因素

20世纪60年代后,人们对成瘾物质如何作用于脑的"犒赏系统"(reward system)进行了大量研究。研究发现,人类所滥用的物质如阿片类、酒精、烟草、苯丙胺和可卡因等,尽管有不同的药理作用,但最后共同通路均作用于中脑边缘多巴胺系统,使多巴胺的释放增加,突触间隙的多巴胺增加;过多的多巴胺连续刺激下一个神经元受体,便产生了一连串强烈而短暂的刺激"高峰";于是大脑犒赏中枢发出愉悦的信号,使吸食者主观上产生某种陶醉感和欣快感。研究还提示,精神活性物质依赖的发生是由于精神活性物质长期反复暴露,使中枢神经系统尤其是中脑边缘多巴胺系统发生了细胞及分子水平上的适应。因此,药物对犒赏系统的作用是产生精神依赖及觅药行为的根本动因。

遗传因素在物质依赖中也起重要作用。家系、双生子及寄养子研究均发现,物质滥用的易感性因素是由基因所决定的,如酒精依赖的遗传度为 $52\%\sim63\%$。目前发现有两个途径将这种易感性从上一代传至下一代,包括直接遗传的酒精/药物依赖易感性,以及间接地将反社会人格传给下一代。例如,家系研究发现,药物依赖或滥用家系成员中,药物和酒精滥用、反社会人格、单项抑郁的相对危险性分别为对照家系的 6.7、3.5、7.6 和 5.1 倍。此外,酶的异常如乙醛脱氢酶(ALDH)缺乏,可使饮酒后乙醛在体内堆积而造成醉酒反应,反之则易于形成酒依赖。

(二) 心理因素

行为理论认为,对于物质依赖者来说,精神活性物质可被视为一种行为的强化因子,在不断得到用药快感的同时暂时摆脱了生活中的不愉快事件,减少了焦虑,因此分别获得了正性和负性两方面的强化作用。而中断用药所产生的戒断症状带来的痛苦体验与强烈的渴求感,也同样属于另一种负性强化作用,最终使依赖行为成为一种顽固的行为模式。

性格特征也会影响到个体的物质依赖。研究证实,吸毒者有明显的个性特征,如反社会性、过度敏感、情绪控制较差、易冲动性、耐受性差、缺乏有效的防御机制、追求即刻满足等。嗜酒者患病前人格特征常为被动、依赖、自我中心、易生闷气、缺乏自尊心、有反社会倾向等。另外,有神经质倾向的个体吸烟率较高。研究还发现,负性情绪如焦虑、抑郁、痛苦等往往是戒毒者复吸的首要原因。此外,许多物质依赖者处于未成年期或青春期,此期除生理发育变化较大外,其心理也处于不稳定期,容易受外界各种因素影响而使用精神活性物质。

(三) 社会因素

家庭系统理论认为,家庭功能失调者,可能因家庭结构界限不清,家庭规则固着封闭且缺乏沟通,或是父母角色功能无法执行,使得子女无法从父母处得到适当的爱和管教,或是父母对于子女过分保护、放纵、疏离或控制,造成子女发展障碍,对父母认同障碍,因而导致行为问题发生,物质滥用则是其中的一部分。家庭矛盾、单亲家庭,家庭成员的吸烟、饮酒、用药行为等都会影响个体的精神活性物质使用。

社会环境、社会文化背景与社会生活状况对精神活性物质的使用有很重要的影响,常决定了精神活性物质的可获得性和可接受性。如社会环境急剧动荡,往往是加剧或促进酗酒及吸毒流行的因素;社会生活节奏加快及由此而产生的应激反应,会诱发人们滥用抗焦虑药品或兴奋剂;有的国家如拉丁美洲、美国南部和中国,认为饮酒是生活需要,是文化的表现,婚丧喜庆皆饮酒助兴,容易助长酗酒行为的发生;医疗使用不当等也是精神活性物质滥用的危险因素。

人际互动也是影响个体精神活性物质使用的一个因素,这种情况在青少年身上尤其容易发生。因为好奇,并想寻求同伴认同,青少年容易在朋友的邀约及怂恿下尝试使用精神活性物质,并逐渐从偶一为之慢慢导致成瘾,成为物质滥用者,如近年来常发生在派对中使用摇头丸或 K 粉。此外,是否脱离原来的吸毒环境、家庭和社会支持状况,以及朋辈关系等也是影响戒毒者复吸的主要因素。

四、精神活性物质依赖的诊断

诊断主要是依据病史、体格检查和诊断标准。首先通过询问病史,了解精神活性物质使用史和使用方式,可以确定患者是否有耐受性增加及戒断的表现;进一步了解患者的行为问题,如控制不了使用的剂量、次数,多次想戒但欲罢不能等表现;以及是否因为使用精神活性物质而影响了工作、学习、生活,带来其他问题等。

1. 依赖综合征的诊断标准 在 ICD-10 中,依赖综合征是指一组生理、行为和认知现象,使用某种或某类精神活性物质对特定的个人来说极大优先于其他曾经比较重要的行为。可将依赖综合征的特点概括描述为一种对使用精神活性物质(无论是否曾有过医嘱)、酒或烟的渴望(往往是强烈的,有时是无法克制的)。很多证据表明依赖者经过一段时间的禁用后重新使用该物质时较非依赖者更为迅速地再现本综合征的其他特征。

2. 依赖综合征的诊断要点 在 ICD-10 中,确诊依赖综合征通常需要在过去 1 年的某些时间内体验或表现下列至少 3 条:①对使用该物质的强烈渴望或冲动感。②对活性物质使用行为的开始、结束及剂量难以控制。③当活性物质的使用被终止或减少时出现生理戒断状态。其依据为:该物质的特征性戒断综合征,或为了减轻或避免戒断症状而使用同一种(或某种有密切关系的)物质的意向。④耐受的依据,例如必须使用较高剂量的精神活性物质才能获得过去较低剂量的效应(典型的例子见于酒精和阿片依赖者,其日使用量足以导致非依赖者残疾或死亡)。⑤因使用精神活性物质而逐渐忽视其他的快乐或兴趣,在获取、使用该物质或从其作用中恢复过来所花费的时间逐渐增加。⑥固执地使用精神活性物质而不顾其明显的危害性后果,如过度饮酒对肝的损害,周期性大量服药导致的抑郁心境或与药物有关的认知功能损害。应着重调查使用者是否实际上已经了解或估计使用者已经了解损害的性质和严重程度。

五、精神活性物质所致精神障碍的防治原则

1. 脱毒治疗 是整个治疗计划的第一步。由于患者对于精神活性物质的强烈渴求,必须在隔离的环境中进行脱毒治疗,治疗期间应杜绝一切成瘾物质或酒精的来源。

2. 综合性治疗及个体化治疗 治疗精神活性物质所致精神障碍需应用全程综合性治疗,包括药物治疗、心理治疗、康复治疗等。应根据个体的具体情况,制订切实可行的治疗方案。

3. 健康教育 除对患者进行脱毒治疗外,还应加强对家属及相关人群的健康教育,争取最大限度的社会支持来加强脱毒者的康复,防止再次滥用精神活性物质。加强社会干预,改善环境,消除各种不良因素,促进患者的职业康复和提高其社会适应能力。

第二节　精神活性物质所致精神障碍的临床特点

一、酒精所致精神障碍

酒精(乙醇)是世界上应用最为广泛的成瘾物质,酒精中毒(alcoholism)已成为严重的社会问题和医学问题,引起了全世界的普遍关注。有害的酒精使用是慢性非传染性疾病(NCDs)主要的危险因素之一。WHO 的 2009 年全球健康风险报告指出,酒精有害使用是全球疾病负担第 3 位健康危险因素,仅次于儿童低体重和不安全性行为,在中等收入国家和高收入国家分别是疾病负担第 1 位和第 2 位的健康危险因素。WHO 调查还发现,2010 年全世界年龄＞15 岁者平均每人每年消耗 6.2 升的纯酒精;其中 38％年龄＞15 岁者在过去12 个月内有过醉酒,16％在过去 12 个月内曾饮酒过度。2012 年全世界 5.9％的死亡都归因于酒精使用。随着我国经济的发展,酒生产量及消耗量也随之增加,目前我国饮酒者已＞5亿人,因酒精使用导致的公共卫生问题日趋严重。WHO 于 2014 年估计,中国的酒精使用障碍(alcohol use disorder,AUD,即酒精滥用和依赖)发生率男、女性分别为 9.3％和0.2％。过量饮酒不仅损害身心健康,导致躯体多系统的并发症,而且还给家庭、社会带来沉重负担,如与饮酒有关的犯罪、交通肇事等问题。

(一)酒精所致精神障碍的临床表现

短时间内大量饮酒,超过了机体代谢酒精的速度,可造成蓄积中毒。如果长期反复大量饮酒,则会引起脑功能减退和各种精神障碍,包括酒精依赖、戒断综合征,以及精神病性症状等,甚至导致不可逆的病理改变。

1. 急性酒精中毒(alcohol intoxication)　酒精是中枢神经系统抑制剂,个体对酒精的反应差异很大,取决于血液中酒精浓度和个体耐受性。大量饮酒后,绝大多数醉酒者发生构音不清、共济失调,并伴有心率增快、呼吸急促、血压降低、皮肤血管扩张、呕吐、意识清晰度下降等,但记忆力和定向力多保持完整。在醉酒初期,醉酒者的自我控制能力减退,出现兴奋话多、言行轻佻、不加思考、情绪不稳等类似轻躁狂的兴奋期症状,随后可出现言语零乱、步态不稳、困倦嗜睡等麻痹期症状。若醉酒进一步发展,则出现意识障碍,如意识清晰度下降和(或)意识范围狭窄,甚至出现嗜睡、昏睡及昏迷。多数经数小时或睡眠后恢复正常。一般来说,在没有明显成瘾情况下,饮酒量或血液内酒精浓度不同,中枢神经系统抑制的程度及范围也不同(表 14-1)。

表 14-1　血液中酒精浓度与中毒症状的关系

酒精浓度(mmol/L)	中 毒 症 状
4.4~6.6	动作缓慢、思考能力下降
6.6~17.6	动作笨拙、认知损害
17.6~44	共济失调、判断错误、心境不稳、认知严重损害
44~66	眼球震颤、口齿不清、短暂性记忆丧失
＞66	影响生命体征,可能致死

酒精所致遗忘(alcoholic-induced amnesia,"blackouts")是指一种短暂的遗忘状态,多发生在醉酒状态后,当时并没有明显的意识障碍,但次日酒醒后对饮酒时的言行完全或部分遗忘,遗忘的片段可能为几个小时,甚至更长时间。

2. 酒精依赖(alcohol dependence) 俗称"酒瘾",是由于长期反复饮酒所致的对酒精渴求的一种特殊心理状态,这种渴求导致的行为已极大地优先于其他重要活动。1976年,英国学者 Edwards 等提出酒精依赖模型,基本假设是依赖不是全或无现象,而是有不同的严重程度。酒精依赖的临床特征如下。

(1) 固定的饮酒模式:多数饮酒者能控制自己的饮酒行为,根据环境调整自己的饮酒方式。但酒精依赖者的饮酒方式比较固定,如晨起饮酒,在不应该饮酒的时间、场合饮酒,主要是为了维持体内的酒精浓度,以免出现戒断症状。

(2) 特征性寻求饮酒行为:酒精依赖者将饮酒作为第一需要,高于一切活动,为了饮酒可以不顾事业、家庭和社交活动,可以采用任何手段。

(3) 对酒精耐受性逐渐增加:表现为饮酒量增加,但酒精依赖后期由于肝功能受损,耐受性下降,少量饮酒也会导致功能失调。

(4) 反复出现戒断症状:当患者减少饮酒量或延长饮酒间隔、血液中的酒精浓度下降时就出现手、足、四肢震颤,以及出汗、恶心、呕吐、情绪不稳等戒断症状。若及时饮酒,此戒断症状迅速消失。戒断症状可轻可重,重者可危及生命,与个体差异和依赖程度有关。

(5) 为避免戒断症状的饮酒行为:在依赖的初级阶段,患者觉得需要在午饭喝酒以缓解不适,随着症状发展,患者需要在晨起饮酒,后来需要在夜间饮酒,最后是身不离酒。

(6) 对酒精的渴求:患者对酒精强烈渴望,渴求往往与环境有关,诱发渴求的因素包括戒断症状、焦虑、抑郁、兴奋情绪等。患者明知应该少喝酒,但往往无法控制饮酒行为和饮酒量。

(7) 多次戒酒失败:患者反复出现戒酒后重新饮酒,并可在较短时间内再现原来的依赖状态。

3. 戒断状态 是指长期大量饮酒者停止或减少饮酒后所引起的一系列躯体和精神症状。症状的严重程度受多种因素影响,如个体饮酒方式、饮酒类型、年龄、机体状况、既往的戒酒症状等。

(1) 单纯性酒精戒断反应(uncomplicated alcohol withdrawal):长期大量饮酒后停止或减少饮酒,数小时后可出现自主神经功能亢进,如出汗、心动过速与血压升高,手、舌或眼球震颤,以及失眠、厌食、焦虑、头痛、恶心和呕吐等,少数患者可有短暂的视、触、听幻觉或错觉。95%以上的戒断反应为轻至中度,一般在戒酒后6～12小时出现,48～72小时达高峰,之后逐渐减轻,4～5天后躯体反应基本消失。

(2) 震颤谵妄(alcohol withdrawal delirium):严重的酒精依赖患者突然停止饮酒,而引发的一种历时短暂并有躯体症状的急性意识模糊状态。约在停饮后3～4天出现。经典的三联征包括伴有生动幻觉或错觉的谵妄、全身肌肉粗大震颤和行为紊乱。幻觉以恐怖性幻视多见,如小动物、丑陋的面孔等,因而患者出现极度恐惧或冲动行为。常伴有自主神经功能亢进症状,发作具有昼轻夜重的规律。如果处理不当,部分患者因高热、衰竭、感染、外伤而死亡。震颤谵妄常突然发生,持续2～3天,常以深而长的睡眠结束,恢复后部分或全部遗忘。

（3）酒精性癫痫（alcoholic epilepsy）：约30％的患者在戒酒期间出现癫痫样痉挛发作，多在停饮后12～48小时后出现，表现为意识丧失、四肢抽搐、两眼上翻、角弓反张、口吐白沫等。持续时间不定，一般在5～15分钟意识恢复。

4. 酒精所致的神经系统损害 长期（一般＞5年）大量饮酒引起的严重脑器质性损害。临床以记忆力缺损、痴呆和人格改变等为主要特征，绝大部分患者不能完全恢复正常。包括韦尼克脑病、柯萨可夫精神病和酒精中毒性痴呆。

（1）韦尼克脑病（Wernicke's encephalopathy, WE）：是慢性酒精中毒常见的一种代谢性脑病，一般在酒精依赖的基础上连续数天大量饮酒，又不进饮食，引起维生素 B_1 缺乏所致。典型症状表现为眼球震颤、眼球不能外展和明显的意识障碍，伴有定向和记忆障碍、震颤谵妄等。大量补充维生素 B_1 可使眼球的症状很快消失，但记忆障碍的恢复较为困难，部分患者可转为柯萨可夫综合征。

（2）柯萨可夫精神病（Korsakov's psychosis）：又称柯萨可夫综合征，或称遗忘综合征。多在酒精依赖伴有营养缺乏的基础上缓慢起病，也可在震颤谵妄后发生。主要表现为近记忆障碍、虚构、定向障碍三大特征。严重时患者几乎完全丧失了近期的记忆，或对过去实际经历过的事物在其发生的时间、地点、情节上有回忆的错误。由于记忆损害，患者在被要求回忆往事时，为了摆脱困境，以随意想出的内容来填补记忆的空白，称为"虚构"。最后，患者分不清东西南北，记不住亲人的姓名，外出不远即迷路。患者往往经久不愈，仅少数可恢复正常。

（3）酒精中毒性痴呆（alcoholic dementia）：在长期大量饮酒后出现的持续性智力减退，患者表现为短期、长期记忆障碍，抽象思维及理解判断障碍，人格改变，逐渐发展成痴呆，出现失语、失认、失用等。严重者生活不能自理，预后差，多因严重躯体并发症而死亡。

5. 其他精神障碍

（1）酒精中毒性幻觉症（alcoholic hallucinosis）：长期饮酒引起的幻觉状态，也可在突然停饮或减少酒量后（一般24～48小时后）发生。通常以幻视为主，幻视内容多为原始性或各种小动物。幻听多为评论性和命令性幻听，内容对患者不利。不伴有意识障碍。

（2）酒精中毒性妄想症（alcoholic delusiveness）：慢性酒精中毒患者，在意识清晰情况下出现嫉妒妄想、被害妄想等症状，受其支配可出现攻击、凶杀等行为。酒精中毒性妄想症起病缓慢，病程迁延，长期戒酒后可逐渐恢复。

（二）酒精所致精神障碍的治疗

WHO已于2015年设定目标，未来15年内要减少10％的酒精有害使用，这需要国家政策方面加强对酒精有害使用的公共卫生反应，积极预防和处理精神活性物质使用的相关健康问题。目前对于酒精所致的精神障碍，尤其是慢性酒精中毒的治疗多采用综合性疗法。

1. 急性酒精中毒治疗 急性酒精中毒治疗主要包括催吐、洗胃、生命体征的维持和加强代谢等措施。患者入院后要尽快使用纳洛酮。纳洛酮为纯阿片受体拮抗剂，是一种安全性高、不良反应小的药物，可使患者血液中酒精含量明显下降，使其快速清醒，减少、避免意识不清者呕吐、窒息等并发症的发生。一般用法为肌内注射每次0.4～0.8 mg，或者用0.4～0.8 mg溶解在5％葡萄糖溶液中静脉滴注，可重复使用，直至患者清醒为止。

2. 戒断症状的处理

（1）单纯戒断症状：临床上常用苯二氮䓬类药物来解除酒精的戒断症状，应用时足量、无需缓慢加药。不仅可以抑制戒断症状,还能预防可能发生的震颤谵妄、戒断性癫痫发作。地西泮剂量一般为每次 10 mg,每日 3~4 次,首次剂量可以更大些,口服即可,无需加用抗精神病药物。注意用药时间不宜太长,以免发生对苯二氮䓬类药物的依赖。

(2) 震颤谵妄:给予安静的环境,光线不宜太强。如有明显的意识障碍、行为紊乱、恐怖性幻觉、错觉,需要专人看护,以免发生意外,注意保温,预防感染。首选苯二氮䓬类药物帮助患者镇静,地西泮每次 10 mg,每日 2~3 次。如果口服困难,应选择注射途径。此外,可用氟哌啶醇控制患者的精神症状。

3. 酒精增敏药　戒酒硫(tetreathylthiuram disulfiram, TETD),能抑制肝细胞乙醛脱氢酶。在最后一次饮酒后 24 小时服用,每天 1 次,每次 0.25~0.54 g,可持续应用 1 至数月。预先 3~4 天给予足够剂量的戒酒硫,可使人在饮酒后 15~20 分钟出现显著的症状和体征,如面部发热、脸红、血管扩张、搏动性头痛、呼吸困难、恶心、呕吐、出汗、口渴、低血压、极度不适、软弱无力等,严重者可出现精神错乱和休克。这种不愉快感觉和身体反应可使嗜酒者对酒精望而却步。有心血管疾病、躯体功能较差者禁用或慎用。

4. 降低饮酒渴求药物　长效阿片类受体拮抗剂纳曲酮(naltrexone)于 1994 年被美国 FDA 批准用于治疗慢性酒精中毒,它可以降低嗜酒者对饮酒的渴求,减少酒精摄入量。此外,γ-氨基丁酸(GABA)受体激动剂乙酰基高牛磺酸钙(acamprosate)也是一种较安全、有效的抗渴求药物,能减少戒酒后复发。此外,抗抑郁药物(如选择性 5 - HT 再摄取抑制剂)不仅能治疗酒精依赖伴发的抑郁及焦虑障碍,也能降低对饮酒的渴求。

5. 对症支持治疗　多数患者有神经系统损害及躯体营养状态较差,可给予神经营养剂,同时补充大量维生素,特别是 B 族维生素。对慢性酒精中毒者均应首先采用肌内注射维生素 B_1 100 mg,一是补充可能存在的维生素 B_1 缺乏;二是防止韦尼克脑病的发生。针对患者出现的焦虑、紧张和失眠症状,可应用抗焦虑药如地西泮、氯硝西泮、阿普唑仑等对症处理。若患者出现明显的兴奋躁动、幻觉妄想等,可给予小剂量抗精神病药,如氯丙嗪或氟哌啶醇肌内注射或口服治疗。对情绪抑郁者,可给予抗抑郁剂治疗。

6. 康复治疗　对戒酒者进行心理社会干预,如认知行为治疗、行为治疗、群体治疗、家庭治疗、动机访谈等,鼓励其参加各种文体活动,激发保持长期戒酒的愿望,促进其职业康复,帮助患者回归家庭和社会。还可鼓励患者参加一些自助团体,如匿名戒酒会(alcoholic anonymous, AA)等也是帮助患者康复的理想场所,借由团体讨论、分享、支持,患者可感受到归属感和同伴支持,并在治疗者带领下拒绝酒精的诱惑。

7. 预防　通过社会宣教及健康促进活动改变公众的饮酒模式,提倡文明饮酒和以饮料代酒,严禁未成年人饮酒。提倡生产低度酒,打击非法造酒和生产劣酒、假酒等,减少社会酒精总消费量,降低酒精所致精神障碍的发病率。

(三) 酒精所致精神障碍的病程与预后

大多数慢性酒精中毒者首次饮酒在 13~15 岁,首次出现酒精依赖问题在 16~22 岁,25~40 岁是形成酒依赖问题的密集区。慢性酒精中毒者可缩短寿命 10~15 年,主要是由饮酒导致心脑血管病、癌症、事故、自杀等发生率增加所致。一旦形成酒精依赖,饮酒会明显影响生活、社会功能,患者会进行短暂的戒酒,然后一段时间的少量饮酒,再出现饮酒问题,周期性循环。只要具有戒酒动机,有效的心理社会干预可帮助许多患者从这些循环中返回主流社会。

二、阿片类物质所致精神障碍

阿片类物质滥用是世界范围内的公共卫生和社会问题,我国饱受阿片之苦长达一个多世纪。目前全球毒品使用人数不断增加,WHO统计数据显示,2013年世界范围内,有5%的15~64岁者使用非法药物,约2 700万人患有精神活性物质使用相关障碍,其中约半数(约1 220万人数)属于注射用药,约165万人患有HIV。从2006~2013年,全世界使用非法药物的人数增加了3 800万,至2013年已达2.46亿人数。我国从20世纪80年代以来,吸毒问题死灰复燃。特别是青少年已成为我国毒品消费的主要群体,占整体吸毒人数的87%。公安部门公布的数据显示,我国记录在案的非法物质使用者逐年增加,至2013年增至247.5万,为1999年的32倍多。因此,需要社会各界对此现状予以充分重视和关注。

(一)阿片类物质及其药理作用

阿片类物质(opiates),是指任何天然或合成的对机体产生类似吗啡效应的一类药物。主要包括阿片(opium)、阿片中提取的生物碱吗啡(morphine)、吗啡衍生物海洛因(heroin),以及人工合成的哌替啶、美沙酮(methadone)等,这些药物通常也是主要的吸毒药品。阿片类物质可通过不同的途径给药,如口服、注射或吸入等。

阿片类物质的主要药理作用包括镇痛、镇静,抑制呼吸中枢、咳嗽中枢及胃肠蠕动,兴奋呕吐中枢,并有缩瞳,欣快感。

(二)阿片类物质所致精神障碍的临床表现

1. 阿片类物质依赖 初次使用阿片类物质,绝大多数吸毒者会出现不愉快的体验,如恶心、呕吐、头昏、全身无力、视物模糊、注意力不集中、焦虑等。随着重复用药,不适感逐渐减轻或消失,快感逐渐显露,表现为强烈的电击般快感,继之出现0.5~2小时的松弛状态,期间似睡非睡,自觉所有忧愁烦恼全部消失,内心宁静、温暖、快慰、幻想驰骋,吸毒者进入飘飘欲仙的销魂状态。之后吸毒者出现短暂的精神振奋期,自我感觉良好,办事效率增加,可持续2~4小时,直至下次用药。随着用药次数的增加,快感逐渐减弱或消失,持续用药主要是避免戒断反应。

阿片类物质平均使用1个月后即可形成依赖,具有强烈的心理依赖、躯体依赖及耐受性。心理依赖表现为阿片类物质的强烈渴求,初期是为了追求用药后的快感,后期是为了避免戒断反应,复吸可能是为消除戒断后的残留症状(如顽固性失眠、全身疼痛不适等)和追求刺激、快感。躯体依赖是指机体内必须存在足够高浓度的阿片类物质,否则出现戒断反应。形成依赖后,每3~6小时需要重复用药才能维持身体的功能状态,以致耐受性不断增加。

阿片类物质依赖的常见临床表现:①精神症状,如记忆力下降、注意力不集中;情绪低落、消沉、易激惹;性格变化明显,自私、说谎、诡辩、缺乏责任感。②躯体症状,营养状况差,体重下降,食欲丧失;性欲减退,男性患者出现阳痿,女性患者出现月经紊乱、闭经;头晕、冷汗、心悸、睡眠障碍,体温升高或降低,血糖降低,白细胞升高。③神经系统体征,如震颤、步态不稳、言语困难、缩瞳、腱反射亢进等。

2. 戒断综合征 由于使用阿片类物质的剂量、使用时间、使用途径、停药速度等不同,戒断症状的强烈程度也不一致。短效药物,如海洛因、吗啡,戒断症状常出现于停药后8~12

小时,极期在 48～72 小时,症状持续为 7～10 天。长效药物,如美沙酮,戒断症状出现在停药后 1～3 天,性质与短效药物相似,极期为 3～8 天,症状持续数周。

戒断后最初表现为打哈欠、流涕、流泪、寒战、出汗等。随后陆续出现各种戒断症状,如厌食、恶心、呕吐、腹泻、腹痛、瞳孔扩大、全身骨骼和肌肉酸痛及肌肉抽搐、心跳加速、呼吸急促、血压升高,以及失眠、抑郁、烦躁不安、意识模糊、嗜睡、谵妄,伴有鲜明生动的幻觉等。在戒断反应期间,患者可出现对药物的强烈渴求和觅药行为等。在戒断反应的任何时期,若恢复使用阿片类物质,能迅速消除上述症状。

3. 过量中毒　是指近期使用阿片类物质后引起意识障碍或认知、情感、行为障碍,与剂量密切相关。初期出现欣快,接下来表现为淡漠、恶心、呕吐、言语困难、精神运动性激越或阻滞、判断障碍等;严重者出现瞳孔缩小伴嗜睡或昏迷、言语不清、注意和记忆损害,并伴有皮肤冰凉、呼吸变慢、血压下降等。极严重者的特征性表现是昏迷、呼吸抑制、针尖样瞳孔三联征,常因休克、呼吸衰竭导致死亡。

4. 并发症　常见并发症为营养不良、便秘和感染性疾病等。静脉注射阿片类物质引起的并发症较多而严重,如肝炎、肺炎、梅毒、破伤风、皮肤脓肿、蜂窝织炎、血栓性静脉炎、败血症、细菌性心内膜炎、艾滋病等。孕妇滥用阿片类物质可发生死胎、早产、婴儿体重过低、新生儿死亡率高等。

5. 复吸　是指依赖者在经历主动或被动的躯体脱毒后重新开始吸毒的行为,往往发生在脱毒后 1～2 周。依赖者的吸毒模式为吸毒-脱毒-复吸-再脱毒-再复吸这样反复循环、不断加重的有害方式。

(三) 阿片类物质所致精神障碍的治疗

阿片类物质依赖的患者应进行脱毒治疗。脱毒(detoxification)是指通过躯体治疗减轻戒断症状,预防由于突然停药可能引起的躯体健康问题的过程。对阿片类物质依赖者的脱毒治疗一般应在封闭环境中进行。根据所使用的药物可分为替代治疗和非替代治疗。

1. 替代治疗　理论基础是利用与毒品有相似作用的药物来替代毒品,以减轻戒断症状的严重程度,使患者能较好地耐受,然后在一定时间(14～21 天)内将替代药物逐渐减少,最后停用。目前常用的替代药物有美沙酮(methadone)和丁丙诺啡(buprenorphine)等,使用剂量视患者的情况而定。一般美沙酮首日剂量为 30～60 mg。丁丙诺啡脱毒治疗剂量的范围很大,从每天 1～2 mg 至 16～32 mg 不等。此外,我国丁丙诺啡用于阿片类依赖的脱毒治疗只采用舌下含片给药。在治疗过程中,要根据患者的躯体反应逐渐减量,原则是只减不加,先快后慢,限时减完,一般在 2～3 周内完成整个治疗。

2. 非替代治疗　可乐定(clonidine)为 α_2 肾上腺素能受体激动剂,主要用于脱毒治疗的辅助治疗,可在停用美沙酮后使用,可以抑制撤药后出现的流泪、流涕、打哈欠、骨骼肌肉酸痛、恶心、呕吐、厌食、出汗、寒战、心动过速等症状,对于渴求、肌肉疼痛等效果较差。开始剂量为 0.1～0.3 mg,每天 3 次。不良反应为直立性低血压、口干和嗜睡,剂量必须个体化。此外,还可应用中草药、针灸等方法促进食欲和机体康复。

3. 对症支持治疗　主要治疗精神症状和躯体症状等。对兴奋躁动、幻觉妄想、谵妄状态等症状的患者,可采用小剂量抗精神病药治疗。对于有失眠、焦虑等情绪反应的患者,可用苯二氮䓬类药物,或三环类药物等治疗。此外,要加强营养支持和各种维生素(B 族维生素、维生素 C、烟酸等)补充治疗,还可用能量合剂促进脑细胞代谢。

4. **急性中毒治疗**　首先保持呼吸道通畅,保证足够的肺通气,必要时给予气管插管、气管切开或使用呼吸机,以及吸氧,静脉输液维持水、电解质平衡等,严密监测生命体征,防止脑水肿。其次,应及时给予特异性阿片受体拮抗剂纳洛酮,其可有效扭转阿片类过量中毒的中枢神经体征。首次剂量为 0.4～0.8 mg,肌内或静脉注射,可迅速出现疗效,表现为呼吸增快、瞳孔扩大。如 20 分钟未见患者苏醒,可重复注射;如仍无反应,应考虑有无缺氧、水肿等。

5. **复吸预防**　纳曲酮是阿片受体拮抗剂,可作为阿片类物质依赖者脱毒后预防复吸的一种药物。必须在患者脱毒治疗结束 7～10 天后方可开始进行纳曲酮治疗,以避免它的促瘾作用。维持剂量一般为每日 50 mg。脱毒后的患者服用纳曲酮后,即使滥用阿片类物质也不会产生欣快作用,减轻对依赖物质的心理渴求,减少或消除正性强化作用。戒毒治疗是一个长期的综合性治疗过程,单纯依赖纳曲酮预防复吸是完全不够的,必须将纳曲酮的维持与社会-心理康复、家庭治疗、体能和职业训练等康复治疗相结合,从而更好地预防复吸。

6. **康复治疗**　对脱毒者应进行社会-心理综合性康复治疗,给予认知行为治疗、行为治疗、家庭治疗、集体心理治疗、动机访谈等干预。协助脱毒者接受不同内容的心理训练、技能训练,接受辅助人员的个案辅导和进行小组活动,同时鼓励其参加各种不同内容的工作治疗、兴趣小组以丰富精神生活,还可帮助患者参与戒毒自助组织,如康复治疗集体(therapeutic community,TC)、匿名戒毒会(narcotic anonymous,NA)等,在组织成员帮助和互助中学会揭露自己、坦诚待人,促进人格的矫正。此外,康复者还要接受拒绝毒品的训练,学会应付和处理生活中的困难,争取更多的社会支持。这些措施对促使患者戒毒成功、避免复吸、促进康复具有重要意义。

7. **吸毒预防**　吸毒不仅是一个医学问题,也是一个社会问题,仅靠医务人员不可能彻底解决,还需全社会乃至全球的共同努力。首先应改变环境,消除毒品供应,禁止非法种植罂粟及阿片类物质的加工、生产、运输和出售,严格控制医用麻醉品,以杜绝毒品来源;其次是减少需求,加强毒品危害的宣传,提高人们对精神活性物质形成依赖的警惕性,自觉远离毒品。

(四) 阿片类物质所致精神障碍的病程及预后

一旦不适当的尝试阿片类物质,将不可避免地导致依赖,典型的病程为:尝试使用-形成依赖-短暂戒毒(强迫或自愿)-复吸-重新形成依赖。当依赖形成后,病程和预后主要取决于环境因素、吸毒者的性格特征、使用方式、阿片类物质的种类等。

三、其他精神活性物质所致精神障碍

(一) 烟草所致精神障碍

烟草危害也是全球最严重的公共卫生问题之一。1998 年,WHO 将烟草依赖定义为一种慢性尼古丁成瘾性疾病,也是慢性高复发性疾病。据 WHO 估计,全球目前吸烟人数约有 11 亿,每年因吸烟而死亡者高达 500 多万;至 2030 年,全球每年因吸烟导致疾病的死亡人数将达到 1 000 万。在 WHO 的 2009 年全球健康风险报告中,烟草使用是全球疾病负担第 6 位的健康危险因素;在中等收入国家和高收入国家分别是疾病负担第 3 位和第 1 位的健康危险因素;在许多中低收入国家,烟草使用也正在逐步增加。我国是世界上最大的烟草生产国、消费国和受害国,烟草生产量占全世界总量的 1/3,现有烟民约 3.5 亿,直接或间接受烟草危害者可达 7 亿人。我国每年死于烟草相关疾病的人数为 100 万,超过因艾滋病、结核、交通事故,以及自杀死亡人数的总和,占全部死亡人数的 12%。因此,吸烟所造成的危害将成为全球,尤其是中国最大的健康负担之一。

1. 烟草的药理作用特点和吸烟的危害 烟草燃烟中含有化学物质高达 4 000 多种,包括许多有害物质,其中至少有 40 余种为已知的一级致癌物。尼古丁(nicotine)是烟草成瘾的主要成分,烟草依赖的实质就是尼古丁依赖。尼古丁是一种具有难闻苦味、无色易挥发的脂溶性液体。易在空气中氧化变为棕色,有剧毒。尼古丁主要通过作用于脑的尼古丁受体(尼古丁乙酰胆碱受体)发挥其生理和行为作用,它也能作用于中脑边缘系统,产生强化作用。尼古丁对人体最显著的作用是对交感神经的影响,小剂量能刺激肾上腺素分泌,并通过兴奋颈动脉体及主动脉化学感受器,反射性地引起呼吸兴奋、血压升高等;大剂量表现为交感神经先兴奋,而后迅速转为抑制。尼古丁对中枢神经系统的作用也同样是先兴奋后抑制。尼古丁的主要代谢产物是可替宁,它不具有生物活性。尼古丁具有高成瘾物质的全部特征,有正性强化作用,能增加正性情绪,减少负性情绪,增加吸烟者的注意力和操作能力等。短期内会使吸烟者感觉喜悦、头脑敏捷、脑力增强、焦虑减轻和食欲抑制等,长期吸入会导致烟草依赖。如成瘾后突然戒断,可出现唾液增加、头痛、易激惹、失眠、血压下降等戒断症状,令吸烟者难以摆脱尼古丁的控制。

烟草会严重影响吸烟者的躯体健康。大量研究证实,吸烟导致的主要躯体疾病有:①肺癌及多种恶性肿瘤,吸烟者肺癌发病率为非吸烟者的 18 倍,吸烟还可引起口腔癌、喉癌、食管癌、胃癌、胰腺癌等;②慢性阻塞性肺病,烟雾中的焦油和其他有害物质长期刺激呼吸道,使吸烟者极易患慢性支气管炎、哮喘、肺气肿,最后导致慢性阻塞性肺病、肺心病;③心血管病,烟草中的焦油、一氧化碳、尼古丁等多种有毒物质可损害心肌和血管壁,引起脂质代谢紊乱、血液黏稠度增高,可导致高血压、高胆固醇血症、冠心病等;④脑血管病,吸烟可增加脑出血、脑梗死和蛛网膜下隙(蛛网膜下腔)出血的危险;⑤消化系统疾病:吸烟可引起消化性溃疡、胃炎和食管、结肠疾病;⑥其他:吸烟还会导致口腔疾病、男性性功能障碍,孕妇吸烟易流产、出血和早产等。

2. 烟草所致精神障碍的临床表现

(1) 烟草(尼古丁)依赖:主要表现为心理依赖和躯体依赖。心理依赖主要是无法控制的对烟草的强烈渴求,强迫性地、连续地使用尼古丁以体验其带来的欣快感和愉悦感,并避免可能产生的戒断症状;不能吸烟时出现情绪不稳、注意力不集中、坐立不安、易激惹、发脾气等。躯体依赖主要表现为心率减慢、食欲增加、体重增加、皮肤温度降低等躯体症状。长期吸入尼古丁可导致机体活力下降、记忆力减退、工作效率低下,甚至造成多种器官受累的综合病变。尼古丁依赖同样存在个体差异,可能在开始吸烟后数天内即可出现成瘾。

(2) 烟草戒断综合征:烟草使用量较大者(每日吸烟>10 支),在突然停止吸烟后可出现戒断症状。戒断症状在停吸后 2 小时出现,24 小时达到高峰,之后数日内逐渐减轻,可能持续数周。主要表现为对烟草的渴求、烦躁、易激惹、易怒、焦虑、抑郁、注意力不集中、坐立不安、失眠、心率降低、食欲增加、震颤、头痛、体重增加等。

3. 烟草所致精神障碍的治疗 需要足疗程的系统治疗,包括药物治疗、非药物治疗等。

（1）药物戒烟治疗：常用戒烟药物包括尼古丁替代疗法类产品、盐酸安非他酮和伐尼克兰等。

1）尼古丁替代治疗（nicotine replacement treatment，NRT）：即以低剂量、安全性好的尼古丁制剂取代烟草。尼古丁替代治疗可提供部分尼古丁，减轻戒断症状。之后逐渐减少替代制剂的使用次数和使用剂量，使戒烟者的尼古丁摄取量逐渐降至最低水平，最终停止使用。疗程为 8～12 周，少数吸烟者可能需要治疗更长时间。常用剂型有：尼古丁贴剂、尼古丁口胶剂、尼古丁鼻喷雾剂、尼古丁吸入剂、尼古丁舌下含片等。目前我国主要是尼古丁咀嚼胶，为非处方药。尼古丁替代治疗是一种有效的戒除烟瘾的手段，可减轻戒断症状、降低复吸率、提高戒烟成功率。长期的尼古丁替代治疗无安全问题。心肌梗死后近期（2 周内）、严重心律失常、不稳定型心绞痛患者慎用。

2）安非他酮：该药是一种抗抑郁剂，用于戒烟的作用机制可能是其抑制多巴胺和去甲肾上腺素的重摄取和阻断尼古丁乙酰胆碱受体。1997 年，安非他酮缓释片获美国食品药品管理局（FDA）批准，成为第一个用于戒烟的非尼古丁处方药。治疗剂量为前 6 天每日 150 mg，之后每天 300 mg，维持 6～8 周。对于尼古丁严重依赖的吸烟者，本药与尼古丁替代治疗并用时效果会增加。不良反应有口干、易激惹、失眠、头痛、眩晕、震颤等。

3）伐尼克兰：是一种新型非尼古丁戒烟药，能够降低吸烟的愉快感，降低对吸烟的渴求，并能有效控制戒断症状，减少复吸的可能性。在戒烟前 1～2 周开始服用，疗程为 12 周。常用剂量是每天 2 mg（每次 1 mg，每天 2 次）。伐尼克兰常见不良反应是恶心等消化道症状。

4）其他：可乐定可用于较重的烟草依赖者；去甲替林能帮助戒烟者提高情绪、减轻焦虑和改善睡眠，提高戒烟疗效。

（2）非药物戒烟治疗：主要采用心理咨询和心理治疗的方法。个别咨询和小组戒烟咨询等方式均非常有效，可有效地提高吸烟者的戒烟率。咨询的内容可以包括吸烟史、戒烟的动机、阻碍戒烟的因素、指导应对阻碍因素的策略等。此外，认知行为治疗（厌恶疗法、放松训练、刺激控制、改变认知模式等）、自助式戒烟治疗等也具有一定的效果。

（3）复吸预防：复吸发生的时间多数在戒烟最初的 3 个月中，但也可发生于戒烟后若干年。复吸并不意味戒烟的失败。研究发现，过去尝试戒烟次数越多者，越有可能戒烟成功，所有的戒烟尝试经历，都有助于之后的戒烟成功。预防复吸的措施包括鼓励戒烟者参与戒烟益处的讨论，综合采取药物治疗、心理咨询、社会支持、定期随访等措施，解决由戒烟引起的体重增加等不良反应和持续存在的戒断症状等，帮助吸烟者彻底戒烟。

（4）吸烟预防：首先，应提高公众对吸烟危害的意识，如积极开展吸烟有害健康和戒烟运动的宣传活动，并制订相关法律来限制烟草产品的各种广告等，使人们认识到吸烟没有安全剂量，吸入的每一支烟都会损害健康，吸烟者戒烟越早越好；其次，应创造无烟环境，大力倡导所有的工作环境保持无烟；第三，应加大对青少年的戒烟教育，因为第一次尝试吸烟的年龄多数在青少年时期，教育青少年不吸烟是减少烟草依赖的重点。

4. 烟草所致精神障碍的病程及预后　目前，我国吸烟人群开始吸烟的平均年龄为 19.7 岁，有年轻化的趋势。吸烟会导致多个器官系统的疾病，最终导致个体寿命缩短。如果我国吸烟状况得不到有效控制，从现在到 2050 年，将有 1 亿人口死于烟草相关疾病，其中一半将在中年（35～60 岁）死亡，即损失 20～25 年的寿命。

（二）镇静催眠药物和抗焦虑药物所致精神障碍

镇静催眠药物和抗焦虑药物等都是临床使用较广的治疗药物，属于处方用药，已列入国际精神药物公约管制，使用广泛，品种较多，如使用不当极可能产生滥用乃至形成药物依赖。能引起依赖的此类药物主要为巴比妥类药物和苯二氮䓬类药物。

1. 镇静催眠药物和抗焦虑药物的药理作用　巴比妥类药是较早的镇静催眠药。按照半衰期的长短可分为超短效、短效、中效和长效药物。短效和中效巴比妥类药物更易产生依赖，并具有快速耐受性，主要包括司可巴比妥（速可眠）和戊巴比妥。临床上主要用于失眠的治疗，药物的滥用现象很常见。巴比妥类药物与酒精、麻醉剂均有交叉耐受性。小剂量巴比妥类药可抑制大脑皮质，产生镇静催眠作用；较大剂量可使感觉迟钝、活动减少、引起困倦和睡眠；中毒剂量可致麻醉、昏迷，乃至死亡。

苯二氮䓬类药物的主要药理作用是抗焦虑、松弛肌肉、抗癫痫、催眠等。由于这类药物安全性好，过量时也不致于有生命危险，目前应用范围已远远超过巴比妥类药物。

2. 镇静催眠药物和抗焦虑药物所致精神障碍的临床表现

（1）药物依赖：长期大量使用巴比妥类药物的慢性中毒者可出现人格改变和智能障碍。人格改变主要表现为丧失进取心，意志薄弱，对家庭和社会失去责任感，甚至出现说谎、欺骗、偷窃等行为。智能障碍表现为记忆力下降，注意力不集中，计算力和理解力损害等。患者还会出现消瘦、无力、胃肠功能不良、食欲下降、多汗、性功能明显低下，皮肤划痕反应阳性，常伴药源性肝损害。

长期服用苯二氮䓬类药物可出现慢性中毒症状，表现为患者躯体状况变差，出现消瘦、疲乏无力、面色苍白、性功能下降、焦虑不安、失眠等。智能障碍不明显，但可有一定程度的人格改变。

（2）戒断综合征：长期大量使用巴比妥类药物的患者突然停药数小时至数天后出现戒断反应，其严重程度取决于滥用或依赖的时间和剂量。轻者表现为全身不适、心动过速、出汗、流泪、恶心、呕吐、眩晕、失眠等；重者可出现短暂幻觉或错觉、精神活动激越、双手粗大震颤、全身肌肉抽搐、癫痫大发作等。

对苯二氮䓬类药物依赖的患者在停药1～3天出现戒断症状，常见失眠、焦虑、易激惹、欣快、人格解体、幻觉、妄想、震颤、癫痫，甚至出现谵妄状态。表现和巴比妥类药物戒断症状相似，但严重的戒断症状较少见。

（3）急性中毒：一次大量服用或周期性大量服用巴比妥类药物时可引起急性中毒，典型表现为意识障碍和轻躁狂状态。意识障碍可表现为躁动不安、乱走或复杂的意识朦胧状态，持续时间较短暂。轻躁狂状态表现为易疲劳、欣快，还会出现注意和记忆损害、情绪不稳、攻击行为、共济失调、眼球震颤、木僵或昏迷等。

3. 镇静催眠药物和抗焦虑药物所致精神障碍的治疗

（1）戒药治疗：镇静催眠药物和抗焦虑药物依赖的治疗一般采取逐渐减少剂量的方法，可根据需要使用一些辅助药，如卡马西平、β受体阻滞剂、抗抑郁药等。巴比妥类药物依赖在脱瘾时减量要缓慢，以戊巴比妥为例，每天减量＜0.1g，递减时间一般需要2～4周，甚至更长。国外常采用替代疗法，即以长效巴比妥类药物（苯巴比妥）替代短效药物（戊巴比妥），或苯二氮䓬类药物的长效制剂替代短效、中效制剂，然后再逐渐减少替代药物的剂量。

（2）预防与康复：要充分认识到滥用药物的危害性，提高对镇静催眠药及抗焦虑药形成依赖的警惕性。同时，应严格控制并加强对此类药物的管理和临床使用，以减少个体对这些药物产生依赖的机会。镇静催眠药和抗焦虑药依赖者在脱瘾治疗后应进入康复阶段，接受心理-社会支持治疗。

第三节　精神活性物质所致精神障碍患者的护理

一、护理评估

护理人员应从生理、心理、社会文化等方面收集与患者健康状况有关的资料，做好患者的全面评估。

（一）精神活性物质滥用的评估

1. 应用精神活性物质史　患者用药种类、方式、持续时间、每次用药量、目前用量及间隔时间等；饮酒史、饮酒量、饮酒种类、饮酒模式等；吸烟史和对尼古丁的依赖程度等。

2. 治疗情况　患者既往戒毒、戒酒或戒烟史，是否被迫或自动就医，治疗用药及效果，药物不良反应等情况。

（二）生理评估

1. 一般情况　患者生命体征，包括体温、呼吸、脉搏、血压；皮肤注射痕迹、瘢痕、皮肤完整性；营养状况和体重，如有无营养不良、极度消瘦等。

2. 神经系统状况　注意患者腱反射、周围神经损伤情况，如感觉麻木等。

3. 躯体戒断症状　患者有无打哈欠、流涕、发热、肌肉疼痛、腹痛、恶心、呕吐、腹泻、震颤、共济失调、睡眠障碍等。

4. 并发症　患者有无感染性疾病、消化道疾病、肝肾功能损害、心血管系统疾病、泌尿系统疾病、神经系统疾病、性病等。

5. 实验室及其他辅助检查　患者血、尿、便常规，血液生化、心电图、脑电图检查结果。

（三）心理评估

1. 认知活动

（1）患者有无知觉的改变，如出现幻听、幻视等症状。

（2）患者有无思维内容障碍及思维过程方面的改变，如酒精中毒性嫉妒妄想等。

（3）患者有无智力与记忆损害，如遗忘、错构、虚构等。

（4）患者有无注意力减退和定向力障碍。

2. 情感活动

（1）患者物质戒断时有无恶劣情绪，如焦虑、抑郁、紧张、恐惧不安等。

（2）急性酒精中毒时，患者有无兴奋、吵闹、易激惹和情绪不稳。

（3）停止用药期间，患者有无对以往行为感到自责、悲伤、羞愧等。

3. 意志行为活动

（1）用药动机：患者是否好奇心重、追求快感、生活苦闷、烦恼多、想从药物中逃避等。

（2）生活规律：患者是否改变了原有的生活方式，基本需求能否满足。

（3）在戒断过程中的防卫机制应用情况：患者有无抱怨、诉苦、争执等。

（4）觅药行为：患者有无在脱瘾治疗中不惜一切手段持续用药，如说谎、偷窃、收集、藏匿、攻击等行为。

4. 人格特征

（1）患者有无人格不成熟或缺陷，如经受不住失败与挫折、容易冲动、不经考虑便行动、反社会倾向等。

（2）患者是否缺乏自信及决策能力，自卑感强烈而隐蔽，内心孤独、退缩、不合群、冷酷、仇恨、缺乏爱心等。

（四）社会评估

（1）患者工作、学习效率是否降低，人际交往能力、生活自理能力有无减弱。

（2）患者不良行为的程度，有无逃学、旷工、欺骗、偷窃、赌博等不负责任、不讲道德的行为，或有严重影响社会安定的犯罪问题等。

（3）患者与家庭成员的关系有无受损，有无子女受虐待、教养不良、婚姻破裂等问题，家庭功能是否良好等。

（4）社会支持系统状况，如患者的家庭成员（父母、妻子或丈夫）或亲友中是否有药物滥用者和酒精依赖者，家庭成员及亲友对患者的支持及关心状况如何。

（五）评估量表

应用评估工具对个体精神活性物质使用情况、物质使用的原因及戒断症状等进行评估，常用的评估工具包括 WHO 开发的用于筛查酒精及其他精神活性物质使用问题的访谈量表（the alcohol, smoking, and substance involvement screening test, ASSIST）、阿片戒断症状评价量表（opiate withdrawal scale, OWS）、酒精依赖疾患识别测验（the alcohol use disorders identification test, AUDIT）、密西根酒精依赖调查表（Michigan alcoholism screening test, MAST）、饮酒问卷（alcohol use questionnaire, ADS）、CAGE 问卷、Fagerstrom 尼古丁依赖检验量表（Fagerstrom test for nicotine dependence, FTND）以及 Russell 吸烟原因问卷（Russell's reasons for smoking questionnaire, RRSQ）等。

知识拓展

CAGE 问卷：酒精依赖筛查工具

CAGE 问卷由 John Ewing 于 1968 年编制，用 4 个简单问题对个体是否酒精依赖进行筛查。

1. 你是否曾感到需要戒酒？

2. 是否有人因批评你喝酒而令你讨厌？

3. 你是否感到喝酒不好或感到内疚？

4. 你是否早餐起床后第一件事就是喝点酒以稳定你的神经或消除醒后的不适感？

推荐分界值：对以上问题，两个及以上为肯定回答者，被认为是酒精滥用或酒精依赖。

二、护理诊断/护理问题

通过护理评估,收集各种主观和客观资料,确定精神活性物质滥用者存在的问题。常见护理诊断/护理问题如下。

(一) 生理方面

1. 营养失调(低于机体需要量) 与酒精、烟、药物滥用所致的缺乏食欲、吸收营养不良,或以酒精、药物取代摄取营养食物,或不良饮食习惯等有关。

2. 睡眠形态紊乱 与物质依赖所致欣快作用、行为模式异常、戒断症状等有关。

3. 有受伤的危险 与意识不清及躁动、全身衰竭、肢体肌张力下降,或头晕、眩晕及晕厥有关。

4. 有中毒的危险 与过量服用精神活性物质、过高估计耐受程度、认识和情感困难等有关。

5. 有感染的危险 与共用或重复使用注射器、皮肤消毒不严或不消毒、溶剂达不到无菌、机体抵抗力下降等有关。

(二) 心理方面

1. 感知紊乱 与酒精或药物过量中毒,戒断反应等有关。

2. 思维过程改变 与酒精或药物过量中毒、物质依赖导致中枢神经系统受损、戒断反应有关。

3. 焦虑/恐惧 与自我概念、角色功能、健康状态受到威胁,缺乏问题解决技巧,无法控制物质使用等有关。

4. 自我概念紊乱(低自尊) 与缺乏正向反馈、家庭关系不良、社会支持缺乏等有关。

5. 个人应对无效 与认知歪曲、支持系统缺乏等有关。

6. 有暴力行为的危险(针对自己或针对他人) 与酒精或药物中毒、戒断反应(幻觉、妄想),或个人应对机制无效有关。

7. 急性意识障碍 与酒精或药物过量中毒、戒断反应等有关。

(三) 社会方面

1. 自理能力缺陷 与躯体并发症、戒断症状等有关。

2. 家庭运作过程改变 与家庭成员缺乏对物质滥用的认识有关。

3. 社交互动障碍 与用药行为不被社会接受、人格改变、行为退缩等有关。

三、护理目标

针对患者的具体问题和需求,同时考虑其生活形态和习惯,与患者其共同讨论,制订具体、可行的目标。

1. 短期目标

(1) 患者戒断症状得到控制,能预防并发症的发生。

(2) 患者未出现失控、自伤或伤害他人。

(3) 患者能正确认识成瘾问题,并表示能认真执行戒毒、戒酒或戒烟计划。

(4) 患者能按计划进行戒毒、戒酒、戒烟,控制物质觅取行为。

2. 长期目标

（1）患者能有效处理和控制情绪，自我概念提高。

（2）患者能运用合适的策略应对压力，应对机制积极。

（3）患者能表现适当的家庭、职业和社交角色功能。

四、护理措施

（一）生活护理和安全护理

1. 饮食护理　精神活性物质依赖者饮食无规律，大多食欲下降、厌食，戒断反应重时甚至拒绝饮食。护理人员应观察患者每餐进食情况，给予清淡易消化、营养丰富的饮食，鼓励患者多饮水。若患者出现吞咽困难，可给予流质饮食或软食，防止噎食。对严重呕吐无法自行进食者，由护理人员协助喂食，必要时给予鼻饲或静脉营养支持。

2. 睡眠护理　精神活性物质依赖者在戒断后往往存在顽固性失眠，如不及时纠正，患者的注意力就会集中在躯体的不适感上，易诱发复吸或对镇静催眠药物依赖的可能性。在药物调整基础上，应采取措施协助患者改善睡眠状况，如指导患者建立规律的作息习惯，白天参加各种工娱活动；改善睡眠环境，保持宁静、舒适、光线适中、空气清新；睡前不宜太饿或太饱，不宜大量饮水；睡前避免剧烈运动或其他刺激，放松心情，控制情绪，以免过度兴奋而无法入睡；听一些轻柔的音乐，睡前用温水洗澡，注意足部保暖等。此外，要观察和记录患者的睡眠时间，及时调整，保证有效睡眠。

3. 个人卫生护理　精神活性物质依赖者往往生活自理能力较差，不注意个人卫生。因此，护士应督促或协助患者保持床单位清洁、干燥、舒适，做好口腔护理、皮肤护理、排泄护理。戒毒患者对疼痛异常敏感，护理时应注意操作轻柔，尽可能少碰触患者皮肤。对奇痒难忍的症状，除给予药物缓解外，护理人员应给予心理支持，鼓励患者坚定治疗的信心。

4. 安全护理　评估患者有无意识障碍及其程度，将其安置于重病室并由专人监护，防止跌倒、坠床，必要时给予保护性约束。评估患者暴力、自杀行为的风险，应定期进行安全检查，加强危险品管理，尽量去除危险因素。患者入院3～5天后，大多戒断反应严重，往往难以克制生理上的痛苦和心理上的依赖，要求提前出院，或想逃跑，此时应密切关注患者的言谈举止，分析掌握其心理活动和需求，保证患者的安全。此外，应保证断绝酒精和各种精神活性物质的来源，严禁毒品和酒精被带入病房，并密切观察患者有无再度使用物质的行为。

（二）用药护理

按时给药，在逐渐减药的过程中观察患者用药后的疗效和各种不良反应，其中生理状况危机的处理应优先考虑，配合医生做好危重患者的抢救和护理。同时在病房里备好抢救药品及器材，如纳洛酮等。此外，对患者的特殊用药应密切关注，如患者服用戒酒硫进行治疗时，应特别警告患者不要在服药期间进行饮酒，并密切观察戒酒硫可能出现的不良反应，如面部皮疹、过敏性皮炎、疲劳、震颤及头痛等。

（三）对症护理

1. 过量中毒护理　首先应确认是何种药物中毒，再给予适当的处理方法，如洗胃、给予拮抗剂等。急性酒精中毒患者入院后要尽快使用纳洛酮，使其快速清醒。此外，要密切观察患者的生命体征变化，保持水、电解质及能量代谢的平衡，保持呼吸道通畅，做好口腔护理及皮肤护理,预防并发症。

2. 戒断症状护理　密切观察患者生命体征和意识状态,观察和及时处理可能出现的戒断反应,适时用药。一般脱瘾者的流泪、流涕、打呵欠后相继会出现全身症状,以全身酸痛、心悸、胸闷、发热、发冷、出汗居多,护理时要密切观察,尽早准确发现症状,把握最好的给药时间,减轻患者的痛苦,并防止戒毒者夸大症状。患者在戒断反应期间应卧床休息,避免剧烈活动,减少体力消耗;站立时要缓慢,避免突然改变体位。酒精中毒患者突然断酒后可能会出现震颤、谵妄,此时要遵医嘱给予对症给药,同时密切观察其病情变化;如果发生痉挛,应有专人护理,痉挛发作时需放置牙垫,防止舌咬伤,保证呼吸道通畅,必要时吸痰、吸氧,尽量让患者卧床休息,确保其安全。吸烟者戒烟后可能会引起体重增加,应劝告吸烟者不要实施减肥计划,加强其对戒烟益处的认知,以克服体重增加引起的消极作用。

3. 精神症状护理　对于存在精神症状(如幻觉、妄想)的患者,护理人员必须以平静、理解的态度给予介绍环境及恰当保证,以减轻患者的恐惧,避免与其争辩。

4. 兴奋躁动护理　精神活性物质依赖者多伴有人格障碍,表现为易激惹、冲动,甚至违反规章制度、不服从治疗,接触中应注意沟通方式,既要坚持原则,又要正确疏导,避免直接冲突。对于躁动或混乱者,可根据病情设立专人护理,必要时给予保护性约束,防止患者冲动性的自伤或伤人。

5. 躯体并发症护理　物质依赖者多患有不同类型的躯体疾病,对心血管系统疾病的患者,应密切监测血压、脉搏;对肝功能异常及其他消化系统疾病的患者,要重视饮食护理,减少刺激性食物对消化系统的损害;对神经系统存在不同程度损害,如手指颤抖、共济失调的患者应加强照顾,防止发生跌倒或其他意外;对艾滋病等传染性疾病的患者,应注意防止交叉感染。

(四) 心理干预

1. 建立良好治疗性护患关系　尊重患者,耐心倾听患者叙述不适的感受,鼓励其表达想法和需求,保持非批判性态度,并向患者表达提供支持帮助的意愿,给予情绪支持。

2. 加强认知干预　针对具体情况,向患者提供有关精神活性物质依赖的知识,与其讨论其滥用物质的原因,帮助患者认识滥用物质的危害,促使患者对滥用物质所造成的问题有所认识,帮助其树立战胜疾病的信心,从而自觉配合戒除精神活性物质。

3. 矫正不良行为　在物质戒断期间,患者常由于戒断症状等因素影响而产生觅酒或觅药行为。护理人员要努力规范患者的行为,对患者的操纵行为或不合理要求予以适当设限,严加防范患者的觅酒或觅药行为。护理过程中可使用行为契约(behavioral contracts)对患者行为进行约束,行为目标由护理人员和患者双方讨论和同意而制订,最好以书面方式记录下来并由双方签名。

4. 运用良好的应对方式　帮助患者认识到存在的不恰当应对问题的方式,如当谈论到不愉快的事件时,选择愤怒、扔东西、酗酒、吸烟等。与患者一起分析、识别及运用更有效的正确应对方式,协助其发展解决问题的能力和技巧。

5. 建立正性自我概念　由于患者在物质依赖期间,借以建立自尊的人际关系或活动已经破坏,常常已失去工作、朋友及家庭,因此自尊较低。护理人员要对患者进行自我肯定训练,帮助其重新认识自己,改变对自我的负向评价,以积极的态度看待自己,重建自尊和自我概念。

6. 预防复吸因素　帮助患者认识复吸的高危因素,如以往的吸毒环境、毒友的互相吸引、各种负性情绪等,并协助其采取预防复吸的恰当处理方法,如学会排解自己的不良情绪,回避与以往滥用药物相关的人、地点、事物等。

（五）社会支持

1. 参加有益活动　鼓励患者参与各种文体工娱治疗和活动，如编织、绘画、下棋、听音乐等，陶冶情操，转移对物质的渴求心理。

2. 社交技能训练　物质依赖者往往存在人格缺陷，人际交往能力不足和技巧缺乏。可对患者进行社会交往技巧训练，提高其人际互动的能力和技巧，促进患者回归社会，减少其对物质的依赖性。

3. 提高家庭、社区支持　家庭成员提供可靠的支持对物质依赖者的康复非常重要，但家人常会对患者的行为感到沮丧失望，所以必须由有经验的工作人员做家庭咨询，以协助家属了解疾病知识，强化家庭功能，充分发挥家庭支持的作用，帮助患者戒酒、戒毒或戒烟。此外，可在社区建立活动站，既能帮助物质戒断者学习有用的知识和技能，又能促进其参与健康有益的娱乐活动，有利于为患者创造无歧视的社会康复环境。

4. 鼓励参与自助团体　鼓励物质依赖者参与康复自助团体的活动。自助团体是帮助依赖者的另一种方法，如"匿名戒毒会"（NA）和"匿名戒酒会"（AA），是由戒毒者和戒酒者自行组织的非营利性自助性团体，主要是帮助众多的物质滥用者和酒精依赖者彻底戒毒和戒酒，重新过上正常生活。该组织的核心是互助与自助相结合，依靠物质依赖者集体的力量来解决共同的问题。

5. 利用过渡性安置机构　许多社区有暂时性的安置机构，例如针对酒精依赖者或药物依赖者的"中途之家"。这些机构提供患者从戒断期至完全康复返回社区的过渡期间有个生活的地方。在这些机构中通常会提供个体和团体的咨询，指导患者有关依赖和康复方面的问题，帮助患者调整自己慢慢适应社区生活。

知识拓展

匿名戒酒会（alcoholics anonymous，AA）

匿名戒酒会，中文名称"嗜酒者互诫会""戒酒互助会"等，最早由美国人 Bill Wilson 和 Bob 于 1935 年在美国的俄亥俄州创立。匿名戒酒会的目标是完全戒酒，它的 12 个步骤是该协会戒酒方案的核心，包括协会的理念和活动内容。每一个加入匿名戒酒会的酒精依赖者都应沿着"12 步戒酒法"逐步前进，逐步成长。匿名戒酒会是一个同舟共济的团体，参加成员必须公开承认自己是酒瘾者，并允诺彼此互相帮助。当一成员戒酒成功后，他会被指派为另一个新成员的帮助者。所有成员通过相互交流经验、互相支持、互相鼓励，共同解决他们酒瘾问题，并帮助更多的人戒除酒瘾，恢复健康。目前匿名戒酒会已有 220 多万会员，遍及 150 多个国家，全世界现有 10 万多个分会。每个分会都定期聚会，对酒精依赖患者的长期康复作出了巨大贡献。

（六）健康教育

（1）加强精神活性物质如烟酒与成瘾药物的精神卫生宣传工作，提高对有成瘾性的药物如抗焦虑药物成瘾的警惕性。宣传戒烟和文明饮酒，不酗酒。向物质成瘾者提供可利用的资源和材料,如戒烟的网址、热线电话等。

(2) 严格执行药政管理法,加强药品管理和处方监管,加强这方面的法律宣传和检查工作,严格掌握这类药物的临床适应证。严格执行未成年人法,控制未成年人饮酒。

(3) 预防和控制对成瘾药的非法需求,打击非法种植和贩运毒品的违法行为。提倡生产低度酒、水果酒,减少生产烈性酒。

(4) 加强心理咨询和健康教育,减少生活事件和家庭及环境不良影响导致的物质滥用,重点加强对高危人群的宣传和管理。

五、护理评价

1. 短期评价

(1) 患者戒断症状是否得到控制,有无出现并发症。

(2) 患者能否控制行为,有无发生暴力冲动行为或自伤行为。

(3) 患者能否了解和接受成瘾问题,是否停止了成瘾行为。

(4) 患者能否按计划进行戒药、戒酒、戒烟,能否控制物质觅取行为。

2. 长期评价

(1) 患者能否有效处理和控制情绪,有无建立正向的自我概念。

(2) 患者能否运用合适的策略应对压力,能否积极应对所遇到的问题。

(3) 患者能否表现适当的家庭、职业和社交角色功能,是否主动参与各种活动,建立有效人际关系,主动承担社会责任。

案例与思考题

1. 患者,男性,47 岁。自 25 岁起就有饮酒习惯,不饮则浑身难受,如头痛、恶心、全身震颤、心慌出汗等。因此变得性格暴躁,常于酒后打架。近 1 年饮酒量进一步加大,有时诉说耳边有谈话声和议论声,并开始怀疑单位同事故意和他过不去,在背后说他坏话。被家属送入医院治疗。

(1) 该患者罹患了什么疾病?

(2) 该患者目前出现了哪些症状?

(3) 如何护理该患者可能出现的戒断症状?

2. 患者,女性,35 岁。受好奇心驱使,于 7 年前开始吸食海洛因并逐渐成瘾,使用模式逐渐改为烫吸、静脉注射,剂量也逐渐加大。一旦停用则出现各种不适症状,如流泪、无力、寒战、骨骼肌肉疼痛、心情烦躁及失眠等。近几年来,患者记忆力逐渐下降,注意力不集中,情绪不稳定,易激惹,已无法正常工作,自理能力下降。患者营养状况差,自述全身疼痛,夜间睡眠差。

(1) 该患者罹患了什么疾病?

(2) 患者目前存在哪些护理问题?

(3) 如何对该患者进行心理干预?

(贾守梅)

253

第十五章

精神分裂症患者的护理

精神分裂症(schizophrenia)是指一组病因未明的精神疾病,具有认知、思维、情感、行为等多方面精神活动的显著异常,并导致明显的职业和社会功能损害。精神分裂症是临床上常见的重型精神障碍,在我国约占精神科住院患者的 70%。精神分裂症的发病年龄一般在 15～45 岁,多见于青壮年,通常意识清晰,无智能缺损。常缓慢起病,病程多迁延,反复发作,呈慢性化和精神衰退的倾向,部分患者可保持痊愈或基本痊愈状态。

第一节 精神分裂症的临床特点

一、流行病学

精神分裂症在成年人群中的终生患病率为 1% 左右,年患病率为 0.26%～0.45%,男女发病率相似。在世界不同地区该病患病率的差异较大,如在爱尔兰终生患病率高达 17.4‰,美国可达 13‰,而太平洋上的岛国只有 0.9‰。1993 年,我国流行病学调查资料显示,精神分裂症的终生患病率为 6.55‰,与 1982 年的调查结果 5.69‰ 相比差别不大。国内部分地区近年调查提示,本病现患率为 0.33%～0.96%,终生患病率为 0.37%～1.37%,城市患病率高于农村,患病率均与家庭经济水平呈负相关。

精神分裂症的慢性病程导致患者逐步脱离正常生活的轨道,个人生活陷入痛苦和混乱。有 50% 的患者曾试图自杀,有 5%～6% 的患者最终死于自杀,自杀风险因素有男性、年龄<30 岁、无业、慢性病程、曾有抑郁和抑郁治疗史、新近出院等。研究显示,精神分裂症是所有精神障碍中肇事行为发生率最高、后果最严重的患者。此外,精神分裂症患者遭受意外伤害的概率也高于普通人群,平均预期寿命缩短约 10 年。据估算,我国目前有近 700 万人罹患精神分裂症,由此每年所造成的医疗费用支出、患者本人及家属的生产力损失十分巨大。

二、病因与发病机制

目前认为本病的发病原因是多元化的,是遗传、神经生化方面和心理社会等多种因素相互作用所致。

（一）生物学因素

1. 遗传因素　精神分裂症属于多基因遗传的复杂性疾病,其遗传度为 $60\%\sim80\%$。因此,遗传因素对精神分裂症的发病具有重要作用。

（1）家系研究:精神分裂症与遗传有着密切关系。家系调查发现,本病患者的家族中患同病的概率为一般人群的数倍(上海调查为 6.2 倍),且血缘越近,患病率越高。遗传因素可以累加,如父母均患精神分裂症,其子女患本病的概率远高于父母之一患精神分裂症的概率。资料显示,一般人群本病的患病率为 1%,同胞患病率为 8%,父母之一为精神分裂症时子代患病率为 12%,父母均患精神分裂时子代患病率为 39%。

（2）双生子研究:研究发现,同卵双生的同病率是异卵双生的 $4\sim6$ 倍,异卵双生的同病率接近家系调查的非双生子同胞的患病概率。日本的井上曾比较分开扶养和共同生活的同卵双生的同病率,结果发现两组分别为 67% 和 65%,并无明显差异,说明遗传因素对本病的发病具有主要作用。另有研究表明,精神分裂症症状越典型且严重者的孪生子之间同病率越高。

（3）寄养子研究:研究发现,患者的生物学亲属精神分裂症或精神分裂症谱系疾病的患病率显著高于其寄养亲属,而寄养亲属的患病率与对照组的寄养亲属相比无明显差异。国内罗开林(1986 年)等进行了类似的研究,他收集患精神分裂症的养子 31 例,并与 31 例对照组养子比较。结果发现:在先证者血缘亲属 147 人中,有 13 例患病,达 8.8%;而在对照组血缘亲属 147 人中,仅有 2 例患病,占 2.2%。先证者及对照组寄养父母的亲属各 129 例,均未发现精神分裂症患者。同样支持遗传对本病的作用,是对高危儿童的研究发现,高危组精神分裂症患病率及自杀率比对照组高。

这些研究都显示遗传因素或遗传背景在精神分裂症的发展过程中起着重要作用。但是,还有大量病例并无明显的遗传因素,说明在病因形成中还存在其他因素。

2. 神经生化异常　精神分裂症神经生化基础方面的研究主要涉及中枢多巴胺、5-羟色胺和谷氨酸等递质系统功能异常 3 个方面的假说。

（1）多巴胺(DA)假说:20 世纪 60 年代提出的精神分裂症多巴胺假说是许多假设中较为有意义的一个,即精神分裂症的尾状核、壳核及伏隔核内多巴胺受体密度增多,而中枢边缘系统多巴胺活动过度,可导致精神分裂症的阳性症状,如妄想、幻觉等。近年来的研究发现,各种抗精神病药物能拮抗多巴胺敏感的环腺苷酶,阻滞突触后多巴胺受体,药物的这种作用与其临床效价一致。以上研究证明多巴胺活动过度与精神分裂症的发生有关。

（2）5-羟色胺(5-HT)假说:早在 1954 年,Wolley 等就提出精神分裂症可能与 5-HT 代谢障碍有关的假说。最近 10 年来,非典型(新型)抗精神病药物在临床上的广泛应用,再次使 5-HT 在精神分裂症病理生理机制中的作用受到重视。这些药物除了对中枢多巴胺受体有拮抗作用外,还对 5-HT2A 受体有很强的拮抗作用。5-HT2A 受体可能与情感、行为控制及多巴胺调节释放有关。因此,5-HT 在精神分裂症发病机制中的作用受到重视。

（3）谷氨酸生化假说:中枢谷氨酸功能不足可能是精神分裂症的病因之一。谷氨酸是皮质神经元重要的兴奋性递质。研究中发现与正常人群相比,精神分裂症患者大脑某些区域谷氨酸受体亚型的结合力有显著变化,谷氨酸受体拮抗剂如苯环己哌啶可在受试者身上引起幻觉及妄想,但同时也会导致情感淡漠、退缩等阴性症状。抗精神病药物的作用机制之

255

一就是增加中枢谷氨酸功能。

精神分裂症是个非常复杂的疾病,涉及的范围非常广,上述学说仍在假说阶段。这些神经递质的变化是因、是果,还是相关因素,仍无最后定论。

3. 大脑结构异常　随着医学影像学的应用和发展,如 CT、MRI 检查等,尤其是 PET 检查,更是提供了在活体身上研究大脑功能活动的手段,肯定了精神分裂症患者存在脑结构异常。CT 检查发现精神分裂症患者出现脑室扩大和沟回的增宽,这些变化在精神疾病的早期,甚至治疗开始前就已经存在了。精神分裂症患者在测试状态如进行威斯康星卡片归类试验(应当由额叶完成的活动)时,并不出现额叶活动的增强,提示患者存在额叶功能低下。

4. 宫内感染和产伤　在母孕期受到病毒感染的胎儿,其成年后发生精神分裂的概率明显高于对照组,孕期及围生期的合并症也使本病的发病率提高。

(二) 社会-心理因素

尽管有越来越多的证据表明生物学因素特别是遗传因素在精神分裂症的发病中占有重要地位,但心理-社会因素在其病因学中仍可能具有一定作用。

1. 环境因素　家庭环境方面如父母的性格、言行、举止和教育方式(如放纵、溺爱、过严)等会影响子女的心身健康或导致个性偏离常态,家庭成员间的关系及其精神交流的紊乱也会影响个体健康。其他如生活不安定、居住拥挤、职业不固定、人际关系不良、噪声干扰、环境污染等均对发病有一定作用。

2. 心理因素　临床发现,大多数精神分裂症患者的病前性格多表现为内向、孤僻、敏感多疑,很多患者病前 6 个月可追溯到相应的生活事件。国内调查发现,精神分裂症发病的心理因素者占 40%～80%,说明心理因素对精神分裂症的发生可能起到了诱发作用。

三、临床表现与分型

精神分裂症的临床症状十分复杂和多样,不同阶段、不同类型的临床表现差异较大。

(一) 临床表现

1. 前驱阶段　是精神分裂症的早期阶段,症状不典型、不明显、特征性症状未充分表现,称为前驱症状。前驱期长短不一,一般起病急者前驱期短,起病慢者前驱期长。由于前驱症状不具有特异性,症状的频率出现较低,且其他方面基本正常,此时不易发现或易被忽视,尤其是隐匿或缓慢起病的患者更为常见。如果能早期识别和早期诊断,其预后可能会显著改善。前驱阶段的主要临床表现如下。

(1) 性格改变:个体原来稳定的人格特征发生了变化,如原来勤快、热情、助人为乐、干净整洁的人变得懒散、对人冷淡或漠不关心、与亲友疏远、孤僻、不注意个人卫生、不遵守劳动纪律、工作学习能力下降等,此时易误认为是思想问题或工作学习压力过大所致,不易识别。

(2) 类神经症症状:表现为不明原因的焦虑、抑郁、不典型强迫、注意力下降、失眠及萎靡不振、疲劳、头痛等症状,易误诊为"神经衰弱"。患者对症状的描述和态度不同于神经症,也不迫切需要治疗。

(3) 语言和行为的改变:出现不可理解的语言和行为,如无目的开关电门、无故发笑、下雨时无故在室外站立不动,或突然冲动、毁物等,有些人苦思冥想与工作学习无关的高深、抽象的问题,如宇宙的组成、人类的来源等,有些人说话颠三倒四、漫无边际,周围人不可理解。

2. 发展阶段 此阶段表现出精神分裂症最典型、最突出的精神症状。国内、外学者一般将精神分裂症的症状划分为两大类:一类是特征性症状;另一类是其他症状。

(1)特征性病症:精神"分裂"为其特征性症状,即患者的精神活动脱离现实,与周围环境不协调,以及思维、情感意志活动之间不协调,具有特殊的诊断意义。特征性病症可概括为"4A":思维联想障碍(association)、情感障碍(affect)、矛盾意向(ambivalence)、内向性(autism)。

1)思维障碍:患者思维障碍是通过其语言和文字反映出来的。有经验的精神科医务人员通过与患者的交谈,基本可以判断精神分裂症的倾向,主要表现为:①思维联想障碍,即联想过程缺乏连贯性和逻辑性,是本病具有特征性的症状。其特点是在意识清楚情况下,对问题的回答不切题,对事物的叙述不中肯,使人感到不易理解,称为思维散漫。严重时,言语支离破碎,甚至个别语句之间也缺乏联系,即思维破裂。②思维逻辑障碍,即患者的逻辑推理荒谬离奇(如逻辑倒错),出现病理性免征性思维、语词新作等。③妄想,具有发生突然、内容离奇、逻辑荒谬的特点,以被害妄想、关系妄想最为常见。被害妄想表现为患者总感到有人在捉弄、诽谤、暗算或谋害自己,感到自己被跟踪、被监视、食物中被放了毒药,甚至医生为其治疗也被看作"医学实验"。关系妄想是患者把周围环境中一些实际与他无关的现象,都认为与他本人有关。如周围人的言行、电视或报纸上的内容常认为与自己有关。关系妄想常与被害妄想交织在一起,在关系妄想基础上常可产生特殊意义妄想。同样类型的妄想,其内容随所在文化、种族、国家等的不同而不同。如美国患者的被害妄想可能是联邦调查局的跟踪迫害,而非洲一些国家的患者则是受困于鬼魂亡灵的纠缠。④被动体验(被控制感),患者感到自己的躯体运动、意志、思维活动、情感活动、冲动都是受人控制、干扰或支配,有一种外力强加的被动体验,身不由己,觉得自己不能做自己的主了(被控制感),甚至认为有某种特殊仪器、电波等在操纵或影响他(物理影响妄想)。

2)情感障碍:主要有情感淡漠及情感不协调,同时还有自发动作减少,缺乏身体语言。①情感淡漠,早期表现为迟钝及平淡,受损的是细腻情感及高级情感,如亲情及友谊;随后对生活要求减退,兴趣减少;最终患者的情感体验日益贫乏,面部缺乏表情,不与他人目光交流,对一切显得无动于衷,丧失了与周围环境的情感联系。②情感不协调,是指情感反应与其思维内容或周围环境不协调。如患者自诉有人陷害自己并感到紧张。然而,当医生问及病情时患者却能面带笑容轻松自如地向医生诉说;有的甚至表现为情感倒错,当患者听到令人痛苦的事情时却表现得非常愉快。易激惹也是情感不协调的表现形式,即使轻微的刺激或不愉快的情况也可引起患者产生剧烈而短暂的情感反应。患者对自身情绪的控制能力减弱,常不明原因地发脾气。有的患者还表现出矛盾情感,对同一件事情同时产生两种相反的、互相矛盾的情感体验,患者对此既不自觉又不能加以分析和判断,泰然自若地接受两种情感。青春型精神分裂症患者常可出现不明原因的时哭时笑,情绪极不稳定,可从一种情感(如哭)快速变换成另一种情感(如笑),反映患者的情感本身存在明显的不协调;也可出现无原因的发笑。③焦虑与抑郁情绪,在精神分裂症患者中也很常见,可达60%,有的患者甚至消极自杀。

3)意志与行为障碍:主要表现为意志活动减少或缺乏,尤其是那些慢性或以阴性症状为主要表现的精神分裂症患者。意志缺乏的早期表现是意志减退,不能开展有目标的行为

257

并将其完成,缺乏意愿或动力,做事虎头蛇尾,上班时间缺勤或无目的地外出闲逛,有时会被误认为"懒惰";对未来生活的计划性差,缺乏主动性,生活、社交及学习的要求减退。随着病情的发展,患者在坚持工作、完成学业及料理家务等方面均存在困难,对自己前途毫不关心,没有任何打算。活动减少,可以连坐数小时而没有任何自发活动,甚至连个人卫生也不知料理,衣着肮脏或乱穿一气。可出现不顾社会道德规范的怪异行为而不自觉,如在公共场合手淫、在垃圾桶里翻找食物、出言不逊。有些患者在妄想或幻觉影响下,出现病理性意志增强,如自认为受到迫害的精神分裂症患者反复上访及上告。有些患者吃一些不能吃的东西,如肥皂、昆虫等,或伤害自己的身体(意向倒错)。部分患者对同一事物可同时产生对立的相互矛盾的意志活动,患者对此毫无自觉,也不能意识到它们之间的矛盾性(矛盾意向)。

4) 内向性:主要表现为患者不愿意与人交往,孤僻、独处,不愿暴露病态体验,常有自言自语、自笑等行为特征。

(2) 其他症状

1) 感知障碍:精神分裂症最突出的感知觉障碍是幻觉,以幻听最常见。幻听多半是争论性幻听或评论性幻听,也可以是命令性幻听或思维鸣响等。其他类型的幻觉虽然少见,但也可在精神分裂症患者身上见到,如幻视、幻味、幻触等。精神分裂症的幻觉体验可以非常具体、生动,也可以朦胧模糊,但多会给患者的思维、行为带来显著的影响,患者会在幻觉的支配下做出违背本性、不合常理的举动。

2) 紧张综合征:以患者全身肌张力增高而得名,包括紧张性木僵和紧张性兴奋两种状态,两者可交替出现,是精神分裂症紧张型的主要诊断特征。①紧张性木僵:在意识清醒的情况下,言语动作完全抑制或减少,并经常保持一种固定的姿势,不言、不动、不进食、不解大小便,面部表情固定,对刺激缺乏反应。在此基础上,患者可出现蜡样屈曲,肢体任人摆布,较长时间地保持一种怪异或不舒服姿势,或者在床上保持头部悬空(空气枕头)姿势。有时患者对外界的要求不但不执行,而且表现抗拒或相反的行为(违拗症),或者患者像机器人一样机械地执行外界的简单指令(被动服从);有时患者机械刻板地无目的重复单一单调的动作或言语(刻板动作或刻板言语),或机械地重复周围人的言语或行为(模仿言语或模仿动作)。患者意识无障碍,哪怕是严重的运动抑制,也能感知周围事物,病后均可回忆。一般持续数日至数周。②紧张性兴奋:以运动兴奋为突出表现,患者冲动,不可理解,言语单调刻板,如突然起床、砸东西、伤人毁物。可持续数日至数周,病情可自发缓解。

3. 后期阶段 发展期症状如不缓解或病情多次复发,迁延多年后,可呈所谓慢性期或衰退期精神分裂症。此时,发展期的症状大部分消退,出现人格幼稚化及精神活动减退,如思维贫乏、低声自语、情感淡漠,或出现空笑,意志和行为缺乏自发性,孤独退缩,生活需人照顾。其记忆力、计算力、病前的技能和某些知识虽尚能保持良好,但总遗留某种程度的缺陷,主要为主动性不足。

(二) 常见的临床类型

精神分裂症除上述特征性症状外,按临床表现可分为偏执型、青春型、单纯型、紧张型、未分化型。分型对评估治疗反应和预后具有一定的指导意义。

1. 偏执型(paranoid type) 是精神分裂症最常见的一种类型。临床表现以妄想为主,往往伴有与妄想内容相一致的幻觉(特别是幻听),其情感、意志、行为受妄想支配。发病年龄较晚,多为青壮年或中年,起病缓慢,初期敏感多疑,逐渐发展为妄想。妄想内容以被害、关系、嫉妒、影响妄想为多见，大多数患者有多种妄想同时存在。幻觉以言语性幻听最多见，其内容大多是令患者不愉快或批评命令性质的，有真性或假性。患者易发怒、有敌意、恐惧和猜疑，情感淡漠较轻。行为表现为冲动、自伤、自杀等。人格变化轻微，智能完好，较少出现显著精神衰退，但幻觉、妄想症状可长期保留。病程发展较其他类型缓慢，系统治疗可获较好疗效。

2. **青春型**(hebephrenic type)　精神分裂症的临床表现突出一个"乱"字，占住院患者的8%，多在青春急性或亚急性起病，病情进展快，常在2周内达到高峰。其临床表现主要是思维、情感和行为障碍。思维障碍表现为言语杂乱、内容离奇，难以为人理解；情感障碍表现为情绪波动大，喜乐无常，时而大哭，时而大笑，转瞬又变得大怒，令人难以捉摸；行为障碍表现为动作幼稚、愚蠢、做鬼脸、玩弄粪便、吞食苍蝇、傻笑，使人无法接受。此外，也可能有妄想和幻觉，但较片面简单。此型病情发展较快，可自发缓解，但又很快复发。药物维持治疗可减缓复发。

3. **单纯型**(simplex type)　较少见，占总数1%～4%，好发于青少年，缓慢进行性发展。其临床表现为思维贫乏、情感淡漠，或意志减退等"阴性"症状为主。早期可表现为类似"神经衰弱"症状，如精神萎靡、注意力涣散、头昏、失眠等，然后逐渐出现孤僻、懒散、兴致缺失、情感淡漠和行为古怪，以致无法适应社会需要。但没有妄想、幻觉等明显的"阳性"症状。病情严重时精神衰弱日益明显。疾病初期常不引起人们的重视，甚至误以为患者"不求上进""性格不够开朗"或"受到打击后意志消沉"等，往往在病程多年后就诊，治疗效果较差。

4. **紧张型**(catatonic type)　约占总数7%，近年来有减少的趋势。多在青壮年发病，起病急，病程呈发作性。临床以明显的精神运动紊乱为主要表现，交替或单独出现紧张性木僵和紧张性兴奋，可自动缓解，积极治疗效果好。

5. **未分化型**　此型患者应符合精神分裂症诊断标准，但不符合上述任何一种亚型的标准，或为偏执型、青春型，或紧张型等分型的混合形式，有明显"阳性"症状。

另外，英国学者通过研究，提出了Ⅰ型和Ⅱ型两个综合征的概念。Ⅰ型精神分裂症患者通常表现为急性的"阳性"症状（如幻觉、妄想等），他们对抗精神病药物有良好的反应，在症状缓解后，患者的社会功能不受到明显损害；Ⅱ型精神分裂症患者是慢性病程，更多的证据表明有智力损害，他们主要以"阴性"症状为主（如情感淡漠、言语缺乏等），对抗精神病药物的反应差。

四、诊断与鉴别诊断

一般主要根据病史及临床表现综合评定作出诊断，临床表现主要根据精神检查发现。从辅助渠道如家人、朋友、同事、老师处获得的信息对于明确起病时间非常重要。一些标准化诊断工具如CIDI、SCID检查等，可用于辅助诊断精神分裂症，但耗时较长。换言之，详细的病史收集、细致的观察、全面的精神科检查，辅以必要的诊断工具、体格检查和实验室检查，加上严谨的临床思考，构成精神分裂症临床诊断的基础。

(一)诊断要点

依照《国际疾病分类》第10版(ICD-10)精神和行为障碍分类，精神分裂症的诊断标准如下。

1. **诊断标准**　在1个月的大部分时间确实存在以下(1)～(4)中的至少1个症状（如

不十分明确,则需 2 个或多个症状),或(5)～(9)中来自至少两组症状群中的十分明确的症状。

(1) 思维鸣响、思维插入或思维被夺及思维被播散。

(2) 明确涉及躯体或四肢运动,或特殊思维、行动或感觉的被影响、被控制或被动妄想,妄想性知觉。

(3) 对患者的行为进行跟踪性评论,或彼此对患者加以讨论的幻听,或来源于身体某一部分的其他类型的幻听。

(4) 与文化不相称且根本不可能的其他类型的持续性妄想,如具有某种宗教或政治身份,或超人的力量和能力。

(5) 伴转瞬即逝或未充分形成的无明显情感内容的妄想,或伴有持久的超价观念,或连续数周或数月每日均出现的任何感官的幻觉。

(6) 思潮断裂或无关的插入语,导致言语不连贯,或不中肯或语词新作。

(7) 紧张性行为,如兴奋、摆姿势,或蜡样屈曲、违拗、缄默及木僵。

(8) "阴性"症状,如显著情感淡漠、言语贫乏、情感迟钝或不协调,常导致社会行为退缩及社会功能下降。但需澄清这些症状并非由抑郁症或神经阻滞剂治疗所致。

(9) 个人行为的某些方面发生显著而持久的总体性质的改变,表现为丧失兴趣、缺乏目的、懒散、自我专注及社会行为退缩。

2. 排除标准 若同时存在明显的抑郁或躁狂症状,若不能够证实精神分裂症的症状先于情感症状出现,不能作出精神分裂症的诊断;精神分裂症的症状和情感症状一起出现,程度均衡,应诊断分裂情感性障碍;应排除严重脑病、癫痫、药物中毒或药物戒断状态。

(二) 鉴别诊断

首先排除脑器质性和躯体疾病所致精神障碍、精神活性物质所致精神障碍。其次应与下列疾病鉴别。

1. 器质性疾病所致精神障碍 在脑器质性疾病所致精神障碍和躯体性疾病所致精神障碍的病程中可出现精神分裂症样症状。鉴别要点如下。

(1) 脑器质性疾病所致精神障碍的患者常有智力障碍,躯体性疾病所致精神障碍的基本特征是有不同程度的意识障碍、记忆障碍和智能障碍;其精神症状是在意识障碍的背景下产生的,当意识恢复后,精神症状也逐渐消失。

(2) 有确凿的临床及实验室相关检查证据证明患者的精神状态与脑器质性或躯体性疾病有密切联系。然而,精神分裂症的患者意识清晰,一般患者具有良好的智能,妄想、幻觉是原发的,一般鉴别诊断不难。

2. 心境障碍 无论是在躁狂还是抑郁状态,都可能伴有精神分裂症症状。但其情感、运动、思维活动与周围的环境基本协调一致的,如躁狂患者出现夸大妄想,抑郁患者出现贫穷或自罪妄想,而精神分裂症的运动是不协调的,不被周围人理解,行为怪异离奇,由此可加以鉴别。

3. 神经衰弱 精神分裂症缓慢起病者(如单纯型)的初期常可出现头痛、失眠、记忆减退等类似神经衰弱的表现,但诉说简短不主动,无相应的情感反应,对治疗要求也不迫切。若仔细追问病史,则可发现早已有对环境兴趣减少、情感迟钝、行为孤僻或思维离奇等表现,而神经衰弱患者自知有病,诉说病情时主动详尽,情感焦虑,病情时轻时重,要求治疗心切,这些都有助于区分这两类精神障碍。

五、精神分裂症的治疗

精神分裂症的治疗应尽可能做到早期诊断、系统治疗和预防复发,保持患者社会功能,促进患者回归社会。在精神分裂症的治疗中,系统地进行抗精神病药物治疗起着重要的作用,如急性阶段应及时应用抗精神药物或其他治疗手段(如电休克)控制精神病症状,从而改善患者的学习能力。对慢性阶段或恢复期的患者,在药物巩固疗效的同时,辅助心理治疗、社会干预,使患者尽可能保留部分社会生活功能,以期防止或减轻精神残疾,亦十分重要。

(一) 药物治疗

在疾病的前驱期、急性发作期及间歇期,临床上首选的治疗方案为抗精神病药物治疗。在药物治疗剂量范围内,不会影响患者的意识和智能,能有效控制精神分裂症患者的精神运动性兴奋、幻觉妄想、敌对情绪、思维障碍和奇特行为等精神病症状。特别是对于首次发病的患者,药物治疗效果最好,所需药量也较小,如及时、系统、有效地控制疾病,康复的机会很大,预后也较好。在疾病恢复期,也需药物的维持治疗,防止症状复发,尽量在低剂量的药物治疗中有较好的社会适应能力及较少的药物不良反应。

1. 药物治疗原则 精神分裂症药物治疗应该系统而规范,强调早期、足量、足疗程、一般单一用药、个体化用药的原则。一旦明确诊断应及早开始用药,治疗应从小剂量开始,逐渐加到治疗剂量。高剂量时应密切评估药物的治疗反应和不良反应,并给予合理的调整。不管是急性期还是维持治疗,原则上单一用药,作用机制相似的药物原则上不宜合用。一般情况下不能突然停药。

2. 药物治疗程序与时间 药物治疗程序包括急性治疗期(>8~10周)、巩固治疗期(为3~6个月)和维持治疗期。一般第一次发病,药物维持治疗1~2年;既往有一次或多次发作的患者,应长期维持治疗,除非有不可耐受的不良反应及某些禁忌证。急性治疗期主要是尽快缓解精神分裂症的主要症状,预防自杀及防止伤害自身或危害他人的冲动行为发生。巩固治疗期主要是巩固疗效,防止已缓解的症状复燃或波动,控制和预防精神分裂症后抑郁和强迫症状,预防自杀,促进社会功能的恢复等。维持治疗期主要是预防和延缓精神病症状的复发,帮助患者改善功能状态。

3. 常用的抗精神病药物

(1) 传统抗精神病药物:又称神经阻滞剂,如氯丙嗪、奋乃静、氟哌啶醇、舒必利等。药物的疗效来自对边缘前脑突触后多巴胺 D_2 受体的阻断作用,也可不同程度地阻断去甲肾上腺素、胆碱能和组胺受体等,产生各自独特的不良反应。因此,使用药物时应因人而异。可根据患者的典型临床症状、年龄、不同个体对药物的耐受性及可能出现的不良反应来选择药物,同时力求做到剂量合理、疗程合理、尽量单一用药、更换药物要慎重、定期复查心电图和血常规,如发现异常应及时调整药物,可将药物的不良反应减少到最小,防止严重药物不良反应的发生。

(2) 非典型抗精神病药:包括利培酮、奥氮平、喹硫平、氯氮平、阿立哌唑等。此类药物主要特点是能够有效控制精神分裂症的阴性症状,同时在纠正感知觉障碍和思维障碍等阳性

261

症状方面效果也较好,不良反应较少,特别是对锥体外系不良反应轻于传统抗精神病药物。

(二) 电抽搐治疗

电抽搐治疗(electro-convulsive therapy,ECT)又称电休克(electrical shock therapy)治疗,系以适量电流瞬间通过大脑,引起全身抽搐发作,同时造成意识的短暂丧失,是精神分裂症有效的治疗手段之一。主要用以控制急性兴奋躁动、严重抑郁、自伤自杀和紧张木僵、违拗拒食状态,对部分难治性精神分裂症也有效。电抽搐治疗起效较快,急性症状控制后仍需药物维持治疗。抗精神病药物尚未问世之前,20 世纪 30～50 年代,电抽搐治疗几乎用于所有的急性精神分裂症病例。其不良反应和并发症主要为可恢复的短期记忆受损、骨折或脱臼、窦性心动过速,罕见呼吸窘迫、窒息等,其引发的死亡率极低,为 0.3～3 人/万。最近 10 余年来,对电抽搐治疗进行了改进,称为改良电抽搐治疗(modified electro-convulsive therapy,MECT)。同时,使用短暂麻醉和肌肉松弛剂,使患者心脏负荷减轻,意外减少,安全性更高,禁忌证及不良反应均明显减少。

(三) 心理-社会干预

心理-社会干预在精神分裂症的治疗中具有重要的作用,通过心理治疗可以改善患者的精神症状,提高自知力,增加治疗的依从性;还可以改善患者家属成员的关系,促进患者与社会的接触。心理-社会干预也应像药物治疗一样,根据患者的情况、病情和生活状况量体裁衣。例如,对于和家人一起生活的患者,家庭治疗可能有益;独居者可参加日间医院项目,或安排社区护士探视。

1. 心理治疗 通过情感上的关爱和精神上的支持,使患者获得尊重、理解和重新生活的勇气,可采用陪伴、解释、疏泄、保证、同情、鼓励等形式和技巧进行治疗,帮助解决患者的心理问题。

2. 技能训练 帮助患者恢复社会功能和掌握疾病的管理能力,防止反复发作,维持病情的长期稳定。

3. 家庭干预 家庭对患者的治疗和康复起着非常重要的作用。指导患者家属需了解疾病知识,支持患者治疗,帮助其选择正确的治疗途径。此外,还包括对精神分裂症患者的日常生活能力和社交能力的培训与指导。

4. 社区服务 为患者提供各种可能的服务,使患者能够适应在社区中的正常生活,促进患者身心的全面康复。

总之,精神分裂症的治疗应该是生物医学治疗与心理-社会治疗并举,不仅应重视抗精神病药的治疗,还应该能够利用社会的力量来增强和巩固疗效。

六、病程与预后

本病的病程长短不一,过去认为它是一种慢性进行性疾病,影响患者生活的每个方面,预后不佳,因而命名为早发痴呆。目前认为病程有间断发作和持续性病程两类:前者是指精神病症状急剧发作一段时间后,间隔以缓解期。缓解期长短不一,有部分患者一次发作后终身缓解;后者是指病程迁延呈慢性,部分患者可出现明显的精神衰退。有研究表明,有些患者经治疗后可缓解,有的可再发或多次复发。首次发作的精神分裂症患者,5 年内的复发率>80%,中断药物治疗者的复发风险是持续药物治疗者的 5 倍,约 1/5 发作一次缓解后终生不发作。精神分裂症患者是自杀的高危人群,1/3以上患者在其整个病程中的某个阶段曾有过自杀行为,这是导致精神分裂症患者死亡率比常人高8倍以上的部分原因。

　　由于近代治疗的进展、社会环境的改善,改变了精神分裂症的自然病程,因而预后已有很大改善,精神分裂症患者的预后与病因、临床特点、病程、治疗的及时性和系统性等因素密切相关(表15-1)。

表15-1　精神分裂症的预后相关因素

表现	预后较好	预后较差
起病	急性	潜隐
病程	短	慢性
既往精神病史	无	有
临床类型	偏执型、紧张型	单纯型
情感症状	有	无
强迫思维(或行为)	无	有
攻击性	无	有
病前功能	较好	较差
婚姻	已婚	未婚
治疗情况	治疗及时、合理、系统	不及时、不科学、不系统
依从性	较好	不合作
社会地位	高	低
家族精神分裂症史	无	有

263

　　1.发病形式　缓慢发病者预后比急性起病者差;发病越早的患者,预后较差,老年期首发的精神分裂症预后较好;有既往精神病史预后较差。

　　2.临床表现　以阳性症状为主要表现的患者预后较以阴性症状,或认知缺陷症状为主要表现的患者好;人格相对完好者预后好于病前人格有明显缺陷者。当伴发明显的强迫症状时,预后较差;伴有边缘性人格障碍症状时,预后较好。

　　3.临床类型　偏执型、紧张型精神分裂症患者预后较好,单纯型预后最差。

　　4.治疗情况　在接受治疗方面,患者得到系统、及时、合理治疗的预后好;依从性较好的预后要好于那些对于治疗不合作的患者。

　　5.社会支持系统　家庭和社会因素也对精神分裂症患者的预后起到一定的影响作用。从家庭因素来看,婚姻、家庭保持完好者预后较好,而家庭破裂者或独身者预后较差;能得到家庭及社会网络有效支持的患者,其预后较好。从社会因素方面看,曾有良好工作记录者、保持良好社会关系者的预后较好。

第二节　精神分裂症患者的护理

　　精神分裂症患者临床症状复杂、病程迁徙、预后不佳,且患者自知力有不同程度的损害,部分生活不能处理,可能对自己或周围人群造成损害,影响社会秩序等。因此,做好精神分裂症患者的护理十分重要。

一、护理评估

对精神分裂症患者的护理评估重点包括健康史、一般情况、精神检查、心理社会方面等，主要通过交谈、观察、体格检查结合相应的辅助检查进行评估。由于精神分裂症患者对自身疾病缺乏自知力，很难正确反映病史，所以还要通过家属、朋友、同事或护送人收集资料，也可借助于一些心理、社会功能量表进行评估。

（一）健康史

1. 个人史　评估患者成长发育过程如何，包括母孕期健康状况、患者的智力发育、学习成绩、就业情况、婚姻状况等，女性患者还应评估月经史和生育史。

2. 现病史　评估此次发病的时间、表现、有无诱因、对学习工作的影响程度、就医经过、饮食、睡眠、是否服用安眠药等。

3. 既往史　评估有无躯体疾病或物质滥用引发精神病性症状或诱发精神分裂症的可能性；过去是否有过发病；第一次发病的时间和表现、治疗经过、效果如何、是否坚持服药、病后的社会交往能力等。

4. 家族史　评估两系三代有无精神障碍、精神异常和行为异常史，特别是精神病家族史。

（二）生理评估

1. 营养状况　患者的饮食、营养状况，评估有无营养失调。

2. 睡眠状况　患者的睡眠情况，有无入睡困难、早睡、多梦等情况。

3. 排泄状况　患者有无排尿困难、尿失禁、尿潴留、便秘、大便失禁等情况。

4. 自理状况　患者自我照顾及个人卫生情况，如衣服、头发、指甲是否整洁，有无体味难闻，能否自行如厕等。

（三）心理评估

1. 感知　患者有无幻觉、错觉，幻觉的表现形式和内容等。

2. 思维　患者有无思维联想障碍，如思维插入、思维中断、思维云集、思维松散、思维破裂等；有无思维逻辑障碍，如词语新作、逻辑倒错；有无思维内容障碍，如有无妄想，其种类、内容、性质、出现时间、涉及范围是否固定，发展动态有无泛化趋势，内容荒谬或接近现实。

3. 情感情绪　患者的情感反应，有无情感淡漠、情感迟钝、情感反应与周围环境是否相符等。

4. 意志行为　患者的意志是否减退，行为是否被动、退缩；患者的行为与周围环境是否适宜，有无意向倒错，有无违拗等。

5. 病前个性特点与人格　患者病前性格特点如何，是内向还是外向型；兴趣爱好有哪些，学习、工作、生活能力如何。患者有无人格改变、人格衰退、人格解体等表现。

6. 对疾病的认知　有无自知力，是否存在不承认自己有病。患者对住院、治疗的依从性如何，是否配合治疗和检查，对医护人员的态度如何。

（四）社会评估

1. 生活事件　患者在近期（半年内）有无重大生活事件发生，如至亲死亡、工作变化、失业、离婚等，患者有什么样的反应等。

2. 应对方式　患者是如何应对挫折和压力的，具体的应对方式有哪些，效果如何。

3. 社会交往能力　患者病前的社会交往能力如何,是否善于与人交往;患者病前对于社会活动是否积极、退缩、回避等。患者人际关系如何,有无特别亲密或异常的关系,包括与家人、男女朋友、同事和同学等。

4. 社会支持系统情况　患者的社会支持系统如何,患病后单位同事、同学、亲属与患者的关系有无改变,家庭成员对患者的关心程度、照顾方式、婚姻状况有无改变等。

5. 经济状况　患者自身的经济状况如何,对医疗费用支出的态度等。

二、护理诊断/护理问题

1. 有冲动、暴力行为的危险(对自己或对他人)　与幻觉、妄想、精神性兴奋、缺乏自知力等有关。

2. 思维过程改变　与思维内容障碍(妄想)、思维逻辑障碍、思维联想障碍等有关。

3. 不合作(特定的)　与幻觉、妄想、自知力缺乏、对药物的不良反应产生恐惧、违拗等有关。

4. 生活自理缺陷　与紧张性木僵,疾病急性期,精神症状丰富,极度焦虑和紧张,精神衰退、生活懒散,自伤、他伤而造成行为不便等因素有关。

5. 睡眠形态紊乱　与环境生疏、警觉性增强、精神病症状干扰等因素有关。

6. 个人对应对无效　与无能应对妄想的内容、对现实问题无奈、难以耐受的药物不良反应等因素有关。

7. 营养失调(低于机体需要)　与幻觉、妄想、极度兴奋、躁动,消耗量过大及摄入量不足有关。

8. 医护合作问题　与药物不良反应,如急性肌张力障碍、体位性低血压等有关。

三、护理目标

(1) 患者在住院期间能定时、定量进餐,能满足机体代谢的需要,不因抢食而发生意外。

(2) 患者身体清洁无异味,并最大限度地形成良好的生活自理模式。

(3) 患者的睡眠质量得到改善,能按时入睡,睡眠质量有所提高。

(4) 患者的精神病症状逐步得到控制,且日常生活不被精神病症状所困扰,表现出符合自身的社会角色特点,能最大限度地完成社会功能。

(5) 患者能有效处理与控制情绪和行为,在住院期间不发生冲动伤人、毁物的现象,能控制攻击行为。

(6) 患者对疾病有正确的认识,自知力部分或全部恢复,能主动服药,能描述不配合治疗的不良后果。

四、护理措施

(一) 生活护理

1. 饮食护理　确保患者每天营养摄入量,以维持机体的新陈代谢,增强抵抗力和预防疾病。因被害妄想拒食的患者可让其自行选择食物,对有自罪妄想拒食的患者要耐心劝说其进食,并可将饭菜混合后让患者食用;有异食症的患者应在护士看护下进食,尽量限制患者的活动范围,随时观察患者的异常行为;对服用抗精神病药出现锥体外系反应患者,护士应协助进食并密切观察,防止因吞咽困难导致噎食;对于木僵患者在环境无刺激时可自行活动、进食、排便的特点,将饭菜放置于患者伸手可及之处,同时准备好便器,放置于患者视线范围之内,在不引起患者注意的情况下观察患者进食和排便情况。如果患者出现蜡样屈曲症状,护士要随时保证患者肢体处于功能位状态。

2. 睡眠护理 提供良好的睡眠条件,保持环境安静,温度适宜,避免强光刺激。对于新入院的患者因环境陌生而入睡困难,护士应在病房多陪伴,直至其入睡;合理安排患者作息制度,防止睡眠规律倒置,鼓励患者白天尽量多参加集体活动,保证夜间睡眠质量,指导患者睡前不喝浓茶、咖啡等饮料,或使用一些促进睡眠的方法,如深呼吸、放松术等;对严重的睡眠障碍的患者,经诱导无效,可遵医嘱运用镇静催眠药物辅助睡眠,用药后注意患者睡眠的改善情况并做好记录与交班。

3. 个人卫生护理 对于生活懒散、行为退缩的患者,护士需与患者一起制订生活计划,并督促检查其完成情况,必要时协助和指导其生活自理能力,如穿衣、叠被、洗脸、刷牙等。对于木僵或不能完全自理的患者,护士要定时为患者更衣、沐浴,做好口腔护理、皮肤护理、女性患者的经期护理、二便护理。

(二) 安全护理

精神分裂症患者由于缺乏对自己行为控制的能力,在精神病症状的支配下,可能发生各种行为障碍。因此,加强患者的安全管理,采取有效的防范措施,防止意外事件的发生,一直都是护理工作的重要内容。

1. 合理安置患者 将妄想明显、症状活跃、情绪不稳等患者与木僵、痴呆等行为迟缓的患者分开安置;将易激惹与兴奋躁动的患者分开安置;有自伤、自杀、逃跑等行为者,应安置在重症病房,有专人看护,一旦有意外发生,应及时处理。

2. 有冲动行为的患者护理 预防患者冲动行为的发生是非常重要的。做好病房的安全管理工作,提供安静、舒适的环境,患者需在护士的视线下活动;一旦出现冲动行为,护士应保持冷静,沉着、敏捷地给予口头限制,并配合药物控制;如有伤人、毁物等暴力行为,给予保护性约束,病情缓解后及时解除约束;冲动结束后与患者共同评价冲动前后的感觉,并让其说出自己的感受,给予理解和帮助支持。

3. 妄想患者的护理 妄想是精神分裂症患者最常见的思维障碍,在妄想内容的影响下,患者出现自杀、伤人、毁物、拒食、拒服药等情况,应根据妄想的内容,有针对性地处理。如有被害妄想者,护士应耐心劝导,外出有人陪伴;如拒食,可采用集体进餐;如对同病房患者有被害嫌疑时,应及时将患者安置在不同病房;如护士也被牵连进其妄想内容,护士不要过多解释,注意安全,必要时进行调整。有关系妄想者,护士在接触时语言应谨慎,避免在患者看不到却听得到的地方低耳轻语、发出笑声或谈论其病情症状,以免加重其病情。对有自杀倾向的患者,要禁止其在危险场所逗留,禁止单独活动,外出时严格陪伴制度。

4. 不合作患者的护理 对于不合作患者,护士应主动关心、体贴、照顾患者,让其感到自己被重视、接纳;严格执行操作规程,发药到手,看服到口,服后检查口腔、水杯,确保药物到胃,但要注意采取适当的方式,需尊重患者的人格;对拒绝服药的患者,应耐心劝导,必要时采取注射或使用长效制剂。

（三）药物治疗的护理

药物治疗是治疗精神分裂症的主要方法。但药物在治疗精神病症状的同时，又会出现各种不良反应，从而导致患者服药依从性差。患者药物依从性差是疾病复发的重要原因。因此，对于服用抗精神病药物的患者应加强护理，从而提高患者的服药依从性，减少复发。

1. 确保患者服下药物　给药前要熟悉了解患者情况，包括他们的精神病症状和躯体状况等。发药时必须集中注意力，做到准确无误。有些患者往往不能清楚地叙述自己的姓名和床号，护士必须做好"三查八对"，认清患者姓名、床号、面貌后再发药，并看着患者确实将药物吞下后方可离开，防止患者弃药而得不到应有的治疗。此外，要警惕患者藏药累积后吞服自杀。对拒绝服药者，要耐心说服、劝导，尽量取得合作。对劝说无效者，应与医生协商，改用其他给药方式，如肌内注射长效针剂等。

2. 注意观察患者服药效果及不良反应　护理人员要知道给药的目的、药物疗效、常用剂量和可能发生的不良反应，细心观察疗效及药物不良反应，如发现患者有眩晕、心悸、面色苍白、皮疹、黄疸、吞咽困难、意识模糊等，视情况暂缓给药，并报告医生，作重点观察和详细交班。

（四）心理护理

1. 与患者建立良好的护患关系　精神分裂症患者意识清晰，智能良好，但无自知力，对住院常持敌视态度，对周围持有怀疑或抵抗态度，对医护人员警觉性高。因此，只有与患者建立良好的患护关系，取得患者信任，才能深入了解病情，顺利完成观察和护理工作。对于患者的精神病症状应予理解接纳，尊重其人格；态度和蔼、耐心、温和、冷静、坦诚，避免谈及敏感话题而激惹患者。

2. 正确运用沟通技巧　护士应掌握与患者接触的技巧，如耐心倾听患者的述说，鼓励其用语言表达内心感受而非冲动行为，并作出行为约定，承诺今后用其方式表达愤怒和激动情绪；与患者交谈时，态度亲切温和，语言具体、简单、明确，给他们足够时间回答问题，严禁训斥、责备及讽刺患者。不与患者争论有关妄想的内容，并且适当提出自己的不同感受，避免一再追问妄想内容的细节。对思维贫乏的患者，护士不要提出过多要求。

（五）社会支持

（1）鼓励患者参加集体活动，淡化不良刺激因素对其的影响，安排合理娱乐活动，转移注意力，缓解其恶劣情绪。

（2）当患者病情缓解后，可与其共同制订生活技能训练、社交技巧训练，以及工作康复训练计划，鼓励患者自理，并参加各项工作娱乐活动，促进患者的社会功能的康复。

（六）预防与健康教育

对恢复期患者及家属做好卫生知识的教育，主要包括以下几个方面。

（1）指导患者和家属掌握有关精神分裂症的基本知识，使其认识到疾病复发的危害，认识药物维持治疗、心理治疗对预防疾病复发防止疾病恶化的重要性。

（2）让患者及家属了解有关药物的知识，对药物的作用、不良反应，告诉患者服用药物应维持的年限及服用时的注意事项。教育患者按时复诊，并在医生的指导下服药，不擅自增药、减药或停药。使患者及家属能识别药物的不良反应，并能采取适当的应急措施。

（3）教育患者及家属识别疾病复发的早期征兆，如睡眠障碍、情绪不稳、生活不能自理、懒散、不能正常完成作业等现象,应及时到医院就诊。

(4) 保持良好的生活习惯,避免精神刺激,以及与亲朋好友的交往;引导患者扩大接触面,克服自卑心理,进一步提高生活自理和工作技能,尽早回归社会。

五、护理评价

(1) 患者最基本的生理需要是否得到满足。

(2) 患者精神症状缓解的情况、自知力恢复的情况。

(3) 患者有无意外事件和并发症的发生。

(4) 患者基本生活自理能力和社会交往技巧的恢复情况。

(5) 患者是否配合治疗、护理,并按时服药。

(6) 患者对疾病的看法和对治疗的态度是否改变。

(7) 患者及家属对疾病知识是否有所了解。

案例与思考题

1. 患者,男性,26 岁,未婚。20 岁时,父亲突然病逝,给患者造成了不小的打击,偏偏祸不单行,交往了一段时间的女友提出分手,双重打击使得患者郁郁寡欢,情绪低落,觉得生无可恋,开始失眠,精神状态不良。说自己"活不了多少天了""领导认为是我让单位的其他人犯错误的"。害怕火车鸣响,不敢出门,独自躲在角落里,自说自笑,拒绝就医。家人看到患者的情况将其送到医院治疗,诊断为抑郁症。治愈后出院,但是上述情况仍无好转。独自走在街上突然受惊后往回跑,说"前面有一道白光太厉害了";常常听到一些说话声音,见到公安人员就害怕,口称"我有罪",看见家人问:"公安局的人与你们谈过话吗?""为什么我想的事情别人都知道?"看到白鸽飞起就说父母将有大难。

(1) 根据以上病情,该患者最可能的诊断是什么?

(2) 护理评估时还需收集患者哪些方面的资料?

(3) 该患者目前主要有哪些护理问题? 如何进行护理?

2. 患者,女性,17 岁,女高中生。以往身体健康,性格内向,喜欢自己一个人沉思,不善交友,不善言谈,腼腆胆怯,不苟言笑。刚入高中时学习成绩良好,是班级的优秀学生。在无任何原因突然出现失眠,上课时注意力不集中,内向腼腆的她却主动要求家长给介绍男朋友。慢慢地发展到逃课,在街上闲游,还经常半夜大声唱歌、自言自语、扮丑脸、做怪动作、照镜子、痴笑。有时头插鲜花,甚至赤身裸体,将家中玻璃窗打碎,喝痰盂中小便,自打耳光,哭笑无常,讲话前言不对后语,无故咒骂母亲,言语粗鲁。

(1) 请问患者最可能的诊断是什么?

(2) 该患者目前主要有哪些护理问题? 如何进行护理?

(曾丽芳)

第十六章

心境障碍患者的护理

心境障碍(mood disorder),又称情感性精神障碍(affective disorder),是以显著而持久的情感或心境改变为主要特征的一组精神障碍。临床主要表现为情感高涨或低落,伴有与异常心境相应的认知和行为改变,可有精神病性症状,如幻觉、妄想等。本组疾病有反复发作的倾向,间歇期精神状态基本正常,部分可有残留症状或转为慢性,预后一般较好。心境障碍不但给个体健康造成了重大损害,也给整个社会带来了沉重的疾病负担。依照《国际疾病分类》第10版(ICD-10)精神和行为障碍分类,心境障碍包括躁狂发作、抑郁发作、双相情感障碍、复发型抑郁障碍、持续性心境障碍和其他或未特定的心境障碍等类型。本章主要以躁狂和抑郁发作为核心对心境障碍进行介绍。

第一节 心境障碍的临床特点

一、流行病学

由于不同国家和地区所采用的疾病分类系统和诊断标准不尽相同,且社会文化背景、风俗习惯也存在较大差异,有关心境障碍的发病率和患病率等流行病学资料也存在着一定的差异。1982年,我国开展的12个地区精神疾病流行病学调查发现,心境障碍(未区分单、双相)终生患病率为0.76‰(29/38 136),时点患病率为0.37‰(14/38 136)。1992年,再度对参与前次调查的部分地区(7地区)进行了复查,发现心境障碍的终生患病率为0.83‰(16/19 223),时点患病率为0.52‰(10/19 223),较10年前略有增长。西方国家的流行病学调查显示,心境障碍的终生患病率为2%~5%,远高于我国的数字。欧洲国家的流行病学调查结果与美国接近,心境障碍的总患病率为3%~5%,甚至更高。

随着全球对于心境障碍相关问题的认识日趋统一,各地对于诊断分类的歧义逐渐缩小,通过各种途径和针对不同群体调查所反映的心境障碍流行病学结果也基本趋于接近。2004年,世界精神卫生调查委员会(World Mental Health Survey Consortium)在14个国家所进行的15项调查结果显示,各国心境障碍的年患病率为0.8%~9.6%,其中美国最高,尼日利亚最低,我国北京、上海分别为2.5%和1.7%。

自杀率的比较较少受所谓诊断标准等的影响。根据上述 1982 年的流行病学调查,我国年平均自杀率为 8.5/10 万,5 年累计自杀率为 42/10 万(22/51 982)。1993 年复查时年平均自杀率为 22.2/10 万,5 年累计自杀率为 111.1/10 万(26/23 333)。美国 1983 年的年平均自杀率为 12.1/10 万,1989 年为 10.2/10 万。

心境障碍可急性或亚急性起病,躁狂发病年龄一般比抑郁症早,女性又比男性早。第一次发病年龄以 16～25 岁居多。双相情感障碍患病率男女之比约为 1∶1.2,抑郁症患病率女性则高于男性 1 倍以上,可能与双方激素水平的差异,女性妊娠、分娩和哺乳以及心理-社会应激事件等因素的影响有关,而男性抑郁症的自杀死亡率却高于女性。本病有周期发作的特点,缓解期明显,可单相或双相交替发作,自然病程长短不一,发作期平均为 7 个月。

二、病因与发病机制

本病病因仍不十分清楚。大量研究资料显示,遗传因素、生物学因素和心理-社会因素对本病的发生有明显影响,并且彼此之间相互作用,导致疾病的发生和发展。

(一) 遗传因素

遗传因素在心境障碍的发病中具有重要作用。家系研究表明,中、重度心境障碍在人群中的患病率为 1%～2%,而心境障碍先证者的亲属患本病的概率高出一般人群的 10～30 倍;血缘关系越近,患病概率越高,一级亲属的患病率远高于其他亲属;有早期遗传现象,即发病年龄逐代提早,疾病严重性逐代增加。双生子研究发现,单卵双生子(MZ)心境障碍的同病率比异卵双生子(DZ)高。例如,单卵双生子躁狂障碍的同病率为 33%～90%,而异卵双生子躁狂障碍的同病率为 5%～25%;单卵双生子重型抑郁障碍的同病率为 50%,而异卵双生子重型抑郁障碍的同病率为 10%～25%。寄生子研究发现,患心境障碍父母所生子女被寄养后的患病率高于正常父母所生子女被寄养后的患病率;患有心境障碍的寄养子,其亲生父母患病率高于正常寄养子亲生父母的患病率。在分子遗传学研究中,Egeland 等(1987)对 Old Order Amish 家系进行限制性内切酶片段长度多态性(RFLPs)分析,将双相情感障碍基因定位于 11pl5.5。

(二) 神经生化因素

生物胺与心境障碍的关系是迄今为止研究最多、了解较深的领域之一。不少研究报道,心境障碍患者存在生物胺水平或生物胺神经通路功能乃至结构的异常。去甲肾上腺素(NE)和 5-羟色胺(5-HT)被认为与心境障碍的发生关系最为密切。双相抑郁患者尿中 NE 代谢产物 3-甲氧-4 羟苯乙二醇(MHPG)较对照组明显降低,转为躁狂症时,MHPG 含量明显升高。5-HT 的功能活动降低与患者的抑郁心境表现密切相关,5-HT 的功能升高与躁狂症有关。另有研究发现,某些抑郁症患者脑内多巴胺(DA)的功能降低,躁狂发作时 DA 的功能增高。乙酰胆碱(Ach)能与肾上腺素能神经元的张力平衡可能与心境障碍有关,脑内 Ach 神经元过度活动,可能导致抑郁;而肾上腺素能神经元过度活动,可能导致躁狂。

(三) 神经内分泌功能失调

大量研究证实,心境障碍与多种内分泌激素水平改变有关,主要包括下丘脑-垂体-肾上腺轴(HPA)、下丘脑-垂体-甲状腺轴(HPT)及下丘脑-垂体-生长素轴(HPGH)的功能障碍。抑郁症患者不仅血浆皮质醇浓度增高,而且分泌昼夜节律也有改变,无晚间自发性皮质醇分泌抑制。抑郁症患者血浆促甲状腺素(TSH)显著降低,游离 T4 显著增加,生长激素(GH)系统对可乐定刺激反应异常,对地昔帕明的反应降低,有些抑郁症患者 GH 对胰岛素的反应降低,在双相抑郁及精神病性抑郁患者中更为显著。

(四) 神经电生理变化

有人认为睡眠脑电图可作为抑郁症的生物学指标,且具有诊断意义。抑郁症患者睡眠脑电图有以下改变:总睡眠时间减少,觉醒次数增多,快速眼动睡眠(REM)潜伏期缩短,抑郁程度越重,REM 潜伏期越短。30%左右的心境障碍患者还可出现脑电图异常,表现为抑郁发作时多倾向于低 α 频率,而躁狂发作时多为高 α 频率或出现高幅慢波。心境障碍患者在抑郁发作时脑诱发电位(BEP)波幅较小,并与抑郁的严重程度相关;视觉诱发电位(VEP)潜伏期较短,多见于单相抑郁。躁狂发作时,100 ms 内体感诱发电位(SEP)波幅恢复大于正常。

(五) 神经影像学

CT 检查发现,心境障碍患者的脑室较健康对照组大,脑室扩大的发生率为 12.5% ～42%。单相抑郁与双相抑郁者 CT 检查异常比例无显著差异。也有研究发现,抑郁症患者左额叶局部脑血流量(rCBF)降低,降低程度与抑郁的严重程度呈正相关。在伴有认知功能损害的抑郁症患者中,rCBF 的下降比不伴认知损害的患者更严重。

(六) 心理-社会因素

应激性生活事件与心境障碍尤其与抑郁症的关系十分密切。Brow 等发现抑郁症妇女在发病前 1 年所经历的生活事件频度是正常人的 3 倍。负性生活事件或长期的不良处境,如丧偶、离婚、婚姻不和谐、失业、严重躯体疾病、家庭成员患重病,或突然亡故均可导致抑郁症的发生,其中丧偶是与抑郁症关系最密切的应激原。女性因为其应对应激能力低于男性,更易患本病。此外,经济状况差、社会阶层低下者也易患本病。

三、心境障碍的临床表现

心境障碍的基本临床表现为抑郁发作和躁狂发作两种完全相反的状态,因而其临床症状特征可按不同的发作方式分别叙述。

(一) 抑郁发作

抑郁发作(depression)的表现是多方面的,一般存在"三低"症状,即心境低落、思维迟缓和意志活动减退。情绪低落(绝望、无助、无用)、兴趣缺乏及愉快感丧失是抑郁症的核心症状,呈昼重夜轻规律。

1. 抑郁心境　是抑郁状态的核心症状。患者心境低落,感觉悲伤、心情不好,对自己的生活、工作、前途感到无望、无助,对自己的未来感到绝望;认为没有人关心、在乎自己,对治疗和康复失去信心;对生活中愉快或不愉快的事件反应迟钝,兴趣和(或)快乐的感觉丧失,对以往喜欢的业余爱好和生活事件失去兴趣。患者整日忧心忡忡、郁郁寡欢、度日如年、痛苦煎熬、不能自拔。60%患者在抑郁心境的背景下可出现焦虑、激越症状,表现为表情紧张、局促不安、惶惶不可终日,或不停地踱步、揪头发、掐手指、拧衣服等。

2. 思维障碍　患者思维联想速度缓慢,注意力和近事记忆力下降,无法集中注意力思考一个问题,反应迟钝;抽象思维能力差,自觉"脑子好像是生了锈的机器"。临床上患者表现为主动性言语减少,语速明显减慢,回答问题时吞吞吐吐,拖延不答,进而导致交流困难,做事也犹豫不决。同时,患者认知扭曲,对各种事情认识悲观,将周围一切都看成灰色的,出现自我评价下降、自责自罪,甚至产生自杀观念。部分患者出现罪恶妄想,认为自己罪孽深重,应受惩罚,也可出现贫穷、疑病妄想或者谴责性的听幻觉等。多数患者自知力完整,但存在明显自杀倾向者可出现自知力扭曲,对自己当前的状态缺乏清醒的认识,伴有精神病症状者多自知力不完整或完全丧失。

3. 意志活动减退　意志活动呈显著、持久、普遍的抑制状态。患者不愿参加平时喜爱的活动,不愿与他人接触,不肯上学上班,闭门独居,回避社交。什么事都不愿意做,生活被动疏懒,严重时卧床不起,不语、不动、不食,出现抑郁性木僵。当存在焦虑时则表现为坐立不安、手指抓握、来回踱步。

4. 自杀观念和行为　抑郁症患者的自杀率比一般人群约高20倍,约有3/4的患者有此症状,最终有10%~15%的患者死于自杀。自杀观念常逐渐产生,随着症状的加重日趋强烈。一方面,由于在无助、绝望中挣扎,患者感到生不如死,以自杀寻求解脱;另一方面,认为自己罪大恶极,通过自杀惩罚自己。患者采取的自杀计划往往比较周密,难以防范,因此是抑郁症最危险的症状,应提高警惕。偶尔患者会出现"扩大性自杀",可在杀死数人后再自杀,导致极严重的不良后果。

5. 昼夜节律　是指患者心境存在昼重夜轻的变化,是抑郁症尤其是内源性抑郁症的典型症状。约50%患者的情绪低落出现此波动变化,即清晨破晓时情绪最为低落,黄昏时分低落情绪和症状则有所改善。有些心因性抑郁症患者的症状则可能在下午或晚间加重,与此恰恰相反。

6. 躯体表现　包括各种生理功能的改变,精力丧失,非特异性躯体症状如疼痛、周身不适、自主神经功能紊乱等。

(1)生理功能改变:睡眠紊乱是抑郁状态最常伴有的症状之一,典型表现为早醒,醒后无法入睡。不典型的抑郁症患者可出现睡眠过多。食欲减退和体重显著下降,严重时可导致营养不良。小部分患者可出现食欲亢进和体重增加。性欲下降,甚至完全丧失。

(2)精力改变:感觉容易疲劳、衰弱、精力下降,缺乏活动,生活被动疏懒。常与精神运动性迟滞相伴。

(3)非特异性症状:患者自觉身体任何部位的疼痛;常有不适主诉,如恶心、心慌、胸闷等,出现胃肠道、心血管,以及其他系统的症状表现。常在综合性医院被诊断为各种自主神经功能紊乱,有人称为"隐匿性抑郁症"。

7. 其他表现　部分患者可出现强迫、恐怖、人格解体、现实解体等。

(二)躁狂发作

躁狂状态(mania)患者一般存在所谓"三高"症状,即情感高涨、思维奔逸和意志行为增强,其中情感高涨、兴奋话多和易激惹是躁狂发作的核心表现。

1. 情感高涨　是一种强烈而持久的喜悦与兴奋,是躁狂状态的主要原发症状。患者终日沉浸在欢乐的心境之中,表现为轻松愉快、无忧无虑、热情乐观、兴高采烈、眉飞色舞、喜笑颜开、洋洋自得。患者的愉悦心境表现生动鲜明,与内心体验和周围环境相协调,极富感染力,容易引起周围人的共鸣。患者好表现自己,喜好打扮,骄傲自负,有夸大色彩、不切实际。部分患者以易激惹和敌意为主,稍不遂意或受到别人指责就勃然大怒,严重者可出现破坏或攻击行为。患者常常在患病早期表现为愉快,而在后期则转换为易激惹。

2. **思维奔逸**　是指思维联想速度的增快、思想内容丰富而多变,语量多、速度快、语音高。患者表现为高谈阔论、滔滔不绝、口若悬河。自觉脑子特别灵,反应特别快,好像机器加了"润滑油"一样,感到说话的速度远远跟不上思想,但方向却不固定,易受环境影响离开原来的主题,而转移到新接触的事物上去,出现"随境转移"现象,有时可出现音联和意联。

在心境高涨的基础上可以出现自我感觉良好,言辞夸大,认为自己才华出众、出身名门、权位显赫、神通广大等,并可达到妄想的程度,夸大妄想的内容常因时间、环境、患者文化水平和经历而有很大不同。在夸大妄想基础上,可派生关系妄想和被害妄想,但一般历时较短暂、不系统。

3. **意志行为增强**　患者出现协调性精神运动性兴奋,其内心体验与行为,行为反应与外在环境均较为统一。患者表现出精力旺盛,不知疲倦,对什么都感兴趣,终日忙忙碌碌,爱凑热闹,好管闲事,尽管觉得自己什么都能办成,但是在活动中易于转移目标,一个活动未完成又转到另一项活动中去,做什么事情都是虎头蛇尾,有始无终。有些患者频繁购物,甚至挥霍钱财买一些华贵而非必需的物品作为摆设或随意赠送他人。

4. **躯体症状**　躁狂发作患者常伴有睡眠减少,但精力充沛。患者食欲亢进,但由于活动过度,入量不足,体重无明显增加,年老体弱者可导致虚脱、衰竭。患者性欲亢进,举止轻浮。有些患者会出现自主神经功能紊乱的表现。

5. **躁狂发作的类型**

(1) 轻躁狂:躁狂发作程度较轻者称为轻躁狂,表现为活动增多,语量增多,注意力集中困难或随境转移,自我感觉良好,精力充沛,睡眠减少,性功能增强,对日常的个人生活有一定的影响。部分患者有时达不到影响社会功能的程度,一般人常不易觉察。

(2) 急性躁狂:起病急,发展快,情感明显高涨,易激惹。表现为活动增多或坐立不安,言语增多,思想奔逸,自我评价过高或夸大,随境转移或活动和计划不断改变,睡眠减少,明显的性功能亢进,对日常个人生活严重影响。

(3) 谵妄性躁狂:躁狂发作极为严重时,患者极度的兴奋躁动,可有短暂、片断的幻听,行为紊乱而毫无目的和指向,伴有冲动行为;这些患者常常伴有意识障碍,有错觉、幻觉及思维不连贯等症状。如不及时治疗,可于较短时期内因躯体衰竭而死亡。

(4) 慢性躁狂:极少数患者的躁狂发作难以缓解,其智力水平较急性躁狂患者低,情绪反应较迟钝。临床中常见的慢性躁狂可能是继发于脑器质性疾病。

(三)混合发作

躁狂症状和抑郁症状在一次发作中同时出现,临床上较为少见。通常是在躁狂与抑郁在数小时内迅速交替或混合出现。混合发作时躁狂症状和抑郁症状均不典型。一般持续时间较短,多数较快转入躁狂相或抑郁相。

(四)环性心境障碍

环性心境障碍(cyclothymia),是指心境持续性的不稳定,多次反复地出现情感高涨与低落,其心境改变的程度达不到躁狂发作或抑郁发作的症状标准,发作之间有心境正常的间歇期,间歇期可长达数月,社会功能受损较轻。

(五)恶劣心境

恶劣心境(dysthymia)曾称为抑郁性神经症,是一种以持久的心境低落状态为主的轻度抑郁,可有明显的抑郁症状,无躁狂症状,常伴有焦虑、躯体不适感和睡眠障碍,患者有求治要求,无明显的精神运动抑制或精神病症状,社会功能受损较轻,自知力完整或较完整,生活、工作不受到严重影响,无自杀行为,预后良好。

四、心境障碍的诊断

根据临床症状、病程等将心境障碍的诊断分为抑郁发作、躁狂发作、双相障碍、各类心境障碍,下面根据《国际疾病分类》第 10 版(ICD-10)精神和行为障碍分类进行阐述。

(一) 抑郁发作的诊断标准

在 ICD-10 中,抑郁障碍的诊断标准分为首次发作的抑郁障碍或复发性抑郁障碍,不包括发生于双相情感障碍中的抑郁状态。

1. 抑郁发作的一般标准　以心境低落为主,发作持续时间至少 2 周,不存在符合轻躁狂或躁狂发作的标准,排除器质性精神障碍或精神活性物质和非成瘾物质所致抑郁,并至少有下列核心症状和附加症状。

(1) 核心症状:①抑郁心境,存在于 1 天中的大多数时间里,且几乎每天如此;②对平日感兴趣的活动丧失兴趣或愉快感;③精力不足或过度疲劳。

(2) 附加症状:①集中注意和注意的能力降低;②自我评价和自信降低;③自罪观念和无价值感;④认为前途暗淡悲观;⑤自伤或自杀的观念或行为;⑥任何类型的睡眠障碍;⑦食欲改变伴有相应体重变化。

2. 首次发作的抑郁障碍

(1) 轻度抑郁:是指具有至少 2 条核心症状和至少 2 条附加症状,且患者的日常工作和社交活动有一定困难,对患者的社会功能有影响。

(2) 中度抑郁:是指具有至少 2 条核心症状和至少 3 条(最好 4 条)附加症状,且患者的工作、社交或家务活动有相当困难。

(3) 重度抑郁:3 条核心症状都存在,并且有至少 4 条附加症状;症状极为严重或起病非常急骤时,<2 周的病程也可作出诊断;除了在极有限的范围内,患者几乎不可能进行社交、工作或家务活动。

(4) 重度抑郁发作伴有精神病症状:是指符合重度抑郁发作的诊断标准,并存在妄想、幻觉或抑郁性木僵等症状。

(5) 其他抑郁发作:是指总的诊断印象表明发作有抑郁性质,但不符合轻到重度的诊断标准。

3. 复发性抑郁障碍　特点是反复出现抑郁发作,且不存在符合躁狂标准的心境高涨和活动过度的独立发作。其抑郁发作的起病年龄、严重程度、持续时间和发作频率等无固定规律,平均起病年龄为 40～49 岁,单次发作持续 3～12 个月,两次发作之间应有数个月无明显心境紊乱。根据严重程度亦分为轻度发作、中度发作和重度发作。

(二) 躁狂发作的诊断标准

1. 躁狂发作的一般标准　以情绪高涨或易激惹为主要特征,症状持续至少 1 周,排除脑器质性精神障碍、躯体疾病与精神活性物质和非依赖性物质所致的精神障碍,并不符合精神分裂症的诊断标准,并有下列核心症状和附加症状。

（1）核心症状：情感高涨、易激惹，已经肯定达到异常的程度。

（2）附加症状：①活动增多或坐卧不宁；②语言增多；③注意力集中困难或随境转移；④睡眠需要减少；⑤性功能增强；⑥鲁莽或不负责任的行为；⑦正常的社会约束力丧失；⑧自我评价过高或夸大。

2. 根据程度分类

（1）轻躁狂：是躁狂的较轻表现形式，较之环性心境，心境和行为的异常又更为持续，也更为明显，故不宜归于其下。诊断要点：与高涨或改变的心境相应的上述几项特征至少持续存在数天，其程度和持续度超过环性心境的表现。不排斥对工作和社会活动的相当妨碍，但若达到了严重损害和完全破坏的程度，就应诊断为躁狂。

（2）躁狂不伴精神病症状：发作至少应持续 1 周，严重程度达到完全扰乱日常工作和社会活动。心境改变应伴有精力增加和上述几条症状（特别是言语急促、睡眠需求减少、夸大、过分乐观）。

（3）躁狂伴精神病症状：是较上述描述更为严重的一种躁狂的临床表现形式，膨胀的自我评价和夸大观念可达到妄想程度，易激惹和多疑，可发展成被害妄想。

（三）双相情感障碍的诊断标准

1. 本病特点 反复（至少两次）出现心境和活动水平明显紊乱的发作。紊乱有时表现为心境高涨，精力和活动增加（躁狂或轻躁狂），有时表现为心境低落，精力降低和活动减少（抑郁）。发作间期通常以完全缓解为特征。

2. 分类 可分为双相情感障碍目前轻躁狂发作、目前不伴有精神病症状的躁狂发作、目前伴有精神病症状的躁狂发作、双相情感障碍目前轻度或中度抑郁、目前不伴有精神病症状的重度抑郁发作、目前伴有精神病症状的重度抑郁发作等。

（四）环性心境障碍的诊断标准

反复出现心境高涨或低落，但不符合躁狂或抑郁发作的症状标准。符合症状需＞2 年，但 2 年中，可有数月心境正常间歇期。排除标准心境变化并非躯体疾病或精神活性物质的直接后果，也非精神分裂症及其他精神病性障碍的附加症状；排除躁狂或抑郁发作，一旦符合对应标准即诊断为其他类型情感障碍。

（五）恶劣心境的诊断标准

持续存在的心境低落，但不符合任何类型抑郁的症状标准，同时无躁狂症状。社会功能受损较轻，自知力完整或较完整。符合症状标准和严重标准已＞2 年，在这 2 年中，很少有持续 2 个月的心境正常间歇期。

五、心境障碍的治疗与预防

心境障碍的治疗主要包括躯体治疗（含药物治疗和电抽搐等）和心理治疗两大类，两种方法联合使用可以获得更好的效果。其治疗的目的在于控制急性发作和预防复发，降低心理社会性不良后果，并增强发作间歇期的心理-社会功能。

（一）药物治疗

药物治疗不但可缓解痛苦，有效地防止自杀，同时也可明显地减少社会负担，恢复患者的工作和生活能力。

1. **抑郁障碍的药物治疗** 抑郁症是高复发性疾病,目前倡导全程治疗。其全程治疗分为急性期、恢复期和维持期治疗 3 期。

(1)急性期治疗:推荐 6～8 周。目标为控制症状,尽量达到临床痊愈。治疗抑郁症时,一般药物治疗 2～4 周开始起效。如果患者用药 4～6 周无效,可改用同类其他药物或作用机制不同的药物治疗。

(2)恢复期治疗:治疗需>4～6 个月。在此期间患者病情不稳,复发风险比较大,原则上应继续使用急性期治疗有效的药物且剂量不变。

(3)维持期治疗:抑郁症为高复发性疾病,因此需要维持治疗以防止复发。WHO 推荐用于仅发作 1 次、症状轻、间歇期长(≥5 年)者,一般可不维持治疗。多数意见认为首次抑郁发作维持治疗为 6～8 个月;有 2 次以上的复发,特别是近 5 年有 2 次发作者应维持治疗,一般>2～3 年。多次复发者主张长期维持治疗。

抗抑郁剂的选择主要是依据患者的临床特征、伴随症状、生理特点,以及躯体情况、药物的临床特点和既往药物治疗的经验,同时还应考虑到药物的不良反应,以及不良反应可能导致的潜在危险。常用的抗抑郁剂包括传统的三环类抗抑郁剂、单胺氧化酶抑制剂、选择性 5-羟色胺再摄取抑制剂,以及其他新型抗抑郁剂等(详见本书第二十一章)。

抗抑郁剂在使用过程中应遵循以下原则:①治疗方案个体化,个体对抗抑郁药物的治疗反应存在很大差异,治疗方案应考虑性别、年龄、身体情况、是否同时使用其他药物,以及患者经济能力等多方面因素,还要根据患者用药后的反应情况,随时调整药物和剂量。②尽可能单一用药,一般不主张联合应用两种以上的抗抑郁药,仅在足量、足疗程治疗和换药无效时才考虑联合使用两种作用机制不同的抗抑郁药。③足量、足疗程,小剂量疗效不佳时,酌情增至足量和够长的疗程。④逐渐递增剂量,尽可能采用最小有效量,以减少不良反应,提高服药依从性。⑤症状缓解后避免立即停药,突然停用抗抑郁药易导致抑郁反复,病情加重,还易产生撤药反应。⑥联合心理治疗,通过个体化、足量足疗程等治疗可获 50%～80%的成功率。如果其他因素相同,药物联合心理治疗,总体疗效>80%。此外,还应积极治疗与抑郁共存的其他疾病等。

2. **躁狂发作的药物治疗** 以心境稳定剂为主,必要时可合用抗精神病药或苯二氮䓬类药物。其用药遵循个体化药物、小剂量开始、剂量逐步递增及全程治疗等原则。急性期控制症状,缩短病程;巩固期防止症状复燃,促使社会功能的恢复;维持期防止复发,维持良好的社会功能,提高患者的生活质量。

常用的抗躁狂药物包括以下几种:①碳酸锂,是治疗躁狂发作的首选药物,治疗效果达80%以上。它既可用于躁狂的急性发作,也可用于缓解期的维持治疗,并对躁狂有预防作用。碳酸锂从小剂量开始,一般根据患者反应和血锂浓度逐渐增加剂量。起效时间为 7～10天,其间对于高度兴奋的患者,可以同时应用氯丙嗪或氟哌啶醇。由于锂盐的治疗剂量与中毒剂量比较接近,在治疗中应密切观察病情变化和治疗反应,同时监测血锂浓度,并根据病情、治疗反应和血锂浓度调整剂量。急性期治疗血锂浓度应维持在 0.8～1.2 mmol/L,维持治疗时为 0.4～0.8 mmol/L,血锂浓度上限<1.4 mmol/L,以防锂盐中毒。②抗惊厥药物,卡马西平、丙戊酸盐(钠盐或镁盐)为锂盐的重要辅助药。卡马西平对难治性躁狂和快速循环患者常有很好的疗效,但常伴有严重的不良反应。丙戊酸盐使用较安全,且患者对其耐受性好于锂盐和卡马西平。③抗精神病药,奥氮平、利培酮、喹硫平、齐拉西酮、阿立哌唑、氯丙

嗪、氟哌啶醇等均能有效地控制躁狂发作的兴奋症状。病情重者可选用注射用药的方法，使患者很快镇静下来。奥氮平的耐受性较好，但要注意过度镇静、直立性低血压、体重增加和糖脂代谢异常等问题。

3. 双相情感障碍　临床上对于双相情感障碍患者常用的药物包括情感稳定剂（包括锂盐），以及抗癫痫药中的丙戊酸盐和卡马西平等。这些药物的共同特点是不仅对躁狂、抑郁发作有治疗和预防效果，也可以避免在治疗时诱发另外一种状态。双相情感障碍具有反复发作性，因此在躁狂或抑郁发作后应采用维持治疗。

（二）电抽搐治疗

电抽搐治疗（ECT）对重症躁狂发作或对锂盐治疗无效的患者有一定疗效，可单独使用或合并药物治疗。对强烈自杀观念及使用药物治疗无效的抑郁症患者，电抽搐治疗可起到立竿见影的效果。电抽搐治疗后仍需要药物维持治疗。一般隔日 1 次，8～12 次为一个疗程。

（三）心理-社会治疗

1. 心理干预　在药物治疗的基础上，联合认知治疗、行为治疗、支持性心理治疗等，能有效减轻或缓解患者的抑郁症状。心理治疗能够帮助患者分析他们问题的来源，教会他们如何应付生活中的各种诱发抑郁的事件，如学习压力大、失恋、家庭不和、事业失败等造成的暂时情绪低落、心情不愉快等现象，促进其康复，减少复发。心理治疗也应贯穿于整个治疗过程，使患者消除不必要的顾虑和悲观情绪，改变患者的不良认知方式，缓解情感症状，尤其对轻、中度的抑郁患者效果好。对于有明显消极自杀观念和行为的患者，应提供及时有效的危机干预措施。

2. 家庭干预和家庭教育　家庭干预针对患者家庭中的主要成员，传授与疾病防治与康复有关的知识并训练应对技巧，使家庭能更好地帮助患者。其内容主要包括：①改善家庭氛围；②减少家庭环境中过分的不良应激；③减轻照料者的心理负担；④提供针对患者症状和疾病行为的应对策略和训练技巧；⑤提高维持治疗的依从性；⑤预防疾病的复发。家庭干预的方法一般可采取多个家庭参加的集体治疗方式或单个家庭的个别化治疗方式。集体干预以 10～30 个家庭中主要承担照料的亲属参加为宜，便于在接受知识教育中结合讨论，不同家庭间相互交流沟通，以利于减轻无助感和孤立感，可获得较大的干预效应。若某个家庭顾忌一些隐私或存在某种特殊情况时，则个别家庭治疗较为适合。个别家庭治疗时根据需要可有患者在场或不在场两种情况。患者不在场，可避免一些不同观点的矛盾冲突；如果干预涉及改善不当行为时，应鼓励患者的参与。

3. 康复及社区干预　详见本书第二十二章相关内容。

（四）预防复发

1. 坚持药物治疗　心境障碍复发的频率因人而异，是否需长期服药以预防复发的观点目前尚有争议。研究提示，若第一次抑郁发作且经药物治疗临床缓解的患者，药物的维持治疗时间需 6～12 个月；若为第二次发作，主张维持治疗 3～5 年；若为第三次发作，应长期维持治疗，并嘱患者定期随访。双相发作的患者若每年都有发作、连续 2 年以上，应长期服用锂盐。锂盐具有双相治疗作用，可有效地预防躁狂或抑郁的复发。

2. 社会支持系统　有效的心理治疗和良好的家庭与社会支持系统对预防本病的复发也有非常重要的作用，应加强疾病知识的宣传，提高社会对疾病的正确认识，积极为患者解决生活和工作中的实际困难及问题,减少心理应激,提高患者应对能力,为其创造良好的环境,以防复发。

六、病程与预后

心境障碍可急性或亚急性起病,躁狂发病年龄一般比抑郁症早,女性又比男性早。本病具有周期性发作的特点,缓解期明显,可单相或双相交替发作,自然病程长短不一,发作期平均为7个月。一般认为,心境障碍的预后较精神分裂症好,但心境障碍具有明显的复发倾向或趋于慢性化。

1. 抑郁发作 一般认为由心理-社会因素诱发的抑郁症大多数表现为急性或亚急性起病,好发季节为秋冬季。单相抑郁发病年龄较晚,一般以30～40岁居多,每次发作持续时间比躁狂发作长,但也有短的,只有数日,长者可以＞10年,平均病程为6～8个月。病程的长短与年龄、病情严重程度,以及发病次数有关。大多数经治疗而恢复的抑郁症患者仍有30%于1年内复发。此外,有过1次抑郁发作的患者,其中50%的患者会再发;有过2次抑郁发作的患者,今后再次发作的可能性为70%;有3次抑郁发作患者,几乎100%会复发。

2. 躁狂发作 躁狂发作大多数为急性或亚急性起病,好发季节为春末夏初。躁狂发作的发病年龄一般＜30岁。躁狂发作的自然病程,一般认为持续数周至6个月,平均为3个月左右。有的病例只持续数天,个别病例可＞10年。部分患者的病程可呈自限性,轻度发作即便不加治疗也可能在一段时间后自发缓解。有人认为反复发作的躁狂发作相,每次发作持续时间几乎相仿,多次发作后可成慢性。

3. 双相情感障碍 多数患者具有抑郁和躁狂的双相发作,若双相障碍患者首次发作为躁狂相,发病年龄在20岁左右。躁狂和抑郁的发作没有固定的顺序,可连续多次躁狂发作后有一次抑郁发作;也可能反过来,或躁狂和抑郁交替发作,但很少有混合发作发展成躁狂发作的情况。未经治疗的双相障碍患者中,有50%的患者能够在首次发作后的第一年内自发缓解,其余的在以后的时间里缓解的不到1/3,终生复发率＞90%,约有15%的患者自杀死亡,10%转为慢性状态。总的来说,双相障碍的预后较抑郁性障碍或躁狂发作更差。

第二节 心境障碍患者的护理

一、护理评估

从生理、心理、社会文化等方面收集与患者健康状况有关的资料。

(一) 健康史及既往治疗情况的评估

1. 个人史、家庭史 患者既往健康状况如何,家族史中是否有相同病例。

2. 患者治疗情况 既往治疗是否用药、药物不良反应、用药依从性等。

(二) 生理评估

1. 一般情况 患者生命体征,皮肤是否完整、有无伤口。营养情况,注意患者有无食欲旺盛或减退、体重增加或下降、脱水等。睡眠情况,有无入睡困难、早醒、醒后难以入睡等。

性欲亢进或减退、闭经等。

2. 非特异性躯体症状　患者有无头痛或浑身疼痛、周身不适、胃肠道功能紊乱、心慌气短、尿频、尿急等。

3. 并发症　患者有无感染性疾病、消化道疾病、肝肾功能损害、心血管系统疾病、神经系统疾病等。

4. 实验室及其他辅助检查　患者血、尿、便常规,以及血生化、心电图及脑电图检查结果。

(三) 心理评估

1. 认知活动

(1) 患者有无知觉的改变,如出现幻听、幻视等症状。

(2) 患者有无思维内容障碍及思维过程方面的改变,如夸大妄想、罪恶妄想、疑病妄想、思维奔逸或迟缓等。

(3) 患者有无记忆损害,如记忆增强或下降、虚构、认知扭曲等。

(4) 患者有无注意力减退和注意力转移,如随境转移。

2. 情感活动

(1) 患者有无情感高涨、低落或焦虑症状,如自我感觉良好、夸夸其谈、语音高昂、傲慢自负;自我评价低、抑郁悲伤、终日忧心忡忡、愁眉苦脸、缺乏兴趣,常诉说"活着没意思""心里难受"等。

(2) 患者有无激越行为,如情绪不稳、激动暴怒、易激惹,甚至出现破坏及攻击行为。

(3) 抑郁心境是否有晨重夜轻节律改变的特点。

3. 意志行为活动

(1) 患者有无意志行为增强或减退,如活动增多、喜交往、爱凑热闹、整日忙碌,或行为缓慢、不想做事、疏远亲友、回避社交。

(2) 患者是否改变了原有生活方式,基本需求能否满足。

(3) 有无抑郁性木僵的症状。

(4) 有无消极自杀观念或行为。

4. 人格特征　患者病前个性特征如何,是否缺乏应对挫折与压力的心理行为方式。

(四) 社会评估

1. 病前生活事件　患者的家庭、社会功能有无受损,病前有无生活事件,如婚姻破裂、丧偶、考试失败、失业、慢性躯体疾病等问题。

2. 社会交往能力　患者工作、学习效率是否降低,人际交往能力、生活自理能力有无减弱。

3. 患者不良行为的程度　有无在公众场所不讲道德的行为,或有严重影响社会安定的犯罪问题等。

4. 社会支持系统情况　如家庭成员及亲友对患者的支持及关心状况如何。

二、护理诊断/护理问题

(一) 与抑郁发作有关的护理诊断/护理问题

1. 有自伤(自杀)的危险　与抑郁、自我评价低、悲观绝望等情绪有关。

2. 睡眠形态紊乱　早醒、入睡困难等,与情绪低落等因素有关。

3. 营养失调(低于机体需要量) 与乏力、食欲减退、拒食有关。

4. 便秘与尿潴留 与日常活动减少、胃肠蠕动减慢、药物不良反应有关。

5. 生活自理能力下降 与精神运动迟滞、兴趣减低、无力照顾自己有关。

6. 情绪低落 与抑郁情绪、自我评价过低、无价值感、低自尊有关。

7. 认知过程改变 与抑郁所致情绪低落、存在自罪感有关。

8. 个人应对无效 与负性思考、自知力缺乏等有关。

9. 药物治疗依从性不良 与药物不良反应有关。

10. 疾病知识缺乏 对抑郁发作疾病知识缺乏有关。

(二) 与躁狂发作有关的护理诊断/护理问题

1. 营养失调(低于机体需要量) 与兴奋消耗过多、进食无规律有关。

2. 睡眠形态紊乱(如入睡困难、睡眠需求减少) 与精神运动性兴奋有关。

3. 思维过程障碍 与躁狂有关的思维联想过程与思维内容障碍。

4. 有暴力行为的危险(对他人) 与易激惹、情感控制力下降等有关。

5. 便秘 与生活起居无规律、饮水量不足等有关。

6. 感知改变 与躁狂有关的感知改变。

7. 生活自理能力下降 与躁狂兴奋有关。

8. 个人应对不良 与好管闲事、情绪不稳定、易激惹有关。

9. 药物治疗依从性不良 与药物不良反应有关。

10. 疾病知识缺乏 对躁狂疾病知识缺乏有关。

三、护理目标

1. 短期目标

(1) 患者住院期间不伤害自己或他人。

(2) 睡眠恢复正常,每天有 6～8 小时的睡眠时间。

(3) 患者摄入营养均衡的食物,维持机体必要的营养。

(4) 生活起居有规律,饮水充足,便秘缓解或消失。

(5) 抑郁或躁狂等症状得到基本控制。

2. 长期目标

(1) 在护理人员的协助下,患者生活自理能力显著改善。

(2) 患者能自觉坚持服药,药物治疗依从性良好。

(3) 患者能控制自己的情绪,能用适当的方式宣泄内心的情绪。

(4) 患者能恰当表达自己的需求,与他人建立良好的人际关系。

(5) 患者了解心境障碍的疾病相关知识,能积极有效地应对所遇到的问题。

四、护理措施

(一) 安全护理

护士在预防住院抑郁症患者自杀行为中起到至关重要的作用。在工作中必须加强巡视观察,做好安全护理及管理。

1.　**严格危险品管理**　对新入院患者安全检查要仔细、彻底,严禁将危险品(利器、绳索、火种等)带入病房,定期对病房的危险品进行清理和检查。加强对患者家属安全宣教,对家属带入病房的物品必须进行认真检查,不得疏漏,注意方式方法。病区的保护带要班班交清,严禁将医疗器械如针头、注射器等遗忘在病房内。对严重抑郁患者在测量体温时应严防其吞服体温表。

2.　**改善抑郁情绪,预防自伤或自杀行为发生**

(1)密切观察病情:认真交接班,对患者的每个细小反常现象追踪不放,尤其应将已有防自伤医嘱和新入院患者作为严防目标。对有自伤企图的患者,应做好床边交接班,以便连续观察和监护;发现新的有自杀企图患者,应及时向医生报告,同时做好心理疏导工作;对于有严重自杀企图患者,应及时调整到便于观察的病室,切不可住单间病室。在抑郁自杀的易发时间,如凌晨 3:00～7:00 应加倍注意。

(2)加强巡视:不定时巡视病房,及时发现患者自杀企图。巡视时要走到患者前,要观察其动态。对患者突然整理自己的物品、偷偷哭泣、向病友或家属交代后事或将物品赠人的现象,都应高度警惕并严加防范。

(3)做好特殊护理:抑郁患者可出现自杀自伤、不合作、冲动行为等,必须加强巡视,掌握其发生规律,并预见到可能发生的后果,严加防范。必要时设专人护理,禁止单独活动与外出,禁止在危险场所逗留,外出时应严格执行陪伴制度。

(4)自伤或自杀患者:应立即启动心肺复苏等应急预案,争分夺秒抢救患者生命。抢救成功后合理安置患者,做好心理护理。

3.　**控制躁狂情绪,预防暴力行为发生**

(1)以亲切、温和的语气与患者沟通,注意接触方式方法,尽可能地满足患者合理要求;对于不合理、无法满足的要求也应尽量避免采用简单、直接的方法拒绝,以避免激惹患者。

(2)了解每个患者既往发生暴力行为的原因,指导患者参与有益的活动,以发泄过剩的精力。对极度兴奋、躁动的患者应安置在单人病室,严密观察;为其实施护理工作时工作人员不得单独与患者共处一室,应有 2 人以上协同工作。同时加强巡视,严防患者自伤或伤人,必要时遵医嘱予保护约束。

(3)及早发现暴力行为的先兆,如无理要求增多、情绪激动、挑剔、质问、有意违背正常秩序、出现辱骂性语言、动作多而快等,以便及时采取预防措施,设法稳定患者情绪,避免暴力行为的发生。

(4)当患者发生冲动、攻击行为时,护理人员应沉着冷静,避免言语刺激,采取相应措施;降低患者的兴奋性,控制冲动、攻击行为,做好心理疏导。

(二) 生活护理

1.　**饮食护理**　根据医嘱为患者提供高营养及合理饮食,督促患者按时进餐。对不愿进食或拒食患者,了解原因,制订相应的护理对策,保证患者的营养摄入。如选择患者平时喜爱的食物、陪伴患者用餐、少量多餐、让患者从事一些为别人服务的活动,以促进患者接受食物等。若患者坚持不肯进食,则必须采取另外的措施如喂食、鼻饲、静脉输液等。

2.　**睡眠护理**　为患者创造适宜的睡眠条件,保持病室空气新鲜,温度适宜,周围环境安静。合理安排患者活动时间,鼓励患者在白天参加各类文娱活动,如打球、下棋、唱歌、跳舞等;晚上入睡前喝热饮、热水泡脚或洗热水澡,避免看过于兴奋、激动的电视节目或会客、谈病情;遵医嘱给予必要的安眠药物,保证安静的睡眠环境等。清晨应加强护理巡视,对早醒者应予以安抚,使其延长睡眠时间。

3. **个人卫生护理** 护理人员应督促患者料理个人卫生,协助患者拟订简单的作息时间表,内容包括起居、梳理、洗漱、沐浴,每天让患者自行完成作息时间表所规定的内容,同时给予积极的鼓励和支持。辅以信任、关切的表情和目光,使患者逐步建立起生活的信心。对重度抑郁、生活完全不能自理的患者,护理人员应协助做好日常生活护理工作。

4. **排泄的护理** 每天观察患者的排泄情况,注意腹胀与肠蠕动的观察,发现异常应及时处理。对3天无大便者,遵医嘱给予相应的缓泻剂,鼓励患者多喝水、常活动、多吃新鲜蔬菜和水果。发现患者尿潴留时,应及时查明原因,采取针对性的措施,遵医嘱给药、导尿,给予诱导排尿,让患者听流水声、温水冲洗会阴、下腹部放热水袋、按摩膀胱等。

(三)躯体治疗的护理

1. **药物治疗的护理** 严格遵守用药制度,按时给药,注意观察药物的疗效和可能发生的不良反应。规范发药程序,加强服药监护,严防患者积藏药物。每次服药应要求患者当场将药物服下并检查口腔,防止患者将药物藏于舌下,积少成多一次吞服。做好药物不良反应的观察与护理,告知患者药物相关的不良反应,并加强观察。出现药物不良反应时,应立即告知医生并及时处理。对恢复期患者应加强药物知识的教育,宣传服药的重要性,告知长期服药的重要性,强化患者的服药意识,提高患者的服药依从性。

此外,对应用锂盐治疗的患者要更加关注,为减少胃肠道反应,一般安排饭后服用。因锂盐的治疗量和中毒量非常接近,故在使用中应密切监测血锂浓度。锂盐的不良反应:①一般不良反应,如乏力、口渴、轻度的上腹部不适,恶心、呕吐、厌食、稀便、步态不稳、手颤、眩晕。可无需特别处理,多饮盐开水,不能耐受者应减药。②轻度中毒,如淡漠、呆滞、嗜睡、口齿不清、频繁呕吐和腹泻、肌肉震颤、运动失调等。应停药,以后从小剂量开始。③重度中毒,如体温增高、心律失常、血压下降、甲状腺肿大及功能减退、手粗大震颤、肌阵挛、共济失调、意识模糊,重者昏迷、死亡。应立即停药,大量给予生理盐水补液,碱化尿液,必要时进行透析。

2. **电抽搐治疗的护理** 详见本书第二十一章的相关内容。

(四)心理干预

1. **建立良好的护患沟通** 与患者建立良好的治疗性人际关系,鼓励患者采取正确的方式抒发自身的感受。在沟通过程中,应耐心倾听;与患者交谈时,应避免使用简单生硬的语言,更要避免使用训斥性的语言,以免加重患者的自卑感;也不要过分认同患者的悲观感受,避免强化患者的抑郁情绪。交谈中应尽量选择患者感兴趣的或较为关心的话题,鼓励和引导他们回忆以往愉快的经历和体验,用讨论的方式抒发和激励他们对美好生活的向往。在与躁狂患者接触交谈时,态度要和蔼耐心,对话多的患者不应与其过多讨论或争论,不能讽刺嘲笑,可采取引导的方式转移患者注意力。

在与患者语言交流的同时,应重视非语言沟通的作用。对缄默不语的患者,可通过眼神、手势等表达和传递对患者的关心与支持。有时静静地陪伴、关切爱护的目光注视、轻轻地抚摸等非语言性沟通方式,往往能够使严重的抑郁患者从中感受到关心和支持。

2. **打断患者负性思考,改变其不良认知** 抑郁症患者的认知方式总是呈现一种"负性的定式",对自己或外界事物常不自觉地持否定的看法(负性思考)。护理人员必须协助患者确认这些负性思考,然后设法打断这种负性循环,改变其认知模式是心理治疗的核心。可以帮助患者回顾自身的优点、长处、成就来增加患者对自身或外界的正向认识;鼓励患者做力所能及的事情,多给予称赞和鼓励,修正不合实际的目标。协助患者完成某些建设性的工作和参与社交活动,减少患者的负向评价,并提供正向加强自尊的机会。

3. 帮助患者学习正确的心理应对方式 鼓励患者保持积极的心态、乐观地面对人生,积极地营造良好的人际交往机会,协助患者逐步建立积极健康的人际交往方式和正确的应对技巧,提高患者的社会适应能力。

(五) 社会支持

1. 指导患者和家属学习有关疾病知识及如何预防复发的常识 学会识别先兆症状,避免不良刺激,面对现实,保持乐观情绪和良好心境,增强患者的自信心。指导家属帮助患者管理药物并监护患者长期坚持服药,告知药物的保管等注意事项,密切观察患者的病情变化和药物的不良反应。指导患者定期复诊。

2. 为患者创造良好的家庭环境和人际互动关系 社会支持系统对抑郁症患者的康复起着重要作用,患者仅靠自己很难从伤痛中走出来,必须由亲友、朋友、病友联合起来,建立一个支持系统。例如,把病友联合起来,建立一个"病友互救同盟",康复者拿出自己的康复经验,让同病者能够从自己的案例中汲取经验,早日康复,提高生活质量。

283

五、护理评价

1. 短期评价
(1) 患者能否有效处理和控制情绪和行为,有无发生冲动行为、自杀等行为等。
(2) 患者睡眠是否改善,每天有 6~8 小时的睡眠时间。
(3) 患者营养状况是否得到改善。
(4) 患者生活起居是否规律。
(5) 抑郁或躁狂等症状是否得到有效控制。

2. 长期目标
(1) 患者的生活自理能力有无显著改善。
(2) 患者能否自觉坚持服药,药物治疗依从性良好。
(3) 患者能否控制自己的情绪,用适当方式宣泄内心的情绪。
(4) 患者是否用恰当方式表达自己的需求,并与他人建立良好的人际关系。
(5) 患者能否正确面对疾病,积极应对问题。

案例与思考题

1. 患者,张某,女性,32 岁,教师。无明显诱因情况下 3 周前出现话多,爱管闲事,为小事常与人发生冲突,睡眠少,整日滔滔不绝,觉得自己很了不起,是国家领导人,说政府大楼都是自己的管辖范围,严重影响社会治安。诊断:躁狂发作,使用锂盐治疗。
(1) 躁狂发作时所谓的"三高"症状是什么?
(2) 锂盐治疗有哪些不良反应和中毒反应?

（3）如何做好患者的安全护理？

2. 患者，陈某，男性，45岁，离异。因情绪低落、睡眠差、体重减轻，终日卧床不起，并称"活着没意思！"认为自己是社会的包袱，变成了"废物"，不愿与亲戚朋友来往。诊断：抑郁发作。

（1）抑郁发作的核心症状有哪些？

（2）患者存在哪些护理问题？

（3）如何给予患者心理支持？

（李　萍）

第十七章

神经症患者的护理

神经症(neurosis),旧称神经官能症,是一组轻型的非器质性精神障碍的总称,主要表现为焦虑、恐惧、强迫、疑病症状、分离症状、转换症状或各种躯体不适感。病程大多迁延或呈发作性。作为一组被人为合并起来的精神障碍,其病因与发病机制各有特点,临床表现、病程预后、治疗反应也不尽相同,这些都提示各类神经症之间可能具有异质性。因此,世界各国学者多年来对神经症的看法不一。美国《精神疾病诊断与统计手册》早已抛弃神经症这一术语,在其第 5 版(DSM - 5)中,将广泛性焦虑障碍、惊恐障碍、分离焦虑障碍、特定恐惧症等归为焦虑障碍。在《国际疾病分类》第 10 版(ICD - 10)精神和行为障碍分类中,F40~F48 为神经症性、应激相关障碍及躯体形式障碍。在中国《精神障碍分类与诊断标准》第 3 版(CCMD - 3)中仍保留了神经症这一疾病单元,将神经症分为焦虑症、恐惧症、强迫症、躯体形式障碍、神经衰弱、其他或待分类的神经症。本章主要介绍各种神经症性及躯体形式障碍患者的护理,具体包括焦虑症、强迫症、恐惧症、躯体形式障碍、神经衰弱,以及分离(转换)性障碍。

第一节 概 述

一、神经症的概念

神经症的概念最早是由英格兰医生 Cullen 于 1769 年提出,200 多年来,神经症的概念和内涵已经发生了很大变化。到 20 世纪初,西方基本形成被大多数人认可的神经症概念及内涵,后来传入中国。如今被大多数人认可的有关神经症的观点有以下几个方面:①神经症是一种非器质性精神障碍;②用描述性精神病理学(症状和现象的描述)对神经症进行定义、分类和诊断;③多种多样的心理、行为和药物治疗的应用使得神经症的治疗取得了重大进步;④多个领域对神经症的研究均取得成果。虽然,在理论上神经症仍是目前精神医学界争论最多、分歧最大的一组疾病,但世界范围内的专家都同意将生物-心理-社会作为各类神经症的共同理论框架。

尽管各类神经症不论是病因、发病机制,还是临床表现、治疗,以及病程预后等方面都表现各异,各类神经症之间也表现出明显的共同特征。

二、神经症的共同特征

1. 症状没有可证实的器质性病变　不同的神经症性障碍临床表现各异,有些不乏躯体方面的症状,但依据目前的诊疗手段和技术,这些患者的精神症状及躯体不适没有可以证实的器质性病变作为其症状基础,这是诊断神经症的要点。

2. 发病多与心理-社会因素有关　神经症患者的发病常常与长期而持续的工作压力、人际关系紧张、家庭氛围恶劣及其他生活事件等有关,甚至不同的社会文化背景对神经症的发生、神经症不同亚型的发生都有影响。

3. 起病前多有一定的人格基础　神经症常见于情绪不稳定和性格内向的人,其个性多具有多愁善感、焦虑素质、刻板、过于严肃、悲观保守及孤僻等特征,在不同亚型的神经症患者中可以观察到各具特点的个性特征。

4. 自知力大多良好,有现实检验能力　与其他精神障碍患者相比,神经症患者的自知力可以一直保持在相当良好的水平,他们能够评判自己的病态感受,能分清病态体验和现实环境,并因此而痛苦万分,常主动寻求治疗。

5. 一般无明显或持续的精神病性症状　神经症患者的精神症状主要表现为情感障碍,如焦虑、烦恼、压抑、紧张、恐惧、易激惹等,但一般无明显或者持续的幻觉、妄想等精神病性症状。

6. 社会功能相对完好　神经症患者的人格多保持完整,行为一般保持在社会规范允许范围内,可以被常人理解,因此其社会功能相对完好。但与正常人相比,患者在坚持学习、工作和人际交往方面相对吃力,效率低下,适应性差。

第二节　神经症的临床特点

一、焦虑症

焦虑症(anxiety)又称焦虑性神经症,以广泛和持续性的焦虑或以反复发作的惊恐不安为主要特征的神经症性障碍,往往伴有头昏、胸闷、心悸、呼吸困难、口干、尿频、出汗等自主神经系统症状和运动性不安等表现。患者的紧张程度与现实处境不符,且其焦虑情绪亦非来自于实际的威胁或危险。1982 年,我国 12 地区精神疾病流行学调查,焦虑症患病率为0.148%,占全部神经症的 6.7%,女性多与男性,约为 2:1。临床上分为广泛性焦虑(generalized anxiety disorder, GAD)和惊恐障碍(panic disorder, PD)两种主要形式。

(一) 病因与发病机制

1. 遗传因素　焦虑人格的个体在应激状态和不良社会因素的影响下容易发生焦虑,而焦虑人格的特质与遗传密切相关。较早的研究显示,焦虑症患者近亲的患病率为15%,显著高于一般居民的5%。在不同环境中成长的单卵双生子的人格特征和神经症症状的一致性很高,而单卵双生子的同病率(5%)高于双卵双生子的同病率(2.5%)。

2. 神经生化因素　乳酸学说者认为,乳酸过高可引起代谢性酸中毒,而其导致的一系列相关生化改变会使具有焦虑倾向的个体产生焦虑的表现。神经递质学说认为,中枢神经系统的肾上腺素能系统、多巴胺能系统、5-羟色胺能系统、γ-氨基丁酸等神经递质系统的正常、平衡与否可以影响焦虑症的产生。

3. 心理因素　行为主义理论认为,焦虑的发作是通过后天学习而获得的对既往可怕情景的条件性反射,即焦虑是害怕某些环境或情景刺激所形成的条件反射。精神分析学派认为,过度的内心冲突对自身威胁的结果可以导致焦虑症的发生。

(二) 临床表现

1. 广泛性焦虑症　又称慢性焦虑症,本病可见于任何年龄阶段,较多见于40岁前。缓慢起病,以经常或持久的无明显对象的烦恼、过分担心和紧张不安为特征,占焦虑症的57%。主要表现为:①精神方面,过分担心是广泛性焦虑症的核心症状,患者不能明确意识到他担心的对象或内容,而只是一种提心吊胆、惶恐不安的强烈的内心体验。②躯体方面,运动性不安(患者小动作增多、不能静坐、搓手顿足,或者自感战栗),肌肉紧张(多表现为紧张性疼痛),自主神经功能紊乱(表现为心跳过速、胸闷气短、皮肤潮红或苍白、口干、便秘或腹泻、出汗、尿频等,部分患者可出现阳痿、早泄、月经紊乱)。③警觉性增高,表现为对外界过于敏感,注意力难以集中,易受干扰,难以入眠,睡眠中易于警醒,情绪激惹,易出现惊跳反应。④其他症状,常合并疲劳、抑郁、强迫、恐惧、惊恐发作及人格解体等症状,但不是该病的主要临床表现。

2. 惊恐障碍　又称急性焦虑障碍。主要表现:①惊恐发作,患者在进行日常各种活动时,突然出现强烈的恐惧感,感到自己马上就要失控(失控感)、即将死去(濒死感)。这种感觉使患者痛苦万分,难以承受。同时患者会伴有一些躯体的不适,如心悸、胸闷或胸痛、过度换气或喉头梗阻感,有的伴有冷汗、头晕、震颤、面部潮红或苍白、手脚麻木、胃肠道不适等自主神经功能紊乱,患者会呼救、惊叫或逃离所处环境。有些患者有现实解体、人格解体等痛苦体验。一般发作突然,10分钟内达到高潮,往往<1小时即可自行缓解,并且患者意识清晰,事后能够回忆。②回避及求助行为,在发作时有极度的恐惧感,使得患者作出各种求助行为,包括向周围人群和医疗机构求救。约有60%的患者在发作间期因担心再次发作时无人在侧,或发作时被围观的尴尬,而采取明显的回避行为,如不去热闹的地方,不能独处,甚至不愿乘坐公共交通工具等。③预期焦虑,大多数患者会一直担心是否会再次发作、何时再发作、下次发作会在什么地点等,从而在发作间期表现紧张不安、担心害怕等明显的焦虑情绪。

(三) 诊断与鉴别诊断

1. 广泛性焦虑症的诊断　依照 ICD-10 的精神和行为障碍分类,广泛性焦虑症的诊断要点为:一次发作中,患者必须在至少数周(通常为数月)内的大多数时间存在焦虑的原发症状,通常应包含以下要素:①恐慌(为将来的不幸烦恼、感到忐忑不安、注意困难等);②运动性紧张(坐卧不宁、紧张性头痛、颤抖、无法放松);③自主神经活动亢进(头重脚轻、出汗、心动过速或呼吸急促、上腹不适、头晕、口干等)。

2. 惊恐障碍的诊断　根据 ICD-10,惊恐障碍的诊断要点为:在约1个月内存在几次严重的植物性焦虑发作:①发作出现在没有客观危险的环境;②不局限于已知的或可预测的情境;③发作间期基本没有焦虑症状(尽管预期性焦虑常见)。

3. 鉴别诊断　惊恐障碍必须与作为恐惧症一部分表现的惊恐发作相区分,即发生在确定情境的惊恐发作被视为恐惧症的表现,优先考虑恐惧症的诊断。

(四) 治疗

1. 心理治疗　可以与药物合用,也可以单独使用,关键是要适合患者的病情。往往患者的病因与社会因素或现实因素有关,接受治疗的时间会相对较短。如果患者病前具有明显的人格特征,则治疗过程就会较长。在对患者进行治疗的同时,也应对与其具有社会关系的人群,特别是家属予以关注。

(1) 解释性心理治疗:将焦虑症的相关知识向患者进行宣教,有利于减轻患者心理压力,更好地配合治疗。

(2) 认知行为疗法:包括认知重建疗法和焦虑控制训练,可以矫正患者对于焦虑的错误认知,减轻患者焦虑的躯体症状。

(3) 生物反馈疗法:是利用生物信息反馈的方法训练患者学会有效放松,从而减轻焦虑。

2. 药物治疗　抗焦虑药如苯二氮䓬类、丁螺环酮等,现在广泛地应用于临床治疗焦虑症,但可形成药物依赖。对伴有抑郁情绪的患者可以用抗抑郁剂进行治疗。

(五) 病程与预后

广泛性焦虑起病缓慢,病程迁延,少见自行缓解。发病年龄越早,症状越重,社会功能缺损越显著,预后越不理想。惊恐发作起病常在青少年和 35~40 岁两个发病高峰年龄,最近也有儿童期发病的病例。部分病例会在数周内完全缓解,病程＞6 个月的患者容易发展为慢性波动性病程。约半数患者伴有抑郁发作,约 7% 的患者有自杀未遂史,应引起重视。

二、恐惧症

恐惧症(phobia)又称恐怖性神经症,是以恐怖症状为主要临床表现的神经症。其特征为:患者对某种客观事物或情境产生强烈恐怖,明知过分、不合理、不必要,但又无法控制,伴有明显的焦虑不安及自主神经功能紊乱。患者有回避行为,并因此影响正常生活。在美国同病率调查显示,终生患病率广场恐惧症为 6.7%,单纯恐惧症为 11.3%,社交恐惧症为 13.3%。我国 1982 年调查发现其患病率为 0.059%,占神经症的 2.7%,发病年龄为 20 岁左右,女性多于男性。

(一) 病因与发病机制

1. 遗传因素　调查表明,广场恐惧症患者近亲的发病率较正常人的发病率高近 3 倍;而双生子调查发现 13 对单卵双生子中的 4 对均患有广场恐惧症和(或)惊恐发作,16 对双卵双生子间的同病率却为 0。

2. 生化因素　研究表明,社交恐惧症患者约有 50% 在出现恐惧时其肾上腺素水平增高。

3. 心理因素　条件反射理论认为恐惧是通过操作性条件反射建立的,当某些事物或场景与患者的不愉快情感体验相联系,引起较高程度的焦虑,为缓解此焦虑所导致的不适,患者会不自觉地采取回避行为,回避行为可减轻患者的焦虑,同时也成为一个强化因素,最终使此种行为模式固着在患者身上。

（二）临床表现

依据恐惧症患者所惧怕的对象，分为以下的临床类型。

1. **特定恐惧症** 以惧怕特定的情境或物体为主，以往称单纯恐怖症。是指对存在或预期的某种特殊物体或情境而出现的不合理恐惧，并有回避行为，影响生活或引起明显苦恼。通常患者能够认识到自己的恐惧是不合理的和过分的。最常见的恐惧对象有：某些动物（如狗、猫、蛇、老鼠）、昆虫（如蜜蜂、蜘蛛）、登高、雷电、黑暗、坐飞机、外伤或出血、锐器，以及特定疾病（如性病、艾滋病）等。大多发生在儿童早期，女孩多于男孩，部分严重患儿可持续到成年。

2. **广场恐惧症** 又称场所恐惧症、旷野恐惧症等。主要是对特定场所或环境产生恐惧并回避的神经症，是恐惧症中最常见的一种，约占 60%。多起病于 25 岁左右，35 岁是另一发病高峰年龄，女性多于男性。广场恐惧症最初用来描述对聚会场所感到恐惧的综合征。目前已不限于广场，不仅包括害怕开放的空间或害怕离家（或独自在家），也包括害怕置身于人群拥挤场合，以及难以逃回安全处所（多为家）的其他地方如商店、剧场、车厢或机舱等。患者既怕外出，又怕独处，出行要人陪伴，甚至常年在家闭门不出而又需人陪伴。

3. **社交恐惧症**：主要表现为对一种或多种人际处境持久的强烈恐惧和回避行为。患者在进行社交活动时会表现害羞、笨拙、局促不安、手足无措、担心当众出丑等，因而拒绝当众讲话、吃饭，甚至不去公共厕所。常见的有：对人恐惧，表现为不敢与人对视；赤颜恐惧，表现为认为自己会脸红，或脸红已被人看到而不安。

以上各型恐惧症可以单独出现，也会合并出现。

（三）诊断

根据 ICD - 10，在这组障碍中，诱发焦虑的仅是或主要是一定的容易识别的并无危险的情境或物体（存在于个体之外），结果造成对这些情境或物体的特征性回避，或是带着畏惧去忍受。其严重程度可从轻度不安直到恐惧。ICD - 10 对特定恐惧症、广场恐惧症、社交恐惧症均阐述了相应的诊断要点。

（四）治疗

1. **药物治疗** 目前尚无严格意义上的消除恐惧情绪的药物，临床上一般应用抗焦虑药如苯二氮䓬类，β 受体阻滞剂如普萘洛尔，主要针对患者的焦虑情绪和自主神经功能紊乱。三环类抗抑郁剂丙米嗪和氯米帕明，对恐惧症具有一定的疗效，并能减轻焦虑和抑郁症状。SSRIs 类氟西汀、帕罗西汀等，也可部分缓解恐惧症状。

2. **行为治疗** 治疗恐惧症目前应用较多、疗效较确定的行为治疗是系统脱敏疗法和暴露疗法。基本原则：①消除恐惧对象与焦虑恐惧反应的条件性联系；②对抗回避反应。同时，配以其他心理治疗如放松治疗、领悟疗法、支持性心理治疗等效果会更好。

（五）病程与预后

大多数患者起病缓慢，动物恐惧症常起病于童年，社交恐惧症多在童年后期或少年期起病。广场恐惧症则多起病于 20～40 岁。各类恐惧症均有慢性发展趋势，而且病程越长，预后越差。儿童期的动物恐惧症很多可自行缓解。

三、强迫症

强迫症（obsessive-compulsive neurosis），又称强迫性神经症，是以反复出现强迫观念、强迫意向和强迫动作为主要特征的一类神经症性障碍。特点是患者意识清晰,明知强迫内容不必要、无意义,但自身却不能控制,因无法摆脱强迫症状而痛苦、焦虑,自知力良好,主动要求治疗。患病率约为 0.03%(中国,1982),发病年龄平均为 20 岁左右,性别之间无显著性差异。

(一) 病因与发病机制

1. 生物因素　研究显示:强迫行为与遗传有关;5-HT 重摄抑制剂对强迫症有良好的疗效,5-HT 水平下降时强迫症状可以减轻,表明 5-HT 系统功能亢进与强迫症有关;对脑损伤、器质性疾病伴有强迫症状患者的脑 CT 检查,以及对强迫症患者的 PET 脑扫描、MRI 等检查发现,眶额-边缘-基底节的功能失调可以导致强迫症状的发生。

2. 个性特征　个性与强迫症有密切关系。这类人格特点包括优柔寡断、办事古板、胆小怕事、凡事求全、一丝不苟等。弗洛伊德学派认为,强迫症状是在固着、孤立、退化等心理机制作用下,强迫人格的发展。

3. 心理-社会因素　长期的精神因素,如工作压力大、家庭关系紧张、性生活不满意及剧烈的心理冲突和突然打击,可诱发本病。

(二) 临床表现

290

强迫症的基本症状是强迫观念和强迫行为。有些患者以强迫观念为主,有些患者以强迫行为突出,而近半数患者具有两种表现。

1. 强迫观念　是本症的核心症状,最为常见。表现为反复而持久的观念、思想、印象或冲动念头等反复出现在患者的意识中,对患者的正常思维过程造成干扰,但患者无力摆脱。常见的有以下几种表现形式。

(1) 强迫怀疑:患者对自我言行的正确性产生反复的怀疑,并导致反复检查的行为后果,无法控制。

(2) 强迫性穷思竭虑:患者对日常生活中的琐事或自然现象寻根问底,反复思考,如天为什么会下雨,明知无用,但无法控制,而致食而无味、卧不能眠,十分痛苦。

(3) 强迫联想:又称强迫性对立思维。患者看到或在脑子里出现一个词或一句话时,便不由自主地联想到意思完全相反的词语,如看到"温暖",即想到"寒冷"。由于患者的主观意愿被违背,常感到苦恼万分。

(4) 强迫回忆:患者经历过的事情不自主地反复显现于脑海中,不能摆脱。

(5) 强迫意向:患者反复感受到自己要做违背意愿的事情或强烈的内心冲动。明知这样是错误的,也不会去做,但却无法克制内心冲动。如一走到河边就想跳下去。

2. 强迫动作　通常发生于强迫观念,是为减轻强迫观念所致的焦虑而出现的不自主的顺应或屈从性行为。临床常见的表现形式如下。

(1) 强迫检查:为减轻强迫性怀疑引起的不安,而采取的"措施",如出门后反复检查门是否锁好。

(2) 强迫询问:为缓解穷思竭虑或消除疑惑,患者不断要求他人作出解释或保证。

(3) 强迫洗涤:为消除强迫情绪造成的担心,反复洗涤,有时与其同住的人也被要求反复清洗,如反复洗手、洗澡、洗衣物等。有的患者因洗涤时间过长,应用洗涤品过多,而造成皮炎。

(4) 强迫性仪式动作:患者为自己的行为规定一套复杂、在他人看来可笑的仪式或程序,行必如此,稍有偏差或被打断,即需从头来过,否则就会紧张、焦虑不安。强迫计数也属仪式动作,如在进入某建筑物前必先数清其窗户的数量。

上述症状反复出现,整日纠缠患者,往往妨碍其正常工作和生活,给患者及家人带来痛苦。

(三) 诊断与鉴别诊断

1. 强迫症的诊断　根据 ICD－10,强迫症的诊断要点:必须在连续 2 周中的大多数日子里存在强迫症状或强迫动作,或两者并存,这些症状可造成患者的痛苦或妨碍其活动。强迫症状应具备以下特点:①必须被看作是患者自己的思维或冲动。②必须至少有一种思想或动作仍在被患者徒劳地加以抵制,即使其不再对其他症状加以抵制。③实施动作的想法本身应该是令人不愉快的(单纯为缓解紧张或焦虑不视为这种意义上的愉快)。④想法、表象或冲动必须是令人不愉快地一再出现。

2. 鉴别诊断　由于抑郁障碍与强迫障碍经常同时存在,两者的鉴别可能很困难。对于急性发作的障碍,优先考虑首先出现的症状;如果两组症状都存在且都不占优势,一般最好将抑郁视为原发。对于慢性障碍,单独存在的那组症状中出现最频繁的应作为优先考虑的诊断。

(四) 治疗

1. 药物治疗　5－HT 重摄抑制剂氯丙咪嗪、氟西汀最为常用,苯二氮䓬类药物常被用于对抗焦虑情绪,如氯硝西泮。一般而言,药物治疗＞6 个月。

2. 心理治疗　对强迫症患者具有重要意义,如解释性心理治疗、支持性心理治疗、行为治疗及精神分析均可用以治疗强迫症。另据报道,森田治疗对部分强迫症有很好的疗效。心理治疗可以使患者正确认识自身个性特征及疾病特点,客观地判断现实情况和周围环境。治疗的重点在于使患者克服性格缺陷,不过分追求完美,接受现实的不完美,学习合理的应对方式,增强自信。治疗过程不能急于求成,也不要过分迁就患者。

(五) 病程与预后

多数病例起病缓慢,在 15～30 岁易发,病程较长,有些呈波动性,如在情绪好、注意力集中或高强度体力劳动时,症状会暂时消失或减轻。总体治疗效果不明显,预后较差,可伴有中度甚至重度社会功能障碍。一些起病急、病前无性格特征、起病有精神因素者,有时可自行缓解,若予以治疗效果亦很显著。

四、躯体形式障碍

躯体形式障碍(somatoform disorders)是以持久的担心或相信各种躯体症状的优势观念为特征的一类神经症,常伴有焦虑或抑郁情绪。这类患者常以躯体不适为主诉而就医,因而最初就诊于综合医院。患者的躯体不适或症状不能获得各种辅助检查和实验室检验的支持,但患者仍相信其对自身症状的看法,医生的再三解释均不能打消其疑虑。美国躯体化障碍的终身患病率为 0.13%,国内尚无明确数据。据一项 3 346 例综合医院门诊患者的调查显示,躯体化障碍的患病率约为 18.2%。患者以女性居多,起病多在 30 岁前。

(一) 病因与发病机制

1. 个性因素　人格缺陷与本病有一定关系,如自恋倾向、多疑、孤僻、主观、固执、对自身过分关注等性格特点,为本病的发生提供了重要条件。

2. 心理-社会因素 错误的传统观念,过分、不恰当的宣传及以往的经历,特别是医源性的影响,都有可能导致本病的发生。

3. 其他 青春期和更年期常会出现自主神经功能紊乱;老年人独处时间长,各器官功能衰退,均会导致疑病观念的出现。

(二) 临床表现

躯体形式障碍患者主诉的躯体症状可以涉及身体的各个部位、各个器官系统,表现为各种不舒适的感觉,但却都没有器质性损伤的证据,常伴有抑郁、焦虑情绪。

1. 躯体化障碍 又称 Briquet 综合征。常在成年早期发病,多见于女性。表现为主诉多种多样、反常出现、时常变化的躯体症状>2 年,但又未发现任何恰当的躯体疾病来解释上述症状。常见症状为胃肠道症状(如疼痛、呃逆、呕吐、反酸等)、异常皮肤感觉(如烧灼感、痒、刺痛、酸痛等),以及性功能和月经方面的问题。患者不断拒绝多名医生的解释和保证,不遵从医嘱,注意力集中于症状本身,通常存在明显的抑郁和焦虑。常呈波动性病程,伴有社会、人际及家庭方面长期存在的严重障碍。

2. 未分化躯体形式障碍 患者主诉一种或多种躯体症状,其症状涉及的部位不如躯体化障碍广泛和丰富,或者完全不伴发社会和家庭功能的损害,可以看作不典型的躯体化障碍。

3. 疑病症 患者担心自己患上或已经患有某种严重性疾病,反复求医,因得不到相关证据的支持和医生的认可,表现为烦恼不已,日常生活和工作受到不同程度的影响。

4. 躯体形式自主神经功能紊乱 特征为明确的自主神经兴奋的症状,如心悸、出汗、口干、脸部潮红等。经检查,这些症状都不能证明有关器官和系统发生了躯体障碍。

5. 躯体形式疼痛障碍 又称心因性疼痛。患者主诉各部位没有相关证据的持久性疼痛,影响社会功能。部位涉及广泛,疼痛性质多样,有时可见心理因素对疼痛有明显影响。

(三) 诊断与鉴别诊断

1. 诊断 根据 ICD-10,躯体形式障碍的主要特征是患者反复陈述躯体症状,不断要求给予医学检查,无视反复检查的阴性结果,不管医生关于其症状并无躯体疾病基础的再三保证。即使患者有时存在某种躯体障碍,但不能解释症状的性质和程度或患者的痛苦与先占观念。

2. 鉴别诊断 与疑病性妄想的鉴别有赖于对患者的充分了解。患者的观念虽长期存在,且显得不可理喻,但可在短期内在一定程度上因为与之辩论、给予保证,以及得到新的检查结果而有所动摇。

(四) 治疗

1. 心理治疗 支持性心理治疗为本病的基础治疗,同时辅以暗示治疗、工娱治疗。另外,有研究显示森田治疗对本病有一定效果。

2. 药物治疗 可选用抗焦虑剂或抗抑郁剂,以减轻其情绪症状。由于本病病程长,治疗时易形成依赖。

(五) 病程与预后

大多起病年龄较早,呈慢性波动病程,女性多于男性。急性起病、治疗及时恰当的病例,预后较好。

五、神经衰弱

神经衰弱(neurasthenia)是以精神易兴奋和脑力体力易疲劳为主要特征的一类神经症,常伴有情绪不稳、易激惹、睡眠障碍、头痛、多种躯体不适症状,这些症状不能归于躯体疾病或其他脑器质性疾病。患病率约为 1.33%(中国,1982),居各类神经症之首。青壮年发病多见,无性别差异。

(一)病因与发病机制

1. 神经系统功能过度紧张　是本病最常见的原因。工作、学习紧张,难度大,注意力需高度集中,为完成任务而不注意劳逸结合,生活不规律,长期如此易导致神经衰弱。

2. 长期的情绪紧张和思想矛盾　如事业的挫折、家庭矛盾、婚姻不顺利、亲人亡故及人际关系紧张,这些因素容易使人感到压抑、怨恨、委屈、悲观等负性情感而诱发神经衰弱。

3. 个性因素　高级神经活动属弱型或中间型的人,其性格往往表现为自卑、敏感、胆怯、多疑、急躁、不自信、依赖、自制力差等,加之以上心理-社会因素的长期影响,较无人格缺陷的人群更易发病。

(二)临床表现

本病患者常表现出多种精神和躯体症状,可归纳为以下几个方面。

1. 精力易疲劳　这是本病的基本症状。患者自感精力不足,思维迟钝,工作不能持久,精力不易集中,脑力劳动效率下降,做事丢三落四。

2. 精神易兴奋　患者对指向性思维感到吃力,而非指向性思维却很活跃。如看报纸看电视时,不由自主地联想和回忆增多且杂乱,患者感到分心,且无法控制;另一方面表现为对声、光的感觉过敏。

3. 情绪障碍　主要表现为容易烦恼和易激惹。患者常感现实问题困难重重,无法解决而烦恼;另一方面自控能力下降,遇事易激动,好发脾气,但事后又后悔,或伤感、落泪。约1/4的患者有焦虑情绪。约 40%患者在病程中出现短暂、轻度的抑郁情绪,汉密尔顿抑郁量表多数<10 分。一般不产生自杀意念或企图。

4. 睡眠障碍　是患者主诉较多的症状。最常见的是入睡困难,患者感到疲乏、困倦,但上床后又觉兴奋,辗转难眠。其次是多梦、易醒,或自感睡眠浅。还有一些患者缺乏真实睡眠感,即睡醒后否认自己入睡过。

5. 其他方面　患者可有紧张性疼痛,以头疼最为多见,有的主诉腰背酸痛或四肢肌肉疼痛。自主神经功能紊乱也较多见,如头昏、眼花、心悸、气短、多汗、腹胀、尿频、腹泻或便秘、阳痿、早泄或月经不调等,这些症状常是患者求治的主诉。

(三)诊断

根据 ICD-10,神经衰弱的确诊需具备以下几条。

(1)或为用脑后倍感疲倦的持续而痛苦的主诉,或为轻度用力后身体虚弱与极度疲倦的持续而痛苦的主诉。

(2)至少存在以下两条:①肌肉疼痛感;②头昏;③紧张性头痛;④睡眠紊乱;⑤不能放松;⑥易激惹;⑦消化不良。

（3）任何并存的自主神经功能紊乱症状，或抑郁症状在严重程度和持续时间方面不符合本分类系统中更为特定障碍的标准。

在采用神经衰弱的诊断类别时，首先应排除抑郁性疾病和焦虑障碍。

（四）治疗

1. 心理治疗　是治疗神经衰弱的基本方法，可选用集体心理治疗、小组治疗、个别心理治疗、森田疗法等。

2. 药物治疗　抗焦虑药、镇静催眠药、β受体阻滞剂等均可应用。

3. 工娱治疗和体疗　有助于改善脑神经活动的功能，如体育锻炼、太极拳、跳舞等。

4. 其他　针灸、理疗均可配合上述治疗进行。

（五）病程及预后

大多起病缓慢，病程持续，可随情绪、睡眠情况而波动，如治疗及时适当，大多数可在6个月至2年内缓解。病程＞2年，或合并人格障碍者，则预后欠佳。

六、分离(转换)性障碍

分离(转换)性障碍以往又称癔症或歇斯底里(hysteria)，是指一种以分离(dissociative)症状和转换(conversive)症状为主的精神症状。分离症状表现为部分或完全丧失对自我身份识别和对过去的记忆；转换症状表现为在遭遇无法解决的问题和冲突时所产生的不快心情，以转化为躯体症状的方式出现，但症状与患者的现实不相符，也无可证实的器质性病变。本病患病率约为0.355%(中国，1982)，占神经症16%，女性患病率明显高于男性，首发年龄以20~30岁最多。

（一）病因与发病机制

1. 个性因素　患者病前性格特点显著，与本病有明显关系。此类性格特点是：自我中心，常自觉或不自觉地寻求他人关注；暗示性强，表现得比较轻信；富于幻想，常以幻想替代现实；情感丰富而肤浅，情绪反应不稳定。

2. 精神因素　紧张、压力、恐惧等精神刺激常是本病首次发作的直接因素，之后发病情景的再现或以前发病经历的再体验，可导致再次发病。

3. 其他　脑外伤及某些躯体疾病可促成发病。

（二）临床表现

多数急性起病，起病常与精神因素密切相关，病情发展迅速，临床表现复杂多样。大多数患者的症状是无意识的，但表现的症状常与其有密切关系的亲友所具有的躯体或精神症状相类似，而且会给旁人一种患者通过患病有所收益的感觉，如获得同情、帮助、摆脱困境等。

1. 分离性障碍

（1）分离性遗忘(dissociative amnesia)：在没有器质性病变或损伤的基础上突然丧失对某些事件的记忆，被遗忘的事件往往与患者的精神创伤有关。遗忘常具有选择性，也有部分患者表现为丧失全部记忆。

（2）分离性漫游(dissociative fugue)：发生在觉醒状态下，突然的离开日常生活环境进行的旅行。患者给人清醒正常的感觉，能自我照顾，进行简单的人际交往，有明确的目的地，有些病例甚至采取新的身份去完成旅行。通常持续数日，突然结束。若与患者深入接触可以发现其意识范围缩小、自我身份识别障碍等,且事后均有遗忘。

(3) 分离性身份识别障碍(dissociative identity disorder):患者表现为≥2 种人格交替出现的症状,不同人格间的转换常很突然;对以往身份遗忘,而以另一种身份进行日常活动,每种人格都较完整,甚至可与患者的病前人格完全对立。首次发作常与精神创伤关系密切。

(4) 分离性精神病(dissociative psychosis):包括分离性木僵和分离性附体障碍。分离性木僵往往发生于精神创伤或创伤性体验后,呈木僵或亚木僵状态,但姿势、肌张力等无明显异常,数十分钟可缓解。分离性附体障碍发病时患者意识范围缩小,往往只局限于当前环境的 1～2 个方面,处于自我封闭状态。常见亡灵、神鬼附体,从言谈到举止都似被外界力量控制。这个过程是患者不能控制的,有别于迷信活动的神鬼附体。

2. **转换性障碍**　表现为运动障碍与感觉障碍,其特点是患者的躯体症状无任何可以证实的相应的器质性改变,也常与生理或解剖学原理不符。

(1) 运动障碍(motor disorder):临床表现为肢体瘫痪、肢体震颤、起立或步行不能、缄默症及失音症。肢体瘫痪可以是单瘫、截瘫或偏瘫,没有相应的神经系统阳性体征,慢性病例可以出现废用性肌肉萎缩。肢体震颤可以是肌肉粗大阵挛、不规则抽动。有些患者不能站立,或不能行走,或行走时双足并拢呈雀式跳行。不用语言而用手势或文字表达的症状称为缄默症;想说话但不能发声,或只能耳语、用嘶哑声音交谈,检查无发音系统障碍,称为失音症。

(2) 抽搐发作:一般在受到暗示或情绪激动时突然发生,发作时常缓缓倒地,全身僵直呈角弓反张,四肢不规则抖动,呼吸急促,呼之不应,或撕衣揪发、捶胸咬人,数十分钟后可自行缓解。发作可一日多次,但发作时无咬伤唇舌、无跌伤、无大小便失禁。

(3) 感觉障碍(sensation disorder):临床可表现为感觉缺失、感觉过敏、感觉异常、视觉障碍和听觉障碍。感觉缺失可以是半身痛觉缺失,也可以表现为手套或袜套式感觉消失,缺失的感觉可为痛觉、温觉、冷觉、触觉,且缺失范围与神经分布不一致。感觉过敏一般使局部皮肤对触摸特别敏感,很轻的抚摸都会感到疼痛不堪。感觉异常是指患者在咽部检查无异常的情况下感觉到咽部异物感或梗阻感。视觉障碍可表现为失明、弱视、管状视野、单眼复视等,可突然发生突然恢复,视觉诱发电位正常。听觉异常多数表现为听觉突然消失,而电测听和听诱发电位无异常。

(三) 诊断与鉴别诊断

1. **分离(转换)性障碍的诊断**　在 ICD-10 中,关于分离(转换)性障碍的诊断要点如下。

(1) 具有以下各种障碍之一的证据:①分离性遗忘;②分离性漫游;③分离性木僵;④出神与附体状态;⑤分离性运动和感觉障碍;⑥其他分离(转换)性障碍。

(2) 不存在可以解释症状的躯体障碍的证据。

(3) 有心理因素致病的证据,表现在实际上与应激性事件、问题或紊乱有明确的联系(即使患者否认这一点)。

2. **鉴别诊断**

(1) 急性应激障碍:急性应激障碍的发生、发展和精神刺激因素的关系非常密切。患者在强烈应激事件后立即发病,病程短暂,无反复发作病史,预后良好。

(2) 精神分裂症:分离性障碍的情感爆发和幼稚动作等表现易与急性发作的精神分裂症青春型相混淆。青春型精神分裂症患者的情感变化莫测、忽哭忽笑,与周围环境无相应联系,行为荒诞离奇、愚蠢可笑、不可理解。同时依据病程的纵向发展,也有助于鉴别。

(3) 神经系统疾病:主要依据神经系统的检查和各种实验室检查的阳性结果进行鉴别,如分离(转换)性抽搐发作与癫痫大发作的鉴别见表 17-1。

表 17-1 分离(转换)性抽搐发作与癫痫大发作的鉴别

项目	分离(转换)性抽搐发作	癫痫大发作
诱因	有明显精神因素	无
先兆	无	有
发作时	叫喊、哭笑	常有尖叫声
意识	无意识丧失	意识丧失
抽搐规律	无规律,四肢乱动	强直期-痉挛期-昏迷期-恢复期
瞳孔	无变化	散大
面色	无改变	苍白或发绀
外伤	无摔伤	常有摔伤,咬破唇舌
大小便	无失禁	有失禁
病理反射	无	有
时间	可长至数小时	1～2 分钟
终止	需经暗示疗法或治疗终止	自行终止

(四) 治疗

1. 心理治疗 较常用的是暗示治疗、催眠治疗、解释性心理治疗、分析性心理治疗、行为治疗和家庭治疗。

2. 药物治疗 根据病情对症选用药物。如失眠、紧张可用抗焦虑药,情感爆发、朦胧状态可选用地西泮或抗精神病药注射,以尽快恢复意识状态。

(五) 病程及预后

分离(转换)性障碍常由明显精神因素诱发,急剧起病,呈持续性和发作性两种病程。分离性症状一般呈发作性,历时较短;转换症状大部分呈持续性,病程较长。本病一般预后良好。但当患者因病得到原发或继发受益时,或病因去除不及时,则会导致病情反复发作,病程冗长,治疗困难,且预后不良。

第三节 神经症患者的护理

一、护理评估

神经症患者常常过于关注自身不适的感受,有时甚至有夸张的倾向,以达到引起医务人员关注的目的。而周围环境的信息报告虽然客观,但又可能简单疏漏。因此,在对神经症患者的评估过程中,护士需要注意来自患者及周围环境两个方面的信息,详细全面地观察与评估患者。

(一) 生理评估

1. 健康状况 评估患者的家族史、既往疾病史。

2. 一般情况 ①生命体征,包括体温、呼吸、脉搏、血压;②营养状况;③睡眠和饮食状况、排泄状况;④生活自理能力情况等。

3. 治疗情况 既往治疗用药情况、治疗效果、有无药物不良反应等。

4. 神经系统状况 患者有无自主神经功能紊乱的表现,如心悸、胸闷等;有无肌肉紧张;有无感觉过敏、异常、缺失等;有无其他神经系统的阳性体征。

5. 其他躯体症状 患者有无躯体化症状,如胃肠道不适等;有无躯体疾病的体征,如失明、耳聋、瘫痪等;躯体功能是否正常,有无器质性躯体疾病。

6. 实验室及其他辅助检查 评估患者的常规检验及特殊检查结果。

(二)心理评估

主要评估患者是否有以下神经症的症状与表现。

1. 焦虑症状或惊恐发作表现 有无提心吊胆、惶恐不安的强烈的内心体验,其程度如何;有无小动作增多、不能静坐等运动不安表现;是否有心动过速自主神经功能紊乱及对外界过于敏感、难以集中注意力等表现;有无突然出现的恐惧感,并伴有躯体的不适如心悸、胸闷;患者是否因此有各种求助行为或采取明显的回避行为。

2. 恐惧症表现 恐惧的具体内容、程度、面对恐惧对象时的具体表现,患者所惧怕的事物可否追溯到现实刺激。

3. 强迫症表现 强迫症状的内容、频度、规律如何;患者的情绪表现及情绪是否稳定,有无沮丧、烦躁、厌世等;强迫症状有无导致患者其他异常行为。

4. 躯体形式障碍表现 是否有感觉过敏、异常、缺失、皮肤不适等;患者所疑患何种疾病,如何描述患病感受及开始时间;患者行为有无异常,是否四处求医,有否服药。

5. 神经衰弱表现 是否对外界过于敏感,注意力难以集中,易受干扰,难以入眠,睡眠中易于警醒,情绪激惹,易出现惊跳反应;患者对自身精力感受如何,是否有精力不足、不易集中精力、工作不能持久等;是否对声、光过敏,有无指向性思维吃力的情况;情绪反应如何,是否有烦躁、易激惹、沮丧等情绪。

6. 分离(转换)性障碍表现 有无感觉异常、躯体不适等;有无情绪爆发,是否具表演性,有无异常行为,有无痉挛发作,有无意识障碍;发作前有无诱发因素。

7. 患者个性特点 有无情感丰富、暗示性高、自我中心等特点,比较患者发病前后有无人格改变等。

(三)社会评估

1. 突发事件 患者近期有无突发生活事件、内容及强度如何。

2. 社会交往能力 患者的工作、学习效率是否降低,生活自理能力有无下降,社交及人际关系是否受影响。

3. 社会支持系统状况 评估家属对患者患病前后的评价如何,患病后家属对患者的态度如何,患者的社会关系如何,患病后有无改变等。

二、护理诊断/护理问题

神经症的临床表现广泛,包括患者的主观感受和客观表现、精神症状和躯体不适,因此护理诊断涉及内容广泛,这里仅就其精神症状及具有共性的躯体症状提出如下诊断,以供参考。

(一) 生理功能方面

1. 睡眠形态紊乱　与焦虑症状等有关。

2. 潜在的或现存的营养失调(低于机体需要量)　与患者进食障碍有关,如木僵状态、缺乏食欲等。

3. 舒适度减弱　与疑病症状有关。

4. 皮肤完整性受损　与分离(转换)性障碍瘫痪有关。

5. 有受伤的危险　与患者意识不清、抽搐发作等有关。

(二) 心理功能方面

1. 感知觉紊乱　与转换性障碍有关。

2. 焦虑　与焦虑症状、担心再次发作有关。

3. 恐惧　与惊恐发作等症状有关。

4. 个人恢复能力障碍　与精力状态改变有关。

5. 自我概念紊乱　与人格转换有关。

6. 潜在的自杀、自伤行为　与情绪抑郁等有关。

(三) 社会功能方面

1. 自理能力缺陷　与焦虑、转换性障碍等有关。

2. 社会交往障碍　与对社交活动的恐惧和回避等有关。

3. 有孤立的危险　与担心发作而采取回避行为有关。

三、护理目标

1. 短期目标

(1) 患者症状减轻或消失,未发生意外事件。

(2) 患者基本生理及心理需要得到满足,舒适感增加。

(3) 患者能正确认识疾病表现,能接受症状。

(4) 患者能正确认识心理-社会因素与疾病的关系。

2. 长期目标

(1) 患者能运用有效的心理防御机制及应对技巧处理压力和控制不良情绪。

(2) 患者能与他人建立良好的人际关系。

(3) 患者的家庭及社会支持提高。

(4) 社会功能基本恢复正常。

四、护理措施

(一) 安全护理

(1) 密切观察患者情绪变化,对有抑郁情绪、自杀和自伤倾向的患者,注意防范患者发生自杀自伤的情况。

(2) 做好安全检查,避免环境中的危险物品和其他不安全因素,防止患者在症状影响下发生意外情况。

（二）生活护理

（1）提供基础护理，保证患者的饮食、睡眠、排泄等生理需要。

（2）对主诉躯体不适的患者，注意区别是心因性还是器质性问题，对于后者需要及时向医生反馈，遵照医嘱给予相应处理。

（三）心理干预

（1）建立良好的护患关系，能使患者对医务人员产生信任，对治疗抱有信心。

（2）在与患者的接触过程中，对患者的症状不能简单地否认或评判，需耐心倾听患者的叙述，接受患者的症状。

（3）提供支持性心理护理。耐心倾听患者的诉说，了解其感受和体验，对患者的痛苦给予高度的理解和尊重。

（4）提供安静舒适的环境，减少外界刺激。

（5）帮助患者学会放松，教会患者应用意向引导、深呼吸或其他放松技巧来逐步放松肌肉。

（6）鼓励患者表达自己的情绪和不愉快的感受，协助其识别和接受负性情绪及相关行为。

（7）帮助患者注意症状之外的其他事情，终止负性和应激性思维。

（8）帮助患者矫正歪曲的认知或改变各种不正确的看法，从而改善或消除适应不良的情绪和行为。

（9）重建正确的疾病概念和对待疾病的态度，顺其自然，接受症状；转移注意，尽量忽视它；鼓励患者参加力所能及的劳动。

（10）教会患者负性思维阻断的行为技术，以阻断负性思维。当患者出现负性思维时，用一种强烈的分散注意力的刺激物，如突然用力拉弹手腕上的橡皮筋，以此强烈的刺激阻断负性思维。

（四）社会支持

（1）与患者共同探讨其压力原及诱因，与患者制订合适的应对方式，并提供环境和机会让患者学习和训练新的应对技巧。

（2）反复强调患者的能力和优势，忽略其缺点和功能障碍，以利于增强信心和减轻无助无用感。

（3）用行为示范方法，让患者学会对压力的处理。

（4）协助患者获得家庭的理解和可及的社会支持。

（5）帮助患者改善自我照顾能力，增强对社会环境和家庭的适应能力。鼓励患者努力学会自我调节，尽早摆脱依赖性。

（6）指导患者的配偶和亲友对患者的疾病应建立积极、关心、帮助的家庭气氛。

（五）特殊护理

1. 分离（转换）性障碍发作的护理

（1）在分离（转换）性障碍发作时，及时采取保护措施，同时将患者和家属隔离。不过分关心，不表示轻视，不表现惊慌失措，避免其他患者围观，以免这些不良因素对患者的暗示作用，而加重症状。

（2）当分离（转换）性障碍相关的焦虑反应表现为挑衅和敌意时，需加以适当限制。如出现情感爆发或痉挛发作，应安置在单间，适当约束。

（3）患者存在意识朦胧时，需加强生活护理和观察，防止发生意外。同时强化其原来身份，促使恢复自我定向。

（4）严密观察患者的情绪反应，加强与患者的沟通，防止其自杀企图。

（5）对分离（转换）性障碍性失明、失聪患者，应让其了解功能障碍是短暂的，在暗示治疗见效时，应加强功能训练。

（6）对分离（转换）性障碍性瘫痪或木僵患者，应定时翻身，做好皮肤、口腔等护理，防止压疮。按计划进行肢体功能训练，以暗示语言鼓励循序渐进地加强自主功能训练。

（7）注意倾听患者主诉，接纳其症状及其感受，以减轻患者的内心痛苦。对患者当前的应对方式表示认同，但不过分关注。

（8）在发作间歇期教会患者放松技术。

（9）遵照医嘱使用相应治疗药物，控制分离（转换）性障碍的发作。

（10）做好家属工作，争取家庭和社会对患者的支持。

2. 惊恐发作的护理

（1）急性发作期间：患者在惊恐发作时，护士需镇静、沉稳，立即帮助患者脱离应激原或改换环境，治疗和护理需保持有条不紊地进行，并需一直陪伴直到发作缓解；护士的态度应和蔼，耐心倾听和安抚，对其的病情表示理解和尊重；应将患者和家属分开或隔离，以免互相影响和传播；为患者创造有利治疗的环境，必要时设专人陪护；如患者反应表现为挑衅和敌意时，应适当限制。

（2）间歇期间：告诉患者焦虑和惊恐发作的相关知识，帮助其正确认识疾病；与患者共同探讨与焦虑相关的压力来源，如家庭事件、工作任务等，并与其一起探讨以往成功的调适方法，学习解决问题的多种方法，以有效处理压力情境，减少或消除不良应对方式；帮助患者建立良好的生活方式，如做好时间管理等；帮助患者学习放松技巧，如冥想、气功、太极拳、渐进性肌肉松弛训练等都是减轻焦虑情绪的有效方法；帮助患者寻找可获得的家庭支持，扩大社会交往的范围，获得更多的社会支持，使患者情绪需求获得更多满足的机会。

五、护理评价

1. 短期评价

（1）患者情绪是否稳定，有无发生意外事件。

（2）患者的安全和生理需求是否得到了满足。

（3）患者能否正确认识疾病的表现、接受症状。

（4）患者能否正确认识应激事件与疾病的关系。

2. 长期评价

（1）患者是否学会正确应对的方法。

（2）患者能否建立良好的人际关系。

（3）患者家庭及社会支持是否提高。

（4）患者的社会功能是否提高。

案例与思考题

1. 患者,女性,39 岁。约 2 个月前在某商场里突发胸闷、心跳加速、呼吸困难、面色苍白和四肢湿冷,喉头有梗阻感,感到快要失去控制了,立即送医院急诊,经检查未发现器质性疾病。后来数次外出都出现类似情况,近期已不敢独自外出。

(1) 患者可能存在的问题是什么?

(2) 如何为该患者进行护理?

2. 患者,男性,32 岁。半年前因工作压力大,出现无故紧张、心烦意乱,有时易激惹,夜间睡眠差,常来回走动,身体颤抖,易感疲劳,并伴有心慌、头晕、口干等。感觉思考问题比较困难,工作能力下降,常感到生活中可能会发生不幸的事。

(1) 根据病情,患者可能的诊断是什么?

(2) 患者存在哪些护理问题,如何进行护理?

3. 患者,女性,29 岁。常反复检查门窗是否锁紧,整天反复洗衣服,直到没有泡沫才罢休。遇事犹豫不决,穷思竭虑,严重影响日常生活和工作。患者感觉十分痛苦,称自己脑子笨、反应迟钝,几欲自杀未遂。

(1) 患者可能罹患了什么疾病?

(2) 患者最重要的护理问题是什么,该如何护理?

4. 患者,女性,22 岁,大学四年级学生。因临近毕业,担心学分不够无法毕业,以及无法找到理想的工作单位等,感到压力非常大。一次在与寝室室友发生争执后突然摔倒,遂感到双下肢麻木、无力,不能行走。去医院就诊,经检查未发现器质性病变,给予理疗后好转。

(1) 该患者可能出现了什么问题?

(2) 如何对该患者进行健康教育?

（贾守梅）

第十八章

应激相关障碍患者的护理

应激(stress)是机体通过认识、评价而察觉到应激原的威胁时引起的心理、生理改变的过程，是个体对面临的威胁或挑战作出适应和应对的过程。应激原(stressor)是指需要个体动员自身的生理、心理资源或外部资源进行调节，重新加以适应的生活境遇的改变和环境改变，又称应激性生活事件(stress life event，简称"生活事件")。通常应激引起的防御反应是一种保护机制，不一定引起病理改变，只有当应激反应超出一定强度或持续时间超过一定限度，导致应激系统失调，并对个体的社会职业功能和人际交往产生影响时，即构成应激相关障碍。

第一节　应激相关障碍的临床特点

一、概述

应激相关障碍(stress related disorders)是一组主要由心理、社会(环境)因素引起异常心理反应所导致的精神障碍，曾称心因性精神障碍(psychogenic mental disorder)、反应性精神障碍(reactive mental disorder)。应激相关障碍包括急性应激障碍、创伤后应激障碍(PTSD)和适应障碍，其共同特点为：①心理-社会因素是导致发病的直接原因；②症状表现与心理-社会因素的内容有关；③病程、预后与精神因素的消除有关；④病因大多为突然发生的强烈刺激或持久反复的精神创伤因素，如战争、经历重大灾害事故、罹患重大疾病、亲人突然亡故、被强奸、失恋、家庭矛盾等；⑤一般预后良好，无人格方面的缺陷。

由于应激相关障碍的概念和诊断标准不一致，或者由于病程短暂，有的患者可以自行缓解，因而影响到患病率的统计，所以不同国家和地区的患病率存在一些差异。在我国，根据12个地区精神疾病流行病学调查，应激相关障碍总患病率为 0.068%(1984)。单从 PTSD 来看，虽然普通人群 50% 以上的在一生中至少有一次曾暴露于创伤事件，但并不是所有的创伤幸存者都会发展为 PTSD。普通人群中 PTSD 的患病率为 7%～12%。适应性障碍的患病情况国外认为较为常见，但无确切的数字统计。据美国 Lowa 报道，在收入精神病机构的2 699 例患者中，有 5% 的患者以适应性反应入院。从患病年龄来看，应激相关障碍的患病年龄分布较广,从少年到老年均可见,尤以青壮年为多见。在性别上无明显差异。

二、病因与发病机制

决定应激相关障碍的因素有:作为直接病因的生活事件和生活处境、社会文化背景、人格特点、受教育程度、智力水平及生活态度和信念等。

(一)应激因素

在现实生活中,如果遇到急剧或持久的精神创伤或生活事件(又称心理-社会应激),可使人出现一系列精神症状。引起应激相关障碍的主要因素可分为以下几类。

1. **严重的生活事件** 日常生活中突然遇到的异乎寻常的意外事件,包括亲人尤其是配偶或子女的突然死亡、严重的交通事故、飞机被劫持、受到性侵害、遭受歹徒的袭击或财产被抢劫等创伤性体验。在对急性应激障碍和创伤后应激障碍的诊断中,强调应激原是异常强烈、危及生命安全或者可能造成躯体严重损伤、几乎对任何人都可能造成痛苦的事件,患者目睹或亲身经历了这样的场面,感到强烈的害怕和恐惧。应激性生活事件可以只影响个体,也可能涉及整个家庭甚至整个社区。

2. **重大的自然灾害** 这类事件性质严重,事出意外,当事人毫无心理准备,容易导致精神崩溃,如特大山洪暴发、强烈地震、泥石流、大面积火灾、雪灾、风暴等威胁生命安全的重大自然灾害。

3. **残酷的战争场面** 战场上血肉横飞、尸横遍野,随时面临死亡危险的场景,如越南战争、海湾战争等。据国外资料报道,在第二次世界大战中,交战双方在激烈的战斗中由于遭遇炮火轰炸甚至白刃战的惊恐体验,可能会出现急性应激反应。

4. **其他应激性事件** 这类事件一般并不十分严重,但持续时间较长。如家庭成员不和睦、离异、工作不顺利、人际关系紧张、退休、移民等,均可导致机体因长期的心理紧张和压抑而处于亚健康状态。造成适应障碍的应激因素通常是明显的环境变化或应激性生活事件,如升入新的学校、移居到国外、更换工作,或患严重的躯体疾病引起的生活适应障碍。一些看似正常的人生过程,例如退休和衰老会带给个体对既往健康活力的一种失落感,以及对未来的恐惧感;由于结婚、怀孕和生育,个体面临角色转换的困难、责任的增加和丧失自由的恐惧,也可能引起适应困难。

引起应激障碍的应激因素可以是一个,如发生车祸,也可以是多个,如亲人的突然死亡,随之经济上的破产;可以是急性的,如发生自然灾害,也可以是慢性和持续性的,如长期家庭关系不和。应激原的性质、严重程度和持续时间并不一定和疾病的严重程度成正比。

(二)个体的易感素质

在相同的应激因素作用下,并非每个遭受应激的个体都会出现精神障碍,只有部分人表现出精神障碍,这就表明发病还与个体的易感性和应对能力有关。个体的心理脆弱,即使应激原的强度不大,也可能引起应激相关障碍,这些较容易患病的个体就具有易感素质。这里的易感素质是指人格特点,主要表现在个体对于应激原的认识和态度,以及个体对应激事件的体验和采取的行为方法,同时个体对精神刺激的耐受性和感受均与个性特点、神经类型等易感素质有关,甚至与价值观、伦理道德观也有一定的关系。例如,同样是亲人的亡故,对于个性开朗、沉着的人来讲,其情感体验不会达到精神障碍的程度,而对个性怯懦、固执、敏感

303

多疑、情绪不稳定、感情用事的个体则有可能引起精神异常；对于身体健康状况不佳,患有慢性消耗性疾病或智能低下的个体,大脑功能状况处于削弱的状态或对应激因素的耐受性和感受性有所下降,此时即使心理-社会因素的应激不是很强烈,也可能出现精神障碍。但是,对于何种人格特征的个体易患该病还无定论。

另外,个体的既往经验、生活态度、对自我的认识、受教育水平、家庭支持系统、生理状态(伴有某些躯体疾病时可使易感性上升)、社会文化因素也与发病以及症状的维持有关。某些因素在一些情况下可以是疾病的保护性因素,但在另一些时候可能成为易感因素。例如,在一种情况下高学历可能是保护个体的因素,但在另一些情况下,可能成为适应障碍的危险因素。

(三) 生物学因素

近年在生物病因学方面的研究多集中在创伤后应激障碍。创伤后应激障碍的患者存在神经内分泌的异常。在创伤后应激障碍的部分患者中存在 α_2-肾上腺受体的下调,可能通过作用于杏仁核和皮质的 β-肾上腺素受体,引起警觉性增高和创伤性经历的重现。另有部分患者则出现 5-HT 能系统的异常。5-HT 控制着海马行为抑制系统,该系统的致敏将导致轻微的应激原也可使行为抑制系统被激活。有学者报道创伤后应激障碍患者肾上腺素和去甲肾上腺素分泌增加。与有创伤性经历但没患病的对照组相比,创伤后应激障碍患者的基础心率和血压都高于对照组；一些与创伤有关的线索,如声音、图片或是有关的想象,能引起患者更大的生理反应。此外,研究发现创伤后应激障碍的患者与正常人及有创伤性经历但未患病的对照相比,存在皮质醇水平的低下和糖皮质激素受体的增加。当给予小剂量的地塞米松后,创伤后应激障碍患者可出现过度的抑制。

神经影像学发现老兵和幼年时期有性虐待经历的妇女有海马体积的缩小,海马功能的紊乱可能导致对刺激的过度反应,与记忆的缺失也有关。动物研究证实只有当皮质功能完整时,条件化的恐惧反应才能被消除。研究发现创伤后应激障碍患者存在杏仁核或投射区域的功能紊乱,使其在创伤有关刺激形成的恐惧反应消退的过程中存在问题。PET 研究发现,当患者在回想创伤性事件时,出现大脑中颞部的血供减少。而大脑中颞部通过抑制杏仁核的功能,在消除恐惧方面起着重要作用。

此外,对双生子的研究也发现同卵双生子共患创伤后应激障碍的比例高于异卵双生子。有创伤后应激障碍家族史个体的精神障碍,尤其是焦虑障碍、情感障碍及物质滥用的发病率增加。

三、临床表现与分型

(一) 急性应激障碍

急性应激障碍(acute stress disorders)又称为急性应激反应(acute stress reaction),是指个体在突然遭遇强烈的精神应激后出现的一过性应激反应。发作急骤,在遭遇强烈的精神创伤后数分钟至数小时之内起病,历时短暂,在应激原消除后几天内至 1 周内恢复,一般<1 个月。临床症状可完全缓解,预后良好。

1. 以意识障碍为主的表现　患者在遭受突如其来的应激事件时,可处于"休克时期",表情茫然,头脑里一片空白,表现为不同程度的意识障碍。与患者接触,可发现有定向力障碍,注意缩窄,患者言语凌乱、缺乏条理,对周围事物感知迟钝,动作杂乱而无目的性,可见冲动行为和人格解体,有的可出现片段的心因性幻觉。事后可有部分或全部遗忘,不能回忆创伤的重要情节。

2. 以精神运动障碍为主的表现　临床表现为伴有强烈情感体验的精神运动性兴奋或精神运动性抑制。其精神运动性兴奋为不协调性,表现为兴奋失眠,活动过多,行为紊乱,有冲动、毁物行为,言语增多,其内容与发病因素或个人经历有关。

精神运动性抑制较少见,患者表现为对周围环境的退缩,有时近似亚木僵状态。患者目光呆滞,表情茫然,呆若木鸡,情感迟钝,行为退缩,少语少动,缄默不语,对外界刺激毫无反应,有时采用极简单、缓慢的方式回答问话。此型历时短暂,一般<1周。部分患者可转为兴奋状态。

不同患者的应激反应在临床表现上有较大差异,部分患者可伴有严重的情绪障碍,如焦虑、抑郁;也可同时伴有自主神经症状,如大汗、心悸、面色苍白等。病情严重者可出现短暂的思维联想松弛、片段的幻觉、妄想达到精神病的程度,则称为急性应激性精神病(曾称反应性精神病)。

(二) 创伤后应激障碍

创伤后应激障碍(posttraumatic stress disorder, PTSD),又称为延迟性心因性反应(delayed psychogenic reaction),是指在遭受异乎寻常的威胁性或灾难性打击之后出现的延迟性或持续性精神异常反应。PTSD 的应激原通常异常强烈,危及个体生命安全,造成个体极度恐惧、无助、巨大痛苦。创伤性事件是 PTSD 诊断的必要条件,但不是 PTSD 发生的充分条件,几乎所有经历过此类事件的个体都会感到巨大的痛苦,但最终只有部分人成为PTSD 患者。患者主要表现为创伤性体验反复闯入意识或梦境中,高度的焦虑状态,回避任何能引起此创伤性记忆的场景,患者的心理、社会功能严重受损。

1. 创伤再体验症状

(1) 短暂"重演"性发作:即在无任何因素或相关事物的影响下,创伤情景经常不由自主地出现在患者的联想和记忆中,或使患者出现错觉、幻觉,仿佛又完全置身于创伤性事件发生时的情景,重新表现出事件发生时所伴发的各种强烈情感反应和明显的生理反应,如心跳、出汗、面色苍白,持续时间可从数秒钟至数天不等。此种短暂"重演"性发作的现象,又称为闪回(flashback)。

(2) 暴露于与创伤性事件相关联,或类似的事件、情景或其他线索时,出现强烈的情感痛苦或生理反应。如事件发生的周年纪念日、相近的天气及各种场景因素都可能促发患者的心理与生理反应。

(3) 创伤再体验症状还会在睡眠状态中以梦魇的形式出现,表现为患者梦中反复重现创伤性事件或做噩梦。

2. 回避和麻木症状

(1) 回避表现:患者表现为有意识回避和无意识回避。有意识回避表现为尽量回避与创伤有关的人、物及环境,回避有关的想法、话题和活动,或避免到能引起痛苦回忆的地方。无意识回避表现为对创伤性事件的选择性/防御性遗忘,不能回忆起有关创伤的一些重要内容,而与创伤性事件无关的记忆则基本保持完整。

(2) 麻木表现:患者整体上给人以木然、淡然的感觉。表现为对周围环境的一般刺激反应迟钝,很少参加活动或没有兴趣参加;情感淡漠,与他人疏远;难以体验和表达细腻的情感(如无法表达爱恋等);对工作、生活缺乏打算,变得退缩,让人感觉患者性格孤僻,难于接近。似乎面对什么都无动于衷,轻者抱听天由命的态度,严重时可能万念俱灰以致自杀。

3. **警觉性增高的症状** 几乎每个患者都存在这种症状,为自发性持续高度警觉状态,反映患者长时间处于对创伤事件的"战斗"或"逃跑"状态。表现为过度警觉,易产生惊跳反应,遇到一些类似的场面或轻微的感觉刺激就容易受惊吓,而出现惊恐如紧张、恐惧、心慌、心跳、出冷汗、面色苍白或四肢发抖等,可伴有注意力不集中、激惹性增高及焦虑或抑郁情绪,少数患者甚至出现自杀企图。睡眠障碍表现为入睡困难、易惊醒和噩梦。警觉性过高的症状在创伤暴露后的第1个月最为普遍。

临床表现随着年龄的不同有所差异,年龄越大,创伤再体验和易激惹症状越明显。成年人大多主诉与创伤有关的噩梦、梦魇;儿童因受语言表达、词汇等大脑功能发育尚不成熟等因素的限制,常常无法清晰地叙述噩梦的内容,仅表述从梦中惊醒、在梦中尖叫或主诉头痛、胃肠不适等躯体症状。

症状通常在创伤后延迟出现,即经过一段无明显症状的间歇期后才发病,间歇期为数日至数月,一般<6个月。病程持续>1个月,有的可长达数年。大多数患者可自愈或治愈,少数患者由于病前人格缺陷或有神经症病史导致预后不良,迁延不愈或转化为持久的人格改变或社会功能缺损。PTSD是应激相关障碍中临床症状严重、预后不良、可能存在脑损害的一类应激障碍。

(三) 适应障碍

适应障碍(adjustment disorder)是因长期存在应激原或困难处境,加上患者有一定的人格缺陷,产生以烦恼、抑郁等情感障碍为主,同时有适应不良的行为障碍或生理功能障碍,并使社会功能受损的一种慢性心因性障碍。疾病的发生是对某一明显的生活变化或应激性生活事件所表现的不适反应,如更换新的工作、移居国外、离退休后等引起的生活适应性障碍。适应障碍是一种短期、轻度的烦恼状态和情绪失调,主要表现为情感障碍,或出现不良行为、生理功能障碍而影响生活,常影响社会功能,但不出现精神病性症状。成年人多表现为抑郁症状,青少年多表现为品行障碍,儿童则多表现为退缩现象如尿床、幼稚语言等。

1. **以焦虑、抑郁等情感障碍为主的抑郁型和焦虑型**

(1)抑郁型适应障碍:是成年人中最常见的适应障碍表现。主要表现为无望感、哭泣、心境低落等,但比抑郁症轻。

(2)焦虑型适应障碍:以惶惑不知所措、紧张不安、注意力难以集中、担心害怕和易激惹为主要表现,还可伴有心慌和震颤等躯体症状。

(3)混合型适应障碍:表现为抑郁和焦虑的综合症状。

2. **以适应不良行为为主的品行障碍型和行为退缩型**

(1)品行障碍型适应障碍:表现为对他人利益的侵犯或不遵守社会准则和规章制度、违反社会公德,如逃学、说谎、打架斗殴、离家出走、毁坏公物等。

(2)行为退缩型适应障碍:主要表现为孤僻离群、不愿与人交往、不注意卫生、生活无规律、尿床、幼稚语言或吸吮手指等。

3. 其他生理功能障碍：如睡眠不好、食欲不振、头痛、疲乏、胃肠不适等症状，同时可因适应不良行为而影响到日常活动，导致社会功能受损。

患者的临床表现可以某一类型为主要症状，也可以混合出现，如情感障碍合并品行障碍出现。部分患者表现为不典型的适应障碍，如社会退缩，但不伴焦虑、抑郁心境；或社会功能突然下降，但无明显的焦虑、抑郁情绪。

患者通常在应激性事件或生活环境改变发生后 1 个月内起病，病程一般<6 个月。随着事过境迁，刺激的消除或者经过调整形成了新的适应，精神障碍也随之缓解。

四、诊断与鉴别诊断

符合应激相关障碍的症状标准，有社会功能受损的表现，达到一定病程，即可诊断。

（一）急性应激障碍的诊断与鉴别诊断

1. 诊断　依照 ICD-10 精神和行为障碍分类，急性应激障碍的诊断要点：异乎寻常应激原的影响与症状的出现之间必须有明确的时间上的联系。症状即使没有立刻出现，一般也在几分钟之内。此外，还包括以下症状。

（1）表现为混合性，且常常是有变化的临床相，除了初始阶段的"茫然"状态外，还可有抑郁、焦虑、愤怒、绝望、活动过度、退缩，且没有任何一类症状持续占优势。

（2）如果应激性环境消除，症状迅速缓解；如果应激持续存在或具有不可逆转性，症状一般在 24～48 小时开始减轻，约在 3 天后显著缓解。

2. 鉴别诊断

（1）与某些短暂性精神障碍发作的鉴别：如妄想阵发、旅途精神病等。此类患者病前常无重大心理因素，但有其特殊的临床表现（如精神病性症状）。

（2）与分离（转换）性障碍的鉴别：分离（转换）性障碍（曾称癔症）常由心理因素诱发，因此短期内常难于鉴别。由于分离（转换）性障碍的表现更为多样化，带有夸张做作和表演性，暗示性强。结合病前的性格特征和多次发作的病程特点，不难鉴别。

（二）创伤后应激障碍的诊断与鉴别诊断

1. 诊断　根据 ICD-10,必须有证据表明它发生在极其严重的创伤性事件后的 6 个月内。但如果临床表现典型，又无其他适宜诊断（如焦虑症或强迫症，或抑郁障碍）可供选择，即使事件与起病间隔>6 个月，给予"可能"诊断也是可行的。除了有创伤的依据外，还必须有白天的想象或睡梦中存在反复的、闯入性的回忆或重演。常有明显的情感疏远、麻木感，以及回避可能唤起创伤回忆的刺激。但这些都非诊断所必需。自主神经功能紊乱、心境障碍、行为异常均有助于诊断，但亦非诊断要素。

2. 鉴别诊断

（1）与抑郁症的鉴别：抑郁症的抑郁心境涉及面广，常无严重的创伤性应激事件，也没有与创伤事件相关的创伤后再体验症状。抑郁情绪常较重，常有自责、消极、自杀的言行，情绪有晨重夜轻的变化等，都有别于创伤后应激障碍患者的情绪回避行为。

（2）与焦虑症鉴别：创伤后应激障碍患者有持续警觉水平升高和自主神经功能紊乱，应与慢性焦虑症鉴别。焦虑症患者往往对自身健康过于忧虑，躯体主诉较多，甚至有疑病倾向，而常无严重的精神创伤史。

（三）适应障碍的诊断与鉴别诊断

1. 诊断　根据 ICD-10,诊断有赖于认真评价以下关系：①症状的形式、内容、严重度；②既往病史和人格；③应激性事件、处境或生活危机。必须清楚确定上述 3 个因素的存在,并应有强有力的证据(尽管可能带有推测性),如果没有应激就不会出现障碍。如果应激原较弱,或者不能证实时间上的联系(<3 个月),则应根据呈现的特征在他处归类。

2. 鉴别诊断　与人格障碍的鉴别。重要的是病史。人格障碍一般发病于早年,且无明显的应激原,常有多年持续的人际适应不良史。如果症状表现仅为原有人格障碍表现的加重,则没必要做两个诊断;如应激事件导致了新症状的产生,可考虑两个诊断。

五、治疗与预防

应激相关障碍的治疗主要为心理治疗与药物治疗相结合。治疗的关键在于尽可能去除精神因素或脱离精神创伤的环境,转移或消除应激原。

（一）心理治疗

心理治疗是主要的治疗手段。根据患者的病情特点,选用支持性心理治疗、精神分析治疗、认知行为治疗、催眠疗法等方法。通过疏泄、解释、支持、鼓励、指导等手段,帮助患者接受所面临的不幸与自身反应,帮助患者认识其所具有的应对资源,并同时学习新的应对方式,提高适应能力。

1. 急性应激障碍　支持性的心理治疗往往有效。与患者建立良好的治疗关系,鼓励患者向亲友倾诉,或与专业人员交谈,告诉患者应激事件在人的一生中是不可避免的,同时给予患者一些切实可行的建议,以帮助患者有效地应付应激事件所带来的影响。另外,短疗程的认知行为治疗对治疗急性应激障碍以及预防其发展成为创伤后应激障碍也有效。

2. 创伤后应激障碍　认知行为治疗较为有效。与患者讨论对创伤性事件的认识,并让个体反复暴露于与创伤性事件有关的刺激下(可以进行想象中的暴露练习,也可以进行现场暴露),以缓解焦虑和恐惧。同时找出并纠正对创伤性事件及后果的负性评价,改变患者不合理的认知,包括强烈的内疚和自责,帮助患者认识自身所具有的资源,学习新的应对方式,以更好地面对以后的生活。另外,其他形式如心理动力学治疗、眼动脱敏治疗、催眠治疗等对于创伤后应激障碍也有效。

3. 适应障碍　心理治疗的重点在于减轻或消除应激原,增强应对能力和建立相应的支持系统。心理治疗的方式包括精神动力学治疗、认知行为治疗、家庭心理治疗、团体心理治疗和支持性心理治疗等。可根据患者的特点和要求,以及治疗者的专长选择相应的治疗。

（二）药物治疗

对于精神症状明显的患者,需要用药物治疗进行对症处理,为心理治疗打好基础。治疗原则是对症治疗,注意药物剂量不宜过大,疗程不宜过长。对于表现为精神运动性兴奋的患者,可以使用精神药物,如氟哌啶醇等镇静剂,使症状迅速缓解,减轻患者机体的损耗,帮助患者度过这一困难时期。表现为精神运动性抑制,甚至木僵的患者,要注意每日供给充足的营养支持及耐心照顾。存在焦虑或抑郁症状的患者,可给予抗焦虑药或抗抑郁药治疗。对有妄想、幻觉、兴奋躁动的患者,可短期应用抗精神病药。有睡眠障碍的患者,要及时处理其睡眠问题,可给予苯二氮䓬类药物。

(三)其他治疗

对于严重抑郁、有自杀自伤行为,或明显冲动、有伤人毁物行为的患者,可采用电抽搐治疗,以迅速控制症状,保证患者和周围人的安全。对于木僵、抑郁等进食较差的患者,可给予补充营养、纠正水及电解质平衡等支持疗法。

(四)预防

1. **减少应激原** 通过对社会环境的改造、生活方式的改善及行为方面的纠正等措施,尽可能减少环境中的应激原。

2. **增强个体应对应激的能力** 从小培养个体健全的人格和坚强的意志,提高心理素质,正确应对生活中的挫折;在人群中普及心理卫生知识,对一些高危人群可进行支持性和教育性干预措施,如进行适应指导及纠正适应不良性应对方式等。

第二节 应激相关障碍患者的护理

一、护理评估

评估在与患者第一次见面即开始,直至患者康复或护理照顾结束时才停止。

(一)生理评估

评估躯体的一般情况和各器官系统的功能水平,以及营养、饮食、睡眠、排泄和作息时间等情况。

(二)心理评估

1. **应激原评估** 评估应激原的发生原因、种类、强度、持续时间、发生频率、当时情景、与患者的切身利益关系是否密切、与疾病发生的关系等。

2. **评估精神状况** ①意识状态,意识是否清楚,定向力如何,对周围环境能否清晰感知;②认知活动,患者记忆力、注意力及智能情况,合作情况及程度,有无幻觉、妄想及其种类、内容、与精神创伤的关系等;③情感活动,如有无抑郁、焦虑、恐惧、淡漠等,情绪的稳定性如何;④意志行为活动,有无现存或潜在的冲动、伤人、自杀、自伤、木僵等行为,有无退缩和品行障碍行为,日常生活和睡眠情况等。

3. **评估心理应对方式和认知** 评估患者平时对压力事件的处理方式、处理压力事件所需的时间、患者对应激事件的认识、对该疾病的态度。

4. **评估患者病前性格特点** 如是否性格懦弱、敏感多疑、情绪不稳、遇事耐受性差等。

(三)社会评估

(1)评估患者的人际交往能力、日常生活能力、职业功能、社会角色、经济状况、文化水平等情况。

(2)评估患者社会支持来源、强度、性质和数量,以及患者家属对本病的认识情况,对患者所持的态度。

二、护理诊断/护理问题

(一) 生理方面

1. 有营养失调的危险(低于机体需求)　与生活不能自理有关。

2. 睡眠形态紊乱　与应激事件导致的情绪不稳、主观感觉不安、无法停止担心、环境改变、精神运动性兴奋有关。

3. 自理能力下降　与应激事件导致行为紊乱或行为退缩有关。

(二) 心理方面

1. 急性意识障碍　与强烈的应激刺激、应对机制不良有关。

2. 创伤后综合征　与遭受躯体和心理社会的虐待,经历多人死亡的意外事故,被强暴,面临战争,目击断肢、暴力死亡或其他恐怖事件,感受到对自己或所爱者的严重威胁和伤害有关。如强暴创伤综合征、迁居应激综合征等。

3. 情绪障碍　与经历强烈的应激、长期面对应激事件、反复出现闯入症状、主观感觉不安、无法停止担心等有关。如焦虑、抑郁等。

4. 有自杀自伤的危险　与应激事件引起的焦虑、抑郁情绪有关。

5. 有暴力行为的危险　与应激事件引起的兴奋状态、冲动行为有关。

6. 有受伤的危险　与意识范围缩小、兴奋躁动、行为紊乱有关。

7. 个人应对无效　与应激持续存在有关。

(三) 社会方面

1. 社交能力受损　与应激事件引起的行为障碍有关。

2. 无效性角色行为　与家庭冲突、应激、不实际的角色期望、支持系统不足有关。

三、护理目标

(1) 患者生理需要能得到满足,未发生任何并发症。

(2) 患者症状减轻或消失,情绪稳定,无焦虑、恐惧、紧张等不良情绪。

(3) 患者未发生自杀、自伤、伤人等行为,未造成走失、跌伤后果。

(4) 患者能正确认识应激事件,学会正确应对方法。

(5) 患者社交能力和角色行为基本完好。

四、护理措施

应激相关障碍的护理包括生理、心理和社会功能等多方面的综合护理措施。

(一) 生活护理

1. 维持营养、水、电解质平衡　应激相关障碍患者常常由于抑郁情绪不思进食,或者处于木僵、退缩状态而拒绝进食,导致患者的营养状况较差。因此保证患者的正常入量,维持营养、水、电解质平衡是一项重要工作。护理人员可先了解患者的饮食习惯,尽量满足其需求,以促进和提高食欲;或安排患者与其他病友一起集体进餐,或采用少量多餐方式,也同样可以取得提高其食欲的效果。对抑郁、退缩或木僵状态的患者,必要时需安排专人耐心劝导并协助喂饭。若上述方法均未奏效,可按医嘱行鼻饲管进食流质食物,或静脉补液,以保证患者的进食量。

2. 改善睡眠 睡眠障碍是应激相关障碍患者比较常见的症状,尤其是合并抑郁或焦虑情绪的患者其睡眠障碍更为突出。因此,改善患者的睡眠是一项重要的护理工作。具体措施可参阅心理相关生理障碍章节的相关内容。

3. 协助料理个人生活 有自理缺陷(如木僵或退缩状态)的应激相关障碍患者常丧失料理自己日常生活起居的能力,甚至穿衣、梳理、如厕都无法进行。因此,需要护理人员对患者的生活料理提供帮助。对于终日卧床,完全不能自理个人生活的患者,护理人员需要做好各项基础护理,包括晨晚间护理、饮食护理、口腔护理、皮肤护理、二便护理、会阴护理等,以保证患者的各项基本生理需求得到满足,避免发生长期卧床所致的并发症如压疮、口腔溃疡等。当患者的病情开始缓解、意志行为逐步增强时,应鼓励患者自行料理个人卫生。

(二) 安全护理

急性应激障碍患者常由于意识障碍、精神运动性兴奋、精神运动性抑制等症状导致跌倒、出走、伤人、自伤等安全问题。创伤后应激障碍患者和适应障碍患者常常因为情绪低落导致自杀、自伤行为。因此应采取措施,严防伤人、自杀自伤行为的发生。

1. 提供安全舒适的环境 提供安静、宽敞、温度适宜、色彩淡雅,以及陈设简单、安全的环境,减少各种不良环境因素对患者的刺激和干扰。定期进行安全检查,发现危险物品(如刀剪、绳索、药物、玻璃等)或安全隐患要及时处理,杜绝不安全因素。

2. 密切观察患者的各种表现 注意有无自杀自伤、暴力行为的征兆出现。一旦发现患者有明显的自杀自伤、暴力行为征兆时,应立即采取措施,保证患者及周围人员安全。

3. 对重症患者严加防范 对消极抑郁、有自杀自伤危险的患者,需加强沟通,掌握其病情、心理活动的变化,并利用各种机会,运用沟通技巧,鼓励患者表达思想、情感,争取动摇或消除患者的自杀意念。患者的活动范围须控制在护理人员的视线内,避免患者独处,必要时设专人护理。尤其在夜间、清晨、节假日等容易发生自杀行为,更要严加防范。

4. 保证患者安全 当患者出现严重的精神运动性兴奋导致行为紊乱、冲动时,应将其安置在重病室,设专人护理,必要时给予适当的保护性约束,以保证患者安全。对意识障碍患者加强观察和护理,限制其活动范围,防止走失、坠床或受其他患者的伤害。

(三) 药物护理

遵医嘱给予患者相应的治疗药物,如抗焦虑药、抗抑郁药、抗精神病药等,帮助患者了解和自行观察药物的作用和不良反应。

(四) 心理干预与社会支持

1. 脱离应激原 由于应激相关障碍的病因较为明确,均为应激事件所引起。因此对于应激相关障碍,首要的护理措施是帮助患者尽快消除精神因素或脱离引起精神创伤的环境,包括对患者康复后生活或工作方面的指导或安排,必要时重新调换工作岗位、改善人际关系、建立新的生活规律等,以转移或消除应激原,最大限度地避免进一步的刺激和丧失。由于应激相关障碍患者富有暗示性,不宜将此类疾病的患者安排在同一房间,以免增加新症状或使原有的症状更顽固。通过脱离应激原、减弱不良刺激的作用,可消除患者的创伤性体验,加速症状缓解。

2. 建立良好的护患关系   良好的护患关系是实施心理护理的基础。如果不能与应激相关障碍患者建立良好的沟通与合作关系,心理干预技术则难以实施,难以达到干预的最佳效果。与患者建立良好护患关系主要包括以下措施。

(1) 主动接触患者:关爱患者、尊重患者,经常与患者交谈,尽可能地多陪伴患者;以真诚、友善的态度关怀、体谅、尊重患者;接纳患者的病态行为,不加批评和指责,无条件地积极关注。

(2) 耐心倾听,不催促患者回答或打断谈话;了解患者的感受和体验,对患者的痛苦给予高度的理解和尊重。运用非语言沟通技巧,如静静陪伴、抚摸、鼓励关注的眼神,以传达护士的关心和帮助。

3. 给予支持性心理护理   对急性期患者给予支持性心理护理,可使患者情感得到释放与疏泄,使其情绪尽快稳定,避免因回避或否认而进一步加重损害。

(1) 保持与患者密切接触:每日定时或在治疗护理中随时与患者交谈,鼓励患者表达,倾诉疾病发作时感受和应对方法。

(2) 认同接纳:对患者当前的应对机制表示认同、理解和支持,强调患者对应激事件的感受和体验完全是一种正常的反应。

(3) 帮助宣泄:通过鼓励患者用言语描述、联想、回忆、表达及重新体验创伤性经历等,以达到让患者宣泄的目的;鼓励患者按可控制和可接受的方式表达焦虑或激动,允许自我发泄如来回踱步、哭泣等,但不过分关注。

(4) 合理解释和指导:对患者的症状进行解释,帮助患者认识疾病的性质,帮助其分析如何应对应激原,强化疾病可以治愈的观念,鼓励其树立战胜疾病的信心。

(5) 鼓励患者参加活动:根据患者承受能力,安排适当的活动,让患者多与他人交往以分散其对创伤体验的注意力,减轻孤独感和回避他人、环境的行为。

4. 帮助患者纠正负性认知   积极的建设性的思维方式可以用来改变个体对问题的看法并减轻应激与焦虑水平。当患者情绪稳定时,心理护理可进一步加深,采取认知治疗方法帮助患者分析和了解自己的心理状态,认识与情绪抑郁和适应障碍有关的心理因素,纠正自己的负性认知,并建立积极的应对策略。

(1) 帮助患者找到自己的负性自动思维。通过提问,指导患者想象或角色扮演来探寻其在负性情感反应和创伤之间起中介作用的歪曲认知,并要求患者归纳出其中一般规律,自己找出认知上的错误。

(2) 告诉患者其认知评价(即各种想法)是如何导致不良情绪反应和行为表现的。

(3) 指导患者通过与现实的检验,帮助患者发现自己的消极认知和信念是不符合实际的,并找出认知歪曲与负性情感的关系,从而矫正这些认知障碍。

(4) 暴露疗法:暴露可以通过想象实现,也可以是真正进入于某种情境,如在车祸后重新乘车或驾驶车辆,让患者面对与创伤有关的特定的情境、人、物体、记忆或情绪。反复的暴露可使患者认识到他(她)所害怕和回避的场所已经不再危险,以帮助患者面对痛苦的记忆和感受,控制情绪,理性处事,正视现实,最大限度地消除不合理信念。

5. 帮助患者学习应对技能

(1) 指导患者掌握管理焦虑的方法,以更好地应对应激。主要方法有:放松训练(系统的肌肉放松)、呼吸训练(学习慢慢的腹式呼吸)、正性思维(用积极的想法替代消极的想法)、自信训练(学会表达感受、意见和愿望)、思维阻断法(默念"停"来消除令人痛苦的想法)等。

(2) 帮助患者学习以问题解决法来处理压力情景。指导患者通过对应激情景的模拟想象、实践、排演等方法,帮助患者掌握运用以下步骤解决现实生活中的问题:①明确目前存在的困难和问题;②提出各种可能解决问题的方法;③罗列并澄清各种解压方法的利弊及可行性;④选择最可取的方法,并做出决定;⑤考虑并制订具体的计划完成步骤或方案;⑥付诸实践并验证结果;⑦小结和评价问题解决的结果。

(3) 帮助患者掌握应激处理的各种积极、有效的认知和行为技能,并在实际生活中运用。积极有效的认知行为技能包括:①选择性忽视,有意不去注意自己的挫折和精神痛苦,对创伤性事件不去感知、不接触、不回忆;②选择性重视,重视自己的优点和成绩,以自己的长处比他人的短处;③改变原有的价值系统,用一颗平常心去看待事物,不与他人作对比,不计较得失,学会放弃,接受自己的长处与缺点;④改变愿望满足的方式,放弃目前难以实现愿望的方法,采取其他方式满足愿望;⑤降低自己的期望值,将自己的期望值降低,使之更符合现实;⑥转移刺激,用户外散步、运动、听音乐、看电视、与人交谈等方式,转移自己对应激的注意力。

(4) 帮助患者运用社会支持系统应对应激:帮助患者知道有哪些人能关心、支持自己,以帮助患者寻求适当的支持系统或社会资源;指导患者重新调整和建立社会支持,鼓励其调动一切可以利用的社会支持资源,以减轻应激反应,促进身心健康。

6. 家庭干预

(1) 帮助患者和家属学习疾病知识,使患者和家属对应激相关障碍的发生有正确的认识,消除模糊观念引起的焦虑、抑郁。

(2) 帮助家属理解患者的痛苦和困境,做到既要关心和尊重患者,又不过分迁就或强制患者。

(3) 指导家属协助患者合理安排工作、生活,恰当处理与患者的关系,并指导家属正确帮助患者恢复社会功能。

总体来说,由于应激原不同,患者表现也各异,对于不同类型的患者,其护理也有所侧重。对急性应激障碍发作期的患者,护理的重点在于保障患者的安全、满足患者的基本生理需要,以及稳定患者的情绪;对缓解期患者主要是增强其应对能力。对创伤后应激障碍患者的护理主要在疾病早期以保障患者安全、消除情绪障碍为主,后期则以帮助患者建立有效的应对机制为主。对适应障碍患者的护理主要在于帮助患者提高对应激的应对能力。

五、护理评价

(1) 患者生理需要是否得到满足,有无发生并发症。

(2) 患者情绪是否稳定,是否学会调整和控制情绪。

(3) 患者是否发生自杀自伤、冲动伤人行为,是否发生跌伤或走失。

　　(4) 患者能否正确认识和应对应激事件。

　　(5) 患者的社会适应能力是否改善。

案例与思考题

　　1. 孙某,女性,35 岁,大专文化程度。因言行紊乱 3 小时被送往医院急诊室。患者某晚上夜校下课回家,路上碰到两名陌生男子,将患者劫持到偏僻小巷内,逼迫其交出财物。患者当时惊恐万分,欲呼救,但小巷内空无一人。一男子用匕首抵住患者脖子,威胁其交出财物,否则就杀死她;另一男子则抢夺患者的手包。患者最终被抢走了 2 000 元现金、一部手机和一台 MP3。患者深夜回到家中,表情迷茫,不语不动。家人安慰她让她上床休息,却发现其烦躁不安,双腿抽搐,惊恐万分,自言自语不知所云。被家人送到医院急诊室,经检查未发现器质性疾病,给予镇静治疗并留院观察。第 2 天患者醒来后仍惊恐不安,满头大汗。诊断:急性应激障碍。

　　(1) 该患者目前有哪些急性应激障碍的表现?

　　(2) 如何对该患者进行护理?

314

　　2. 李某,女性,32 岁。因"持续紧张害怕、不能坚持正常工作"而入院就诊。患者原是公司白领,10 个月前携带公司的大批款项独自到外地出差,到达宾馆时已是深夜。进入房间准备洗漱时,却发现水管坏了。于是打电话叫宾馆派人来修理。不久有一位自称是修理工的男子,身材矮胖,进门后就将患者捆了起来,威胁患者说出密码箱的密码。此时患者惊恐万分,稍有不从就遭受该男子的殴打,患者欲大声呼救,却被歹徒在大腿上猛刺了一刀,疼痛难忍,鲜血直流。歹徒继续毒打患者,直至其昏死过去。半夜患者醒来,趁歹徒睡熟,偷偷打电话报警。警察随即赶到,不料歹徒又将患者当作人质,拒不投降。僵持 3 个小时后,患者才被解救出来,被送往医院治疗。出院后,其家属发现患者的性格发生很大变化,变得胆小内向,容易紧张,不相信他人,也不愿与人交往。夜晚不敢独自待在家中,也不敢独自出门,稍有一些声响,就会非常紧张。脑子里经常浮现那天晚上的情景,怕见身材矮胖的男人,夜里经常被噩梦惊醒。注意力集中困难,不能胜任原有工作。

　　(1) 该患者罹患的是哪种疾病?

　　(2) 该患者的临床症状有哪些?

　　(3) 该如何为患者提供心理护理?

　　3. 患者,女性,22 岁。因情绪低落,不能继续学习 3 个月来医院诊治。患者为家中独女,自幼学习成绩好,深得父母及长辈宠爱,父母从不让患者在家中做任何事情,唯希望其专心学习。患者高中毕业后顺利考入该市某重点大学,父母仍经常到学校探望,帮助其整理衣物和床铺,打扫寝室卫生。大学毕业时因学习成绩优异,被学校推荐到国外大学继续深造。患者初到国外,人地生疏,英语水平差,上课听不懂老师所讲的内容,课后常需要花比别人多几倍的时间复习功课。经常看书至深夜,仍不能完成作业。上课老师提问,因听不懂老师的问题而无法回答,感羞愧难当。感觉压力非常大,孤独,而找不到朋友。此外,因不习惯当地的饮食和生活环境,又不会自己做饭,经常吃不饱饭。患者逐渐出现情绪低落,不愿与人交谈,常独自哭泣,觉得自己很差,不想继续留学,很想回家,但又觉得对不起父母和原学校的老师。睡眠困难,常通宵不能入睡,第 2 天又觉头昏,上课时不能集中注意力。后被家人从国外接回家,到医院治疗。

　　(1) 该患者罹患的是哪种疾病?

　　(2) 该患者目前存在哪些症状?

　　(3) 该患者目前主要有哪些护理问题? 如何进行护理?

（衣桂花）

315

第十九章 心理因素相关生理障碍患者的护理

进食、睡眠和性活动是人类的基本生理功能,这些生理功能是否维持正常,直接受到个体心理活动的影响。在心理-社会因素影响下,常常引起个体焦虑及一系列的心理反应,导致相应的自主神经功能紊乱,以及饮食、睡眠、性活动等生理功能紊乱,出现相应的进食障碍、睡眠障碍和性功能障碍。心理因素相关生理障碍(physiological disorders related to psychological factors)是指一组与心理-社会因素有关的,以进食、睡眠及性行为等异常为主的精神障碍。本章内容主要介绍进食障碍及睡眠障碍。

第一节 进食障碍的临床特点

进食障碍(eating disorders),是指在心理因素、社会因素及特定文化因素的交互作用下导致的以进食行为异常为主要特征,伴发显著体重改变和生理功能紊乱的一组精神障碍。主要包括神经性厌食症、神经性贪食症和神经性呕吐。部分患者可表现为其中 2~3 种障碍的混合。也有学者认为,神经性厌食症和神经性贪食症是同一疾病的不同形式,因为两者的病因、机制、治疗都有很大的相似性。

进食障碍较易发生在青少年和成年早期人群,尤其是女性群体。国外资料发现该病患病率约为 4%,男女比例为 1:6~1:10。国内尚无确切的流行病学资料,但相关研究提示该病发病率有增高趋势。神经性厌食症的初发年龄一般为 13~20 岁,职业以模特、舞蹈演员、运动员等多见。神经性贪食症较神经性厌食症为多见,发病年龄比厌食症稍晚,多在 18~25 岁,大部分是由神经性厌食症发展而来。

一、病因与发病机制

进食障碍的病因与发病机制尚未完全阐明,可能与生物学因素、心理因素、家庭因素,以及社会文化因素有关。

(一) 生物学因素

家属中有进食障碍者患神经性厌食症的概率比正常人群多 8 倍,患者同胞中同病率为

6%～10%,高于普通人群,以及单卵双生子同病率高于双卵双生子,均提示遗传因素起一定的作用。与进食行为有关的神经内分泌中枢功能失调也可能是进食障碍的生物学基础,如下丘脑-垂体-性腺轴等系统异常。此外,进食障碍者在神经递质方面如5-羟色胺(5-HT)和去甲肾上腺素(NE),以及免疫调节功能也存在异常。

(二) 心理因素

神经性厌食症患者性格多具有自我评价低、过度依赖及完美主义倾向、过度关注体型和体重,并以此来判断自我价值。神经性贪食症患者的心理特点包括低自尊、高神经质水平、对亲密关系的恐惧、无能感、歪曲的身体表象、对社会赞赏和避免冲突的强烈需要、自我期望高、情绪不稳定等。

(三) 家庭因素

家庭环境中的不良因素与进食障碍也密切相关,如家庭教育方式不当、家庭过度保护和干涉、对父母过于依赖、家庭破裂、家庭中有节食减肥酗酒抑郁者,或家庭中存在过多谈论减肥和体型美的环境。另外,个人童年早期的不幸经历,尤其是性心理发育上的创伤性经历在发病中也有一定作用。

(四) 社会文化因素

20世纪后半期,进食障碍发病率和患病率明显增加,与该时期的社会文化背景密切相关。由于现代社会文化的影响,把女性的身材苗条作为举止文雅、自我约束、有吸引力的象征,因而使众多女性追求苗条和"骨感美"。此外,慢性应激状态、工作学习过度紧张、新环境适应不良、社交关系障碍等均与进食障碍的发生有关。

二、常见类型的临床表现

(一) 神经性厌食症

神经性厌食症(anorexia nervosa)是由心理因素引起,以个体对自身体像的感知有歪曲,担心发胖而故意节食,以致体重显著下降为主要特征的一种慢性进食障碍。

1. 病态的恐惧肥胖,关注体型　本病的核心症状是对肥胖的强烈恐惧和对体型、体重的过度关注。多数患者为自己制订了明显低于正常的体重标准,有些患者虽无标准,但要求体重不断下降。有些患者即使已经骨瘦如柴,仍认为自己太胖,或认为身体的某一部位过于肥胖,如臀部太大、腿太粗等,即使他人解释劝说也无效,这种现象称为体像障碍。有些患者虽否认有怕胖的心理,即使自己体重已很低,仍不肯进食和改善健康状况。

2. 采取各种方法控制体重　为达到自己制订的体重标准,患者常采取各种方法限制体重增加。首先,严格地限制饮食,对进食持有特殊的态度和行为。患者有意限制进食,或有特殊的处理食物方法,甚至严格限制食物种类、成分及进食顺序,逐渐发展为完全不吃。即使体重很低,仍不愿进食。例如,一些患者最初只是少吃主食、肉、蛋等,逐渐发展为完全避免食用高糖分或高蛋白的食物,以清水煮菜叶充饥。部分患者有间歇发作性的暴食表现,但进食后又后悔,千方百计把食物吐出以减少体重增加。其次,除限制进食外,患者还常采用过度运动、滥用利尿剂或泻药、自我催吐等行为避免体重增加。例如,一些患者每日强迫锻炼,不停地走动、跑步、游泳、做健美操或做家务等;有些患者进食后立即用手指刺激咽后壁进行引吐,或使用大量泻药、利尿剂和减肥药的方式避免体重增加。因此,该病最具特征性的症状是患者拒绝维持与年龄身高相对应的最低正常体重。

3. 精神障碍　约有 2/3 的厌食症患者合并一种或多种精神障碍,其中最常见的是抑郁症状,表现为情绪低落、情绪不稳、易冲动,严重者可出现自伤、自杀观念和行为。其次为焦虑症状或惊恐发作,恐惧也较常见。部分患者存在强迫性的特征,表现为一定要说服别人、做事刻板、有特定顺序等。少数患者具有人格障碍。

4. 生理功能紊乱　由于患者长期能量摄入不足,体重明显低于正常标准,导致各种生理功能改变,常出现一系列躯体并发症,甚至威胁到生命安全。轻者表现为消瘦、皮肤干燥、脱发、代谢减慢、便秘、畏寒、头痛、多尿和睡眠障碍等;严重者器官功能低下,水、电解质平衡紊乱。严重的营养不良、水及电解质失衡不能纠正时可导致死亡。当患者体重低于正常体重的 60% 以下时,死亡率较高。在各种躯体并发症中,性功能异常是常见症状。女性患者常表现为闭经、月经稀少或初潮不来,约 20% 的女性患者闭经出现在体重下降前,所以常以治疗闭经为目的而就医。此外,第二性征发育停滞、性欲减退等也较常见。男性患者常出现痔疮、无性欲、第二性征发育停滞等。如果在青春期发病,青春期发育会放慢甚至停滞;对育龄女性而言,不孕、流产、剖宫产率增加,产后抑郁风险增加。

5. 实验室检查　患者体质指数(body mass index, BMI)<17.5,体内脂肪含量低,可见白细胞和血小板减少,过分节食或呕吐可致水、电解质平衡紊乱,如脱水、低钠血症、低钾血症、碱中毒等。

(二) 神经性贪食症

神经性贪食症(bulimia nervosa)是以反复出现的强烈进食欲望和难以控制的、冲动性的暴食,以及有惧怕发胖的观念为主要特征的一种进食障碍。

1. 频繁的暴食发作　频繁的、不可控制的发作性暴食是本病的主要特征。暴食常在不愉快的情绪时发生,发作时患者食欲大增,进食又多又快,进食量为常量的数倍,进食的多为高能量的松软甜食和含油多的易于快速食用的食物。进食时伴失控感,每次均吃到腹部胀痛或恶心时为止。发作频率不等,多数为 1 周内发作数次。发作间期食欲多数正常,仅少数食欲下降。

2. 暴食后的清除行为　因恐惧暴食带来的体重增加,患者常采用自我诱吐、导泻、服利尿剂或减肥药、过度运动,以及间断禁食等方法以清除多余的能量。自我诱吐是借催吐剂或用手指刺激咽后壁后发生,因此患者手背上常带有特征性的损伤。随着病程的发展,部分患者甚至可以不借助任何方法,而随心所欲地吐出食物。患者体重波动很大,但没有神经性厌食那样的严重体重减轻,大多数患者体重正常或略增加,不足 1/4 的患者体重下降。

3. 精神障碍　贪食症患者的精神障碍较厌食症患者突出。暴食前患者通常会有抑郁心境或因进食冲动所致的内心紧张,暴食可以帮助患者缓解这种紧张感。暴食后患者会感到厌恶、内疚和担忧,有的为此而产生自杀观念和行为。焦虑、抑郁发生率高于神经性厌食,自杀的危险性更高。

4. 生理功能受损　患者可出现神经内分泌调节紊乱和各器官功能的严重损害。频繁的呕吐和滥用泻药、利尿剂可引起一系列躯体并发症,导致患者发生脱水和电解质失衡,胃酸和呕吐物可致牙釉质腐蚀,少数病例可发生胃、食管黏膜损伤。严重的暴食行为可导致罕见的急性胃扩张。

贪食症和厌食症可同时发生于同一个体,约 50% 厌食症患者合并贪食症状。

318

（三）神经性呕吐

神经性呕吐（psychogenic vomiting）又称心因性呕吐，是指进食后出现自发的或故意诱发的反复呕吐，不影响下次进食的食欲。

呕吐一般发生在进食后，无明显恶心或其他不适，以后在类似情况下反复发作。患者否认有怕胖的心理和要求减轻体重的愿望，对自身的健康很关心。常常在呕吐后进食，甚至边吐边吃。由于总的进食量不减少，患者体重无显著减轻，体重常保持在正常体重的 80％ 以上，无内分泌紊乱等现象。

三、诊断与鉴别诊断

（一）神经性厌食的诊断与鉴别诊断

1. 诊断　神经性厌食的诊断主要依据其临床表现。应详细收集完整病史，了解患者现在进食和控制体重的方式，以及患者对体重的看法。辅助检查和实验室检测是必不可少的手段，必须排除躯体因素所致的体重下降才能诊断。依照 ICD-10 精神和行为障碍分类，神经性厌食症的诊断要点如下。

（1）体重保持在至少低于期望值 15％ 以上的水平，或是 Quetelet's 体质指数≤17.5。青春期前的患者可以表现为在生长发育期内体重增长达不到预期标准。

（2）体重减轻是自己造成的，包括拒食"发胖食物"，或下列一种或多种手段：自我引吐，自行导致的通便，运动过度，服用食欲抑制剂和（或）利尿剂。

（3）有特异的精神病理形式的体像扭曲，表现为持续存在一种害怕发胖的无法抗拒的观念，患者强加给他（她）自己一个较低的体重限度。

（4）下丘脑-垂体-性腺轴的广泛的内分泌障碍，在女性表现为闭经，在男性表现为性欲减退及阳痿。

（5）如果在青春期前发病，青春期发育会放慢甚至停滞（生长停止，女孩乳房不发育并出现原发性闭经，男孩生殖器会呈幼稚状态）。随着病情恢复，青春期多可正常度过，但月经初潮延迟。

2. 鉴别诊断　神经性厌食患者可伴发抑郁症状，而抑郁症患者往往也存在食欲减退。抑郁症患者以情绪症状为主，同时有思维、行为的改变及抑郁症自身的生物学节律，可资鉴别。在少数情况下，不排除两者共病的可能性。

（二）神经性贪食的诊断与鉴别诊断

1. 诊断　依照 ICD-10，神经性贪食症的诊断要点如下。

（1）持续存在进食的先占观念，对食物有种不可抗拒的欲望；难以克制的发作性暴食，患者在短时间内吃进大量食物。

（2）患者试图以下列一种或多种手段抵消食物的"发胖"作用：自我引吐，滥用泻药，间断禁食，使用某些药物如食欲抑制剂，甲状腺素制剂或利尿剂。当糖尿病患者出现贪食症时，他们可能会无视自己的胰岛素治疗。

（3）精神病理包括对肥胖的病态恐惧，患者为他（她）自己制定了严格的体重限度，它远低于病前适宜的或医师认可的健康体重标准。患者多有神经性厌食发作的既往史，两者间隔从数月至数年不等。

2. 鉴别诊断　神经性贪食必须与下列情况相鉴别：导致反复呕吐的上消化道障碍（无特征性精神病理）、人格的普遍异常（进食障碍可能与酒精依赖、轻微违法行为如扒窃并存）及抑郁障碍（贪食患者常常体验到抑郁症状）。

（三）神经性呕吐的诊断与鉴别诊断

1. 诊断　神经性呕吐诊断主要依据其临床表现，诊断要点如下。

（1）反复发生进食后呕吐，呕吐物为刚吃进的食物。

（2）体重减轻不显著，保持在正常体重的80%以上。

（3）无怕胖的心理和减轻体重的愿望。

（4）无导致呕吐的神经系统和躯体疾病。

2. 鉴别诊断

（1）与分离（转换）障碍的鉴别：转换障碍患者可出现呕吐现象，但其作为转换性症状之一。症状有继发性获益及暗示相关特点，患者有明显的表演型人格特征，与神经性呕吐不同。

（2）与躯体疾病导致呕吐的鉴别：病史、体格检查及各项实验室检查明确存在躯体疾病，呕吐与躯体疾病相关，则首先诊断该躯体疾病，不考虑单独的神经性呕吐诊断。

四、进食障碍的治疗

进食障碍的治疗主要以综合治疗为主，包括药物治疗、行为治疗、认知治疗和家庭治疗。多数进食障碍患者可以在门诊进行治疗。当患者出现严重营养不良、电解质平衡紊乱或有严重的自伤、自杀行为时，应及早住院治疗，以免发生意外。

（一）支持治疗

急性期治疗的第一紧迫目标是帮助患者的营养状态恢复到正常水平，主要以支持治疗为主，包括纠正水、电解质平衡紊乱，给予足够维持生命的能量，以尽快解除生命危险，逐步恢复患者的正常营养状态和体重。

（二）心理治疗

心理治疗是治疗进食障碍的重要方法，治疗目标是恢复理想体重和重建正常进食行为模式，纠正认知歪曲和其他相关因素如体像障碍、自卑、家庭问题等。具体方法主要包括行为治疗、认知治疗和家庭治疗等。

1. 行为治疗　主要采取正强化和负强化的方法，帮助患者重建正常的进食行为。当患者能逐渐改善饮食行为并主动进食时应及时给予正强化（表扬），例如作为奖励，给予一些特权或较多的行动自由。对于拒绝治疗，不按计划进食或自我引吐的患者则给予负强化（惩罚），如取消某些特权或对行动自由加以限制。行为治疗通过充分利用正强化和负强化的方法，调动患者自己的积极性，可以有效地改善呕吐行为，逐渐建立规律适量的饮食习惯。

2. 认知治疗　主要针对患者的体像障碍，进行认知行为纠正。具体方法主要为：探讨和了解患者的错误感知，深入了解患者的心理问题，帮助患者消除心理冲突，纠正不良认知，提高治疗信心。

3. 家庭治疗　主要针对起病有关的家庭因素进行系统的家庭治疗，有助于缓解症状，减少复发。同时应帮助患者家属及亲友正确认识该症的发病原因，避免对患者进食问题的过分关注和不安，纠正对患者厌食症状不恰当的处理方式，协助患者建立良好而规律的生活习惯,以消除厌食行为。

(三) 药物治疗

目前尚无确切有效的药物治疗进食障碍,药物治疗主要是对症治疗为主。抗抑郁药、镇静类药和锂盐不能直接改善患者怕胖的观念,但对患者的恐惧、易激惹、沮丧情绪等有一定的疗效,可间接促进患者行为的改善,并用于治疗合并精神障碍的患者。

五、病程与预后

神经性厌食症常为慢性迁延性病程,缓解和复发呈周期性交替,常伴有持久存在的营养不良、消瘦,可并发抑郁症、焦虑症、强迫症、物质滥用等。约一半患者可达临床痊愈水平,恢复规律的月经;约 25％患者预后不良,其中有部分转为慢性神经性厌食;有 5％～20％患者最后导致死亡。目前长期预后的研究表明,虽然该病可表现为慢性病程,多年后仍可能康复。预后良好相关的因素有:发病年龄小、病程短、不隐瞒症状、否认害怕发胖或否认体型障碍。预后不良的因素为:病程长、体重过低、病前不良人格特征、病前家庭关系不和睦、社会适应差、暴食、诱吐、滥用泻剂、有强迫症状、癔症、抑郁等。

未经过治疗的神经性贪食症患者,1～2 年后有 25％～35％的症状自行缓解。经过正规治疗的患者,有 50％～90％缓解。病程越长,预后越差。该病的复发率较高,研究发现,治疗成功后 6 个月至 6 年内的复发率为 30％～50％。在无电解质平衡紊乱或代谢低下并发症时,该病对患者的生命没有严重伤害。治疗开始时功能较好、症状较轻及可以在门诊治疗的患者预后较好;而病前社会功能差、进食障碍症状严重、需要住院治疗、伴发精神障碍、社会支持不良的患者预后较差。神经性呕吐的预后良好。

第二节 进食障碍患者的护理

一、护理评估

对进食障碍患者需要进行全面综合的评估,包括生理、心理、社会、文化等各个方面。

(一) 生理评估

需详细进行体格检查,重点关注生命体征、体重与身高年龄比例、营养、心血管系统等情况。

(1)患者躯体健康状况,包括意识状态、生命体征、全身营养状况、身高和体重、皮肤弹性、双下肢有无水肿,女性患者是否闭经及闭经时间等。

(2)患者体重变化情况。

(3)患者对催吐剂、利尿剂、导泻剂的滥用和呕吐等情况。

(二) 心理评估

(1)患者对理想体重和自身体型的看法。

(2)患者饮食习惯和结构,包括种类、量,对食物的认识及偏好。

(3)患者是否有意控制饮食及开始的时间,是否存在暴饮暴食的行为。

(4) 患者为减轻体重所进行的活动种类和量,每日活动量是否适度。

(5) 患者是否存在抑郁、焦虑、易激惹等不良情绪,有无自伤、自杀倾向。

(6) 患者应对方式和心理防御机制的运用情况。

(三) 社会评估

(1) 患者与家属的关系是否良好,以及家属对该疾病的认识和态度如何。

(2) 是否存在应激原及其强度,应激事件与患者病情之间的关系等。

二、护理诊断/护理问题

1. 营养失调(低于机体需要量) 与限制或拒绝进食、自行引吐有关。

2. 营养失调(高于机体需要量) 与发作性暴食有关。

3. 体液不足 与液体量摄入减少、自行引吐、使用利尿剂或导泻剂有关。

4. 有感染的危险 与营养不良导致机体抵抗力下降有关。

5. 体像紊乱 与社会文化因素、心理因素导致对自身形象看法改变有关。

6. 焦虑 与无助感、对生活缺乏控制有关。

7. 应对无效 与对成长过程变化缺乏心理准备、社会支持缺乏等有关。

8. 家庭应对无效(妥协或无能) 与家庭关系矛盾有关。

三、护理目标

1. 短期目标

(1) 恢复正常的营养状况

(2) 躯体并发症逐渐好转。

(3) 重建正常的进食行为模式。

2. 远期目标

(1) 纠正体像障碍以及导致进食障碍的歪曲信念。

(2) 掌握可行的应对策略,预防复发。

(3) 家庭成员关系和睦,社会支持良好。

四、护理措施

(一) 生活护理

1. 保证营养,维持正常体重 当患者出现营养不良、电解质平衡紊乱时,首要的护理措施是保证患者的摄入量,维持水、电解质平衡。因此首先评估患者的体重情况,以及患者对限制自己体重所采取的措施,包括自我引吐、使用导泻剂或利尿剂的情况;同时评估患者达到标准体重和正常营养状态所需的能量。

在此基础上,根据患者的饮食习惯、文化与经济等情况,与营养师和患者一起制订饮食计划和体重增长计划,确定目标体重和每日应摄入的能量,并根据患者的体重变化情况不断调整。制订食谱时各种营养素的搭配应均衡合理,以保证患者身体的营养需求。对于厌食严重者,进食、进水要从少量开始,逐步缓慢增量;食物性质也应从液体、半流质、软食、普食的顺序过渡,使患者胃肠道能逐渐适应,同时能减轻饱胀感。如果患者严重缺乏营养又拒绝进食,在劝其进食的基础上可辅以胃管鼻饲或胃肠外营养,以保证患者必要的进食量。食物种类宜选择低脂、低盐食物,并避免选用精加工食物,以防消化不良、水肿、血糖过高和便秘的发生。恢复体重是一个渐进性的过程,通常需要 8~12 周。在此过程中要特别注意体重增加的速度,应以每周增加 0.5~1 kg 为宜,过快易导致急性胃扩张和急性心力衰竭。

每日定时使用固定体重计测量患者体重,并密切观察和记录患者的生命体征、出入量、心电图、实验室检查结果(电解质、酸碱度、白蛋白等),直至以上项目指标趋于平稳,同时评估皮肤和黏膜的色泽、弹性和完整性等。

2. 其他生理问题的护理　对于体液不足、有感染的危险等问题,采取相应护理常规进行处理。

(二) 心理干预

1. 纠正体像障碍　首先与患者建立相互信任的关系,向患者表示关心和支持,使患者有被接纳感。评估患者对肥胖的感受和态度,鼓励患者表达对自己体像的看法,包括喜欢的和不喜欢的、对体像改变的感受,以及重要关系人物的看法和态度对自己的影响。其次,将患者实际的身体尺寸与其主观感受作对比,帮助患者认识其主观判断的错误。鼓励患者进行适当的自身修饰和打扮,多总结自己的优点,尤其是身体形象方面的长处。帮助患者认识"完美"是不现实的,并帮助其认识自己对"完美"的理解。鼓励患者参与决策,以增加患者对环境的控制感,并通过正向反馈如表扬、鼓励等,帮助患者学会接受现实的自己。

2. 重建正常的进食行为模式

(1)帮助患者正确理解体型与食物的关系:帮助患者正确认识营养相关问题,如减肥、节食是增加暴食发生的因素,长期节食对生理功能产生不良影响,以及低体重对健康的危害性等。

(2)厌食症患者:要提供安静、舒适的进食环境,鼓励患者自行选择食物种类,或提供适合患者口味的饮食。对患者进食时间加以限制,一般要求<30 分钟,以保证患者的进食速度。患者进餐时,护士应陪伴在旁至餐后至少 1 小时,以确保患者按量摄入食物,无引吐、导泻行为发生。对于患者餐后的异常行为,如长时间沐浴或其他过度活动等要进行限制。当患者体重增加或主动进食时,给予一定奖励;如体重减少或拒绝进食、过度运动、诱吐时,则取消奖励作为惩罚。利用正强化和负强化的方法,帮助患者逐步重建正常的饮食行为模式。

(3)贪食症患者:要制订限制饮食的计划,并运用正强化和负强化的方法帮助患者实施计划。对于食物的限制,要在符合患者以往饮食习惯的前提下,逐步限制高脂、高糖食物和进食量,使患者易于接受,逐渐建立规律适量的饮食习惯。同时鼓励患者对进食采取一些自控方法,如定点定时就餐、记录每次进食量,以监控自己的进食次数和进食量;出现暴食念头时,采用散步、看电视等方法分散注意力,以减少进食次数等。

3. 纠正导致进食障碍的歪曲信念　①帮助患者识别引起逃避食物摄取行为的不合理信念,如"进食导致肥胖"等。②向患者指出其思维方式和信念是不合理的,并引导其理解不合理信念与进食障碍间的关系,鼓励患者去改变这种不合理信念。③与患者一起针对不合理信念进行辩论,验证真实性。通过对患者不合理信念的质疑和启发式的提问,帮助患者思考和反省,认识到这些信念的不合理性,促使其放弃不合理信念。④帮助患者学习以合理的信念思考问题,并鼓励患者身体力行,验证其有效性。

4. 掌握有效的应对策略,预防复发 进食障碍在遭受应激时容易复发,因此需要帮助患者学会处理应激事件的策略,预防复发。①预测以后可能发生的应激性事件,并按应激强度由低到高想象诱发焦虑的事件或情景;②回忆以往曾经历过的成功应对方法;③通过放松技术、角色扮演、自我教导等方法,寻求和制订对未来可能发生的应激性事件和情境进行有效应对的方法,并记录下来;④遇到情绪困扰时,采用社会交往、娱乐活动等方式转移注意力,缓解心理紧张。

5. 其他心理问题的护理 注重对患者情绪反应的评估,如有无抑郁及自杀的危险和滥用药物的情况,根据情况进行相应的心理护理。

(三) 社会支持

常采用家庭干预的方法,帮助家庭找到对患者疾病造成影响的不良因素,并帮助家庭消除这些因素。对家庭进行宣教,帮助他们关注患者病情,并鼓励其参与家庭治疗和集体治疗。

五、护理评价

1. 短期评价

(1) 患者营养状况是否得到改善。

(2) 患者躯体并发症是否好转。

(3) 患者是否建立良好的进食行为习惯。

2. 长期评价

(1) 患者的体像障碍是否得到纠正,对体重体型的理解是否现实。

(2) 患者是否掌握行之有效的应对策略。

(3) 患者家庭关系是否良好,是否得到足够的社会支持。

第三节 睡眠障碍的临床特点

睡眠是一种周期性的可逆的静息现象,睡眠-觉醒节律是包括人类在内所有动物基本的行为-神经生物学状态。如果正常睡眠的启动和调节过程发生障碍,就会产生各种睡眠障碍。非器质性睡眠障碍是指各种心理-社会因素引起的非器质性睡眠和觉醒障碍,包括失眠症、嗜睡症、睡眠-觉醒节律障碍和某些发作性睡眠异常情况(睡行症、夜惊和梦魇等)。

一、病因与发病机制

由于睡眠的发动和维持的机制尚不十分清楚,无论是睡眠觉醒,还是其他方面的睡眠问题,确切的原因和机制都不十分明确。综合基础和临床研究,以下几个方面可能与睡眠障碍的发生有密切关系。

　　1. 遗传与发育因素　部分睡眠与觉醒障碍患者有阳性家族史,部分可能与神经系统发育不完善有关。如家系调查表明睡行症患者中家族有阳性史的较多,说明该症与遗传因素有一定的关系;发作性睡病、夜惊也可能与遗传因素有关。

　　2. 心理因素　遭遇各种生活事件如亲人离异、个人损失等心理应激因素,不良情绪因素如焦虑、紧张、愤怒等均可造成各种睡眠障碍。另外,具有某些人格特征的个体更容易出现各种睡眠障碍的表现,如具有抑郁、焦虑倾向和敏感多疑个性特征的个体易产生失眠。

　　3. 环境因素　环境嘈杂、居住拥挤、声音光线等刺激的影响、更换睡眠场所、生活规律的改变(如起居无常、跨时区旅行、频繁调换工作班次等)均是诱发各种睡眠障碍,尤其是失眠症的重要原因之一。

　　4. 药物与食物因素　酒精、咖啡、浓茶、中枢兴奋药物,以及药物依赖和戒断症状等也会影响到个体睡眠。

　　5. 精神障碍　每一种精神障碍都可以与睡眠-觉醒节律或昼夜节律紊乱相联系,各类精神障碍大多伴有睡眠障碍,失眠往往是精神症状的一部分。

　　6. 躯体因素　如饥饿、疲劳、疼痛、瘙痒、频频咳嗽、夜尿、吐泻等都会影响到个体的睡眠状况。如发烧、过度疲劳或睡眠不足会增加夜惊的发作;睡眠不足、膀胱充盈、发烧、疲劳过度、精神压力等也与睡行症的发作有一定的关系。

　　7. 年龄因素　儿童期的梦魇与其情绪发展的特殊阶段有关;老年期可有睡眠时间的缩短甚至失眠等。

二、临床表现

(一) 失眠症

　　失眠症(insomnia)是一种对睡眠的质和(或)量持续相当长时间的不满意状况,是最常见的睡眠障碍。它可以是单独的一种疾病,也可以是其他疾病的临床表现之一,如果没有明显的发病原因,即称为原发性失眠症。据报道,有15%~30%的成年人和10%~23%的青少年有不同程度的失眠。失眠症的一般人群患病率为10%~20%。

　　失眠症的临床表现主要为入睡困难、睡眠不深、易惊醒、自觉多梦、早醒、醒后不易再睡、醒后感到疲乏或缺乏清醒感,以及白天困倦。其中,患者最常见的主述是难以入睡,其次是早醒和维持睡眠困难,如经常醒转、多梦、醒后不易再睡等。患者常因失眠感到心身憔悴、困倦、焦虑、抑郁、易激惹和对自身的过分关注,严重者导致工作或学习效率下降,甚至影响社会功能。患者由此产生对失眠的恐惧和对失眠所致后果的过分担心,导致就寝时紧张、焦虑,无法入睡,这种"失眠-焦虑-失眠"心理可形成恶性循环,从而导致失眠症状的持续存在,久治不愈。多数时候,失眠患者并非真正存在睡眠减少,而是睡前的焦虑、抑郁等不良情绪造成了患者对时间认知的偏差,感到入睡前的时间非常漫长,而入睡后的时间很短暂,部分患者还可有睡眠感丧失。

(二) 嗜睡症

　　嗜睡症(hypersomnia),是指出于调节睡眠-觉醒节律的中枢神经系统功能障碍而出现的一种以白天睡眠过多,或醒来时达到完全觉醒状态的过渡时间延长为主要临床特征的睡眠障碍。这种睡眠过多并非由于睡眠不足或存在发作性睡病等其他神经精神疾病所致,或者药物、酒精及躯体疾病所致。

嗜睡症在临床上表现为白昼睡眠时间延长,醒转时要想达到完全的觉醒状态非常困难,在此期间可能存在定向障碍,醒转后常有短暂意识模糊,呼吸和心率增快,常伴有抑郁情绪。部分患者可有白天睡眠发作,发作前多有难以控制的困倦感,常影响工作、学习和生活,患者为此感到苦恼、焦虑。疾病常始发于青少年或成年早期,症状可持续到成年。

(三) 睡眠-觉醒节律障碍

睡眠-觉醒节律障碍(sleep-wake rhythm disorder),是指个体睡眠-觉醒节律与个体所在的环境社会要求和大多数人所遵循的节律不符,导致对睡眠质量的持续不满意状况,个体对此有忧虑或恐惧心理,并引起精神活动效率下降,妨碍社会功能。本病主要表现为个体在主要的睡眠时段失眠,而在应该清醒的时段出现嗜睡。该病多见于成年人,儿童和青少年少见。

(四) 睡行症

睡行症(sleep walking),又称梦游症,是一种在睡眠过程中尚未清醒,而起床在室内或户外行走或做一些简单活动的睡眠和清醒同时存在的一种意识改变状态。睡行症常发生在夜间睡眠的前 1/3 阶段,一般出现在非快速眼球运动睡眠(NREM)的第 3～4 期。多发生于生长发育期的儿童,以 5～10 岁年龄段为最多,发病率随着年龄增长而降低。

睡行症常发生于入睡后 1～2 小时,不伴有实质性情感活动。发作时,患者呈朦胧状态或中度混沌状态,表现出低水平注意力、反应性及运动技能。可起床在室内或户外活动,这种活动可以较为简单单调,如在室内来回走动;也可以是较为复杂的,如操作计算机、下厨房做饭等。睡行时患者表情茫然、目光呆滞,缺乏表情和对外界的应答反应,行为缺乏目的性,难以唤醒。一般历时数分钟或数十分钟。多数情况下会自行或在他人引导下安静地回到床上,或随即躺下入睡,次日醒后对所有经过不能回忆。若在睡行期内强行加以唤醒,患者可产生恐惧情绪,有时表现为易激惹或冲动。

(五) 夜惊

夜惊(night terror)是出现在夜间睡眠中的极度恐惧和惊恐发作,伴有强烈的语言、运动形式和自主神经的高度兴奋状态。发生于非快速眼球运动睡眠(NREM)的第 3～4 期。本病多见于儿童,至青年期消失,偶可延续至成年。

患儿表现为在睡眠中突然惊叫、哭喊,伴有惊恐表情和动作,以及大汗淋漓、呼吸急促、心率增快、瞳孔扩大、意识模糊、不易叫醒,有暂时的定向障碍,清醒后对发作不能回忆,对别人的问话、劝慰无反应,历时数分钟而醒转或继续安睡。夜惊通常发生在睡眠的前 1/3 阶段,发作持续 10 多分钟。

(六) 梦魇

梦魇(nightmare)是指在快速眼球运动睡眠期(REM)反复出现令人恐惧的噩梦,常会被惊醒。惊醒后很快恢复定向与警觉,能够详细回忆梦境。梦境体验主要是恐惧,有时也会有愤怒、悲伤或苦恼的体验。通常儿童和成人偶然会出现梦魇,约 5% 的成人会频繁发生梦魇,女性高于男性。

主要表现为睡眠时有噩梦,为强烈的梦境体验所笼罩,伴有情绪紧张、心悸、出冷汗及脸色苍白等自主神经症状。梦境体验十分丰富,内容通常涉及对生存、安全造成威胁的主题,如被怪物追赶、攻击,或是伤及自尊的事件。个体醒后能马上或在次晨回忆梦境内容,可与他人充分交流。梦魇可发生于睡眠中的任何时间,包括入睡、通常在夜间睡眠的后期发作。部分患者难以再次入睡,有的在一晚上会反复出现数次。由于夜间睡眠受扰,患者白天常会出现头昏、注意力不集中、易激惹等症状,使工作和生活能力受到影响。

三、诊断与鉴别诊断

(一)失眠症的诊断与鉴别诊断

失眠症的诊断主要根据患者自己的陈述。依照 ICD-10 精神和行为障碍分类,非器质性失眠症的诊断要点如下:①主诉入睡困难,或难以维持睡眠,或睡眠质量差。②这种睡眠紊乱每周至少发生 3 次,并持续 1 个月以上。③日夜关注失眠,过分担心失眠的后果。④睡眠量和(或)质的不满意引起明显的苦恼或影响社会和职业功能。

诊断失眠症首先应排除躯体疾病,或精神障碍导致的继发性失眠。偶尔的失眠是一种普遍现象,诊断不宜扩大化。

(二)嗜睡症的诊断与鉴别诊断

依照 ICD-10,非器质性嗜睡症的诊断要点如下:①白天睡眠过多或睡眠发作,清醒时达到完全觉醒状态的过渡时间延长,无法以睡眠时间不足来解释。②每日出现睡眠紊乱,>1 个月,或反复的短暂发作,引起明显的苦恼或影响社会或职业功能。③缺乏发作性睡病的附加症状(如猝倒、睡眠麻痹、入睡前幻觉),或睡眠呼吸暂停的临床依据(夜间呼吸暂停、典型的间歇性鼾音等)。④不存在可造成日间嗜睡症状的任何神经科及内科疾病。

(三)睡眠-觉醒节律障碍的诊断与鉴别诊断

依照 ICD-10,诊断本症需要具备以下几点:①个体的睡眠-觉醒节律与特定社会中正常情况或同一文化环境中为大多数人认可的睡眠-觉醒节律不同步。②在主要的睡眠时相失眠,在应该清醒时嗜睡,这种情况几乎每天发生,并持续 1 个月以上,或在短时间内反复出现。③睡眠质、量及时序的不满意状况使患者深感苦恼,或影响了社会或职业功能。

只有当没有明确的精神科或器质性原因时,才能独立诊断睡眠-觉醒节律障碍。

(四)睡行症的诊断与鉴别诊断

1. 诊断　依照 ICD-10,具备以下几项临床特征即可诊断睡行症:①突出症状是一次或多次下述发作:起床,通常发生于夜间睡眠的前 1/3 阶段,走来走去。②发作时,个体表情茫然、目光凝滞、无言语反应,并且难以被唤醒。③在清醒后(无论是发作后还是次日清晨),个体对发作过程无法回忆。④尽管发作醒来的最初数分钟内会有一段短时间的茫然及定向障碍,但并无精神活动及行为的任何损害。⑤无器质性精神障碍的证据,如痴呆、癫痫等。

2. 鉴别诊断

(1)与精神运动性癫痫发作鉴别:精神运动性癫痫极少只在夜间发作,并常有其他自动症的表现,如白天可突然出现伸舌、舔唇、咀嚼等。常持续数秒至数分钟,发作后对发作过程完全遗忘。脑电图可有癫痫样放电。

(2)与癔症的分离性漫游鉴别:在分离性障碍中,发作持续时间要长得多,患者警觉程度更高并能完成复杂的有目的行为,发作醒来身处异地。常有分离障碍的其他分离症状如昏睡、抽搐、朦胧状态等。

327

(五) 夜惊的诊断与鉴别诊断

1. 诊断　依照 ICD-10,夜惊症的诊断要点如下:①突出症状是一次或多次如下发作:患儿在睡眠中突然惊叫、哭喊,伴有惊恐表情和动作,以及心率增快、呼吸急促、出汗、瞳孔扩大等自主神经症状。②这些反复发作的典型情况持续 1～10 分钟,通常在夜间睡眠的前 1/3 阶段发生。③对他人试图平息夜惊进行的努力相对无反应,而且几乎总会伴有至少数分钟的定向障碍和持续动作。④对发作即使能够回忆,但也十分有限。⑤没有躯体障碍如脑肿瘤或癫痫的证据。

2. 鉴别诊断　夜惊症应与梦魇鉴别,后者仅是普通的"噩梦",可发生于夜间睡眠的任意时间,很容易被唤醒,对梦的经过能详细生动地回忆。

(六) 梦魇的诊断与鉴别诊断

依照 ICD-10,梦魇的诊断主要符合以下几点:①在睡眠中为噩梦突然惊醒,能清晰详尽地回忆强烈恐怖性的梦境,通常涉及对生存、安全或自尊的威胁。惊醒可发生于睡眠期的任何时刻,但通常发生在睡眠的后半段。②从恐怖的梦境中醒转后迅速恢复定向,处于清醒状态。③梦境体验本身,以及随之造成的睡眠紊乱,都会使个体十分苦恼。

四、治疗

(一) 失眠症

失眠症的治疗首先应针对病因,消除或减轻造成失眠的各种因素。一般采用心理治疗为主,适当配合镇静催眠药物的治疗。

1. 一般治疗　首先要明确引起失眠的原因、临床特点和规律,调整和改善睡眠环境,培养良好的睡眠习惯。

2. 心理治疗　对患者进行认知治疗,帮助其对失眠引起的症状及苦恼有一个客观的正确理解和认识。此外,可采取一些认知行为干预策略,包括刺激控制疗法、睡眠限制疗法、放松训练、重建睡眠相关信念、睡眠卫生教育等,以帮助患者改善睡眠。

3. 药物治疗　药物作为辅助治疗手段,可短期使用,避免长期用药导致药物依赖。常用催眠药物主要为苯二氮䓬类和褪黑素受体激动剂。苯二氮䓬类药物可缩短入睡潜伏期,减少夜间醒转次数,使 REM 时间缩短但次数增加,其缺点是易形成药物依赖。苯二氮䓬类按清除半衰期长短可分为超短效、短效、中效、长效 4 种类型。应根据失眠的不同情况来选用不同的苯二氮䓬类药物,如入睡困难者,应选用见效快、作用时间短的短效类药物;夜间易醒、多梦者,可用短效或中效类药物,以加深睡眠;早醒者则使用中至长效类药物,可起到延长睡眠的作用。此外,对伴有明显焦虑或抑郁者可使用抗焦虑或抗抑郁药物。抗抑郁剂的镇静作用减少了药物滥用的可能性,也改善了失眠症患者的抑郁症状。如与安慰剂相比,曲唑酮和多塞平可以有效改善失眠症;米氮平可以改善健康成人和抑郁症患者的睡眠潜伏期和觉醒次数。

(二) 嗜睡症

主要是对症治疗,首先消除发病的诱导因素,其次可适当给予中枢神经兴奋剂如哌甲酯、苯丙胺、匹莫林等,以治疗白天睡眠过多,提高日间警觉。药物应从小剂量开始,症状改善后及时停药。还可辅以支持疗法和疏导疗法,以达到治疗和预防疾病的目的。帮助患者严格遵守规律的作息时间,每天准时入睡和起床,白天主动安排定时小睡,可减少甚至终止嗜睡发作。

(三) 睡眠-觉醒节律障碍

治疗措施包括少量的药物调整夜间睡眠,逐步训练睡眠节律,养成良好的生活习惯。治疗能否成功取决于疾病的严重程度、伴发的精神症状、治疗的耐受性与依从性、学习或工作日程、承受的社会压力等因素。

(四) 睡行症

治疗以预防伤害为主。当患者发生梦游时,应引导其回到床上睡眠,不要试图唤醒,次日早上也不要告诉或责备,否则会造成患者挫折感及焦虑感。要保证患者睡眠环境的安全性,如睡前关好门窗、收好各种危险物品、清除障碍物等,以防睡行发作时外出走失或引起伤害自己及他人的事件。儿童患者一般不需要特殊治疗,在 15 岁前后会自行消失。成年患者应进一步检查,以明确病因。苯二氮䓬类药物和三环类抗抑郁剂可阻断或预防睡行症的发作。

(五) 夜惊

治疗方法与睡行症相似,主要减少引起夜惊的相关心理-社会因素。对于有夜惊发作的患儿,保持日常生活规律,避免白天过度劳累、过于兴奋,睡前不要讲紧张刺激的故事、不看惊险的影片,让儿童充分放松,在轻松愉快的心情下安然入睡。部分患者可使用苯二氮䓬类和抗抑郁剂来治疗,辅以心理治疗。

(六) 梦魇

治疗方法包括行为或心理治疗与药物治疗等。消除或减轻梦魇发生的诱发因素,如减少心理压力、避免过度疲劳和高度紧张等。对生活应激事件引起的梦魇要采用心理治疗的方法,帮助其了解梦魇产生的原因,消除恐惧心理。此外,哌唑嗪、赛庚啶、抗惊厥药等药物对于梦魇都是有效的。

第四节　睡眠障碍患者的护理

一、护理评估

对睡眠障碍患者的评估应包括生理、心理和药物史,以及睡眠日志等,有的患者还需要接受睡眠多导监护仪的测试,以及其他睡眠生理功能的检查。

(一) 生理评估

(1) 患者失眠的时间,评估是一过性失眠、短期失眠,还是慢性失眠等。

(2) 患者睡眠障碍的具体表现,如是否存在入睡困难、早醒、再次入睡的难易度,以及次日的精神状况等,每夜总的睡眠量有多少,有无多梦或常有噩梦。

(3) 患者睡眠期间的异常情况,如有无打鼾憋气、肢体抽动、疼痛、惊叫、哭泣、起床走动等。

(4) 患者有无慢性躯体疾病,以及患者的服药情况。

(二) 心理-社会评估

(1) 患者有无精神紧张因素,以及导致精神紧张的具体原因,有无焦虑、抑郁情绪。

(2) 患者工作性质和生活方式情况,有无吸烟、饮酒、喝咖啡等嗜好。

(3) 患者对失眠的态度和认知。

二、护理诊断/护理问题

1. 睡眠形态紊乱　与社会心理因素刺激、焦虑、睡眠环境改变、药物影响等有关。

2. 疲乏　与失眠、异常睡眠引起的不适状态有关。

3. 焦虑　与睡眠形态紊乱有关。

4. 恐惧　与异常睡眠引起的幻觉、梦魇有关。

5. 绝望　与长期处于失眠或异常睡眠状态有关。

6. 应对无效　与长期处于失眠或异常睡眠有关。

7. 有受伤的危险　与异常睡眠引起的意识模糊状态有关。

三、护理目标

1. 短期目标

(1) 减少睡眠障碍发作次数,每日能保证一定量的睡眠时间。

(2) 患者精力、体力充沛,无疲乏感。

(3) 患者未因睡眠障碍出现安全问题。

(4) 患者和家属了解睡眠和睡眠障碍的相关知识。

2. 长期目标

(1) 患者消除焦虑、恐惧等不良情绪。

(2) 患者重建规律、有质量的睡眠模式。

四、护理措施

(一) 失眠症患者的护理

对失眠症患者的护理重在心理护理,通过各种心理护理措施,帮助患者认识失眠,纠正不良睡眠习惯,重建规律、有质量的睡眠模式。

1. 消除诱因　对于由于心理因素、不愉快情绪导致的失眠,心理护理的重点在于建立良好信任的护患关系,加强护患间的理解和沟通,了解患者深层次的心理问题。

(1) 运用支持性心理护理:帮助患者认识心理刺激、不良情绪对睡眠的影响,使患者学会自行调节情绪,正确面对心理因素,消除失眠诱因。

(2) 使用认知疗法:失眠患者往往存在失眠-焦虑-失眠的恶性循环,对此可使用认知疗法,帮助其了解睡眠的基本知识,如睡眠的生理规律、睡眠质量的高低不在于睡眠时间的长短、失眠的原因和根源。帮助患者达到以下几点:①对睡眠保持符合实际的期望;②不把白天发生不愉快的事情都归咎于失眠;③没有睡意不试图入睡;④不给睡眠施加压力;⑤一夜没有睡好避免产生悲观情绪;⑥学会承受睡眠缺失的后果。以引导患者认识睡眠,以正确的态度对待失眠,消除对失眠的顾虑,解除不良心理负担,纠正恶性循环状态。

2. **睡眠卫生宣教** 指导患者掌握自我处理失眠的各种措施：①生活规律，三餐、睡眠、工作的时间尽量固定。②睡前2小时避免易兴奋的活动，如看刺激紧张的电视节目、长久谈话、进食等，避免食用浓茶、咖啡、巧克力、可乐等兴奋剂。③白天多在户外活动，接受太阳光照。④用熟悉的物品或习惯帮助入睡，如听音乐、用固定的被褥等。⑤使用睡前诱导放松的方法，包括腹式呼吸、肌肉松弛法等，使患者学会有意识地控制自身的心理、生理活动，降低唤醒水平。⑥营造最佳的睡眠环境，避免光线过亮或直射脸部，维持适当的温度和湿度，保持空气流通；避免噪声干扰，选择合适的寝具。⑦镇静催眠药物的正确应用。

3. **运用行为治疗技术**

(1) 刺激控制训练：属于行为疗法的一种，主要是帮助失眠者减少与睡眠无关的行为和建立规律性睡眠-觉醒模式的手段。要求患者做到以下几点：把床当作睡眠的专用场所；感到想睡觉才上床，而不是一累就上床；不在床上从事与睡眠无关的活动，如看书等；睡不着或无法再入睡（无睡眠20分钟后）时立刻起床到另一房间，直到睡意袭来再回到床上；无论夜间睡眠质量如何，都必须按时起床；避免白天睡觉。这些方法看似容易，但患者由于各种客观或主观因素往往不能完全做到，因此需要护士有规律的随访、督促和指导。

(2) 睡眠定量疗法：属于行为疗法的一种。失眠患者常常是在床上待很长时间，希望能弥补一些失去的睡眠，但结果往往是适得其反。因此，睡眠定量疗法的主要目的是教导失眠者减少在床上的非睡眠时间，限制待在床上的时间，而增加有效的入睡时间。具体方法为：如果患者每晚在床上时间是9个小时，但实际睡眠时间为5.5个小时，即通过推迟上床或提前起床来减少患者在床上的时间至5.5个小时，然后将患者上床睡眠的时间每周增加15分钟。每晨固定时间起床，以保证在床上的时间至少有85%～90%用于睡眠。这种方法可使轻度患者不断改善，获得较好睡眠。但是，这种方法的代价是睡眠时间相对减少，并需要对患者进行随访。

(3) 其他疗法：①暗示疗法，适合于暗示性较强的失眠症患者，通常选用某些营养药物作为安慰剂，配合暗示性语言，诱导患者进入睡眠。②光疗，即给予一定强度的光（7 000～12 000 lux）和适当时间的光照，以改变睡眠-觉醒节律。③矛盾意向训练，就是说服患者强迫自己处于清醒状态。如果失眠者试着不睡，减少了为入睡做出的过分努力，其紧张焦虑情绪就会逐渐减轻，失眠症状就会改善。④各种健身术（气功、瑜伽、太极拳等）及音乐疗法等。

4. **用药指导** 失眠患者常自行用药，造成药物的耐受和依赖。因此需要指导患者按医嘱用药，并向其说明滥用药物的危害，阐述正确用药的注意事项：①选择半衰期较短的药物，使用最低有效剂量，以减轻白天镇静作用。②间断给药（每周2～4次）。③短期用药（连续用药时间<3～4周）。④缓慢停药。突然停药时，可出现撤药反应，尤其是半衰期较短的药物比半衰期较长的药物撤药反应出现的更快、更严重，故停服半衰期较短的药物需经过数天的逐步减药时间。⑤用药不可同时饮酒，否则会增加药物成瘾的危险性。

（二）其他睡眠障碍患者的护理

对嗜睡症、睡眠-觉醒节律障碍，以及睡眠异常患者的护理主要是保证患者发作时的安全，消除患者和家属的恐惧心理，消除或减轻发病的诱发因素，以减少发作次数等。

1. **保证患者安全** 对家属和患者进行健康宣教，提高其对睡眠障碍的认识，增强他们的安全意识，有效防范意外的发生。对于睡行症患者，要保证夜间睡眠环境的安全，如给门窗加锁,防止患者睡行时外出、走失;清除环境中的障碍物,防止患者夜间起床绊倒、摔伤;收好各种危险物品,防止患者伤害自己和他人。嗜睡症患者要避免从事可能因睡眠障碍而导致意外的各种工作或活动,如高空作业、开车、进行带危险性的操作等。

2. 消除心理恐惧　很多患者和家属对异常睡眠等都带有恐惧心理,甚至有带迷信的看法。影响他们生活的往往不是疾病本身,而是因为对疾病不了解所产生的惧怕、恐慌心理。因此,对此类患者及其家属要进行详尽的健康宣教,帮助他们认识该病的实质、特点及发生原因,以纠正其对该病的错误认识,消除恐惧、害怕心理。

3. 减少发作次数　帮助患者及家属认识和探索疾病的诱发因素,尽量减少可能诱使疾病发作的因素,如睡眠不足、饮酒等。另外,建立生活规律性,减少心理压力,避免过度疲劳和高度紧张,白天定时小睡等,都可使患者减少发作的次数。发作频繁者,可在医生指导下服用相应药物,也可达到减少发作的目的。

五、护理评价

1. 短期评价

(1) 患者的睡眠状况是否得到改善,是否对其睡眠质量感到满意。

(2) 患者是否感到精力体力充沛,无疲乏感。

(3) 患者睡眠过程中有无发生安全问题。

(4) 患者和家属是否已经了解睡眠和睡眠障碍的相关知识。

2. 长期评价

(1) 患者焦虑、恐惧等不良情绪是否缓解。

(2) 患者是否已经重建规律有质量的睡眠模式。

案例与思考题

1. 患者,女性,21岁,1.68 m,36 kg,但还是嫌自己体型肥胖,竭尽全力采用各种方法减少能量的摄入和吸收,不吃主食、肉类、鸡蛋和牛奶等,经常在进餐后设法将吃进去的食物吐出来,有时拼命运动,甚至偷服用泻药。

(1) 该患者可能罹患了什么疾病?

(2) 该患者存在哪些护理问题?

(3) 如何帮助患者重建正常的进食行为模式?

2. 患者,女性,24岁,1.65 m,60 kg,经常在心情不愉快时会大量进食,有时即使肚子不饿,也会忍不住进食,吃完后又会将食物呕吐出来。而暴食时都是吃以往不爱吃的食品,如饼干、巧克力、蛋糕等,很多次吃完后腹痛,但仍然无法控制,平均每周发生 2~3 次。每次吃完东西后,原先不开心的情绪可显著改善,患者知道这样的行为不正常,随之会有罪恶感和负疚感等。

(1) 该患者可能出现了什么情况?

(2) 该患者存在哪些护理问题? 该如何进行护理?

3. 患者,女性,45岁。自从半年前单位调整岗位后就经常出现入睡困难,时常半夜醒转,醒后不易再入睡,次日则感到疲乏嗜睡,每周至少 3 次。经检查排除了其他躯体疾病或精神障碍。

　　(1) 该患者出现了什么情况？

　　(2) 如何给该患者提供护理指导？

（贾守梅　杨晓莉）

第二十章

儿童与少年期精神障碍患儿的护理

儿童与少年期的心理卫生是全球共同的公共卫生问题。儿童和少年期精神障碍通常是指起病于儿童或少年时期,由各种原因引起的精神障碍。据世界卫生组织(WHO)估计,全球大约有 1/5 的儿童和少年在成年之前会出现情绪或行为问题,主要表现为学习困难、缺乏自信、交往困难、吸烟、酗酒、吸毒、过早性行为、怀孕、离家出走、自杀及暴力等,其中只有不足 1/5 的患者得到适宜的治疗。荷兰、加拿大及美国等国的学者报道,他们国家儿童的行为和情绪问题的患病率分别为 26%,18.1%,15%~18%。上海一项儿童心理咨询门诊的调查报告总结了 1987~1994 期间 9 860 例门诊就诊儿童资料,其中有学校适应不良者占 53.5%,注意缺陷与多动障碍者占 26.3%,智能发育不全者占 11.8%,情绪障碍者占 2.9%。因此,儿童和少年期的精神障碍问题已越来越引起社会、学校、家长和医疗机构的重视。

儿童与少年时期的生理、心理处于逐渐成熟阶段,其精神症状在许多方面有一定的特点。①感知和思维:儿童时期的形象性的感性认识多于抽象性的理性认识,富于幻想。当出现病理状态时,感知障碍多于思维障碍,形象性幻觉和错觉较言语性幻觉多见,而幻觉内容多为不完整的片段形象。儿童思维能力薄弱,因此妄想比较少见。如有妄想,其内容也较简单,易变化而不稳定,缺乏系统性。儿童对幻觉体验及妄想内容多不能以言语形式表达。②情感:由于患儿大脑尚处于未成熟阶段,高级神经活动不稳定,控制能力相对薄弱,兴奋过程占主导地位,在病理状态下,情绪往往不稳,呈爆发性,容易发生冲动毁物的行为。少年时期常可有恐惧、紧张或焦虑情绪。③意志和行为:运动性抑制和运动性兴奋是儿童少年期精神障碍中最常见的症状。儿童的高级神经活动不稳定,控制和约束力较差,因此易出现缄默、紧张状态和易兴奋冲动、语言运动显著增多、症状多变等特点。

儿童与少年期精神障碍主要包括精神发育迟滞、广泛性发育障碍、注意缺陷与多动障碍、品行障碍、抽动障碍、特发于童年的情绪障碍等。本章将重点介绍以下 3 种临床常见的儿童少年期精神障碍及其护理。

第一节 精神发育迟滞患儿的护理

一、精神发育迟滞患儿的临床特点

精神发育迟滞(mental retardation)又称精神发育不全,是指个体在发育阶段(通常指年龄<18 岁)因先天或后天的不利因素导致精神发育停滞或受阻,其临床特征是智力低下和社会适应困难。精神发育迟滞的患病率及发病率在不同国家或地区存在较大差异,与所使用的诊断标准、方法和工具不一致有关。WHO 于 1997 报道,轻度精神发育迟滞的患病率为 3‰,中、重度精神发育迟滞的患病率为 0.4‰。我国 1998 年对 7 个地区的调查结果显示,精神发育迟滞的患病率为 2.84‰,男女性别比为 1.08∶1,农村患病率高于城市。

(一)病因与发病机制

精神发育迟滞的病因较为复杂,遗传、妊娠期感染、高龄妊娠、围产期损伤、后天的中枢神经系统感染、营养不良、脑外伤和社会-心理因素等均可导致精神发育迟滞。

1. 遗传因素 首先,性染色体和常染色体的数目异常、结构异常均可导致个体的精神发育迟滞。其次,基因异常也会引发遗传代谢性疾病,出现精神发育迟滞的临床表现。此外,先天性颅脑畸形,如家族性小脑畸形、先天性脑积水、神经管闭合不全等疾病都可能导致精神发育迟滞。

2. 孕产期有害因素 可导致儿童精神发育迟滞的孕产期有害因素包括母孕期各种病毒、细菌、螺旋体、寄生虫等感染;围生期不慎摄入作用于内分泌系统、中枢神经系统的药物;接触过汞、铅等有害物质污染过的水、食物或环境;长时间暴露于电磁波和放射线;孕妇患各种疾病如糖尿病、严重贫血、肾脏病、甲状腺疾病等,或出现妊娠高血压综合征、先兆子痫等并发症;母亲妊娠期营养不良、长期吸烟、饮酒、年龄较大、焦虑、抑郁等;分娩时出现胎位异常、产程延长、产伤或脐带绕颈等难产及分娩期并发症,使胎儿颅脑损伤或缺氧,大脑发育受损;新生儿败血症、新生儿肝炎、未成熟儿、胎儿颅缝早闭等新生儿疾病。

3. 出生后因素 在个体大脑未发育成熟前,各种影响大脑发育的疾病和缺少人际交往的机会都可能导致精神发育迟滞,可分为脑损伤和环境因素两大类。①脑损伤:包括脑炎、脑膜炎等中枢神经系统的感染,以及颅脑外伤、颅内出血、脑缺氧(溺水、窒息、癫痫、一氧化碳中毒等)、甲状腺功能低下、重度营养不良、视觉或听觉障碍等;②环境因素:主要包括缺乏受教育机会、与社会隔离等。此外,母爱剥夺、环境剥夺、文化匮乏、精神创伤、心理挫折、经济水平低、住房拥挤、家庭环境不稳定等对小儿的智力发育均有影响,亦可导致精神发育迟滞。

(二)临床表现

精神发育迟滞主要表现为智力低下及社会适应困难。部分患儿可伴有一些精神症状,如多动、注意缺陷、刻板行为、强迫行为等。WHO 根据智商(intelligence quotient, IQ)的不同,将精神发育迟滞分为以下 4 个等级。

1. 轻度精神发育迟滞 患儿智商为 50～69,约占精神发育迟滞的 85%。在学龄前期,智力发育、说话、走路均比同龄儿童缓慢。入学后,学习成绩不佳,勉强能小学毕业,在理解、记忆、分析、判断和推理能力方面较差,说话内容单调、幼稚。情绪发育也不成熟,不能较好地适应环境的变化。通过专门或特殊的教育,患儿的智力可达小学 3～4 年级的水平,能在指导下从事简单劳动,学习简单技术,但缺乏主动性。部分患儿有多动症表现。轻度精神发育迟滞患儿的躯体方面一般不存在异常,平均寿命接近正常人。

2. 中度精神发育迟滞 患儿智商为 35～49,约占精神发育迟滞的 10%,通常在 3～5 岁时被发现。在学龄前期,能学会简单生活用语,但词汇贫乏,吐词不清,不能表达较复杂的内容,缺乏抽象的概念,对周围环境的辨识能力差,不易与同龄儿童建立合群关系。进入小学后发现其接受与理解能力均较同龄儿童差,只能计算个位或 10 位数的加减法,不能超过小学 2 年级的水平。经适当训练,能学会一些简单劳动,生活需要家人的督促和照顾,缺乏自发性。情绪不稳定,不易控制。身材娇小,面容较特殊,躯体发育较差,多数可发现有器质性病因,一般可生存至成年。

3. 重度精神发育迟滞 患儿智商为 20～34,约占精神发育迟滞的 3%～4%,通常在 2 岁前被发现。患儿常有器质性病变或伴有畸形,出生后不久即被发现有明显的躯体、精神及运动功能发育迟缓,发音含糊不清,有的甚至不能讲话。患儿不能与正常儿童一样学习,对数字概念模糊,理解能力极差,生活无法自理,不知躲避危险。经过长期反复的特殊训练,可学会自己吃饭、大小便等基本卫生习惯,须在家人的监护下生活。成年后,可在监管下从事极为简单的体力劳动。

4. 极重度精神发育迟滞 患儿智商为 0～20,极少见,约占精神发育迟滞的 1%～2%。患儿存在明显的躯体畸形和神经系统发育障碍,智力水平极低,没有语言功能,既不会说话也听不懂别人的话,只能以尖叫、哭闹来表达需求。患儿感觉迟钝,无防御和自我保护能力,不能躲避危险,日常生活完全不能自理。经过特殊训练,患儿仅能获得极其有限的生活能力,大多数患儿因生病或发生意外而早年夭折。

(三) 诊断

诊断需要全面采集病史、精神检查和躯体检查,其中详细的生长发育史特别重要,据此可对儿童的生长发育情况作出全面的临床评估。依照 ICD - 10 精神和行为障碍分类,精神发育迟滞的诊断要点包括 3 条必备条件:①智力水平比同龄人明显低下,智商<70;②社会适应能力较相同文化背景的同龄人低下;③发病年龄在 18 岁前。

此外,对所有确诊为精神发育迟滞的患儿,应通过病史和躯体检查,遗传、代谢、内分泌、免疫等实验室检查,以及头部 CT、MRI、脑电图等特殊检查,尽量寻找病因,作出病因学诊断,以利于治疗和康复,也为患儿家庭的优生、优育提供参考和指导。

(四) 治疗与预防

对于精神发育迟滞的患儿来说,积极地预防和治疗非常重要。对于少数病因明确的患儿,若能及时采用病因治疗,可以阻止智力损害程度的进一步加重。

1. 预防 精神发育迟滞一旦发生难以逆转,因此重在预防。避免近亲结婚、做好婚前检查、监测遗传性疾病、做好围产期保健、避免围产期并发症、防止和尽早治疗中枢神经系统疾病、合理喂养婴幼儿、建立良好的家庭环境、社会环境和学习环境等是预防精神发育迟滞的重要措施。

2. 治疗

(1) 病因治疗:对一些病因明确的精神发育迟滞患儿,应尽早采取针对性的治疗,积极消除致病因素,改善预后。如甲状腺功能低下所致精神发育迟滞者,可予以甲状腺素片替代治疗;苯丙酮尿症患儿,应早期给予相应的饮食治疗,避免病情进一步发展造成严重的智力损害等。

(2) 对症治疗:精神发育迟滞的患儿中有 30%～60%伴有精神症状,导致接受教育训练困难,因此,根据需要可短期给予适当的药物治疗,如镇静药或抗精神病药。对于合并癫痫发作者,可选用适当的抗癫痫药。目前尚无有效地促进智力发育的药物,一些脑细胞代谢药物可能有利于智力障碍的改善,如维生素 B_6、脑复康、脑复新、脑活素等。

(3) 教育与康复训练:目前对精神发育迟滞仍无特殊的药物治疗,因此教育与康复训练尤为重要。教育者要有极大的耐心,由简单内容开始,逐渐增加其复杂性,尽量培养患儿独立生活的能力。教育培训的内容主要包括自我照顾能力、基本交流能力、稳定情绪能力、躯体运动能力、学习能力(读与写等)、家务及职业劳动能力等。不同严重程度的患儿应采用不同的方法,给予个性化的教育训练。对于精神发育迟滞患儿的教育、训练一般是长期的,甚至是终生的。

此外,临床心理治疗师可针对患儿的异常情绪和行为采用相应的心理治疗,如通过行为治疗使患儿建立和巩固正常的行为模式,减少攻击行为或自伤行为。

(五) 病程与预后

出生前、围生期病因所致的患儿在出生以后即表现出躯体和心理各个方面不同程度的发育迟缓,智能损害程度较轻者多在入学以后才被确诊。在出生以后的心理发育过程中有害因素致病者,病前智力发育正常。

因为各种致病因素往往造成脑结构性或功能性的不可逆损害,所以精神发育迟滞一旦发生,一般都难以逆转。患儿的最终智力水平和社会适应能力视智力发育障碍的严重程度、接受特殊教育和康复训练的情况而定。

二、精神发育迟滞患儿的护理

(一) 护理评估

对精神发育迟滞患儿可从社会交往技能、言语交往能力、生活自理能力、独立生活能力等社会适应功能方面进行评估。

1. 健康史 询问患儿既往的健康状况,评估其是否具有罹患某些躯体疾病的易感性。

2. 生理评估 患儿各项生长发育指标是否正常,有无躯体畸形、营养不良等。

3. 心理评估

(1) 感知觉:患儿有无感觉异常、错觉、幻觉及感知综合障碍。

(2) 思维:患儿有无思维联想、思维逻辑、思维内容的障碍。

(3) 情感:患儿有无情绪不稳、易激惹、焦虑、抑郁等情感。

(4) 意志:患儿有无意志增强或减退。

(5) 行为:患儿有无多动、刻板、怪异行为,有无暴力、自杀和自伤行为,有无品行问题等。

4. 社会评估

(1) 社会交往能力:患儿有无人际沟通、交往障碍,是否主动与人交往或参加集体活动。

（2）言语交往能力：患儿有无语言障碍、能否用言语表达自己的需求、能否进行有效的言语交流。

（3）生活自理能力：患儿能否独立进食、大小便、洗澡、换衣、独立外出、购物、坐车等。

（4）学习能力：患儿有无学习困难。

（5）自我防御和控制能力：患儿遇到危险时能否自我保护、有无自控能力。

（二）护理诊断/护理问题

1. 个人应对无效　与患儿智力水平低下有关。

2. 社交障碍　与患儿智力水平低下、语言能力缺乏等有关。

3. 生活自理缺陷　与患儿智力水平低下、学习能力差有关。

4. 焦虑、紧张　与患儿精神发育迟滞的疾病有关。

5. 有潜在受伤的危险　与患儿智力水平低下、认知功能障碍有关。

（三）护理目标

（1）患儿社会适应能力逐渐改善。

（2）患儿社交能力、学习能力逐渐改善。

（3）患儿的生活自理能力逐渐改善。

（4）患儿紧张和焦虑的情绪有所缓解。

（5）患儿不发生受伤的现象。

（四）护理措施

1. 生活护理　精神发育迟滞的病因复杂，其中不乏由于遗传异常所造成。对某些遗传性代谢性疾病，可通过严格饮食控制，预防或减轻症状。如苯丙酮酸尿症的患儿应采用低苯丙氨酸饮食（如大米、玉米、淀粉、蔬菜、水果等），限制含丰富苯丙氨酸饮食摄入（如小麦、蛋类、肉、鱼、虾、乳品等），早期进行合理饮食治疗，可使患儿正常的生长发育，并让已有的病理变化消失。为了保证患儿从饮食中获得足够的营养，应为患儿创造良好的饮食环境，餐前让患儿情绪稳定；对生活自理差者要加强训练，必要时协助进餐，以保证进食量的充分，防止发生营养不良；对不能控制食量的患儿要防止暴食，以免发生消化不良，还要纠正个别患儿偏食的不良行为。

另外，由于患儿智力低下，缺乏自我照顾和自我保护的能力，护理人员应协助并保证患儿正常的生活需求，密切观察患儿的进食、睡眠、大小便、个人卫生情况等，以避免患儿发生躯体疾病。

2. 症状护理　护理人员应熟悉患儿的病情、症状和情绪特点。当患儿出现焦虑、恐惧、冲动、易激惹等不良情绪或行为时，护理人员应尽量安抚患儿，寻找并去除可能的诱发因素，如迅速带患儿离开刺激性的环境，转移患儿的注意力，用温和的话语安慰患儿，帮助患儿尽快平稳并控制自己的不良情绪。

3. 心理护理　护理人员应主动接触患儿，以真诚、友善的态度关怀和尊重患儿，建立良好的护患关系。对于患儿因智力低下而表现出的各种荒诞、幼稚、冲动、鲁莽的言语和行为，不加批评和指责，耐心地劝导和教育，帮助患儿提高社会适应能力。

4. 社会功能护理　教育训练及护理对精神发育迟滞患儿来说具有很大的实际意义。这项工作不仅涉及家庭和医疗部门，还涉及教育学、心理学及社会福利部门等，应设立专门机构和学校，在专业人员指导下，对患儿进行训练和教育。

（1）指导家长开展早期教育和训练：帮助家长了解一些正常儿童心理发展规律，对儿童的动作、行为、语言进行早期观察。帮助家长判断孩子是否与同龄儿童有比较大的差异，如果发现落后，则需做智力测验，知道孩子在哪些方面落后，及早进行早期训练，包括动作训练，如翻身训练、爬的训练、坐立、走的训练等；发音训练；认知活动训练。需要帮助患儿去认识周围发生的事，提高认识世界的积极性，还要多问一些"为什么？""这是什么？"以激发患儿去思考。开展早期教育要从符合患儿智力水平的基础开始，不要用对正常儿童的期望来要求智力落后的孩子，无论患儿精神发育迟滞的程度如何，都应当让他们有机会与正常儿童在一起活动，在共同的游戏活动中进行模仿和学习，这对患儿是极有帮助的。

（2）加强语言功能的训练：语言障碍和缺陷常常成为精神发育迟滞患儿思维和智力发展的桎梏，要重视对其语言障碍和缺陷进行矫正，使他们能较好地掌握语言工具进行社会交往和交流。训练时学校教育和家庭教育应密切配合，协同进行。通过生活内容进行语言缺陷的矫正训练，要有耐心，不能操之过急。

（3）培养患儿生活自理能力：轻度精神发育迟滞的孩子生活尚能自理，中、重度以上患儿生活自理困难，理解能力差，常需别人监护。但在生长发育期，患儿的智力及其他精神活动尚在发展期，所以，对精神发育迟滞患儿进行教育、训练尤其是在幼年期非常重要。父母对患儿应有耐心，坚持不懈地教育和训练，使他们逐渐适应周围环境，安排好自己的日常生活。训练培养患儿平时生活中的一些必要技能，如洗脸、洗澡、如厕、穿衣服、鞋袜、整理床褥、吃饭、洗碗、收拾餐具、扫地等。

（4）帮助患儿进行劳动技能训练：劳动技能训练有助于帮助患儿自食其力，减轻社会和家庭的负担。劳动技术教育必须适合患儿的智力水平和动作发展水平，注重安全性和个体的差异性。可从自我生活服务劳动培养开始，如洗脸、穿衣、吃饭、扫地等，逐渐进入社会生活服务劳动技术的培养。在实际的劳动中进行日常工具的性能和使用方法的教育，进而到职业技术教育。根据患儿心理上、生理上和疾病上的差异以及个人喜好，指导其选择适合自己的职业。

（5）加强品德教育：由于患儿的智力水平较常人低下，对事物的分析能力差，常常不能预见自己的行为后果，应激能力差，往往会出现一些不自觉或不符合社会要求的行为和活动，甚至导致犯罪行为。因此，加强患儿的品德教育不容忽视。应指导患儿遵循普通学校品德教育的基本原则，尊重患儿与严格要求相结合，集体教育与个别教育相结合，同时还要注意患儿的生理、心理特点，充分爱护和保护患儿的自尊心，把缺陷行为和不道德行为严格区分开。对患儿尽量少批评，少惩罚。当患儿表现出积极正确的行为时，应多给予表扬和鼓励，从而帮助患儿树立正确的道德观。

（五）护理评价

（1）患儿社会适应能力是否改善。

（2）患儿社交能力、学习能力是否改善。

（3）患儿的生活自理能力是否改善。

（4）患儿紧张和焦虑的情绪是否缓解。

（5）患儿是否有受伤的现象发生。

第二节 儿童孤独症患儿的护理

一、儿童孤独症的临床特点

儿童孤独症(autism)最早由 Kanner(1938)报道,通常起病于 3 岁以内的婴幼儿期,是广泛性发育障碍的一种类型,又称自闭症。患儿主要表现为不同程度的人际交往障碍、言语发育障碍、兴趣狭窄和行为方式刻板等。儿童孤独症的患病率在年龄＜14 岁的儿童中约为48/10 万,男孩多见,男女比例为(3～4):1。大多数患儿存在不同程度的精神发育迟滞,部分患儿在智力普遍低下的背景下,智力的某一方面相对较好或非常好。国外流行病学调查显示,目前表现有孤独症症状的孤独症谱系障碍(autism spectrum disorder,ASD)发生率＞0.3％,美国疾病控制和预防中心(CDC)2007 年的调查孤独症患病率是 0.66％,2009 年患病率为 0.91％。国内 2007 年调查 0～6 岁儿童孤独症及孤独症谱系障碍患病率为 0.153％。

(一)病因与发病机制

目前孤独症的病因尚无定论,研究发现与遗传因素及环境因素均有关系。

1. **遗传因素** 一些孤独症患儿的父母和其他亲属也有社会交往障碍和重复刻板行为。根据双生子同病率研究发现孤独症谱系障碍的遗传度为 37％～90％。目前已发现常染色体上 10 个以上与孤独症相关基因,已确认 15％患儿存在基因变异,但多数患儿可能是多基因异常所致。

2. **脑功能及脑发育异常** 研究发现孤独症患儿一些脑区的功能异常,5-羟色胺等神经递质的水平异常。

此外,环境中有害因素及围生期危害因素,可能在妊娠早期影响胚胎的发育,增加孤独症患病风险。

(二)临床表现

1. **社会交往障碍** 是儿童孤独症的核心表现。患儿表现为极度孤独,不能与任何人建立正常的人际交往方式。明显缺乏应有的情绪反应,不能用注视、表情、姿势或手势进行沟通,对别人的呼唤没有任何反应,回避别人的目光对视;既不能与父母建立正常的依恋关系,也不能与其他儿童建立伙伴关系;离开父母时无明显的依恋;遇到挫折、疾病或伤心难过时也不会寻求支持或安慰;对集体游戏缺乏兴趣,不能对集体的欢乐产生共鸣。

2. **语言交流障碍** 患儿言语发育延迟或不发育,有的到 3 岁时还不会说简单的句子或有意义的词语,只会发出最简单的"咿咿啊啊"的声音来表示自己的需求。有的患儿虽然会发出话语声,但其实不知道这些话的真正含义。还有近 50％的患儿终生保持沉默,只愿意用手势或其他特殊的行为方式来表达意愿。患儿会刻板重复地使用一些语词,且言语的声调、速度、节律及重音等方面都异于常人。患儿言语的理解能力明显受损,常常自顾自地说话,不顾及别人谈话的内容。部分患儿不会使用人称代词,常常分不清"你""我"和"他"等。

3. **兴趣狭隘、行为刻板** 患儿的兴趣狭隘、行为方式刻板,对某种活动或东西有着特别固执的迷恋,与正常的同龄儿童喜欢玩具或做游戏不同,患儿对某些东西的非主要部分特别感兴趣,比如会把玩具车的 4 个轮子拆下来玩,而把玩具车丢在一边等。除此以外,患儿对一些旋转的、圆形的东西特别迷恋,例如电风扇、汽水瓶盖、锅盖等。患儿的生活模式极其固定,对周围环境所发生的一丝一毫的改变都非常敏感、极其抗拒,例如买衣服只买一个牌子、吃饭只吃两种菜、出门必须走固定路线、上床睡觉时间和所盖被子都要保持不变等。一旦稍有变化,患儿就会表现出明显的不愉快感和焦虑不安,甚至出现吵闹不休等反抗行为。患儿常有一些重复刻板的动作和姿势,或强迫性地进行某种特殊仪式行为,如不停地磕头、反复地拍手、跺脚;不停地旋转,连续转圈也不会感到头晕。

4. 智能与感知觉障碍　大多数(75%~80%)孤独症患儿伴有不同程度的精神发育迟滞,约有50%患儿的智商<50,并且具有特征性的智力损害模式,即智力的各方面发展不平衡,操作性智商较言语性智商高,机械记忆和空间视觉能力发育较好,如能娴熟地弹奏钢琴,能熟记日历、火车时刻表、汉字、车牌号等。患儿的最佳能力与最差能力之间的差距非常大,但多数患儿的最佳能力仍然低于同龄儿童。

部分患儿有感觉方面的异常,表现为迟钝或过敏,如对疼痛和外界刺激麻木、毫无反应,而对笛声、狗叫声和光线特别敏感,常表现为眯眼、斜眼看东西,惧怕光线,拒绝他人的拥抱和抚摸等。

5. 其他症状　多数患儿合并注意缺陷和多动症状,部分患儿合并抽动症状,还可能有强迫行为,咬自己和打自己,或以头撞墙等自伤自残行为,恐惧、紧张,甚至惊恐发作,以及偏食、拒食、异食等进食问题或睡眠障碍等。

(三) 诊断与鉴别诊断

1. 诊断　根据ICD-10,儿童孤独症是一种弥漫性发育障碍,在3岁前出现发育异常和(或)受损。特异性的功能失常主要见于以下3个方面:社会交往、沟通和局限的重复行为。排除儿童精神分裂症、智力发育障碍后,可诊断孤独谱系障碍。

2. 鉴别诊断　多数孤独症都有不同程度的智力低下,临床上容易误诊为精神发育迟滞,而漏诊孤独症。鉴别要点为:孤独症的语言发育和交流能力、社会交往能力明显落后于患儿的智力发育水平,并有兴趣狭窄和行为刻板的临床表现。而精神发育迟滞患儿的语言和社会交往能力与智力水平相称,智力发育全面低下。

(四) 治疗

早期诊断并给予早期教育训练会比年长后再进行干预效果要好。教育培训和行为治疗在本症的治疗和康复中起着不可替代的作用。药物治疗则起辅助治疗的作用,目前没有治疗孤独症的特效药。

1. 教育和训练　是目前治疗孤独症患儿最有效、最主要的治疗方法。目的是改善患儿的语言能力,增强社会交往能力,改进不良行为,掌握基本的生活和学习技能。在教育或训练过程中有3个原则:①宽容和理解患儿的行为;②改变患儿的异常行为;③发现、培养和转化患儿的特殊才能。教育和训练应该以家庭为中心,同时注意充分利用社会资源,开办日间训练和教育机构,在对患儿训练的同时,也向家长传播有关知识。

目前在欧美国家,获得最高评价的孤独症训练课程是由美国北卡罗来纳大学建立的一套专门针对孤独症患儿的教育方法,称为结构化教育。该方法主要针对孤独症患儿在语言、人际交往,以及感知觉运动等方面所存在的缺陷进行教育,核心是增进孤独症患儿对环境、教育和训练内容的理解和服从。该课程根据孤独症患儿能力和行为的特点,设计个体化的训练内容。训练内容主要包含儿童模仿、粗细运动、知觉能力、认知、手眼协调、语言理解和表达、生活自理、社交等各个方面。该课程可以在有关机构开展,也可在家庭中开展。

2. 行为矫治　目前被认为是最有发展前途的手段之一。行为矫治包括强化良性行为,并强调选择合适的强化物,注意奖励时间、持续性及频率;同时也包括消除不良行为,主要是运用适度的惩罚手段,对影响社会交往和危害自身的异常行为,如刻板行为、自伤自残行为等予以纠正。

3. 药物治疗　目前尚无特异性的治疗药物,但对于患儿伴发的一些情绪和行为症状,可给予药物进行对症治疗,有利于维护患儿和他人安全,与教育训练、心理治疗联合使用效果更佳。如哌甲酯,对伴发注意缺陷与多动障碍的孤独症患儿效果良好;可乐定,也可用来治疗患儿的多动行为和睡眠问题;氟哌定醇,可用于治疗孤独症患儿的攻击行为,也可用于减少其刻板行为、多动与自伤;5-羟色胺再摄取抑制剂,如氟西汀可治疗孤独症患儿的重复刻板行为等。药物治疗应遵从小剂量、短疗程的原则。

(五) 病程与预后

孤独症患儿的预后不容乐观,预后不良者占 47%～77%。约 2/3 患儿有明显社会适应不良,难以独立生活;约 10% 患儿经过教育训练可"正常"生活,少数患儿到成年期能够独立生活和工作。其预后取决于患儿的病情轻重程度、智力发育水平、教育和治疗干预的时机及干预程度。患儿的智力水平越高、干预的年龄越小、训练强度越高,效果越好。对于孤独症患儿,在 3 岁以内开始治疗是最佳的时机,年龄越大治疗的难度越大。早期开始的强化干预、结构化教育是患儿回归社会、保持学习与工作能力的基础。

二、儿童孤独症患儿的护理

(一) 护理评估

1. 健康史　询问患儿既往的健康状况,评估其是否具有罹患某些躯体疾病的易感性。

2. 生理评估　评估患儿各项生长发育指标是否正常,有无躯体畸形、营养不良等。

3. 心理评估

(1) 感知觉方面:评估患儿有无感觉异常,如患儿是否对较强的声音刺激无反应,但对于自己感兴趣的声音,即便很微弱,也能清晰地感觉到。

(2) 情感方面:有无情绪不稳、易激惹、焦虑、恐惧等情感。

(3) 行为方面:有无单调、重复刻板、怪异行为等。如来回奔跑、反复蹦跳、拍手、旋转身体等动作。

(4) 智能方面:可通过智商测试或使用社会适应量表来评定,也可通过患儿的各项能力,如生活自理能力、语言交流能力、学习能力等来综合评定。

4. 社会评估

(1) 社会交往能力:观察患儿与人交流时有无回避眼光接触、是否依恋父母、能否分辨亲疏关系、能否与小朋友建立伙伴关系、是否对游戏不感兴趣或不主动、行为是否规范等。

(2) 言语交往能力:有无语言障碍、能否用言语表达自己的需求、能否进行有效的言语交流。发育过程中是否一直不语或很少主动说话,说话时是否只限自己感兴趣的事情,是否会正确使用代词"你""我""他",有无重复、刻板和模仿言语等。

(3) 生活自理能力:有无生活自理能力缺陷,能否独立进食、大小便、洗澡、换衣、独立外出、购物、坐车等。

（4）适应能力：有无固定的生活习惯，是否对某些物品、玩具或情境特别依恋，如只吃某两种饮料或食物，总穿一样的衣服，看同一本书，玩同样的玩具或游戏。若给予改变时，是否表现出焦虑不安、大吵大闹。

（5）社会支持情况：家庭成员对孤独症的认知是否全面，对于患儿的孤独症表现、异常行为是否能积极应对。家庭成员之间的关系是否因患儿的孤独症受到影响等。

（二）护理诊断/护理问题

1. 社会交往障碍　与社交功能缺陷有关。

2. 语言沟通障碍　与言语发育障碍有关。

3. 适应能力改变　与广泛性发育障碍有关。

4. 感知觉障碍　与广泛性发育障碍有关。

5. 自理能力缺乏　与认知功能障碍有关。

（三）护理目标

（1）患儿社交能力、学习能力逐渐改善。

（2）患儿语言能力逐渐改善。

（3）患儿社会适应能力逐渐改善。

（4）患儿感知觉反应能力逐渐改善。

（5）患儿的生活自理能力逐渐改善。

（四）护理措施

孤独症患儿的治疗是一个极其漫长的过程。在此过程中，家长和治疗师要密切配合，多教、多练、不断强化、长期坚持，针对患儿的生理、心理特点制订出个体化的训练和护理措施。

1. 生活护理和安全护理　保证患儿充足的睡眠和营养供应。白天尽量安排患儿运动、训练或游戏，以消耗其过多的精力，夜晚提供一个良好的、安静的睡眠环境以帮助其睡眠。饮食宜尽量丰富，既满足患儿独特的饮食习惯，又保证其生长发育的需要。协助并指导患儿的日常生活，如穿衣、洗脸、刷牙、洗澡、修剪指甲等，保持患儿的清洁卫生。提供患儿安全的环境，一些存在危险隐患的物品，如剪刀、指甲钳、刀片、热水瓶等，应尽量远离患儿放置。卫生间应铺防滑垫，洗澡时需要替患儿先试好热水的温度，地面避免有积水等，以防止患儿出现烫伤、摔伤等意外伤害。若患儿情绪激动或不稳定，护理人员应保持冷静，避免激惹患儿，立即将其转移到安静环境中，给予适当引导，分散其病态注意力。如患儿出现暴力行为或自伤自残行为，应及时予以保护性措施，避免进一步伤害自身及他人。

2. 心理护理　孤独症患儿的心理承受能力较弱，因此在训练时，不应对他们提出难度较高、难以完成的任务。由于孤独症患儿对挫折的耐受力较差，一旦无法完成训练任务时，容易出现烦躁和逆反心理，严重时甚至会出现自伤自残现象。因此在训练过程中，应注意提高患儿的心理承受能力，给予积极的心理支持和安慰。在患儿遇到挫折和困难时，积极鼓励，以增强其信心。

3. 教育训练

（1）语言能力训练：语言沟通障碍是孤独症患儿特征性症状之一，明显影响患儿的社会适应能力。孤独症患儿不会使用"语言"这个交流的工具，故经常通过尖叫、发脾气、哭闹、打滚，甚至自伤等行为来表达自己的愿望和要求。为防止这种情况的发生，家长不要在患儿尖

343

叫或发脾气时轻易满足他的要求,而是尽量训练其用语言表达自己的需求,可以从最简单的音节开始,慢慢发展到完整的句子。与孤独症患儿谈话时尽量使用简单明确的言语,把语言训练融入到日常生活和游戏的各个环节中。让患儿学会模仿口型和发音较为困难,可先让其模仿动物的叫声,在不知不觉中让患儿愿意练习一些很难发出的音。如果患儿不能准确发出辅音"S",可先让其模仿蛇的声音"咝、咝";如果发不好辅音"P",可在每天带其出去玩的时候,告诉他"跑、跑"。单词训练时,可以从患儿感兴趣的食品或玩具的名称开始,如洋娃娃、巧克力等。当患儿能准确说出具体实物名称时,可逐渐过渡到卡片。在训练中要反复示范,并及时给予正性强化。如患儿每次学会一个新词语的正确发声时,可给予糖果等物质以示鼓励。对于已经入学或认识一些文字的患儿,可让他朗读一些有简单文字说明的图画书或配有一定图解的故事,然后请他复述故事并针对故事内容进行提问,帮助他更好地强化语言功能。

(2)社会交往能力的训练:可改善患儿对社会的适应能力,训练内容主要包括以下几点。

1)训练目光注视:父母在近距离呼唤患儿名字的同时,双手捧住患儿的脸,让患儿注视父母的脸和眼睛,注视的时间越长越好。刚开始训练时,患儿可能不情愿,甚至表现出抗拒的行为。父母要有极大的耐心,坚持反复训练,并根据患儿的表现,及时给予表扬。在之后训练中,可以采用一些患儿感兴趣的物品,要求其注意并正视说话者的脸,然后逐渐延长目光注视时间,以强化患儿的注意力。

2)训练语言交往能力:可利用情景或患儿提出要求时进行,反复训练,使患儿在想满足某种要求时能用语言表达自己的愿望。其次,可让患儿进行传话训练,语言由短到长,逐渐过渡。即使患儿不能注意和理解母亲的言语,也要鼓励母亲多与患儿进行语言交流。

3)姿势性语言的学习和表情动作的理解:帮助患儿学习姿势性语言,如点头、摇头等,为患儿做出示范,要求其模仿,然后反复训练,直到能理解为止。此后,可利用实际动作或图片训练患儿理解身体动作及表情,并对患儿的正确回答及时予以强化,逐渐减少提示,直到能正确辨别和理解为止。

4)利用游戏改善社会交往:在患儿感兴趣的集体游戏中融入购物、乘车等日常活动,让患儿尝试扮演不同角色,掌握各种角色的行为方式,学习各种社会规范,在游戏中帮助他们学会与他人交往,适应社会生活。

(3)行为矫正训练:孤独症患儿大多存在一些异于常人的行为,例如刻板行为、强迫行为、孤独行为、破坏性行为、发脾气和尖叫行为、自伤自残行为等,这些异常行为往往给患儿及其家属的日常生活带来极大的困扰。因此,针对患儿不同的异常行为,应采用不同的方法予以矫正。

在训练过程中,要有耐心,不能急于求成。最好先熟悉患儿的喜好和生活习惯,尽量融入他们的生活,使患儿能充分信任并逐步接受给予他们的帮助。当患儿连续出现刻板动作、强迫动作或怪异行为时,不要一味迁就,可以用简明扼要的言语予以制止,或使用一些患儿平时感兴趣的物品、玩具或游戏等来分散其注意力。在矫正患儿异常行为的同时,应给予患儿更多的鼓励和安抚。如为了纠正孤独症患儿刻板的"磕头行为",老师可安排其练习沿直线剪纸片,并对其正确动作进行奖励。反复多次后,患儿能逐渐学会剪纸片的精细动作,同时也努力改正了原先刻板的磕头行为。

此外,应努力培养患儿的兴趣爱好,鼓励其积极参与一些建设性的活动,比如画画、写字、读书、玩游戏、唱儿歌等,让患儿的生活变得丰富多彩,有助于减轻他们的异常行为。

4. 健康教育　帮助孤独症患儿去适应家庭、社会,是一个漫长的过程。在此过程中,很多家长都会遇到各种各样的困难和心理问题。应减少家长对孤独症的恐惧和绝望心理以及对患儿的自责和内疚感。帮助家长正视现实、树立信心,并降低其对患儿恢复正常状态的期望,更多地关注患儿的优点和进步,积极配合专业人员,训练和教育患儿,帮助其更好地适应社会。

(五) 护理评价

(1) 患儿的社会功能是否改善,包括社会交往、学习能力等。

(2) 患儿的语言能力是否改善,是否能理解和运用姿势性语言和表情性动作表达自己的意愿。

(3) 患儿的生活自理能力是否改善,能否自行穿衣、进食、大小便等。

(4) 患儿的不良行为是否改善,如刻板的行为、不寻常的依恋行为、自伤自残行为、强迫性仪式动作和行为等是否减少。

(5) 患儿的家庭功能是否改善,如家属对疾病的认知、对患儿的态度、对患儿异常行为的教育和指导方法等是否改善。

345

第三节　注意缺陷与多动障碍患儿的护理

注意缺陷与多动障碍(attention deficit and hyperactive disorder,ADHD),又称多动症,是一种起病于儿童期的常见的行为障碍。主要表现为注意力不集中,注意持续时间短暂,活动过度,情绪易冲动,常伴有学习困难和人际关系不良。最初症状起始于7岁前,多数在3岁左右开始发病。国外报道学龄儿童多动症患病率为3%~5%,国内调查显示,患病率为1.5%~10%,以男孩多见,男女患儿性别比为4:1~9:1。

(一) 病因与发病机制

尚不清楚,目前认为可能与遗传、脑额叶发育异常、中枢神经系统成熟延迟、大脑皮质觉醒不足、脑神经递质数量不足、功能低下等有关。另外,环境、社会和家庭的不良因素持续存在,对于诱发和促进多动症发病有重要作用。例如母亲围生期并发症发生率高、父母教养方式不当、家庭关系紧张、家庭经济困难、住房拥挤、暴露于污染的环境,以及父母有精神障碍等均为多动症的相关危险因素。

(二) 临床表现

1. 注意障碍　又称注意缺陷障碍,为本病最主要的表现之一。患儿主动注意减退,被动注意增强,表现为注意力不集中,上课不能专心听讲,易受环境的干扰而分心。注意对象频繁地从一种活动转移到另一种活动。做作业时不能全神贯注,粗心草率。做事有始无终,常半途而废或频繁地转换。有些患儿表现为凝视一处,走神、发呆。老师提问时心不在焉,似听非听,常不知道提问内容。不注意细节,常因粗心大意遗失学习用品或其他随身携带物品。有时患儿对自己特别感兴趣的事情也能保持相当长时间的专注,注意力也显得比较集中,但能够做到的时候不多,而且只固定于几件事情,对大多数事物的学习兴趣不高。

2. **活动过度和冲动性** 患儿难以保持安静,活动明显增多。不能安安静静地玩耍,在教室里无法静坐,经常来回奔跑或小动作不断;听课时不断讲话或在座位上扭动,或擅自离开座位,到处攀爬或乱跑;喜欢喧闹,不分场合地插嘴、话多,不能耐心地排队等候,经常惹是生非;常干扰其他儿童的正常活动或扰乱同伴的游戏,难以遵守集体活动的秩序或纪律。喜观玩危险而刺激的游戏,自我控制能力差。易受外界刺激而过度兴奋,或因受挫折和批评而情绪低落,有时易激惹,行为不考虑后果,出现反抗、攻击性或破坏性行为。患儿情绪不稳定,提出的要求必须立即得到满足,否则就会产生情绪反应,如大哭大闹、乱发脾气等。

3. **学习困难** 主要表现为学习成绩低于患儿智力所应该达到的水平。多动症患儿的学习成绩差,往往不是由于智力障碍引起的,而是与其注意力缺陷和多动有关。出现学习困难的时间,取决于智力水平及多动症的轻重程度。智力水平中下的严重多动症患儿在学龄早期就可出现学习困难;智力水平较高、多动症状较轻的,可在初中阶段才出现学习困难。

4. **神经和精神发育异常** 部分患儿的动作较笨拙,精细运动、协调运动、空间位置觉等发育较差。主要表现为快速轮替动作笨拙,共济活动不协调,不能直线行走,闭目难立,指鼻试验阳性,精细运动不灵活,如对指运动、系鞋带和扣纽扣等无法准确完成,有时很难分辨左右。少数患儿伴有言语发育延迟、语言表达能力差等。智力测验显示部分患儿的智商偏低,言语智商高于操作智商。

5. **品行障碍** 注意缺陷与多动障碍和品行障碍的共病率高达30%~58%。品行障碍主要表现为攻击性行为,如辱骂,打架斗殴,虐待动物,毁坏他人、自己家中或公共财物等,部分儿童是故意的行为,部分是发泄自己的不满情绪。还有一些患儿可表现出一些不符合道德规范及社会准则的行为,如偷窃、说谎、逃学、离家出走、猥亵女性等。多动症患儿的品行问题如不能及时纠正,待其成年后,反社会人格和犯罪行为的风险是正常儿童的5~10倍。

(三)诊断

根据ICD-10标准,多动症的主要特征是注意损害和多动,两种表现对于诊断都是必需的,而且必须在一个以上场合(如居家、教室、诊所)中表现突出。伴发的其他表现不足以作为诊断依据,甚至并非必需,但对诊断有所助益。

(四)治疗

根据多动症的特点,应采用综合性治疗。主要包括两大类治疗方法,即药物治疗和心理-社会治疗。药物治疗只能短期缓解部分症状,对于多动症给患儿本人及其家庭带来的不良影响应更多地依靠心理-社会治疗。

1. **药物治疗** 目前治疗的主要药物是中枢神经兴奋剂,可分为短效与长效两类药物。短效药物包括哌甲酯、安非他命等,长效药物包括苯异妥因(匹莫林)等。中枢神经兴奋剂在短期改善注意力方面的疗效是无可争议的。自1937年Bradley首先使用该类药物治疗ADHD以来,已有大量的研究证实了该药的良好疗效。此外,中枢神经兴奋剂还有改善学业表现、促进亲子关系、减少攻击行为的作用。

常见的药物不良反应有食欲减退、口干、腹痛、头昏头痛、心跳加快、入睡困难等,过量时可引起震颤、嗜睡、动作不协调、谵妄等。目前研究认为长期治疗对儿童生长发育没有显著影响,仅仅在治疗早期出现体重下降。对有潜在心功能不全患儿的猝死危险性升高,用药应谨慎。长期大剂量使用中枢兴奋剂,可能产生兴奋和欣快,药物耐受性增加,容易导致药物依赖。应加强药物监管,严格掌握药物的使用剂量,间断用药,在使用过程中保证儿童营养摄入、定期监测患儿的生长发育情况,注意停药后可能引起的行为反弹现象。

2. 心理-社会治疗

(1) 个性化心理干预:对 ADHD 儿童的发展具有重要作用。大多数多动症患儿在学习和生活中都经历过很多次的失败和挫折,常常伴有自尊低、人际冲突、失望、被疏远等心理问题。因此,教师和家长应该运用正性强化等认知行为治疗,帮助患儿建立自信心和自尊心。让患儿不断获得成功或进步的体验是个性化心理干预的关键。适当的、温和的惩罚有时也可以起到很好的效果,但必须严格禁止体罚和责骂的教育方式。家庭、学校和专业机构的协作模式在个性化心理干预中可以起到事半功倍的效果。

(2) 家庭治疗:家庭对于 ADHD 的全面了解是治疗的关键。在患儿被确诊 ADHD 后,专业人员和患儿家属应该就多动症疾病本身、行为矫正、情感支持、药物治疗,以及预后等问题进行全面的交流。不仅患儿本人需要获得支持,其家庭也需要得到支持。在家庭关系中去除不和谐因素,改善父母关系,以及亲子关系,有助于减轻父母与患儿的挫折感,帮助患儿建立适应性行为。针对父母的教育训练主要包括:给父母提供良好的支持性环境,教会他们解决家庭矛盾的技巧,学会与孩子共同制订明确的奖惩协定,学会使用正性强化方式鼓励孩子的良好行为等。

(3) 感觉统合训练:是由美国的爱尔丝创立,涉及心理、大脑和躯体三者之间的相互关系。不仅仅是一种生理上的功能训练,儿童在训练的过程中获得熟练的感觉,增强自信心和自我控制能力,并在指导下感觉到自己对躯体的控制,由原来焦虑的情绪变为愉快,在积累经验的基础上,敢于对意志想象进行挑战。目前,感觉统合训练主要运用于儿童多动症和儿童学习障碍的治疗,采用的训练手段多种多样,主要包括滑板、秋千、平衡木、圆筒、平衡踩踏车、按摩大龙球、晃动独木桥、袋鼠袋、圆形滑车等游戏设施。根据报道和观察,感觉统合训练对于减少儿童的多动行为有较好的疗效。

(4) 行为矫正:运用行为矫正技术,针对多动症患儿的不良行为分级矫正,逐级奖罚,以减少不良行为,帮助患儿建立良好的适应性行为。一般先矫正那些容易矫正的个别行为,再逐步矫正难以矫正的行为。每次矫正的行为不可太多太复杂,以免引起患儿逆反心理。注意及时肯定患儿取得的进步,给予表扬或奖赏,以利于强化正性行为。

(5) 学校干预:由于患儿大部分时间是生活在学校,因此学校的教育和干预对多动症患儿的治疗具有非常重要的作用。在学校,教师应尽量让多动症儿童多参与一些户外活动,如做游戏、打球等活动。户外活动既可以让多动症儿童有发泄多余精力的机会,又可以让儿童在各种活动中增强身体素质,促进学生身心健康发展。但同时需注意患儿的活动强度不可太剧烈,否则短时间内注意力难以集中,会影响接下来的课堂质量。在课堂上,多动症儿童会经常扰乱课堂纪律,影响自己及他人的学习。对此,老师不能一味地责罚和谩骂,而是要积极引导,适时进行心理疏导,给予更多的关怀和温暖。如当患儿上课做小动作或是注意力不集中时,可以点名让其回答问题,以吸引患儿的注意。当多动症儿童在学业上有所进步时要及时给予表扬,以提高患儿的自信心和对学习的兴趣。

学校必须和家长保持紧密的联系。老师除了在学校里照顾和教育好多动症儿童之外,还要与家长经常联系,将患儿在学校里的表现情况告知家长,配合家长治疗儿童的多动症,使家长能够全方位地了解患儿的学习和生活情况,以便调整后续治疗的策略。

(五)病程与预后

多数患儿于幼儿期被观察到多动症状,但是 4 岁前难以对疾病还是正常行为活动作出区分。很多患儿入学后因注意缺陷导致学习困难,或者因活动过多和冲动不能遵守学校行为规范而就诊。多动症呈慢性过程,症状持续多年,甚至终生存在。约 70% 的患儿症状会持续到青春期,30% 的患儿症状会持续终生。另外,继发或共患破坏性行为障碍及情绪障碍的危险性也提高,成年期物质依赖、反社会人格障碍和违法犯罪的风险亦可增加。

预后良好的相关因素是智商较高、家庭有良好支持系统、人际关系好、被同伴接纳、老师关心和鼓励。相反,智商低于平均值或边缘智力、家庭缺乏良好支持系统、人际关系差、被同伴排斥、缺乏老师的关心和鼓励、共病其他精神障碍、有遗传病史则预后不良。

二、注意缺陷与多动障碍患儿的护理

(一)护理评估

1. 健康史　询问患儿既往健康状况,有无较正常儿童更易于罹患某些疾病。

2. 生理评估　与同龄儿童相比,躯体发育指标有无异常,有无躯体畸形和功能障碍,有无营养失调,有无睡眠障碍,有无受伤的危险等。

3. 心理评估

(1)认知功能:患儿的注意力是否不容易集中,是否注意力维持的时间要明显短于同龄正常儿童,患儿的注意力是否非常容易受外界的干扰而转移,患儿是否不能有始有终地完成一件事情等。

(2)情绪状态:患儿有无情绪不稳,高兴时容易过度兴奋,而不开心时易发脾气;患儿是否性情急躁,对刺激反应强烈,平时遇小事容易受激惹等。

(3)意志行为活动:与同龄儿童相比患儿的活动量是否明显增多,是否无法进行安静的活动;自我控制能力是否很差,行为是否鲁莽冲动,不计后果;是否喜欢冒险,有无逃学、偷窃、撒谎等品行问题等。

4. 社会评估　患儿有无学习困难,学习成绩是否较同龄儿童低下,有无言语沟通障碍,有无人际交往障碍,能否融入集体活动或游戏中,有无良好的生活自理能力,家庭关系是否紧张,有无家庭教养方式不当等。

(二)护理诊断/护理问题

1. 与自伤的危险　与情绪不稳、活动增多有关。

2. 社会交往困难　与注意缺陷、多动有关。

3. 营养失调　与活动过多有关。

4. 自理能力缺陷　与活动过度、注意缺陷有关。

(三)护理目标

(1)患儿不发生躯体伤害。

(2)患儿社交能力改善。

(3)患儿饮食摄入均衡,营养状况正常。

（4）患儿的生活自理能力逐渐改善。

（四）护理措施

1. **生活护理和安全护理** 观察患儿进食、大小便的自理情况。给予高能量、高维生素饮食，培养患儿按时进食的习惯，保证其生长发育的需要。保证患儿良好的卫生状况，定期洗澡、修剪头发、指甲等，注意冷暖，合理安排作息时间。评估患儿睡眠形态紊乱的程度，保证其充足睡眠。限制患儿做一些危险动作或游戏，比如攀爬等，以防意外。

2. **心理护理** 耐心对待患儿，避免打骂、呵斥等不良刺激。善于发现患儿的优点，给予表扬，以提高患儿的自信心。引导患儿开展积极健康的文体活动，克服冲动和破坏性行为。培养患儿良好的生活习惯，引导患儿遵守公共秩序和道德准则，循序渐进地培养其注意力，提高办事效率。对于患儿出现的攻击行为，应及时用言语予以制止，并积极寻找原因，稳定患儿的情绪，提高患儿的自控能力。

3. **教育训练** 护理人员应充满耐心，与患儿建立良好的护患关系，并与家属一起建立治疗联盟。通过教育训练，帮助患儿矫正异常的行为。如多动症患儿在上课时经常不受控制，离开座位或站起来，老师可统计其课上随意站起来的次数，经过行为干预后，若患儿减少了随意站立的次数，就及时给予奖励。如果患儿随意站立的次数不减反增，就给予适当惩罚。通过行为矫正训练，帮助患儿逐渐克服不良的行为方式。

另外，通过注意力集中训练，有助于纠正患儿的注意力缺陷。父母可以给患儿制订一份时间表，如患儿对某一事物的注意力最多只能维持5分钟，父母可以给患儿先拟定一个"10分钟"计划，告知患儿无论其做什么（看书、画画或者看电视等），只要注意力集中时间＞10分钟，就可获得奖励。当患儿的注意力能维持＞10分钟，父母可再制订一个"15分钟"计划，让患儿集中训练，逐渐改善自己的注意力。

4. **药物治疗的护理** 对需要服用药物治疗的患儿，应指导其遵医嘱按时服药。密切观察患儿的服药情况，监测患儿症状的改善情况及药物的不良反应，提高患儿的服药依从性。

5. **健康教育** 帮助家长了解患儿所患疾病的性质，避免歧视和打骂，以免加重孩子的心理创伤。同时，指导家长在对孩子的教育中应注意以下几点。

（1）对患儿的要求必须切合实际。

（2）要把患儿过多的精力引导出来，组织他们参加各种体育活动，如打球、跑步、跳远等。但要注意安全，避免危险。

（3）加强集中注意力的培养：可以从看图书、听故事做起，逐渐延长集中注意力的时间；把他们安排在教室的前排座位上，使上课时能随时得到老师的监督。如果儿童有所进步，应及时表扬、鼓励，以利于强化。

（4）培养有规律的生活习惯，饮食起居要按时，睡眠时间要充足。

（5）培养患儿的自尊心和自信心，帮助他们提高自控能力。

（五）护理评价

（1）患儿有无出现躯体损伤。

（2）患儿的社交能力是否改善。

（3）患儿饮食摄入是否均衡，营养状况是否得到改善。

（4）患儿的生活自理能力是否改善。

精神健康护理学

案例与思考题

1. 患儿，女性，9 岁。自幼智力和运动发育都明显比正常儿童迟缓，语言发育差，发音含糊不清，不能完整表达意思。进入小学后无法适应学校的学习，有时表现为情绪不稳定，经测定智商为 48。

（1）根据病情，该患儿最可能的诊断是什么？

（2）可从哪些方面对该患儿开展教育和康复训练？

2. 患儿，男性，8 岁。因语言表达能力差而到医院就诊。该患儿 2 岁时还不会说完整句子，进入幼儿园后很少与其他儿童一起玩耍，对语言的理解能力较差，常常自言自语；无法与他人有效地沟通，与他人也很少有目光接触，自理能力差。患儿还喜欢原地打转，从来不觉得头晕。

（1）该患儿可能罹患了什么疾病？

（2）该患儿目前主要有哪些护理问题？

（3）如何对该患儿进行教育训练？

3. 患儿，男性，10 岁。因好动、上课注意力不集中而到医院就诊。该患儿幼儿期就活动过多，不能安静坐下来听老师讲课，曾因此转学两家幼儿园。进入小学后，上课总是做小动作，不能专心听讲；上课时在课堂上跑动，学习成绩差；有时会大喊大叫，甚至有冲动行为。

（1）根据临床表现，该患儿最可能的诊断是什么？

（2）该患儿目前主要有哪些护理问题？如何进行护理？

（赵 缨）

350

第二十一章

精神障碍药物治疗与其他躯体治疗的护理

精神障碍的治疗经历了漫长的发展过程,从最初的一片空白,到 20 世纪 30 年代电抽搐疗法的出现,给精神障碍的治疗带来了重大突破。20 世纪 50 年代氯丙嗪的问世,使精神障碍的治疗迈入了现代科学发展道路,奠定了精神障碍药物治疗的基础。随后,新的精神药物不断更新上市,组成了目前的抗精神病药、抗抑郁药、心境稳定剂、抗焦虑药、催眠药等几大类别。此外,非药物的躯体治疗也正朝非侵入性刺激大脑的方向发展,如重复经颅磁刺激、迷走神经刺激等。本章主要介绍主要的精神障碍药物及其他躯体治疗方法的护理。

第一节　精神障碍药物治疗的护理

精神障碍的药物治疗是以化学药物为手段,对紊乱的大脑神经化学过程进行调整,达到控制精神病性症状,改善和矫正病理思维、心境和行为,预防复发,促进社会适应能力,提高患者生活质量为最高目的。精神障碍药物(psychotropic drugs)是指主要作用于中枢神经系统而影响精神活动的药物。精神障碍药物主要分为抗精神病药、抗抑郁药、心境稳定剂、抗焦虑药、认知改善药等。

一、抗精神病药

抗精神病药(antipsychotic drugs)是一类作用于中枢神经系统,调节神经递质传递功能,从而治疗精神分裂症、躁狂发作和其他有精神病性症状的精神障碍的药物。这类药物通常能有效地控制精神病患者的精神运动性兴奋、幻觉、妄想、敌对情绪、思维障碍和异常的行为等精神症状,还可以改善活力低下和社会退缩等精神分裂症的阴性症状。

(一) 抗精神病药的分类及作用机制

1. 第一代抗精神病药　又称神经阻滞剂(neuroleptic),是传统抗精神病药及典型抗精神病药。主要作用是阻断大脑中枢神经系统多巴胺(DA)D_2 受体,通过对中脑边缘系统过高的多巴胺传递产生抑制作用而治疗精神病性症状,特别是幻觉、妄想、兴奋等阳性精神症状。但药物同时抑制了黑质-纹状体通路多巴胺传递而导致锥体外系反应,抑制下丘脑漏斗结节部位多巴胺的传递,导致催乳素水平增高,从而产生乳汁分泌,还可能通过抑制额叶皮质多巴胺功能而产生或加重精神分裂症患者的阴性症状。第一代抗精神病药可分为低效价和高效价两类。

(1) 低效价类抗精神病药物:对 D_2 受体的选择性低,临床治疗剂量大,镇静作用强,抗胆碱能作用明显,对心血管系统和肝的毒性较大,锥体外系反应较小。主要有氯丙嗪、硫利达嗪、舒必利等。

(2) 高效价类抗精神病药物:对 D_2 受体的选择性高,临床治疗剂量小,抗幻觉、妄想治疗作用强,镇静作用较弱,对心血管和肝的毒性较小,锥体外系反应较大。主要有奋乃静、氟哌啶醇、三氟拉嗪、氟奋乃静等。

2. 第二代抗精神病药物 又称新型抗精神病药、非典型抗精神病药等。第二代抗精神病药物在治疗剂量时较少产生锥体外系症状,但少数药物对催乳素水平升高仍明显。主要有以下几类。

(1) 5-羟色胺和多巴胺受体拮抗剂:其作用机制为中枢 5-羟色胺(5-HT)与多巴胺 D_2 受体阻断剂。能改善精神病的阳性症状和稳定情感症状,也不加重阴性症状,并改善认知症状和情感症状,对精神分裂症的多维症状有效。在治疗剂量范围内仍有一定比例的患者可发生锥体外系反应和催乳素水平升高。以利培酮为代表,还有齐拉西酮、左替平等。

(2) 多受体阻断作用的药物:这类药物对中枢神经系统多种神经递质受体有阻断作用,因其主要具有 5-HT_2 和 D_2 受体的阻断作用而具有较强的治疗精神分裂症多维症状的疗效。但是,对多种与疗效无关的受体阻断作用可能导致多种不良反应,如过度镇静,体重增加,糖、脂代谢紊乱等。此类药物包括氯氮平、奥氮平、喹硫平等。

(3) 选择性多巴胺 D_2/D_3 受体拮抗剂:其药理作用是选择性地与边缘系统 D_2/D_3 受体结合,不与 5-HT 能受体和其他受体结合。主要代表药物为氨磺必利,高剂量的氨磺必利能缓解精神分裂症的阳性症状,且锥体外系反应较少;低剂量的氨磺必利能缓解阴性症状。

(4) DA 部分激动剂或 DA 稳定剂:这类药物通过其独特的作用机制对额叶皮质 DA 活动减低的通路产生对 DA 功能的激活作用,同时对中脑边缘系统 DA 功能过高的通路产生对 DA 活动的抑制作用,从而达到治疗精神分裂症阳性和阴性症状的疗效,且不易产生锥体外系反应和升高催乳素水平。这类药物以阿立哌唑为代表。

3. 长效抗精神病药物 目前,临床上使用的长效抗精神病药的母药多为传统抗精神病药。长效抗精神病的药物,主要用于慢性精神分裂症的维持治疗和服药依从性差的慢性病例的治疗。口服长效制剂为五氟利多,常用的肌内注射长效制剂有氟奋乃静癸酸酯、氟哌啶醇癸酸酯等。长效制剂的疗效、不良反应与母药相同,其中锥体外系不良反应的出现往往在注射后 1 周内最严重。首次注射剂量应小,根据病情和不良反应调整剂量或注射间隔时间。利培酮长效注射剂是第一个新型抗精神病药长效制剂,结合了新型抗精神病药和长效注射剂型的特点,治疗作用谱较传统长效注射剂更广,不良反应也更小。

常用抗精神病药物的名称、剂型和常用剂量见表 21-1。

表 21－1　常用抗精神病药物的名称、剂型和常用剂量

类别	药　名	剂型与规格(mg)	成人常用剂量(mg/d)
传统抗精神病药	氯丙嗪(chlorpromazine)	片：25，50	300～600
	奋乃静(perphenazine)	片：2	30～60
	氟哌啶醇(haloperidol)	片：2	10～20
		针：5/ml	10～20
新型抗精神病药	舒必利(sulpiride)	片：100	600～1 200
	氯氮平(clozapine)	片：25	200～400
	利培酮(risperidone)	片：1，2	2～6
	奥氮平(olanzapine)	片：5，10	5～20
	喹硫平(quetiapine)	片：25，100	150～800
	齐拉西酮(ziprasidone)	片：20	80～160
	阿立哌唑(Aripiprazole)	片：5	10～30
长效抗精神病药	五氟利多(penfluridol)	片：20	20～60/周
	氟奋乃静癸酸酯(fluphenazine decanoate)	针：25/ml	25～50/2～4 周
	氟哌啶醇癸酸酯(haloperidol decanoate)	针：50/ml	50～100/2～4 周
	利培酮(risperidone)	针：12.5/ml，25/ml	25/2 周

353

(二) 抗精神病药物的临床应用

1. **适应证**　抗精神病药物主要用于控制各种精神病性症状,如幻觉、妄想、精神运动性兴奋等。这些症状多见于各种类型的精神分裂症,也可见于双相情感障碍、抑郁症、器质性精神障碍、老年痴呆、儿童精神障碍。对器质性精神障碍及老年痴呆患者,应注意鉴别精神病性症状和谵妄,对后者不应使用传统抗精神病药物,应选择小剂量新型抗精神病药物。

2. **禁忌证**　患有严重的心血管疾病、肝功能损伤、骨髓抑制、肾功能不全、严重呼吸系统疾病、青光眼、震颤性麻痹、尿潴留、前列腺肥大、已发生中枢性神经抑制等躯体疾病时,应慎用或禁用抗精神病药物。

3. **药物选择及使用原则**　主要根据患者的症状特点,如兴奋、躁动可以选用镇静作用强的药物(如氯丙嗪、氟哌啶醇等);当患者处于急性状态、伴有严重的兴奋躁动或紊乱行为时,可以给予氟哌啶醇肌内注射,以迅速控制患者的症状。患者以情感平淡、思维贫乏等阴性症状为主时,可选用舒必利等有兴奋作用的药物。新型抗精神病药物正在逐渐取代这些传统抗精神病药,特别是对于老年人、儿童和躯体疾病患者,应首先选用新型抗精神病药。药物剂量应遵循个体化原则,初始用药一般从小剂量开始,经过1～2周逐渐加至有效治疗剂量,并严密观察临床效果与药物的不良反应。对于药物治疗依从性好的患者,以口服给药方式为主。对于治疗依从性差的患者,可以选择速溶片、口服液或注射针剂。另外,还需考虑患者既往药物使用情况,以及经济状况,因为新型抗精神病药较昂贵,但从长期治疗来看可以降低总的费用。

4. **疗程**　精神分裂症的药物治疗可分为以下3期:①急性期治疗,疗程至少4～6周;②巩固期治疗,原有效药物、原剂量至少应用3～6个月;③维持期治疗,一般不少于2～5年,疗效稳定,尽可能不换药,剂量在维持不复发的前提下酌减。长期服药维持治疗可以显著减少精神分裂症的复发,对于首发病例、缓慢起病的精神分裂症患者,维持治疗的时间至

少需要 2~5 年,而多次发病或缓解不全的精神分裂症患者则建议终生服药。

(三)常用的抗精神病药

1. 氯丙嗪(又名冬眠灵) 是临床应用最早的传统抗精神病药。起效快,分布于全身各组织。具有显著的抗精神病作用,镇静作用也较强。主要用于治疗急、慢性精神分裂症,心境障碍的躁狂发作,尤其对精神运动性兴奋、急性幻觉、妄想、思维障碍、躁狂性兴奋、行为怪异等疗效显著。还有镇吐、降温等作用。氯丙嗪可引起全身多个系统的不良反应,以锥体外系反应最为突出。

2. 奋乃静 作用与氯丙嗪相似,镇静作用较氯丙嗪为弱,而对心血管系统、肝及造血系统的不良反应较氯丙嗪轻。适用于老年或伴有躯体疾病患者。本药的主要不良反应为锥体外系症状,对内脏的毒副作用较少。

3. 氟哌啶醇 口服吸收迅速,药理作用与氯丙嗪相同。主要特点为抗精神病作用强,疗效好,显效快。主要用于治疗精神分裂症。对于改善阳性症状疗效显著,常用于治疗不协调精神运动兴奋、幻觉、妄想、思维联想障碍、敌对情绪、攻击行为。锥体外系不良反应常见,长期使用可引起迟发性运动障碍。

4. 舒必利 该药有兴奋、激活作用,对木僵、缄默等精神运动抑制症状有明显疗效。适用于阴性症状为主的慢性精神分裂症及精神分裂症紧张型。小剂量有助于改善患者的焦虑、抑郁情绪。主要不良反应为引起高催乳素血症等内分泌变化,如体重增加、泌乳、闭经、性功能减退。锥体外系反应少见。

5. 氯氮平 新型抗精神病药,口服吸收快,药理作用广泛,具有多受体阻断作用。氯氮平具有明显的抗精神病作用,但很少引起锥体外系反应。对精神分裂症的阳性和阴性症状均有较好的疗效。适用于急、慢性精神分裂症,主要用于治疗难治性精神分裂症。缺点是有糖尿病、肥胖的患者,以及心脏功能损害的患者不宜使用。严重的不良反应为粒细胞缺乏症。

6. 奥氮平 化学结构和药理作用与氯氮平类似,但对血象无明显影响。主要用于治疗精神分裂症、精神分裂症的维持治疗,急性躁狂、双相障碍的维持治疗等。常见的不良反应为过度镇静、头晕、口干、便秘、消化不良、关节痛、心律不齐、体重增加、血脂异常、糖尿病等。锥体外系的反应少见,罕见迟发性运动障碍和日光性皮炎。临床使用中应进行体重、血压、血糖和血脂的监测。

7. 利培酮和帕利哌酮 利培酮口服后迅速吸收完全,适用于急、慢性精神分裂症,可改善阳性和阴性症状、情感症状及认知功能,也是常用于儿童和青少年的抗精神病药。该药的优势是可用于治疗其他抗精神病药治疗无效的精神病和双相障碍,伴有攻击、激越行为的痴呆,多种原因引起的儿童行为问题。利培酮易引起高催乳素血症、体重增加、锥体外系副反应。利培酮的活性代谢物 9-羟利培酮即帕利哌酮,为缓释剂,主要用于治疗精神分裂症、分裂情感障碍、双相抑郁障碍。主要不良反应为激越、失眠、高催乳素血症及锥体外系反应。

8. 喹硫平 化学结构类似于氯氮平,主要用于精神分裂症、急性躁狂、其他精神病性障碍、双相障碍的维持治疗、双相障碍抑郁发作、痴呆的行为紊乱、帕金森病等。常见不良反应有头晕、镇静、口干、便秘、消化不良、腹痛、心动过速、体重增加、糖尿病和脂蛋白异常等。直立性低血压通常在开始治疗时或加量时出现。有心脏疾病的患者应慎用,老年患者要减量,不推荐用于年龄<8 岁的儿童及孕妇、哺乳期妇女。临床使用中应监测体重、血压、血糖和

血脂。

9. 齐拉西酮　主要用于精神分裂症的治疗及双相障碍躁狂发作,对核心精神病性症状、阴性症状、情感症状及认知症状都有效。齐拉西酮耐受性较好,几乎不引起体重增加,锥体外系反应少见。早期可能出现困倦、嗜睡,可能延长心电图的 Q-T 间期,用药时应注意监测心电图。此外,建议齐拉西酮与食物同时服用,以提高生物利用度。

10. 阿立哌唑　主要用于治疗精神分裂症和精神分裂症的维持治疗,以及急性躁狂发作、双相障碍的维持治疗、痴呆的行为紊乱、儿童和青少年的行为障碍等。常见的不良反应为头晕、失眠、静坐不能、恶心、呕吐,开始用药时偶见直立性低血压、便秘、头痛、困倦等。

常用的抗精神病药物的镇静作用与不良反应见表 21-2。

表 21-2　常用抗精神病药物的镇静作用与不良反应

分类	药　名	镇静	直立性低血压	抗胆碱能作用	锥体外系的不良反应
传统抗精神病药	氯丙嗪(chlorpromazine)	+++	+++	+++	++
	奋乃静(perphenazine)	++	+	+	++/+++
	氟哌啶醇(haloperidol)	+	+	+	+++
	舒必利(sulpiride)	+	+	+	+
新型抗精神病药	氯氮平(clozapine)	+++	+++	+++	0
	利培酮(resperidone)	+	++	0	++
	奥氮平(olanzapine)	++	++	++	+
	喹硫平(quetiapine)	+++	++	+	0
	齐拉西酮(ziprasidone)	+	+	0	+
	阿立哌唑(aripiprazole)	+	+	0	+

注:0=轻微或无;"+"~"+++"表示由弱至强。

(四)抗精神病药物的不良反应及处理

大多数抗精神病药物会产生程度不同的不良反应,特别是长期使用或剂量较大时更易出现药物的不良反应。药物引起的不良反应除了药物因素外,还与患者年龄、性别、遗传因素、体质等因素有关。

1. 锥体外系反应(extra-pyramidal symptoms,EPS)　是典型抗精神病药物最常见的不良反应之一,发生率为 50%~70%。与药物阻断黑质-纹状体通路 DA 受体有关。传统抗精神病药物,特别是高效价类药物发生比例较高;而非典型抗精神病药氯氮平、奥氮平和低剂量利培酮锥体外系的反应发生率相对较低。锥体外系不良反应的临床表现主要有 4 种,即药源性帕金森综合征、急性肌张力障碍、静坐不能、迟发性运动障碍。

(1)药源性帕金森综合征(Parkinsonism syndrome):一般于治疗数周至数月发生,多数在开始治疗 2 周后出现。主要表现为静止性震颤,以上肢远端多见,如手部的节律性震颤呈"搓丸样"动作;其次表现为肌张力增高,出现肌肉僵直,呈现"面具样脸",走路呈"慌张步态",严重者可出现吞咽和构音困难、全身性肌强直,类似木僵,有的表现为运动不能,自发活动少,姿势少变,行走时上肢的摆动减少;自主神经功能紊乱,如流涎、多汗及皮脂溢出。

处理措施:若患者病情稳定,可遵医嘱减少抗精神病药的剂量。若病情不允许,剂量不可减少者,应遵医嘱更换锥体外系反应较轻的药物,也可加用抗胆碱能药物,如盐酸苯海索、东莨菪碱;或加用抗组胺药,如苯海拉明、异丙嗪。

(2) 急性肌张力障碍(acute dystonia):是使用抗精神病药治疗过程中最常见的锥体外系反应早期症状。临床表现为个别肌群突发的持续性痉挛和异常姿势,面部肌肉痉挛,可表现为挤眉弄眼,似做鬼脸,眼球向上凝视,说话困难和吞咽困难;颈部肌肉受累,可出现痉挛性斜颈。表现为多种姿势,头向一侧扭转,颈部前倾或后仰;四肢与躯干扭转性痉挛,表现为全身扭转、脊柱前凸、后凸、侧弯,骨盆倾斜,角弓反张,呈现奇异姿势及步态,导致行走困难。症状持续时间从数秒至数小时,多反复出现。常在首次用药后或治疗1周内发生,以儿童和青少年较为多见。当急性肌张力障碍出现时,常伴有焦虑、烦躁、恐惧等情绪,亦可伴有瞳孔散大、出汗等自主神经症状。

处理措施:立即安抚患者,通知医生并遵医嘱给予抗胆碱能药物、抗组胺类药物或苯二氮䓬类药物。如肌内注射东莨菪碱 0.3 mg,一般20分钟内见效,必要时30分钟后可重复注射;或口服苯海索 2 mg,每日3次;或口服氯硝西泮 0.5~4 mg,或肌内注射地西泮 5~10 mg。

(3) 静坐不能(akathisia):多发生在服药后1~2周,发生率为50%,其中以氟哌啶醇发生率最高,用药1周内的发生率达75%。临床表现轻者主要是主观感受心神不宁,腿有不安宁感觉,不能静坐,感到不安。症状明显时出现坐起躺下、来回走动、焦虑、易激惹、烦躁不安、恐惧。少数严重者出现激越、冲动性自杀企图。需注意与精神症状加剧鉴别。

处理措施:轻者可安抚患者,转移患者注意力,重者则立即通知医生并遵医嘱减少抗精神病药物的剂量,或遵医嘱使用抗胆碱能药(如苯海索每次 2~4 mg,每日3次)或苯二氮䓬类药物(如阿普唑仑每次 0.8~1.6 mg,每日3次)。

(4) 迟发性运动障碍(tardive dyskinesia, TD):为长期应用抗精神病药物后,出现异常不自主运动的综合征。主要表现为有节律或节律不规则、不自主的异常运动,以口、唇、舌、面部不自主运动最为突出,称为口-舌-颊三联症。有时伴有肢体或躯干的舞蹈样运动,表现为吸吮、舐舌、鼓腮、躯干,或四肢舞蹈、指划样动作。其严重程度波动不定,睡眠时消失,情绪激动时加重。

处理措施:关键在于预防,使用最低有效剂量或换用锥体外系不良反应少的药物。异丙嗪和银杏叶提取物可能具有一定改善作用。抗胆碱能药物会促进和加重迟发性运动障碍,应避免使用。早期发现、早期处理有可能逆转迟发性运动障碍。

2. 过度镇静 典型抗精神病药(如氯丙嗪、奋乃静),以及非典型抗精神病药物(如氯氮平、奥氮平、喹硫平)均可引起过度镇静,常见的表现为困倦、乏力、头晕。与药物对组胺 H1 受体阻断作用有关。多于用药初期发生,宜缓慢加量,尽量睡前用药。

处理措施:轻者可不予以处理,随着治疗时间的延长,患者能够逐渐适应或耐受,重者则遵医嘱予以减药。嘱患者避免有危险的操作活动。

3. 心血管方面的不良反应 常见为体位性低血压和心动过速,也有发生心动过缓和心电图改变(如 ST-T 改变及 Q-T 间期延长)。低效价传统抗精神病药物和氯氮平引起较为多见,多发生于用药初期,增加抗精神病药物剂量过快、体质较弱、老年患者及基础血压偏低者较易发生,可减缓加量速度或适当减量。

对低血压者可采取以下措施:①轻者,应立即嘱患者平卧或头低脚高位,松解领扣和裤带,短时即可恢复,继续观察生命体征。②严重反应者,应立即将患者平卧或采取头低脚高位,同时通知医生采取急救措施,遵医嘱使用升压药,去甲肾上腺素 1～2 mg,加入 5％葡萄糖溶液 200～500 ml,静脉滴注。禁用肾上腺素,因为肾上腺素可使 β 受体兴奋,血管扩张,使血液流向外周及脾,从而加重低血压反应。③做好患者心理安抚和健康宣教,嘱咐患者变换体位时(起床、如厕),动作要缓慢;如感觉头晕时,应尽快扶住支撑物或平卧休息,以防发生意外。心动过速的患者可给予 β 受体阻断剂对症处理。

4. 内分泌改变 传统抗精神病药物可通过抑制下丘脑漏斗结节 DA 受体导致催乳素分泌增高,表现为闭经、溢乳和性功能改变。新型抗精神病药物利培酮也有此类作用。

处理措施:应做好患者的心理安抚,避免紧张情绪。目前无肯定有效的治疗方法,减药后内分泌改变可能减轻。如无减轻,可考虑换用无此类作用的新型抗精神病药物。

5. 体重增加和糖脂代谢异常 长期使用抗精神病药物可发生不同程度的体重增加,同时患者容易出现糖脂代谢异常,发生高脂血症、冠心病、高血压,以及 2 型糖尿病的比例增加。其中,传统药物中低效价类,新型药物氯氮平、奥氮平发生的比例较高。

处理措施:①充分理解尊重患者的心理需求,耐心向患者讲解疾病、药物和体重变化三者之间的关系,帮助患者树立持续用药的信心。②对服用这些药物的患者应检测血糖、血脂。③指导患者合理摄入饮食,限制糖类、脂肪类食物,减少能量摄入;鼓励患者增加活动量,多消耗体内能量。④如上述措施无效,可遵医嘱减药或换药。

6. 胆碱能改变有关的不良反应 药物对胆碱能受体的影响可导致口干、便秘、视力模糊、尿潴留等。传统药物此类作用较强,多数患者在治疗过程中可自行消失。反应严重者,经减药或停药即可恢复。

处理措施:对于便秘患者,嘱咐其多吃富含维生素的蔬菜和水果,鼓励患者增加活动以促进肠蠕动,养成定时排便的习惯,必要时遵医嘱使用开塞露,协助排便。对于尿潴留患者:①做好心理疏导,耐心安慰患者,消除紧张情绪;②鼓励患者自行排尿,或采取物理的方法诱导排尿;③及时与医生取得联系,并遵医嘱给予新斯的明 10～20 mg 口服,每日 3 次。若无效时,可遵医嘱行导尿术。如患者不能耐受,则减药或换用此类作用轻微的药物。

7. 肝功能损害 有过氯丙嗪引起胆汁淤积性黄疸的报道,比较少见。抗精神病药物引起一过性肝酶增高较为常见,多可自行恢复,可同时服用保肝药物、检测肝功能,并做好健康宣教和心理护理。

8. 癫痫发作 属较严重的不良反应,氯氮平较易诱发,其他低效价抗精神病药物也可诱发。可减低药物剂量,如治疗剂量无法减到发作阈值以下,建议合用抗癫痫药物或者换药。

9. 恶性综合征 少见,但为严重的不良反应,主要表现为高热、肌紧张、意识障碍和自主神经系统功能紊乱如出汗、心动过速、尿潴留等,甚至出现循环衰竭。发生率为 0.2％～0.5％,但死亡率高达 20％以上。发生机制尚不清楚,可能与药物引起 DA 功能下降、药物剂量过高、频繁换药、多种药物联合使用等有关。

一旦发生应立即处理:遵医嘱立即停用所有抗精神病药物;遵医嘱给予支持治疗,调节水、电解质及酸碱平衡,给予吸氧,保持呼吸道通畅,必要时人工辅助呼吸,物理降温,预防感染,可以试用 DA 激动剂,保证充足的营养。目前对恶性综合征尚无有效的治疗方法,早期发现、及时处理是治疗原则。

10. 粒细胞缺乏症 亦属严重不良反应,抗精神病药氯氮平、氯丙嗪等均可引起粒细胞减少症,其中氯氮平发生率最高(1%～2%),为其他抗精神病药物的 10 倍,严重者可导致死亡。

处理措施:①使用氯氮平的患者在最初 3 个月内应每周检查白细胞计数,以后也应注意检测;②一旦发现白细胞计数＜4×10⁹/L,应立即减量或停药,同时给予促进白细胞增生药和碳酸锂等药物;③严重的粒细胞缺乏症应给予隔离和抗感染治疗。服用氯氮平而发生粒细胞缺乏症的患者不应再接受氯氮平治疗。卡马西平可增加氯氮平引起粒细胞缺乏症的危险性,应注意避免以上两种药物合用。

二、抗抑郁药

抗抑郁药(antidepressant drugs)是一类通过提高中枢神经递质传递功能而治疗各种抑郁状态的药物,但对正常人的情绪没有提升作用。

(一)抗抑郁药的分类及作用机制

由于抑郁症及各种抑郁障碍的发病机制尚不清楚,较多研究提示中枢神经系统单胺类神经递质传递功能下降为其主要病理改变,故各种抗抑郁药的作用机制均通过不同途径提高神经元突触间隙单胺类神经递质浓度,以期达到治疗目的。根据药物作用机制,可将抗抑郁药物分为以下几类。

1. 单胺氧化酶抑制剂(MAOIs) 通过抑制中枢神经系统单胺类神经递质的氧化代谢,提高神经元突触间隙有效神经介质的浓度而发挥作用。早年使用的 MAOIs 以苯乙肼为代表,易导致高血压危象和肝损害,目前已不用于临床。改进的 MAOIs 不良反应明显减少,其代表药物为吗氯贝胺。

2. 三环类抗抑郁药(TCAs) 主要药理作用是对突触前单胺类神经递质再摄取的抑制,使突触间隙 NE 和 5-HT 含量升高,从而达到治疗目的。三环类抗抑郁药包括丙米嗪、阿米替林、多塞平、氯米帕明。马普替林属四环类,但其药理性质与三环类抗抑郁药相似。三环类抗抑郁药不良反应较多,常见的有低血压、镇静、口干、便秘等。过量服用可导致严重心律失常并有致死性。

3. 选择性 5-HT 再摄取抑制剂(SSRIs) 主要药理作用是选择性抑制 5-HT 再摄取,使突触间隙 5-HT 含量升高而达到治疗目的。对急性期和长期治疗的疗效。与三环类抗抑郁药比较具有高度安全性和耐受性,心血管系统的安全性高,是在全球范围内公认的一线抗抑郁药物。此类药物包括氟西汀、帕罗西汀、氟伏沙明、舍曲林和西酞普兰。

4. 5-HT 与 NE 再摄取抑制剂(SNRIs) 具有 5-HT 和 NE 双重摄取抑制作用。此药物特点是疗效与剂量有关,低剂量时作用谱、不良反应与 SSRIs 类似;剂量增高后作用谱加宽,不良反应也相应增加,如可引起血压升高。药物起效时间较快,对难治性抑郁有较好效果。此类代表药物为文拉法辛和度洛西汀。

5. 5-HT₂A受体拮抗剂及 5-HT 再摄取抑制剂(SARIs) 特点是镇静和抗焦虑作用比较强,没有 SSRIs 类药物常见的不良反应。代表药物为曲唑酮。

6. NE 与 DA 再摄取抑制剂(NDRIs) 代表药物为安非他酮。其抗抑郁疗效与三环类药物相当。可减轻对烟草的渴求,减轻戒断症状,可用于戒烟。该类药物对食欲和性欲没有影响,但高剂量时可诱发癫痫。

7. NE 能和特异性 5-HT 能抗抑郁药(NaSSAs)　主要通过阻断中枢突触前 NE 能神经元 α_2 自身受体及异质受体,增强 NE、5-HT 从突触前膜的释放,增强 NE、5-HT 传递,特异阻滞 5-HT$_2$、5-HT$_3$ 受体。代表药物为米氮平,另一种药物米安舍林有类似机制。

常用抗抑郁药物的类型、名称、剂型和常用剂量见表 21-3。

表 21-3　常用抗抑郁药物名称、剂型及常用剂量

类　别	药　名	剂型与规格(mg)	常用剂量(mg/d)
三环类(TCAs)	丙咪嗪(imipramine)	片：25	50～200
	阿米替林(amitriptyline)	片：25	50～250
	氯丙咪嗪(clomipramine)	片：25	50～250
四环类	马普替林(maprotiline)	片：25	50～200
单胺氧化酶抑制剂(MAOIs)	吗氯贝胺(moclobemide)	片：150	100～600
选择性 5-HT 再摄取抑制剂(SSRIs)	氟西汀(fluoxetine)	片：20	20～80
	帕罗西汀(paroxetine)	片：20	10～50
	舍曲林(sertraline)	片：50, 100	50～150
	西酞普兰(citalopram)	片：20, 40	10～40
	氟伏沙明(fluvoxamine)	片：50, 100	50～300
NE 及 5-HT 再摄取抑制剂(SNRIs)	文拉法辛(venlafaxine)	片：25, 50, 75	75～375
	度洛西汀(duroxetine)	片：30, 60	80～100
5-HT$_{2A}$ 受体拮抗剂及 5-HT 再摄取抑制剂(SARIs)	曲唑酮(trazodone)	片：50	150～600
NE 与 DA 再摄取抑制剂(NDRIs)	安非他酮(amfebutamone)	片：150	150～300
NE 能和特异性 5-HT 能抗抑郁药(NaSSAs)	米氮平(mitrazapine)	片：15, 30	15～50

(二) 抗抑郁药的临床应用

1. 适应证　抗抑郁药主要用于抑郁症的治疗,同时也适用于各种原因引起的抑郁障碍、各种焦虑障碍,以及创伤后应激障碍等的治疗。

2. 禁忌证　严重的心、肝、肾疾病的患者慎用,孕妇尽量避免使用。

3. 药物使用的一般原则　抗抑郁药作用谱有所差别,最好选择针对性强的药物,如患者临床表现迟滞、激越、焦虑、失眠等都可作为选择药物的参考。三环类药物不良反应多,一般宜从小剂量开始使用,逐渐加大剂量至治疗范围。各种新型抗抑郁药耐受性高,起始量一般即为治疗量。

4. 疗程　急性期治疗时间应>3 个月,其中症状完全消失者进入巩固期治疗 4～9 个月,尽量使用原有效药物和原有效剂量。巩固期治疗时间的长短可根据患者的危险因素强弱判断:发病年龄小、女性、有家族史、伴随精神病性症状、相对比较难治为易复发的危险因素,巩固期应尽量延长;相反,巩固期可适当缩短。复发病例在巩固期后视复发次数和频度还应进行 1～5 年的维持期治疗。

(三) 临床常用的抗抑郁药

1. 阿米替林　本药为 TCAs 的代表药物,具有较强的抗抑郁作用和镇静作用。适用于

抑郁症、焦虑症,对抑郁症伴有失眠者效果良好。常见的不良反应有口干、便秘、视力模糊、排尿困难、心动过速、体位性低血压、心电图改变、肝功能异常等。

2. 氟西汀　为 SSRIs 类抗抑郁剂,是治疗抑郁症的一线用药。适用于抑郁症、强迫症、经前期紧张症、贪食症、惊恐发作、双相抑郁(与奥氮平合用)、社交焦虑障碍、创伤后应激障碍等。起效相对较慢,通常需要 3～4 周。

3. 帕罗西汀　为 SSRIs 类抗抑郁剂,适用于抑郁症、强迫症、惊恐障碍、社交焦虑障碍、创伤后应激障碍、广泛性焦虑、经前期紧张症等。治疗作用需 2～4 周才可出现,停药时应缓慢减量,以免出现戒断反应。

4. 氟伏沙明　为 NSSRIs 类抗抑郁剂,适用于强迫症、抑郁症、惊恐障碍、广泛性焦虑、社交焦虑障碍、创伤后应激障碍。起效时间为 2～4 周。

5. 舍曲林　为 SSRIs 类抗抑郁剂,其选择性 5 - HT 再摄取抑制作用是最强的。适合治疗抑郁症、经前期紧张症、惊恐障碍、创伤后应激障碍、社交焦虑障碍、强迫症。舍曲林的不良反应较轻且短暂,最常见的有恶心、腹泻和性功能障碍。

6. 西酞普兰　为 SSRIs 类抗抑郁剂,适合于治疗抑郁症、经前期紧张症、强迫症、惊恐发作、广泛性焦虑障碍、创伤后应激障碍及社交恐惧症。起效时间为 2～4 周。该药较其他抗抑郁剂更易耐受,可用于老年患者及使用其他 SSRIs 过度激活或镇静的患者。

7. 文拉法辛　为 SNRIs 类抗抑郁药,其疗效与 SSRIs 类药物差异不大,但其治疗缓解率优于 SSRIs 类药物。适用于治疗抑郁症、广泛性焦虑发作、社交焦虑障碍,以及惊恐障碍、创伤后应激障碍、经前期紧张症。起效时间通常需要 2～4 周。常见的不良反应有恶心、性功能障碍、头疼、失眠、嗜睡等。随着用药剂量的增加,可引起血压升高,故高血压患者慎用。

8. 曲唑酮　为 SARIs 类抗抑郁药,是一种具有明显镇静作用的抗抑郁药。除了治疗抑郁症外,还适用于焦虑障碍、原发性睡眠障碍,以及各种慢性疼痛的治疗。治疗抑郁的作用需 2～4 周起效,治疗失眠的作用起效快并可长期使用,因无证据表明会产生耐受性、依赖或戒断症状。常见的不良反应有嗜睡、头晕、头痛等,一般出现在治疗早期。

9. 米氮平　为 NaSSAs 类抗抑郁药,主要用于治疗各种抑郁障碍,尤其适用于伴焦虑、失眠、食欲差的抑郁症患者,其他还有惊恐发作、广泛性焦虑障碍和创伤后应激障碍等。主要不良反应有镇静、嗜睡、头晕以及疲乏无力、体重增加等。米氮平对失眠和焦虑的作用可短期内见效,但对抑郁的治疗作用通常需要 2～4 周。在目前的抗抑郁药中,该药是最少引起性功能障碍的药物。

(四) 抗抑郁药物的不良反应及处理

1. 对中枢神经系统的影响　患者常出现嗜睡、乏力等反应;双手常出现细微震颤,若药物剂量过大可能会导致共济失调;三环类抗抑郁药可以降低抽搐阈值,可能会诱发癫痫。

处理措施:可遵医嘱应用抗胆碱药对症治疗;建议患者在服药期间如出现上述不良反应,应避免从事驾驶、机器操作等任务。

2. 对消化系统的影响　多数抗抑郁药可引起恶心、厌食、消化不良、腹泻、便秘。这些不良反应与抗抑郁药的剂量有关,多为一过性反应。可在饭后服药,从小剂量起始也可减轻上述反应。

3. 对自主神经系统的影响　常见有口干、便秘、瞳孔扩大、视物模糊、头晕、排尿困难等反应,这些反应多是由于抗抑郁药物的抗胆碱能作用所致。

处理措施:应做好患者的药物知识宣教,使患者认识到随着机体对药物适应性增加,躯体不适的感觉会逐渐减轻;嘱患者多饮水,多吃水果和蔬菜;必要时遵医嘱对症处理。

4. 对心血管系统的影响 临床上常见的不良反应有血压升高、体位性低血压,心电图检查异常主要见于三环类抗抑郁药。应定期监测血压,检查心电图。一旦发现异常,立即遵医嘱减药或停药。

5. 对代谢和内分泌系统的影响 使用抗抑郁药的部分患者可出现轻微的乳腺胀满、溢乳,多数患者可出现不同程度的体重增加。多数抗抑郁药可引起性功能障碍或月经失调。但性功能障碍会随抑郁症的好转和药物的减少而改善,应做好患者的心理安抚工作。

三、心境稳定剂

心境稳定剂(mood stabilizer),曾被称为抗躁狂药物(antimanic drugs),是一类具有治疗躁狂发作和预防躁狂、抑郁发作作用的药物。心境稳定剂主要包括锂盐(碳酸锂)和抗癫痫药卡马西平、丙戊酸钠,以及新近开发的拉莫三嗪、托吡酯。

(一) 锂盐

1. 作用机制 碳酸锂(lithium carbonate)是最经典、疗效最可靠的心境稳定剂。碳酸锂以锂离子形式发挥作用,其抗躁狂发作的机制可能是抑制神经末梢钙离子依赖性去甲肾上腺素和多巴胺的释放,促进神经细胞对突触间隙去甲肾上腺素的再摄取,增加其转化和灭活,从而使去甲肾上腺素浓度降低;还可促进5-HT的合成和释放,有助于情绪稳定。

2. 临床应用

(1) 适应证:躁狂抑郁症的躁狂发作,有躁狂史的躁狂抑郁的维持治疗,以及双相障碍、分裂情感性精神病及精神分裂症的兴奋冲动和攻击性行为、抑郁症(辅助用药)、血管性头痛和中性粒细胞减少症。

(2) 禁忌证:锂盐对心脏、肾脏有一定的不良反应,因此急慢性肾炎、肾功能不全、严重心血管病、电解质紊乱、急性感染、重症肌无力、低钠饮食和妊娠前3个月禁用。

(3) 用药的一般原则:口服给药是唯一途径,小剂量开始,逐渐增加剂量,在饭后服用。起始剂量为250 mg,每日2~3次;根据血药浓度逐渐增加剂量,有效剂量范围为1 000~1 800 mg/d,起效时间为10~21天。由于锂盐的中毒剂量与治疗剂量十分接近,容易发生中毒,故在治疗过程中要密切监测药物的不良反应和血锂浓度,以调整药量。急性期治疗最佳血锂浓度为0.6~1.2 mmol/L,维持治疗为0.4~0.8 mmol/L,>1.4 mmol/L将产生中毒反应。

3. 锂盐的不良反应及处理 锂在肾脏近曲小管与钠有竞争性重吸收作用,故排出速度与钠盐摄入量有关,缺钠或肾脏疾病易导致体内锂的蓄积中毒。故服锂盐的患者应及时补钠,以防锂蓄积中毒。同时,需监测血锂浓度,根据血锂浓度调整剂量。

(1) 一般不良反应:无力、思睡、眩晕、构音不清、手指震颤、厌食、上腹不适、口干、恶心、呕吐、腹泻、多尿、记忆力问题、皮疹、白细胞增多等。应减药,多饮盐开水。

(2) 中毒表现及处理

1) 轻度中毒:患者呆滞、嗜睡、口齿不清、持续多尿、体重增加、肢体运动协调障碍、粗大震颤、恶心、呕吐、腹泻加重等。

2) 重度中毒：言语不清和意识模糊、发热、肌张力增高、全身抽搐、心律失常、心动缓慢、心电图检查 T 波低平或倒置、低血压、大小便失禁，甚至昏迷、心肾衰竭、死亡。

一旦出现毒性反应，需立即停用锂盐，大量给予生理盐水或高渗钠盐加速锂的排泄，或进行人工血液透析。

(二) 抗癫痫药类心境稳定剂

临床应用较广、疗效比较肯定的药物有丙戊酸盐、卡马西平等。常用的丙戊酸盐有丙戊酸钠、丙戊酸镁及双丙戊酸缓释剂，主要用于急性躁狂发作和双相情感障碍的治疗和预防。本品的不良反应小，较为安全。常见的不良反应有镇静、震颤、头晕、共济失调、头痛、腹痛、恶心、呕吐等。卡马西平对急性躁狂发作和预防躁狂发作有效，对经锂盐或其他情感稳定剂治疗无效的患者可能有效。但常伴有较严重的不良反应，因此临床使用应慎重，并加强监测。

(三) 其他药物

钙通道拮抗剂，也被称为情感稳定剂的增效剂，如维拉帕米、尼莫地平等。其他非典型抗精神病药物(利培酮、奥氮平、奎硫平等)也具有稳定情感作用，可以单独使用或与情感稳定剂合用治疗躁狂状态，与抗抑郁药合用治疗抑郁状态。

四、抗焦虑药物

抗焦虑药(anxiolytic drugs)是主要用于消除或减轻紧张、焦虑、惊恐，稳定情绪和具有镇静催眠、抗惊厥作用的药物。主要用于治疗广泛性焦虑障碍和惊恐障碍，也可与其他药物合用治疗其他精神障碍伴随的焦虑症状。在 20 世纪 50 年代前，巴比妥类药物曾是应用最多的镇静催眠药，但其安全指数低，且具有明显的依赖问题，现已不用于治疗焦虑障碍。20 世纪 60 年代以来，由于苯二氮䓬类药物具有明确的抗焦虑作用，且安全性高，已成为应用最广的首选抗焦虑药。此外，20 世纪 90 年代以来，SSRIs 和其他抗抑郁药逐渐代替传统抗焦虑药成为治疗焦虑症的一线用药。目前应用的抗焦虑药主要有以下几类。

(一) 苯二氮䓬类

1. 作用机制　苯二氮䓬类药物主要作用于 γ-氨基丁酸(GABA)受体，通过促进抑制性 GABA 的神经传导而发挥其镇静、催眠和抗焦虑作用，同时还具有松弛骨骼肌、抗惊厥作用。苯二氮䓬类药物能够产生依赖性，半衰期越短者起效越快，作用时间越短，越容易产生依赖性；半衰期越长者则起效越慢，作用时间越长，越不容易产生依赖性。苯二氮䓬类药物名称、规格、半衰期及常用剂量见表 21-4。

表 21-4　苯二氮䓬类药物名称、规格、半衰期及常用剂量

分类	药　名	规格(mg)	半衰期(小时)	常用剂量(mg/d)
长效	地西泮(安定，diazepam)	片剂：2.5 针剂：10	20~80	4~40
	氯硝西泮(氯硝安定，clonezepam)	2	20~50	1~6

续表

分类	药名	规格(mg)	半衰期(小时)	常用剂量(mg/d)
中效	劳拉西泮(氯羟安定,lorazepam)	0.5	10~20	1~6
	阿普唑仑(佳静安定,alpraxolam)	0.4	5~10	0.5~10
短效	氟西泮(氟安定,flurazepam)	15	6	5~30
	三唑仑(海尔神,triazolam)	0.25	6	0.125~0.25
	艾司唑仑(舒乐安定,estazolam)	1	6	1~2
	咪达唑仑(速眠安,midazolam)	15	6~20	15~50

2. 临床应用

(1) 适应证:广泛性焦虑障碍、惊恐障碍、强迫症、社交焦虑障碍、创伤后应激障碍、睡眠障碍、急性兴奋状态的辅助治疗、抑郁状态的辅助治疗、精神分裂症合并焦虑症状的辅助治疗,以及各种躯体疾病伴随的焦虑、紧张、失眠、自主神经功能紊乱等,还可用于癫痫治疗和酒精依赖戒断症状的替代治疗。

(2) 禁忌证:严重的心血管、肾脏疾病、药物过敏、青光眼、重症肌无力、酒精及中枢神经抑制剂使用时应禁用。

(3) 用药的一般原则:使用苯二氮䓬类药物应根据患者病情、年龄、躯体情况、是否合并其他药物或饮酒情况全面考虑。苯二氮䓬类药物依其半衰期长短和作用时间不同,对急性焦虑状态宜选择快速和中等速度起效的口服药物,一日多次给药或注射给药;慢性焦虑可使用作用时间长的药物,每日单次给药。作安眠药使用时应对入睡困难者给予快速起效的药物,而对早醒者应给予中长效药物。一般不主张两种以上的药物联合使用。用药时间不宜＞6周,对治疗慢性焦虑患者需长期服用时,长期连续用药应＜3~6个月。

3. 不良反应及处理

(1) 常见的不良反应:困倦、乏力、嗜睡、头晕、视物模糊、口干、过度镇静。严重者可引起共济失调、语音不清、记忆障碍,甚至出现意识障碍、谵妄。长期用药可产生耐受和依赖性。连续使用6个月以上者,如突然停药会产生戒断症状,如焦虑、失眠、激越加重、多汗、头痛、恶心、肌肉震颤,甚至诱发癫痫。

(2) 处理措施:抗焦虑药物使用时应避免长期连续应用,停减药物时应逐渐缓慢进行。对需长期用药者,连续用药不宜＞3~6个月。若需继续使用时,中间需停药2周,以期观察疗效并防止药物成瘾。对用药4周以上者,应徐缓撤药,在1周内撤毕。对于已经发生成瘾者,一般选择半衰期长的药物替代半衰期短的药物,然后减量撤药。对长半衰期药物成瘾,则考虑用有镇静作用的抗抑郁药的同时渐减苯二氮䓬类药物。

(二) 5-HT 部分激动剂

1. 作用机制 此类药物与 5-HT$_{1A}$ 受体结合,对突触后的部分激活作用可减轻 5-HT 的神经传递,发挥抗焦虑作用;对突触前 5-HT 自身受体的部分激活作用可促进 5-HT 从突触前的释放,发挥抗抑郁作用。这类药物以丁螺环酮(buspirone)为代表,同类药物还有伊沙匹隆(ipsapirone)、吉吡隆(gepirone)等。

2. 适应证 丁螺环酮的适应证有焦虑障碍、抑郁焦虑混合状态和难治性抑郁。该药能够减轻甚至彻底消除焦虑症状。但是,停药后症状可能复发,慢性焦虑障碍需要长期维持治疗以控制症状。

3. 禁忌证 严重肝肾损害者禁用;儿童使用是安全的,老年人应减量;不推荐用于孕妇和哺乳期妇女。

4. 不良反应及处理 常见的不良反应有头晕、头痛、神经质、镇静、兴奋、恶心、静坐不能,做适当的对症处理或减药量即可。该药的优点是安全,无依赖性和戒断症状,不会产生性功能障碍或体重增加。缺点是起效慢,一般需要 4 周,常作为增效剂使用。

(三) β受体阻滞剂

主要用于解除焦虑症的各种躯体性症状,如心悸、震颤、心动过速等。代表药物为普萘洛尔。

(四) 有抗焦虑作用的抗抑郁药

SSRIs、SNRIs1、SARIs 和 NaSSAs 抗抑郁药都具有良好的抗焦虑作用。对焦虑障碍的多种亚型如广泛性焦虑障碍、惊恐发作、强迫症、社交焦虑障碍、创伤后应激障碍、恐惧症,以及与双相Ⅰ型有关的激越等都可以作为首选药物使用。

364

五、精神药物治疗的护理

(一) 护理评估

1. 躯体情况评估 ①既往史及诊治情况;②患者目前的身体情况如何;③患者的进食、营养情况如何;④患者的睡眠情况;⑤患者的排泄情况;⑥患者的基础代谢情况;⑦患者肢体活动的状态。

2. 精神情况评估 ①病程为多长;②是否接受过系统治疗;③既往患病的临床表现、严重程度、持续时间;④患者的现病史。

3. 药物知识评估 ①患者对疾病和服用药物的关系是否了解;②患者对所服药物作用的了解程度;③患者对药物维持治疗重要性的认识;④患者是否做好服药的准备;⑤对坚持服药重要性的认识。

4. 药物依从性评估: ①患者对药物治疗的态度,积极的还是消极的;②患者有无拒绝服药、治疗等现象的发生;③患者是否存在隐藏药物的想法或行为;④患者对药物不良反应有无担心或恐惧;⑤有无影响治疗依从性的精神症状,如被害妄想、命令性幻听、木僵等;⑥患者对药物治疗的信念和关注点;⑦患者对坚持服药的信心如何;⑧是否按时复诊。

5. 药物不良反应的评估 ①既往用药的不良反应;②患者对不良反应的耐受性、情绪变化、是否缓解;③患者本次用药发生不良反应的可能性;④拮抗药物对于缓解不良反应的效果;⑤患者自我处理药物不良反应的经验;⑥哪些不良反应是患者无法接受的(表21－5)。

6. 社会支持评估 ①患者的亲属是否掌握精神药物知识的情况;②家庭支持力度;③家庭成员是否有时间和精力照顾患者的治疗和生活;④患者有无经济能力完成服药过程。

表 21 - 5 治疗中需处理的不良反应症状量表(TESS)

项目	严重程度	处理	项目	严重程度	处理
行为毒性			**神经系统**		
1. 中毒性意识模糊	☐	☐	18. 便秘	☐	☐
2. 兴奋或激越	☐	☐	19. 唾液增多	☐	☐
3. 情感抑郁	☐	☐	20. 出汗	☐	☐
4. 活动增加	☐	☐	21. 恶心呕吐	☐	☐
5. 活动减退	☐	☐	22. 腹泻	☐	☐
6. 失眠	☐	☐	**心血管系统**		
7. 嗜睡	☐	☐			
化验异常			23. 血压降低	☐	☐
			24. 头昏和昏厥	☐	☐
8. 血象异常	☐	☐	25. 心动过速	☐	☐
9. 肝功能异常	☐	☐	26. 高血压	☐	☐
10. 尿液异常	☐	☐	27. 心电图检查异常	☐	☐
神经系统:			**其他**		
11. 肌强直	☐	☐	28. 皮肤症状	☐	☐
12. 震颤	☐	☐	29. 体重增加	☐	☐
13. 扭转性运动	☐	☐	30. 体重减轻	☐	☐
14. 静坐不能	☐	☐	31. 食欲减退或厌食	☐	☐
15. 口干	☐	☐	32. 头疼	☐	☐
16. 鼻塞	☐	☐	33. 迟发性运动障碍	☐	☐
17. 视力模糊	☐	☐	34. 其他	☐	☐

总评定(治疗前无需记录)
A. 与本项研究的其他患者相比,患者因治疗所致的不良反应的严重程度:
0=无   1=轻   2=中   3=重   4=不肯定   ☐
B. 与本项研究的其他患者相比,患者诉说因不良反应所引起的痛苦为:
0=无   1=轻   2=中   3=重   4=不肯定   ☐

注:严重程度:0=无,1=可疑或极轻,2=轻度,3=中度,4=重度。
处理:0=无,1=加强观察,2=予拮抗药,3=减少药量,4=减少剂量并给予拮抗药,5=暂停治疗,6=中止治疗。

(二)护理诊断/护理问题

1. 不依从行为 与缺乏自知力、拒绝服药,或不能耐受不良反应等因素有关。

2. 卫生/进食/如厕自理缺陷 与药物不良反应、运动障碍、活动迟缓等因素有关。

3. 便秘 与药物不良反应、活动减少等因素有关。

4. 睡眠形态改变(失眠/嗜睡) 与药物不良反应、过度镇静等因素有关。

5. 有感染的危险 药物不良反应所致的白细胞减少、过敏性皮炎等因素有关。

6. 有受外伤的危险 与药物不良反应所致的步态不稳、共济失调、体位性低血压等因素有关。

7. 焦虑 与知识缺乏、药物不良反应等因素有关。

8. 知识缺乏 缺乏疾病、药物和预防保健相关的知识。

9. 有对自己、他人施行暴力行为的危险 与药物不良反应所致的激越、焦虑、难于耐受不良反应等因素有关。

（三）护理目标

（1）患者熟悉药物相关知识，能遵医嘱服用药物，巩固治疗。

（2）患者能预防药物不良反应，或在出现不良反应后及时发现，接受治疗。

（四）护理措施

1. 服药依从性干预 依从性干预是指围绕提高精神障碍患者的药物治疗依从性而采取的综合形式的干预，即针对精神障碍患者、以动机访谈为基础的认知行为干预。这种干预基于健康信念模式，它强调患者的参与和责任，能帮助患者客观地分析服药的利弊，纠正患者在服药过程中的错误认知，增强患者的服药信心。

2. 给药护理措施

（1）发药时，确认患者将药物服下，提防患者弃药、藏药、吐药。

（2）口服给药时，长效缓释片不可研碎服用，以免降低药效。

（3）肌内注射时，需选择肌肉较厚的部位（通常选择臀大肌、臀中肌、臀小肌），注射时进针应深，应两侧交替，注射后勿揉擦。使用长效针剂者可选择"Z"字形注射法，减少药液外溢。

（4）静脉注射给药，速度必须缓慢，密切观察药物的不良反应。

（5）治疗期间应密切观察病情，注意药物的不良反应，倾听患者的主诉，发现问题及时与患者的主管医生进行沟通。

（6）当患者处于兴奋冲动、意识障碍或者不合作时，不可强行喂药。可通知医生改变给药方式，以肌内注射为宜，也可选择口崩片或水溶剂。

3. 密切观察并及时处理药物的不良反应 精神药物的作用较为广泛，多数精神药物引起的不良反应在服药后 1~4 周出现，不良反应的严重程度与药量的多少、增减药物的速度、个体对药物的敏感性等因素有着密切的关系。因此，护理人员要密切观察患者用药后的反应，尤其是对初次用药第 1 周的患者，以及正处于加药过程中患者的病情观察。发现不良反应，应及时报告医生并采取相应的护理措施，对症处理。患者在不良反应的作用下，易产生沮丧、悲观等负性情绪体验，此时护士要密切观察患者的言谈举止，严防意外事件的发生。同时给予患者积极的心理护理，消除不安和恐慌。

4. 维持基本生理需要，关注躯体情况 由于精神药物在人体内的浓度受体重的影响，因此保证患者的营养摄入是药物治疗顺利进行的基础。患者因饮食习惯改变或药物的不良反应而出现食欲下降、恶心、呕吐时，可指导患者少食多餐；对吞咽困难者，可缓慢进餐或遵医嘱给予软食、流质，必要时行胃肠外营养。每日观察患者大小便情况，对生活自理差无主诉的患者，要定时检查患者腹部情况。12 小时未排尿的患者可采取诱导方法刺激排尿，必要时遵医嘱导尿。对于便秘患者，鼓励其多饮水、多进食蔬菜水果、多活动。如 3 天无大便的患者，可遵医嘱应用缓泻剂或甘油灌肠，防止出现肠梗阻。

5. 对患者和家属进行宣教

（1）对患者的健康宣教：建议采用个体化的方式进行有针对性的宣教，内容包括：①患者所用精神药物的作用、特点及使用方式；②与患者一起探讨出现的药物不良反应，并讨论可行的缓解措施；③结合患者以往的治疗经历，讲解疾病的转归、复发及巩固治疗的重要性，促使患者坚定长期用药的信心；④嘱患者坚持随访，按时门诊，在医护人员指导下用药，切不可擅自停减药物。

（2）对家属的健康宣教：采用集体宣教或一对一宣教的方式，内容包括：①疾病的发病机制、病情表现及治疗用药过程；②药物的不良反应及应对措施；③巩固与维持治疗的重要性；④定期带患者门诊随访，不可自行停药或减药；⑤复发的征兆。

（五）护理评价

（1）患者是否掌握了药物知识，能否遵医嘱服用药物。

（2）患者能否预防药物的不良反应，在出现不良反应后有无及时发现和治疗。

第二节　精神障碍其他躯体治疗的护理

一、改良电抽搐治疗的护理

电抽搐治疗（electroconvulsive therapy，ECT）是使用短暂、适量的电流刺激大脑，引起患者意识丧失，大脑皮质广泛性脑电发放和全身性痉挛，以达到控制精神症状的一种物理治疗方法。于 1938 年由意大利神经精神病学家 Cerletti 和 Bini 发明，该方法作为治疗严重抑郁、兴奋躁动等症状的有效理疗手段，一直沿用至今。20 世纪 50 年代，国际上对传统电抽搐治疗进行了改良，即在电抽搐治疗前加用静脉麻醉药和肌肉松弛剂，使电抽搐治疗过程中患者的痉挛明显减轻或消失，被称为改良电抽搐治疗（modified electroconvulsive therapy，MECT）。由于其适应证广、安全性高、并发症少，因此已作为标准治疗，被广泛应用。

（一）改良电抽搐治疗的适应证与禁忌证

1. **适应证**　改良电抽搐治疗的主要适应证是（单向和双向型）抑郁症，躁狂发作和精神分裂症，以及伴有兴奋冲动、烦躁不安、拒食、违拗和紧张性木僵症状的其他精神疾病。对于精神药物治疗无效或对药物治疗不能耐受者也可考虑电抽搐治疗。通常认为 MECT 是药物治疗失败后的辅助治疗，但是在某些情况下，改良电抽搐治疗是一个合适的初始治疗。

2. **禁忌证**　虽然 MECT 还没有绝对的禁忌证，但还是有一些情况会增加治疗的风险，必须高度重视。美国精神协会工作小组于 1990 年所作的报告中列出了 MECT 存在风险的情况：①颅内占位性病变或其他情况所致的颅内压增高、近期有颅内出血；②严重心血管疾病，如原发性高血压、高血压性心脏病、主动脉瘤、严重的心律失常，以及心脏功能不稳定的疾病；③严重的肝疾患、严重营养不良等容易造成血清假性胆碱酯酶下降或先天性酶缺乏者，由于容易导致琥珀酰胆碱作用时间延长，因而发生迁延性呼吸抑制；④出血性或不稳定性动脉瘤或畸形；⑤严重的青光眼和视网膜脱落；⑥严重的肾脏疾病、嗜铬细胞瘤；⑦严重的消化性溃疡；⑧新近或未愈的骨关节疾病；⑨各种导致麻醉危险的疾病（如严重呼吸系统疾病）等。

（二）改良电抽搐的治疗过程

（1）确认患者禁食和服药情况，并且已经签署知情同意书。协助患者躺在治疗床上，四肢保持自然伸直姿势，解开裤带和领口。

（2）绑好血压袖带，接好血氧饱和度探测器并记录生命体征。

（3）给予 25％葡萄糖溶液 29 ml，开通静脉通道。确保静脉通畅后推注阿托品，一个良好的静脉通路是安全 MECT 过程的基础。一般静脉穿刺部位为手背、前臂和肘前区。

367

（4）做好脑电图（EEG）记录部位，还有刺激电极放置部位的准备工作。

（5）在电抽搐治疗仪上选择电刺激量。

（6）贴好电抽搐治疗仪上 EEG 电极、放置好刺激电极，进行电抽搐治疗仪电阻自检。

（7）静脉缓慢推注麻醉剂，诱导患者入睡。在确认患者无意识后，静脉给予琥珀酰胆碱。观察肌肉反应衰减与肌束震颤，从面部开始，向全身蔓延，直到肌束震颤在小腿部减弱，腱反射消失，自主呼吸停止，同时开始辅助通氧气。

（8）塞入牙垫，确认舌头被推向口腔的下后方，然后紧推患者下巴使牙垫被牢牢固定，通电。

（9）移除牙垫并继续给予辅助通气。观察患者运动发作，如口角、眼轮匝肌、手指和足趾轻微抽动、EEG 发作的临床表现及持续时间。

（10）当发作结束后，继续监测患者的生命体征。将患者安置在安静、安全的环境下苏醒。

（三）改良电抽搐治疗的不良反应及处理

1. 恶心、呕吐　可能与麻醉药、癫痫发作本身，或者机械通气时胃部充气有关。轻者无需特殊处理，严重者应密切观察患者有无颅内压增高的体征，是否有脑血管意外迹象。术前给予抗胆碱类药物可以预防恶心的发生。

2. 记忆障碍　主要表现为近记忆损害，其严重程度因人而异。在治疗结束后，多数患者在 1 个月内恢复。做好患者的心理护理和解释工作，通常无需特殊处理。

3. 烦躁不安　部分患者治疗后出现意识模糊或谵妄的表现，应专人看护防止意外，给予氧气吸入，必要时遵医嘱给予保护性约束或药物注射。意识恢复后躁动症状会很快好转。

4. 头痛　有相当大比例的患者主诉治疗后出现头痛，此不良反应可能与治疗中脑内血管收缩，肌肉、神经等牵拉、挤压有关。这种情况通常很短暂，可嘱患者多休息，不要过分紧张，勿进行剧烈运动，特别是头部运动。必要时可使用镇痛剂和扩血管药物。

5. 呼吸道梗阻　若为舌后坠，应及时托起患者下颌，去枕平卧，头偏向一侧；若分泌物过多，可用吸引器吸除。

6. 牙龈损伤、舌咬伤　对症处理。

（四）改良电抽搐治疗的护理

1. 治疗前护理

（1）治疗前患者准备

1）对接受治疗的患者及其家属进行宣教包括治疗目的、过程、效果、疗程，以解除或减轻患者及家属的紧张恐惧，争取主动配合治疗。

2）进行详细的体格检查和必要的实验室检查，如血常规、生化常规、心电图、脑电图及胸部 X 线片。仔细核对患者的各项检查结果是否符合治疗要求，了解患者术前是否使用抗癫痫药及苯二氮䓬类镇静催眠药。

3）治疗前一天协助患者清洗头发，以免油垢影响通电效果。去除指甲油，以免影响血氧饱和度检测。

4）每次治疗前常规测量体温、脉搏、血压、呼吸，首次治疗测量体重。若体温≥38℃，脉搏≥130 次/分或血压≥160/110 mmHg，应及时向医生报告。

5）治疗前 6 小时禁食、禁水，避免在治疗过程中发生呛咳、误吸、窒息等意外事故。禁用抗癫痫药及各种强、弱安定剂。临近治疗前保证患者排空大、小便,取下活动义齿、发卡和各种装饰物品,解开领扣及腰带。

(2) 环境和物品准备

1) 治疗室环境安静、整齐,温度、湿度适宜,等候室、治疗室、复苏室应尽量分开,以免患者紧张恐惧。如不能分开,要用屏风遮挡。

2) 物品的准备:电休克治疗机、人工呼吸机、心电监护仪、牙垫、手套、中单、导电膏、电极、简易呼吸器、氧气设备;配备必要的抢救器械及抢救用药,如尼可刹米、肾上腺素、洛贝林、50%葡萄糖注射液等;静脉麻醉用药,如25%葡萄糖、阿托品、异丙酚或依托咪酯、琥珀酰胆碱等。

2. 治疗中护理

(1) 治疗时给予患者心理安慰,减轻患者对治疗的恐惧。让患者仰卧于治疗台上,四肢自然伸直,松解领口和腰带。嘱患者闭眼做深呼吸,以缓解其紧张情绪。连接心电监护仪及血氧饱和度监测仪。

(2) 开放静脉,作为医师助手做好诱导麻醉,遵医嘱安全、顺序给药。

(3) 待患者睫毛反射迟钝或消失、呼之不应、推之不动、自主呼吸停止时,放置牙垫,开始通电治疗。

(4) 痉挛发作时,患者的面部及四肢肢端出现细微的抽动。此时注意观察患者生命体征及血氧饱和度的变化,随时使用面罩加压给氧,使血氧饱和度保持在95%以上。

(5) 痉挛发作后,取出患者的牙垫,迅速清理气道,保持呼吸道通畅,继续给氧直至患者自主呼吸恢复、呼吸频率均匀、睫毛反射恢复、血氧饱和度平稳。将患者转运至复苏室继续观察。

(6) 待患者意识完全恢复,能够按照指令正确执行简单动作,肢体活动及肌肉功能恢复,可将患者转至等候室。

3. 治疗后护理

(1) 治疗后患者应卧床休息,观察患者的呼吸、意识情况。待患者完全清醒,无明显头痛、恶心、胸闷、心悸等不适感时,方可由护士接回病房。门诊患者治疗后需留院观察1小时,经工作人员进行生命体征、意识状态等评估后方可由家属接回家。

(2) 将患者安置在有床栏的病床上,有专人护理,防止坠床和摔伤。治疗后少数患者可能会出现较长时间的意识障碍,需要有家属或护士陪同并细心照顾患者,以免出现走失、摔伤、交通事故等意外。

(3) 严密观察患者的血压、心率变化,每10分钟记录一次。如有异常,应及时报告医生;观察患者治疗后的不良反应,有无头痛、呕吐、背部及四肢疼痛、谵妄等。如有不适,应立即报告医生处理。

(4) 保持呼吸道通畅,将患者头偏向一侧,观察患者呼吸道分泌物情况。若分泌物过多,应及时吸出,发现舌后坠者要给予及时解除。

(5) 患者意识完全清醒后,可协助其少量饮水,无呛咳后再给予流质或半流质饮食。切忌大量、急切进食,尤其是固体食物。由于治疗中使用麻醉剂和肌肉松弛药的残余作用,易导致噎食等严重意外情况,待下顿进餐时间再摄入普食。

(6) 询问患者的体验,是否对治疗有恐惧心理,及时向患者做好解释工作,以防影响患者以后的治疗。

（7）告知患者整个治疗过程中禁忌饮酒和吸烟，乙醇与麻醉药同时使用可能会导致严重问题，吸烟可使分泌物增多而增加治疗中窒息和吸入性肺炎的危险。

二、重复经颅磁刺激治疗的护理

重复经颅磁刺激（repetitive transcranial magnetic stimulation，rTMS）是利用时变磁场重复作用于大脑皮质特定区域，产生感应电流，改变皮质神经细胞的动作电位，从而影响脑内代谢和神经电活动的生物刺激技术，是在经颅磁刺激（transcranial magnetic stimulation，TMS）基础上发展起来的具有治疗潜力的神经电生理技术。rTMS作用的机制仍不确切，可能与皮质内兴奋、抑制环路的活动，以及局部脑血流灌注的改变有关。

（一）rTMS的临床应用

rTMS的临床应用，目前还停留在探索和经验阶段，尽管如此，其治疗效果已经被越来越多的研究所证实。

1. 抑郁症　对抑郁症的治疗研究包括大脑皮质多个部位的刺激，如左背侧前额叶、右背侧前额叶、左前额叶等。刺激的强度多采用运动阈值进行定量，目前一般使用80%～110%的运动阈值进行，刺激的频率范围为0.3～20 Hz。研究发现，rTMS治疗抑郁症的效果与氟西汀相似，也有研究表明rTMS治疗与氟西汀有协同作用，rTMS合并抗抑郁药（如艾斯西酞普兰）治疗难治性抑郁症是安全、有效的。

2. 躁狂发作　Michael和Erfurth（2004）发现高频率rTMS刺激右侧前额叶背外侧皮质对躁狂发作有一定的控制作用，但是其有效性及治疗参数还需要进一步研究。

3. 焦虑症　前额叶背外侧皮质（DLPFC）是调节惊恐障碍的脑功能区域之一，研究发现使用1 Hz频率的rTMS作用于患者右侧DLPFC 2周后，焦虑症状得到显著缓解。

4. 创伤后应激障碍　Cohen等（2004）应用rTMS刺激PTSD患者的右侧额叶皮质，结果患者的PTSD症状明显缓解。而且他们发现，在同样的刺激强度和治疗时间（80%运动阈值，10天）条件下，高频率刺激（10 Hz）的疗效明显优于低频率（1 Hz）刺激组。

5. 精神分裂症　rTMS目前已经被应用于治疗精神分裂症的幻觉和阴性症状。低频率rTMS作用左侧前额叶皮质、左侧颞顶区或者双侧颞顶区可以改善幻听症状，而高频率20 Hz的rTMS作用于精神分裂症患者的双背侧前额叶可改善患者的阴性症状。

（二）rTMS的禁忌证

rTMS的相对禁忌证有：①既往有颅脑手术史者，脑内有金属植入物；②有癫痫发作史或强阳性癫痫家族史；③佩戴有生物医用设备，如植入心脏起搏器。

（三）rTMS的治疗方法

把一绝缘线圈放在特定部位的头皮上，当线圈中有强烈的电流通过时就会有磁场产生，后者无衰减地透过头皮和颅骨，进入皮质表层数毫米处并产生感应电流，从而抑制或促进神经细胞的功能。当重复给予刺激时，即称为重复经颅磁刺激。

rTMS对皮质兴奋性的影响取决于刺激的强度和频率，低频率rTMS（≤1 Hz）对治疗侧皮质兴奋性具有抑制作用，而高频率rTMS（5～20 Hz）则可以提高作用区域皮质的兴奋性。高频阈上强度的rTMS可能造成运动诱发电位，诱发皮质内兴奋性传播，甚至诱发癫痫发作

（基于这一发现，目前国外已研制成功磁痉挛治疗仪，并有望取代目前的电痉挛治疗仪）。当 rTMS 作用于大脑皮质不同区域时可产生不同的效果，如高频率 rTMS 刺激左前额皮质可以增加悲伤感，而刺激右前额皮质可以增加愉悦感。

（四）rTMS 的不良反应及护理

目前，有关 rTMS 不良反应的常见报道有头痛、头部不适、纯音听力障碍、耳鸣等。TMS 所致头痛性质类似于紧张性头痛，与头皮及头部肌肉紧张性收缩有关。持续时间多较短暂，多可自行缓解。也可采用按摩的方法缓解，或者遵医嘱在治疗前应用镇痛剂（如阿司匹林）进行预防；耳鸣/纯音听力障碍可以通过佩带耳塞预防。另外，高频 rTMS（>10 Hz）能诱发癫痫发作，特别对有癫痫家族史者要慎用。因此，在治疗前需认真检查患者的脑电图是否异常，如有异常应及时通知医生，尽量避免选择 rTMS 治疗。

案例与思考题

1. 患者，男性，42 岁。精神分裂症。服用抗精神病药物治疗 2 周后出现心神不定，坐立不安，又难以描述，常常来回走动，手脚不停，烦躁不安。

（1）该患者出现了什么情况？

（2）应如何处理该患者出现的上述情况？

2. 患者，女性，52 岁。2 天前被诊断为精神分裂症收治入院，给予氯氮平进行治疗。今日患者午休起床时突然感到头晕、心悸、出冷汗、面色苍白，测量血压为 90/55 mmHg，脉搏细速。

（1）该患者出现了什么情况？

（2）对此情况应采取什么处理措施？

（施忠英）

第二十二章 社区精神卫生服务与护理

社区(community),是指具有一定的地域空间界限(行政划区、社团、工厂、商店、机关、公司、学校等),并由一定生产关系或社会关系的人群所组成,是一个基层行政单位,有一定的地域界限。社区是该区域政治文化、经济生活的中心,有其特定的行为规范和生活方式。社区精神卫生(community mental health)是应用精神病学的理论、研究方法和临床医学与预防医学等医疗技术,对社区范围内全体居民探讨如何保障和促进人群心理健康,以提高个体承受应激和适应社会的能力,从而减少心理和行为问题的发生,促进心理健康和良好的社会适应能力的学科。

社区精神卫生服务主要是满足社区成员对心理、精神健康的需求。人类的精神健康与生理、社会及外在环境有着密切的关系,个人的行为受到社会组织(如家庭、学校、工作单位等)、社会结构和物理环境的影响。因此,社区精神卫生的概念强调个人与环境的整体观,着重个人生物、心理、社会文化各方面的关系。社区精神障碍的防治及家庭护理也是现阶段社区工作的重要内容之一。精神障碍尤其是重型精神障碍,大多属于致残性慢性疾病,患者只在急性发作期才住院治疗,其余时间则生活在家庭和社区中,需要在家庭和社区得到照料。如何帮助患者减轻从医院返回到家庭后的困难,如何协助患者利用社区资源,进行康复休养,巩固治疗效果,防止疾病复发;如何帮助患者恢复社会适应力,提高生活质量,最终达到回归社会的目的,都是社区精神卫生服务与护理需要关注的问题。

第一节 社区精神卫生概述

一、社区精神卫生的发展历程

(一)国外社区精神卫生的发展概况与趋势

在许多发达国家,对于精神障碍的治疗和管理历程,大体上经历了3个时期:第一,工业化前期,即18世纪中叶前,当时既没有精神障碍专科,也很少有精神障碍的诊疗机构,患者分散在社会上;第二,工业化发展时期,即20世纪50年代前,各国建立了许多精神病院,精神障碍患者主要集中到精神病院进行治疗;第三,自20世纪50年代起,鉴于精神病院不良的环境和长期住院导致精神障碍患者社会功能衰退的调查结果,一些发达国家(如英国、美国等)通过立法开始了旨在促进精神障碍患者回归社会的去机构化运动,提倡让患者重返社会,在社区中预防治疗及康复管理。

国外社区精神卫生服务发展50多年来,显著地减少了患者的住院次数,促进了患者的康复。在20世纪70年代,英国就提倡针对精神障碍患者的服务应该从大的隔离性医院转移到社区。1983年,英国颁布了《精神卫生法》,这一举措促使政府将社区精神卫生服务列为优先发展的项目。随后,英国政府发展了300多个社区精神卫生中心,建立了160个综合医院精神科。美国是从20世纪60年代开始建立社区精神卫生中心,共有社区精神卫生中心750个,占全国社区卫生中心的50%。这些中心对社区中的精神障碍患者提供不同类型的住房,包括危机干预住房、中途宿舍、长期和短期住房、有监护的公寓、寄养家庭、提供食宿和护理等,有效地为严重精神残疾的慢性患者提供了服务,重点体现在社会心理康复、指导家属亲友、调整人际关系、提高适应能力以及保护患者权益等方面。因此,继人道地对待精神障碍患者、精神药物的开发和应用后,有人将社区精神卫生誉为精神医学发展的"第三纪元"。

(二) 我国社区精神卫生的发展概况与趋势

在我国,社区精神卫生工作大体上经历了3个阶段:①建国初期15年的初创时期;②"文革"10年的停滞及20世纪70年代后期的复苏;③社区精神医学在20世纪80年代的兴起和20世纪90年代的发展。

1. 建国初期15年的概况　1958年6月2日,卫生部在南京召开了第一次全国精神障碍专业会议,针对当时国内广大地区缺医少药,精神障碍患者"看病难、住院难"的状况,大会制定了"积极防治、就地管理、重点收容、开放治疗"的工作方针,把在社区开展精神卫生服务列为工作重点之一。

"南京会议"后,为贯彻大会精神,各地相继在专业机构内建立了防治科(组),积极开展社区精神障碍防治工作,主要工作有:①不少地区(如南京、上海、长沙等地)开展大规模的精神障碍普查;②专业人员深入基层,送医送药上门,使不能住院诊治的精神障碍患者在社区得到了医治的机会;③在社区培训基层卫生人员;④向社会宣传和普及精神障碍防治知识。"普查、普治、培训、宣传"是当时工作的主要特点,基本上属于打基础阶段,尤其是规模宏大的社区调查。尽管工作比较粗,但对了解精神障碍的分布、推动精神卫生结构的建设及引起政府重视方面起了很大的作用。

2. "文革"10年的停滞时期及20世纪70年代后期的复苏　1966年6月开始的"文革",使社区精神障碍防治管理工作几乎陷入瘫痪,当时受极"左"思潮的影响,废除了一些合理的治疗,社区精神卫生事业的发展也停滞不前。但"文革"后20世纪70年代后期,通过专业人员的努力,逐渐使社区精神障碍防治工作得以复苏。有些地区及单位,结合当地实情,摸索和创造了适合我国国情的社区精神障碍防治办法及措施,部分地区在"复苏"中逐步形成社区精神障碍患者三级管理的早期雏形。

3. 20世纪80年代社区精神医学的兴起　社区精神医学作为一门学科,在我国真正意义上的发展,是20世纪80年代后。1980年及1986年,在国家政府的重视下,卫生、民政、公安三部联合在沪分别召开了"全国精神障碍防治管理工作经验交流会"和"全国第二次精神卫生工作会议"(第一次为"南京会议")。在会上,主要介绍和交流了上海等地社区工作经验和方法。以此为起点,全国各地社区精神卫生服务全面展开。

4. 20世纪90年代社区精神医学的发展 1991年,国务院批转了《残疾人事业"八五"纲要》。翌年,根据纲要精神,三部一联(中国残联)联合颁布全国精神障碍防治康复"八五"实施方案,自此,社区精神障碍防治康复工作被正式纳入了国家发展计划。"八五"期间(1990~1995),在全国64个试点市、县,7 000万人口中,对70多万精神障碍患者开展"社会化、开放式、综合性"的社区防治康复服务。经评估验收,整体成效十分显著,45万重型精神障碍患者的监护率达90%,显好率达60%,肇事率下降8%,社会参与率达50%。

1996~2000年的《残疾人事业"九五"纲要》及其实施方案,使社区精神障碍防治工作范围进一步拓宽。已在全国200个市县、2亿人口、200多万精神障碍患者中,对120万重型精神障碍患者开展社区防治康复工作。目标是在社区施行开放式管理和综合性的康复措施,建立全国性精神障碍防治工作社会化体系。

5. 21世纪的展望 21世纪以来,我国社区精神卫生服务工作进入了新的发展时期。为了使我国精神卫生总体水平与国家经济建设和社会进步的要求相适应。2001年10月,国家卫生部、民政部、公安部及中残联在北京召开了"全国第三次精神卫生工作会议",并提出了以"预防为主、防治结合、重点干预、广泛覆盖、依法管理"的工作原则。翌年,又联合下发了《中国精神卫生工作规划(2002~2010年)》。2004年9月,国务院办公厅转发了由卫生部、教育部、公安部、民政部、司法部、财政部和中国残联联合签署的《关于进一步加强精神卫生工作的指导意见》,明确指出:"精神卫生已经成为重大的公共卫生问题和较突出的社会问题"。"加强精神卫生工作,做好精神障碍的防治,预防和减少各类不良心理行为问题的发生,关系到人民群众的身心健康和社会的繁荣稳定,对保障我国经济社会全面、协调和持续发展具有重要意义"。把精神卫生工作的重要性提到相当高的高度,即与科学发展观及建立和谐社会相联系,又把精神卫生问题定性为公共卫生问题,必将进一步推动我国社区精神卫生服务的发展。

二、社区精神卫生的意义

(一) 医院服务现状与实际需求不相适应

1993年据美国国立精神卫生研究所(NIMH)的一项在流行病学调查协作区域(ECA)所做的研究发现,按美国《精神障碍诊断手册》第3版(DSM-Ⅲ)标准,对20 000名调查人群给予标准化诊断,结论是美国每年每4名成人就有1名以上患有至少一种精神障碍(占人群28%)。而实际患有符合DSM-Ⅲ标准的精神障碍者中约有72%的患者在过去的一年中并不曾去任何医疗机构求治。这样,仅是建造精神病院、扩大收容床位,然后被动等待患者上门就显得远远不够了,因为近3/4的患者不能及时就诊。改善这一状况的主要措施便是发展社区精神医学。另一方面,即使能成功地说服72%未就诊者中的小部分前来专科医院诊治,对于目前已经超负荷的精神卫生专业设施,也会出现人满为患的局面。发达国家尚且如此,对于发展中国家而言这类供需差距越加明显。近年来,世界上许多发展中国家在发展其精神卫生事业方面已正视了这一现实,将社区服务作为优先发展之列。于是,社区精神医学在全球范围正方兴未艾地发展。

（二）发展社区精神卫生服务势在必行

20世纪50年代中期前,美国政府曾花大力气发展精神科住院服务,全美精神科床位数曾达近56万张,至1980年缩减至13.8万张,约为1955年的1/4。原因之一,扩大医院收容能力时,若按流行病学调查所得到的精神障碍患病率数据,实际住院者仅为其中的极少数(<10%)。例如,像精神分裂症之类较为严重而需要住院的精神障碍患者,在急性期病情控制或缓解后,至少有70%~80%的时间回到社区中长期生活,在缓解康复期则需要投入更多的人力及物力,提供出院后的长期社区服务。第二,人为地延长患者的住院时间,将不利于多数慢性患者的康复。有研究发现,许多长期住院的精神障碍患者,由于脱离了社会生活,反而导致进一步精神衰退和社会适应功能的减低,以至于无法重返社会,造成所谓"住院综合征"。因此,从20世纪60年代开始,美国等发达国家逐渐重视发展社区精神卫生服务,并通过立法等形式促进社区精神卫生服务。

（三）发展社区精神医学的条件已经成熟

社区精神医学的迅速发展,不仅是由于有现实的需要,而且是因为具备了一定的条件。仅从国内的现状看:①由于多年来专业卫生人员不懈地努力,竭力向各级政府及社会大众宣传精神卫生服务的重要性,使社会上包括政府和老百姓,对精神障碍及精神卫生的态度和认识有了较大的改变,因此社区精神医学的实践有了较广泛的社会基础;②在各级政府的重视下,不少地区将精神卫生的社区服务已纳入社区综合治理的重要内容,专业人员通过各种形式培训了一批基层专业或兼职防治人员,组建了一支以社区精神障碍防治管理为重点的基本队伍,各地在多年来的实践中也积累了相当的经验;③20世纪50年代以来,精神科治疗手段的改善,特别是精神药物的发展和广泛应用,长效制剂的开发及投用,使多数患者有可能在社区内接受治疗和管理;④近年来,随着医学模式的转变,精神障碍的管理模式也由集中封闭式管理,朝着以社区为基础开展精神障碍康复为目标的转变,现代康复医学的概念和手段正逐渐融入社区服务之中。

（四）时代对精神卫生服务提出了新的要求

随着工业化、都市化及现代化的进程,精神科服务范围在逐渐扩大,精神障碍谱也发生了相应的变化。例如,发达国家中的酒精和精神活性物质滥用(依赖)已成为重要社会问题。再如,由于卫生保健工作的加强,使人口死亡率逐步下降,人口老龄化带来的诸如老年性痴呆之类的老年精神卫生问题日趋显著。据1997年亚太会议资料显示,情感性精神障碍的患病率在有些国家(如澳大利亚、韩国、印度、巴布亚新几内亚等)已高出精神分裂症3~4倍,尤其是因重型抑郁症所致的自杀年死亡率占整个人群自杀死亡的40%~60%,而自杀的危机干预主要是在社区开展。在当代社会中,伴随物质生活的改善和发展,人们对精神生活提出了更高的要求。诸如,儿童心理行为问题、青少年适应不良问题、成人应激引起的心身疾病问题,以及家庭心理卫生问题等,原先并不是精神科服务的主要内容,目前都已成为精神卫生的重点之列。在我国,既往社区服务的主要对象一直是精神分裂症、精神发育迟滞等慢性病程患者。虽然一段时期内这个重点不会改变,但随着发展,社区服务范围必将进一步拓宽。

（五）我国政府对社区精神卫生工作的关注和重视

《中共中央国务院关于卫生改革与发展的决定》作出了积极发展社区卫生服务的重大决策。在此决策颁布后,我国许多城市结合当地实际情况,积极探索,使社区精神卫生服务工作在广度和深度上又有了进展，如心理保健知识教育、心理咨询服务，对社区散在的慢性精神障碍患者和康复期患者的治疗、管理、预防复发及康复的全方位服务，组织家庭看护小组、家庭访视、工疗站、福利工厂等。在 1997 年全国精神卫生服务研讨会议上，就社区工作提出了社区卫生服务以居民健康为中心，把预防、保健、诊疗、护理、康复、健康教育等融为一体，将居民的常见病、多发病在社区解决等。所以，社区精神卫生服务将有强大的生命力，精神科护士在社区精神卫生护理工作中将发挥更大的作用。

总体来说，开展和加强社区精神卫生服务，是当代精神医学发展的重要方向，也是我国精神医学发展的必然趋势，这不仅是对医院有限的医疗资源的补充和延伸，也能更好地适应社区人群对精神卫生服务的需求。

三、社区精神卫生工作的范围和特点

（一）社区精神卫生工作的范围

20 世纪 50 年代后期，由 Leavell 和 Clark 提出"三级预防"的概念，覆盖了几乎所有的医疗行为和护理内容的全过程。社区精神卫生强调精神障碍的预防、治疗和康复，范围涵盖了三级预防工作。

1. 一级预防（primary prevention） 为病因学预防，在于预防危险因素，防止疾病发生，是在发病前采取措施。服务对象为精神及心理健康者，即精神健康及心理危害发生前的人群。早期概念就强调，除积极探索病因、开展特异性措施外，还应将"健康促进"（health promotion）工作列入一级预防之列。精神障碍一级预防的概念也应拓宽，既要努力开展病因学研究，寻找特异性的预防途径，也要重视全社会人群"健康促进"，尤其是针对各类精神卫生亚健康人群的预防性工作，积极探索素质因素及环境因素的致病作用。换言之，在重点人群（儿童青少年、孕产期妇女、老年、灾后、在职、被监管人群）中，通过开展心理保健和疾病防治知识的宣传教育，达到一定"知晓率"指标、建立心理健康档案等早期监测的相关工作，属于一级预防的范畴。

2. 二级预防 服务对象为精神障碍发生期的患者，目的是通过疾病的早期发现和早期干预，防止和避免疾病的慢性化发展。同时，积极识别和处理各种并发症、防止复发、减免影响整体心身健康的各种有害因素等，都属于二级预防。《中国精神卫生工作规划（2002—2010 年）》提出，要达到对若干重点疾病（精神分裂症、抑郁症、双相障碍、老年性痴呆）"提高识别率、降低未治率"指标的相关任务，无疑属于二级预防的工作。

3. 三级预防 服务对象为慢性精神障碍患者，目的是减少精神障碍造成的致残率。这与传统意义的社区康复服务内容密切相关，是指疾病一旦发生后采取各种综合措施如设立作业站、娱乐站，对患者进行心理、社会等功能的训练，尽量减少疾病对患者各种功能的影响；同时通过针对性功能训练，补偿患者已经引起的生理、心理和社会适应的功能残损（impairment）、残疾（disability）和残障（handicap），恢复患者的学业、职业、人际交往、生活自我料理等病前社会角色功能。三级预防和康复服务的主要对象是慢性疾病患者和残疾人。在精神医学领域，目前主要是那些呈慢性病程的高复发率、高致残率的精神障碍者，如精神分裂症、抑郁症和老年性痴呆患者。

（二）社区精神卫生工作的特点

社区精神卫生工作不仅仅局限于患病个体的早期诊断、治疗及后期的康复，也面向整个社区促进群体的精神卫生水平，减少社区内精神障碍的诱发因素，提供社区内精神卫生教育、咨询、急诊、治疗和预防等工作。社区精神卫生服务的特点概括为以下几个方面。

1. 要有完善的组织管理系统　社区精神卫生服务在社区卫生行政部门的管理下进行。服务计划通过社区评估后在社区中实施，实施过程中措施应能被社区接受，并能得到社区的支持。业务上能得到上级精神卫生专业机构的定期指导。

2. 提供系统及持续性服务　服务内容包括门诊、住院、会诊、咨询、入院前评估、出院后随访，解决儿童、老年、药物滥用及酒精中毒等各种心理问题，对各类精神障碍患者及家属给予心理健康教育和帮助，对精神智力残疾者的社会功能缺陷及适应障碍进行训练，让他们逐步恢复或部分恢复其社会功能，以求重返社会。

3. 多学科结合的综合服务　社区精神卫生服务队伍一般由精神科医师、护士、社会工作者、心理学家、治疗专业人员等组成服务网络，分工合作，发挥各人的专长，为社区的全体居民提供最好的全方位的服务。

4. 多层次、多方位的人员参与　社区精神卫生服务强调公众、家庭及患者本身的积极参与，他们既是服务对象，又是计划的制订者、评定者，以及计划的执行者。

5. 广泛深入的健康教育与咨询　不仅对就诊者或患者提供咨询，还对其家属和某些教育者提供咨询。也可以从精神卫生的角度，对某一具体的社会方案提供建设性意见。通过精神卫生咨询，让更广泛的社会人员掌握相关知识和技能，提供更广泛的服务。

6. 与基层保健机构及其他社会机构广泛联系　社会上有许多与精神卫生有密切关系的力量和资源，包括基层保健机构、其他卫生机构、地区行政机构、公安机构、学校、群众团体、患者的工作单位和家庭等。社区精神卫生工作人员应充分动员和协调各种有用的力量，利用现有的条件和资源，在专业人员指导下，发展理想的精神卫生服务系统。

总之，一个完善的社区精神卫生服务系统应该包括各种不同的服务机构，为社区居民和精神障碍患者提供连续的、整体的照顾。

四、社区精神卫生服务的组织与实施要点

（一）社区精神卫生服务的组织

1. 社区精神卫生委员会　该委员会应包括卫生部门、地区行政领导，福利、公安、住房服务部门，群众团体代表等成员，以便切实地估价社区对精神卫生服务的需要，制订可行的具体方案，协调各方面的力量和需求，为方案的实施提供支持和方便。我国一些地区如浙江、山东、上海等地区已有这种机构。

2. 专家指导下的工作队　这支队伍应由医生、护士、心理工作者、社工队员、特殊治疗者及志愿者组成，负责具体的服务工作，既分工又协作，真正发挥集体作用。

3. 社区支持网　搞好社区精神卫生工作，必须得到社会上从领导至一般群众的支持，才可能真正提供持续、整体、系统的服务。

（二）社区精神卫生服务的实施要点

（1）通过流行病学调查，了解社区精神卫生的需要；了解社区中现有的力量和资源，最

关键的是工作队伍的质量和数量,如果数量或质量达不到要求,应进行有计划的培训。社区精神卫生服务的范围、服务对象与医院有很大区别,它以康复和健康教育为重点内容,采取的措施主要是社会心理干预,以集体工作方式,实行院外服务,与社会及家庭密切联系。

(2) 提供有计划、有系统的服务,将门诊随访与家庭访视相结合,把分散的职业康复、生活康复、社会康复、随访治疗等有机地结合起来。

(3) 定期进行系统的评估,包括服务对个人的作用、服务对社区的作用、服务的时间效益比值等。对方案实施后的效果应有客观的评定指标及可靠的评定工具。可定期采取集体评定的方式来获取重要的反馈信息,并根据评估结果调整对个体患者乃至整个社区的服务方案。

(4) 要有适合于社区服务的信息系统。根据精神科的特点,沟通医院及社区间的信息,动态地反映社区的需要及个体患者的需要,能与其他有关资料(如人口、离婚、自杀犯罪等)相联系,以便提供适合于社区应用的信息,并做到标准化,使之更具有可比性。

(5) 把社区服务与科学研究相结合,以便提供科学资料,把感性认识和经验提升为理论,提高社区服务水平。

五、社区精神障碍患者康复的主要形式

从发展趋势看,精神障碍患者康复工作的重点正逐步从医院康复向社区康复转移。WHO 提出,以医院为基础的康复不可能满足绝大多数病残者的需要,而以社区为基础的康复才能使大部分病残者得到基本的康复服务。因此,护理人员需要熟悉国内外在社区开展综合性康复的具体组织形式。

(一) 基层专科

主要在我国的市、县、区、街道等各级医疗机构中设立精神障碍专科,开设门诊、家庭病床、家庭随访、咨询、健康教育等工作,为患者制订合适的维持治疗和康复计划,使患者就近得到治疗与康复。

(二) 过渡性康复机构

在国外较多见,目前国内部分地区正在探索中,包括日间康复站、夜间医院、家庭寄养、疗养公寓、工疗站或福利工厂等。使患者在这些过渡性康复机构中得以继续进行药物维持治疗、职业训练、社交技能训练、生活技能训练、娱乐治疗等。最终使患者能够生活自理、独立生活和完全回归社会,成为有生产能力的人。

(三) 自助团体

由患者、家属、邻居及居委会组成的志愿团体和自助组织如病友社团,开展多种形式的社会活动,如旅游、音乐会、座谈会等。其目的在于使患者及家庭在治疗和康复计划的实施过程中,得到自助团体其他成员的良好影响,获得充分的支持,同时进行抗复发治疗,减少对专业人员的依赖,减少对精神障碍认识上的偏见等。主要包括以下几种。

1. 患者组织　由患者自己创建的独立社团,主要目标是倡议并致力于维护患者在治疗上的选择权利。

2. 治疗自助组织　为提供健康教育指导和认知指导的团体。

3. 家属组织　大多数由患者家属组成,如家属联谊会等。主要是通过教育及倡议,使

精神科的综合性服务有所改善。也通过活动,增进患者家属间的相互支持和帮助,提高患者及家属的自信心,增强克服困难、战胜疾病的信心。

4. 志愿者服务 由街道居委会的热心群众、邻居、社工等组成看护小组,对该地段患者及家庭提供一些帮助,如看望患者、督促服药和复诊、协助解决困难、向群众作好精神卫生宣传等。

第二节 社区精神卫生的护理

一、社区精神卫生护理的范围和要求

在社区精神卫生工作的三级预防工作中,护理工作的范围和要求包括以下内容。

(一)一级预防中护理工作的范围和要求

1. 健康教育 注意从青春期到老年期的心理卫生教育,包括各生理阶段的精神卫生指导、个体应变能力的培养、提倡娱乐活动、加强一般和特殊学校的精神卫生工作等。

2. 心理咨询 各综合性医院、精神科医院应开设心理咨询门诊,包括家庭咨询、婚姻咨询、高危儿童咨询等。

3. 增进精神健康工作 促进社会及环境精神卫生,个体自我精神健康保健,良好的个人生活方式、工作或劳动条件,适宜的锻炼和劳逸结合等。

4. 特殊预防工作 消除精神障碍或疾病病因,减少致病因素,提高个体及家庭成员的适应能力,保护高危人群等。

(二)二级预防中护理工作的范围和要求

1. 早期发现精神障碍 通过定期精神健康调查、社区居民自我精神健康评估检查、家访巡回和提供咨询等护理活动时发现。

2. 确认精神健康的危险因素及相关因素 收集影响精神健康并造成精神障碍、精神障碍边缘状态及精神障碍的危险因素和相关因素。

3. 及时帮助和护理精神障碍患者及家庭 如及时进行危机干预,及时要求患者就医和尽早合理用药,防止各种暴力和意外事故的发生。

4. 联系会诊、转诊 发现行为异常者,应及时通过与社区人员协作,联系专科医师会诊或转介到专业医疗机构。

(三)三级预防中护理工作的范围和要求

1. 防止病残 在治疗、护理过程中,尽可能使患者恢复心理功能和社会功能;预防疾病的复发,减少后遗症和并发症。

2. 康复护理 坚持做好康复护理工作,使患者早日恢复家庭生活,重获社会生活的能力。康复护理的主要内容为:功能性或调整性的心理康复,各种工娱治疗站、作业站、娱乐站内患者的护理与训练指导,与精神康复有关的健康教育、咨询等。

3. 调整环境 指导并协助家庭成员调整出院患者或家居患者的生活环境,帮助其安排好生活日程,调整娱乐与休息,适当地解决与患者精神相关问题等。

4. 督导患者巩固治疗 督促患者在家庭、社会生活时能继续进行治疗,如访视时督促、协助患者或家庭成员认真落实按时、按量服药,进行自理生活、社会技能训练等。

5. 康复机构管理 管理好各种康复机构,包括康复之家、患者公寓、寄养家庭等,使其工作正常进行,以协助患者回归社会生活,预防疾病复发,减轻医院和家庭负担。

总之,社区精神卫生护理工作是一项主动的综合性精神卫生护理服务,它以社区为单位,服务范围及内容包括了参与社区精神障碍的门诊、住院、工疗站、家庭病床、家庭访视、转诊与会诊、功能训练、自学服务、精神卫生健康教育、各种宣传活动、社区患者的管理、维护社区安全秩序等。

二、社区精神卫生护理工作的特点

1. 康复护理贯穿于护理服务的整个过程 社区中慢性精神障碍患者有人格、适应及发育方面的精神障碍,以精神分裂症患者为多,是社区精神卫生服务的重点对象。所以,护理的特点之一就是进行患者的康复护理,促进患者生活功能和社会功能水平的提高,这些康复护理措施将贯穿于护理服务的全过程。

2. 防治结合与健康教育为一体的护理服务 在社区精神卫生工作中,应调动患者与家庭成员积极参与,他们既是护理服务的对象,又是护理计划的制订者和执行者。对他们提供咨询和指导,对精神障碍的康复和预防复发具有重要作用。重视社会、心理因素的收集和处理,通过进行防治疾病和健康教育来完成护理工作。

3. 系统、持续、全方位的护理服务 社区护士应与精神科医生、心理医生、社会工作者,共同合作完成社区门诊、医院、日间医院、夜间医院、家庭病床、工娱治疗站的患者及家庭访问患者的护理工作。

4. 多种资源整合的护理服务 社区护理需要积极地取得社区基层保健机构、学校团体、患者单位,以及亲友家属等各种资源的参与和支持,并妥善地利用和整合各种人力和物力资源,为社区人群提供更好的精神卫生服务。

三、社区精神卫生的护理程序

(一)护理评估

1. 患者评估 评估个体的身体、精神状况,就医过程和治疗情况,既往史、基本生活能力,社会功能包括个人卫生、人际关系、休闲生活、工作情形。此外,应了解其经济文化背景、生活与活动安排、患者因疾病带来的改变及接受和适应程度。

2. 家庭评估 评估患者的家庭功能、家庭结构、家庭负担等,评估家属对患者疾病的看法和接受程度,家属与患者的交往方式,以及家属对患者日常生活和工作的态度。同时还要评估家属的身体、精神健康水平。

3. 社区评估 评估社区的人口学资料(包括人口、年龄、性别、家庭形态、社会阶层、信仰等)、物理环境、经济水平、科技发展、政府政策方针、社会文化发展、精神卫生资源和运作方式、社区居民对精神健康和精神疾患的态度等,这些资料可以作为策划社区精神卫生护理工作的基础。小范围的评估重点应放在患者与社区的联系,社区居民对患者的接纳情况。患者与社区的联系有工作安排、持续治疗、自助团体的活动、居家合理范围、社交和休闲活动、与社区各种机构的接触等。

（二）护理诊断/护理问题

可以是患者、家属存在或潜在的问题，也可以是家庭、社区所呈现的问题。同时也可以是患者、家属的潜能，确认这些正向的潜能并协助其发挥、巩固所长。

（三）护理目标

护理目标要切合实际，结合患者和环境作用的身体、心理、社会、精神因素，制订短期目标和长期目标。鼓励患者和家属参与目标制订，协助其了解情况、培养希望和计划未来。

（四）护理措施

1. 对患者的护理措施　为了使慢性精神障碍患者能在社区正常生活，需要护理人员与患者及其家属共同努力，协助安排和解决患者生活中所面临的日常生活、社会交往活动、娱乐与工作等问题，维持患者的基本需求，给予患者心理社会支持，以及持续所需的康复训练。

（1）生活安排：精神障碍患者经医院短期治疗出院后仍需精心护理，以避免疾病复发。患者在出院及独立生活的过渡期间可安排进入"中途之家"、"庇护之家"、日间看护中心、寄宿家庭等精神卫生机构来稳定病情，加强其社会交往技能的训练和职业康复治疗。使患者能逐步适应居家和社区生活，社会功能亦会日益进步，病情复发率减低到最低程度。

（2）维持基本需求：对于在社区中生活的慢性精神障碍患者，护理目标不只是患者在社区中能正常生活，而且还要使其恢复最佳程度的社会功能。护理措施包括评估患者的基本功能、随诊和服药的依从情况，指导患者生活技巧，包括个人卫生、饮食、睡眠以及居家安全等，提供家庭和社区的协调服务等。

（3）心理社会支持：帮助患者正确认识精神障碍，对其加强心理疏导，给予心理支持，并指导其学习有效的心理应对机制，以减少应激，指导和鼓励患者增加与社会接触交往。与此同时，应积极帮助患者解决实际问题。患者在生活、工作、学习中可能会遇到各种各样的问题，要及时发现并积极地帮助他们解决这些问题，以减少或避免社会-心理因素引起的各种精神压力，减少疾病复发，促进康复。

（4）康复训练：抗精神病药物缓解了大部分患者的精神症状，但药物并不能重塑患者的工作、家庭和社会生活。这些方面的恢复需要主动性的康复措施，并在不同阶段选择不同方法，由精神科医生、护士、社会工作者、心理学家和职业咨询者等共同参与完成。患者康复训练包括日常生活能力训练、社会技能训练、职业康复训练和心理健康教育等。

2. 对家庭的护理措施　主要是将家庭看成一个整体，借助家庭内沟通与互动方式的改变，帮助患者家庭成员对患者进行照顾，并协助患者对家庭生活有更好的适应。在此基础上，巩固治疗效果，防止疾病复发，恢复社会适应力，提高生活质量。

（1）以家庭为中心的康复与处理：主要在于认识家属的压力和维护家庭原来的支持系统。应注意缓解家庭成员在照料患者过程中的焦虑情绪和心理压力，同时进行家庭精神卫生健康教育，提高患者家庭支持系统的效应。

（2）家庭访视：护理人员与患者和家庭照料者要保持密切联系和良好的护患关系，定期家访和护理。在家庭访视中，与家庭成员及患者共同讨论患者病情和所需的康复护理计划，执行、评估、修改计划。家庭成员在其熟悉的家庭环境中有自然的互动，家庭的潜能也较容易得到实现；同时，家庭独特的物理和心理环境更方便选择适合且有效的护理措施。

（3）亲属团体：由家属组成的团体，可以就家庭负担、家庭资源、患者的问题，或是有关与患者利益的问题展开讨论,促进互相支持。

(4)家庭健康教育:对家属的心理健康教育也是家庭护理的重要内容,可为患者及家属举办定期专题讲座或系统培训,帮助学习心理卫生知识,并加强对精神障碍的特征和演变过程,精神障碍的常见症状,用药目的、方法与不良反应等方面的认识和了解。

3. 完善社区支持系统 为了使社区能提供适应慢性精神障碍患者需要的特别服务,应发展合适的社区组织,并制订社区服务计划。

(1)社区支持系统:主要依赖在社区中原有的支持系统,如患者或家属的工作单位、医院、精神卫生机构,以及社会福利的支持网络。还应为家庭成员提供在应激情况下利用的社区资源,如社区服务、热线电话、自助小组、心理咨询门诊等,提供生理、心理健康等咨询书刊和健康教育手册等。

(2)社区患者或家属的交流:在社区中可以组织以康复患者,或家属组成的集会及提供活动场地,主持协调会议,以增进患者之间相互关怀,分享康复过程中面对困难的经验,帮助家属之间分享照顾患者的感受及经验,共同商讨家庭有效应对措施。

(五)护理评价

由于社区精神卫生护理的复杂性,评价可以从过程、结果、结构3个方面进行。①过程评价:可以对护理服务的活动内容、照顾的质量进行评价;②结果评价:是评价治疗结果、患者的生存率、恢复状况、患者满意度等;③结构评价:是对机构环境设备、系统制度的完整性、人员配置情况的评价。

护理评价的重点应评价护理过程是否有效,护理结果是否达到了预期的目标。如患者方面,可以评价患者住院次数和事件、治疗效果、社会功能改善情况、自我照顾情况、就业情况等;家庭方面,可以评价患者家庭功能改善情况、家庭成员生活质量提高程度等。此外,还应评价护理服务质量方面,如护理时数、服务对象的广度、成本效益、患者和家属的满意程度等。

四、精神障碍患者的家庭护理

精神障碍患者的家庭护理是社区精神卫生护理的重要一环,是指在家庭中对精神障碍患者实施的特殊护理,对患者的康复和重返社会起着举足轻重的作用。家庭护理的目的是通过护理程序,提供患者和家属身体上、心理上和情绪上的帮助,使其得到照顾,并增进独立生活和适应能力,学会利用更多的社会资源。精神障碍患者的家庭护理应重视以下几个方面。

(一)药物管理

药物治疗是治疗精神障碍的主要途径,在患者疾病缓解后,仍需较长期服用维持量药物,以控制病情,巩固疗效,预防复发。因此,一定要督促患者按时按量服药,坚持治疗。家属要注意妥善保管好药品,贴上标签,放置于通风、避光的地方,必要时加锁。避免让患者自行保管药物,以防发生意外。一般在饭后或临睡前服药,家属要看到患者确已咽下药物才可离开,还应防止患者吐药、藏药或随意擅自增、减药量或停药,以免影响疗效。对有藏药行为的患者,要仔细检查舌下和两侧颊部;对无自知力、拒绝服药的患者,应采取多种方式确保患者治疗,必要时进行灌服。经常检查患者的衣物、环境及地面有无药品,严防患者囤积大量药物用以自杀。此外,家属要观察患者服用药物后的不良反应,并给予恰当的护理,必要时及时到医院检查。

(二) 日常生活护理

一些精神障碍患者受症状支配,可处于淡漠、活动减少、高度兴奋躁动或行为紊乱等状态,导致生活无规律,自理能力下降,因此应重视患者日常生活护理。

1. 个人卫生护理　家属对于患者的日常生活既要避免过分照顾,也要避免放任自流。有些患者受精神症状影响或药物反应的影响,个人卫生难以自理,家属就要协助和督促其做好个人卫生,包括定期理发、洗头、沐浴、更衣、修剪指甲,按时作息,女性患者应注意经期卫生。此外,还要帮助患者制订合理的作息时间,养成规律性的生活习惯。

2. 饮食护理　家属应督促患者每天进食适量蔬菜、水果,保证足够营养。有些患者在精神症状支配下,会出现异常的进食情况,如拒食、不知饥饱、暴饮暴食,甚至进食异物等,对此要给予相应的处理。当患者拒食时,应耐心劝导或与其共同进食,以消除其顾虑;对暴饮暴食者,注意控制其进食量;老年患者饮食应给予清淡、易消化、富营养、柔软、无刺、无骨等。

3. 睡眠护理　对于精神障碍患者来说,睡眠质量的好坏常预示病情的好转、波动或恶化。睡眠护理中应注意:①要有一个良好的睡眠环境,包括环境安静整洁、床铺舒适、空气流通、光线柔和、温度适宜;②督促患者定时作息、白天除午休 1~2 小时外尽量多活动,以利夜间正常睡眠;③入睡困难者睡前忌服用引起兴奋的药物、饮料、咖啡或浓茶,避免参与兴奋性活动;④可使用一些有利入睡的技巧,如温水泡脚、全身放松术、数数字等;⑤避免让患者蒙头睡觉。

(三) 心理护理

家庭成员对患者的疾病要有正确认识,对患者的各种病态言行和表现,应予以充分理解。在护理患者的过程中要细心和耐心,以平等的态度关怀、鼓励患者,尊重其人格,不要有愚弄、责备、讽刺、取笑、歧视患者的行为,避免刺激患者,加重其病情。

家属应为患者创造一个良好的家庭环境。家庭的和睦友爱、平等互尊、相互关心支持是促进患者康复的重要因素。家属还可鼓励患者参加一些文娱活动,如打拳、做操、散步及参加棋类比赛活动等,丰富其生活内容。

家属还要鼓励和创造条件让患者多参加社会活动,督促其与他人交往,主动面对社会。帮助患者正确认识和解决恋爱、婚姻、学习和工作和前途等方面的问题,给患者以心理支持和鼓励,帮助其树立自信心,消除自卑感。此外,家属还应经常帮助患者分析在社会交往中存在的问题,帮助其克服各种困难,增强其社会适应能力。

(四) 特殊症状护理

1. 兴奋躁动、行为紊乱的护理　保持环境安静,减少外部刺激。家属要避免对患者流露急躁和嘲讽的态度,更不要与患者正面对立,以免激怒患者。引导患者参加唱歌、绘画等其平时较喜欢的一些活动,以转移行为指向。若患者有冲动伤人行为,应对其行动加以限制。

2. 消极自杀的护理　家属如发现患者有以下情况,应想到患者有自杀可能:患者的情绪与行为态度与以往比有些异样;无缘无故向亲友赠送纪念品,处理财产,对病后的生活、工作深感焦虑等。家庭成员应给予患者强有力的支持,鼓励患者表达他们的需要,增强其信心,一起探讨解决问题的其他途径。此外,应加强危险物品的保管,如刀具、绳索、碎玻璃等。

3. **妄想的护理** 家属应避免与患者争辩，也不要试图说服患者的错误信念，否则会失去患者的信任。但也不要附和，以免加强患者的病态信念。可采取不表态、持中立态度并列举一些事实提出疑问，让患者思考，或适当转移其注意力。

4. **幻听的护理** 家属不要与患者争论说话的对象是否存在，这会引起患者的反感和敌意，且不能帮助其消除幻觉。应该安慰患者，对其感受表示理解和同情，减少周围环境中的不良刺激，适当转移患者注意力。

（五）预防复发

家属如发现处于恢复期的精神障碍患者有以下表现，应考虑患者病情可能复发，此时应及时带患者去医院复诊：①失眠、早醒、多梦等睡眠障碍；②头痛、头晕、疲乏、心悸等自主神经功能紊乱；③烦躁、易怒、焦虑、忧郁等情绪障碍；④一过性幻觉、妄想、言谈举止异常；⑤否认有病，拒绝服药；⑥生活能力下降，变得被动懒散，工作效率低；⑦疏远亲友，兴趣减少等。

我国目前90％的精神障碍患者出院后都是回到家庭，而目前和不远的将来，社区中可利用的精神卫生资源还比较匮乏，因此在社区中提供精神障碍患者的居家治疗和护理是比较可行的，它弥补了医院到社区的差距，使患者能够得到持续性的医疗和护理服务。目前，多项围绕精神障碍患者家庭护理干预的研究表明，家庭护理干预对各种类型的精神障碍患者都非常有益，因此，家庭护理可以作为开展社区精神障碍患者护理的起点。

案例与思考题

1. 患者，男性，33岁，技术工人。1年前无明显原因下出现敏感多疑，认为单位同事在背后议论和诋毁他。半年前出现耳闻人语、行为紊乱等症状，被收入某精神专科医院。经治疗后病情稳定，1周前出院后回到家中休养。患者担心因疾病会引起亲友或单位同事对其有看法，不愿与人交往，也担心无法胜任原来工作，对返回工作岗位心存顾虑。家属也因对疾病不甚了解，不知该如何安排患者的生活，也不知社区可以提供哪些帮助。

（1）该患者及其家属可能存在哪些护理问题？

（2）可以为该患者及家庭提供哪些方面的护理？

（3）如何对该患者开展康复护理？

（赵秀荷）

参考文献

[1] 本杰明·B·莱希著,吴庆麟译. 心理学导论. 第 9 版. 上海：上海人民出版社,2010.
[2] 曹新妹. 精神科护理学. 第 2 版. 北京：人民卫生出版社,2015.
[3] 曹新妹. 精神科临床护理思维与实践. 北京：人民卫生出版社,2013.
[4] 范肖冬,汪向东,于欣,等. ICD-10 精神与行为障碍分类. 北京：人民卫生出版社,1993.
[5] 韩继明. 护理心理学. 北京：清华大学出版社,2006.
[6] 郝伟,于欣. 精神病学. 第 7 版. 北京：人民卫生出版社,2013.
[7] 季建林. 医学心理学. 第 4 版. 上海：复旦大学出版社,2006.
[8] 江开达. 抑郁障碍防治指南. 北京：北京大学医学出版社,2007.
[9] 江开达. 心境障碍. 精神病学. 北京：人民卫生出版社,2009.
[10] 姜乾金. 医学心理学. 北京：人民卫生出版社,2010.
[11] 李凌江. 精神科护理学. 北京：人民卫生出版社,2011.
[12] 李凌江,陆林. 精神病学. 第 3 版. 北京：人民卫生出版社,2015.
[13] 娄凤兰. 护理心理学. 北京：北京大学医学出版社,2010.
[14] 刘晓虹. 护理心理学. 第 3 版. 上海：上海科学技术出版社,2015.
[15] 刘哲宁. 精神科护理学. 第 3 版. 北京：人民卫生出版社,2012.
[16] 刘瑶,张伯华. 心身医学概论. 合肥：安徽大学出版社,2004.
[17] 李小妹. 精神科护理学(双语). 北京：人民卫生出版社,2006.
[18] 李峥,王志英. 精神科护理学. 北京：中国协和医科大学出版社,2010.
[19] 罗伯特·费尔德曼,黄希庭. 心理学与我们. 北京：人民邮电出版社,2008.
[20] 马辛. 精神病学. 第 2 版. 北京：人民卫生出版社,2014.
[21] 沈渔邨. 心境障碍. 精神病学. 第 5 版. 北京：人民卫生出版社,2009.
[22] 吴建红,梅红彬,张春娇. 现代精神障碍护理学. 北京：科学技术文献出版社,2010.
[23] 萧淑贞. 精神科护理概论. 第 8 版. 台湾：华杏出版股份有限公司,2013.
[24] 许小东,孟晓斌. 工作压力：应对与管理. 北京：航空工业出版社,2004.
[25] 杨艳杰. 护理心理学. 第 3 版. 北京：人民卫生出版社,2012.
[26] 王志英,杨芳宇. 精神障碍护理学. 北京：北京大学医学出版社,2010.
[27] 王祖承,方贻儒. 精神病学. 上海：上海科技教育出版社,2011.
[28] 张雪峰. 精神障碍护理学. 北京：高等教育出版社,2010.
[29] WHO. 30 mhGAP intervention guide for mental, neurological and substance use disorders in nonspecialized health settings. Geneva：World Health Organization, 2010 (http://apps. who. int/iris/bitstream/10665/44406/1/9789241548069_eng. pdf, accessed 18 September, 2015)

[30] Dhalla S, Kopec JA. The CAGE questionnaire for alcohol misuse: a review of reliability and validity studies. Clin Invest Med, 2007, 30(1): 33-41.

[31] Gelder M, Mayou R, Geddes J. Psychiatry. 2ed. Oxford: Oxford University Press, 1999.

[32] WHO. Global health estimates: deaths, disability-adjusted life year (DALYs), years of life lost (YLL) and years lost due to disability (YLD) by cause, age and sex, 2000~2012. Geneva: World Health Organization, 2015.

[33] Goddard KA, Olson JM, Payami H, et al. Evidence of linkage and association on chromosome 20 for late-onset Alzheimer's disease. Neurogenetics, 2004, 5(2): 121-128.

[34] The WHO World Mental Health Survey Consortium. Prevalence, severity, and unmet need for treatment of mental disorders in the World Health Organization World Mental Health Surveys. JAMA, 2004, 291(21): 2581-2590.

[35] World drug report 2015. Vienna: United Nations Office on Drugs and Crime, 2015 (http://www.unodc.org/wdr2015/, accessed 18 September, 2015).

[36] WHO. Health in 2015: from MDGs, millennium development goals to SDGs, sustainable development goals. 2015 (http://www.who.int/gho/publications/mdgs-sdgs/en/, accessed 19 January, 2016)

[37] WHO. Global health risks: mortality and burden of disease attributable to selected major risks, 2009.

图书在版编目(CIP)数据

精神健康护理学/贾守梅,郭瑛主编. —上海:复旦大学出版社,2017.6
ISBN 978-7-309-12960-1

Ⅰ. 精…　Ⅱ.①贾…②郭…　Ⅲ. 精神病学-护理学　Ⅳ. R473.74

中国版本图书馆 CIP 数据核字(2017)第 098570 号

精神健康护理学
贾守梅　郭　瑛　主编
责任编辑/宫建平

复旦大学出版社有限公司出版发行
上海市国权路 579 号　邮编:200433
网址:fupnet@ fudanpress. com　http://www. fudanpress. com
门市零售:86-21-65642857　团体订购:86-21-65118853
外埠邮购:86-21-65109143　出版部电话:86-21-65642845
大丰市科星印刷有限责任公司

开本 787×1092　1/16　印张 25　字数 572 千
2017 年 6 月第 1 版第 1 次印刷

ISBN 978-7-309-12960-1/R·1614
定价:63.00 元